AF477332

LOS VIRUS DE LA GRIPE

PANDEMIAS, EPIDEMIAS Y VACUNAS

Director de la obra:
Raúl Ortiz de Lejarazu Leonardo

Prólogo del director de la obra

Cuando finaliza la labor editorial de una obra multidisciplinar sobre los virus de la gripe, el primer pensamiento que acude a la mente de su director es el de felicitar y dar las gracias a todos los autores colaboradores por su generoso esfuerzo, su rigor científico y su disposición a participar disciplinadamente. Todos estos ingredientes nunca han faltado en este libro y deben ser ensalzados y constar en primerísimo lugar.

Tras más de un largo año de trabajo, redactar estas líneas después de haber leído, revisado, hablado y compartido vivencias y opiniones con los autores de cada capítulo hace que se agolpen en la mente un montón de emociones diferentes y complementarias. La primera de ellas es la satisfacción de que al fin se pueda dar visibilidad escrita a distintos aspectos biológicos y sociales sobre los virus gripales y de la gripe, de la mano de un grupo de profesionales de distintas procedencias y sensibilidades científicas o académicas. El lector, al leer este libro o alguno de sus capítulos, encontrará a científicos básicos, médicos con diferentes implicaciones clínicas o asistenciales, farmacéuticos, veterinarios o biólogos unidos todos ellos por su trabajo personal o interés científico hacia la gripe, ya que ese ha sido el pegamento, el hilo conductor y el nervio que enlaza y conecta toda la obra.

Los virus de la gripe, pandemias, epidemias y vacunas es el título que encabeza este libro. No es casual su elección. Aparte de definir claramente el contenido de la obra, como conocen muchos de los autores que han participado en la redacción de este libro, me incomoda que a los virus de la gripe se les denomine virus de la *influenza*. Una denominación que únicamente responde al nombre inglés del virus y a la nomenclatura de los géneros de sus distintos tipos. Agradezco de forma especial que los virólogos veterinarios que han elaborado distintos capítulos hayan respetado esta pequeña imposición académica, a pesar de que en el mundo veterinario es muy habitual referirse a la influenza aviar en lugar de la gripe aviar. Esta anécdota es un botón de muestra de muchas otras que han tenido lugar a lo largo de más de 16 meses de trabajo hasta cerrar la edición y disponer del primer *ferro* editado del libro.

Los virus de la gripe están probablemente entre los más incomprendidos, *sensu lato*, de la virología moderna. Este hecho obedece, quizás, al enorme caudal de conocimiento del que se ha dispuesto en los últimos 10 o 15 años, sin que eso lleve aparejado avances dramáticos o decisivos en la lucha contra la enfermedad o su prevención. Todavía en el siglo XXI, disponer de planes pandémicos y de una vacuna eficaz a tiempo son claves para una respuesta efectiva frente a una futura pandemia. Así mismo, se han descubierto nuevos fármacos específicos frente a los virus de la gripe y nuevas formulaciones vacunales, pero todavía no somos capaces de minimizar o librarnos de las epidemias estacionales anuales ni de anticipar el momento de las pandemias.

El libro se estructura en veintiún capítulos que componen esta primera edición. En ellos se trata desde los aspectos más básicos hasta los de mayor aplicabilidad, de una forma que permita, tanto a los lectores con formación especializada como a otros más bisoños, acceder a información clave sobre la gripe y sus virus responsables. A lo largo de los años, he observado que es prácticamente imposible que alguna persona conozca en profundidad todos los poliédricos aspectos de la gripe; eso hace que la lectura de este libro, al igual que una reunión multidisciplinar, sea atractiva y amena. Las 39 tablas y 92 figuras contribuirán sin duda a ello, al igual que la abundante bibliografía que los autores han incluido en el texto para permitir al lector un juicio más crítico sobre lo que se explica.

No están todos los que son, pero sí son todos los que están. Sin pretender que el libro sea un concurso de bellezas científicas de la gripe, las próximas ediciones tendrán que dar cabida a temas y autores que por razones distintas no han estado en esta edición. Al llegar aquí, tengo que agradecer de forma especial al Dr. Iván Sanz, subdirector del libro, la labor editorial de corrección y vigilancia que ha realizado de forma constante y permanente sobre todos los capítulos, sus tablas, figuras, bibliografía y referencias. Sin su voluntad decidida, el libro no hubiera alcanzado su final. A él le debo la presión e intensidad necesaria para no caer en la depresión en los momentos bajos y no venirse muy arriba, como se estila decir ahora, en los buenos.

Gracias otra vez a todos los autores. Puede que en las palabras de este prólogo predomine más la pasión que la evidencia científica, a la que siempre debemos respeto pero no sumisión. Es esta mezcla lo que hace avanzar el conocimiento científico. Si este libro influye en ese sentido en alguno de sus lectores, creo que todos los colaboradores de esta obra estaremos de acuerdo que el esfuerzo ha merecido la pena.

Raúl Ortiz de Lejarazu Leonardo

Valladolid, Julio de 2019, hace 101 años de la pandemia de gripe española

Director de la obra

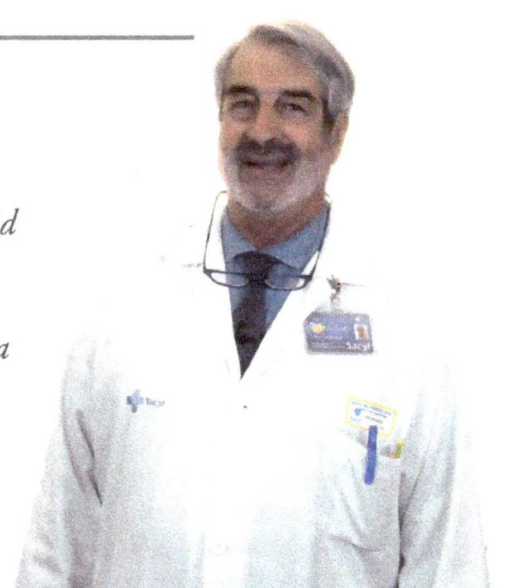

■ **Raúl Ortiz de Lejarazu Leonardo**

Director Centro Nacional de Gripe de Valladolid

Profesor de Microbiología

Jefe del Servicio de Microbiología e Inmunología

Hospital Clínico Universitario de Valladolid,
Valladolid, España

Subdirector de la obra

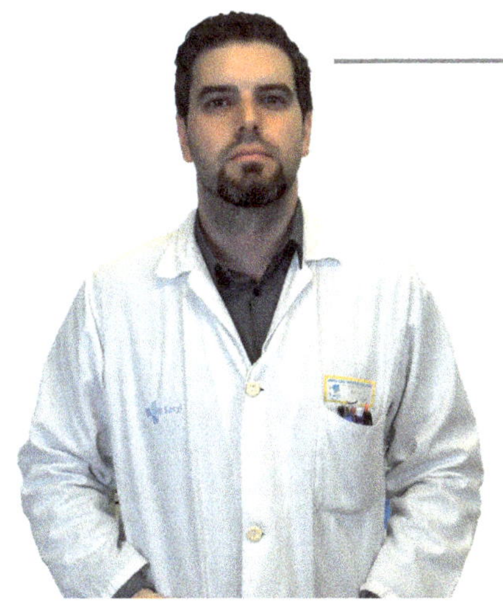

■ **Iván Sanz Muñoz**

Responsable Centro Nacional de Gripe
de Valladolid

Servicio de Microbiología e Inmunología

Hospital Clínico Universitario de Valladolid,
Valladolid, España

Instituto de Estudios de Ciencias de la Salud
de Castilla y León

Equipo de autores

■ **Raquel Almansa Mora**

Investigadora postdoctoral, Grupo de Investigación Biomédica en Sepsis, Hospital Clínico Universitario de Valladolid

■ **Marta Elena Álvarez Argüelles**

FEA Microbiología, Hospital Universitario Central de Asturias (HUCA), Grupo de Microbiología Traslacional del ISPA (Instituto de Investigación Sanitaria del Principado de Asturias), Oviedo, España

■ **Andrés Antón Pagarolas**

Unidad de Virus Respiratorios, Servicio de Microbiología, Hospital Universitario Vall d'Hebron, Vall d'Hebron Institut de Recerca, Universitat Autònoma de Barcelona, Barcelona, España

■ **Cristina Andrés Vergés**

Unidad de Virus Respiratorios, Servicio de Microbiología, Hospital Universitario Vall d'Hebron, Vall d'Hebron Institut de Recerca, Barcelona, España

■ **Jesús Francisco Bermejo Martín**

Médico Especialista en Inmunología, Investigador Principal Grupo de Investigación Biomédica en Sepsis, Hospital Clínico Universitario de Valladolid

■ **Blanca Borras Bermejo**

Servicio de Medicina Preventiva y Epidemiología, Hospital Universitario Vall d'Hebron, Barcelona, España

■ **Magda Campins Martí**

Profesor titular de Medicina Preventiva y Epidemiología, Servicio de Medicina Preventiva y Epidemiología, Hospital Universitario Vall d'Hebron, Barcelona, España

■ **Itziar Casado Buesa**

Servicio de Epidemiología y Prevención Sanitaria, Instituto de Salud Pública de Navarra, IdiSNA, CIBERESP, Pamplona, Navarra, España

■ **Inmaculada Casas Flecha**

Laboratorio de Referencia de Gripe y Virus Respiratorios, Centro Nacional de Gripe de la OMS – Madrid, Centro Nacional de Microbiología, Instituto de Salud Carlos III, Majadahonda, Madrid, España

■ **José Ramón Cisterna Cáncer**

Catedrático de Microbiología, Departamento de Inmunología y Microbiología, Universidad del País Vasco, Bilbao, España

■ **Marta Domínguez-Gil González**

Profesora asociada, Servicio de Microbiología, Facultad de Medicina, Hospital Universitario Río Hortega, Valladolid, España

■ **Jovita Fernández-Pinero**

Centro de Investigación en Sanidad Animal (CISA), Instituto Nacional de Investigación y Tecnología Agraria y Alimentaria (INIA), Valdeolmos, Madrid, España

■ **Adolfo García-Sastre**

Profesor, Instituto de Salud Global y Patógenos Emergentes Departamento de Microbiología Escuela de Medicina Icahn at Mount Sinai New York, NY, USA

■ **Jesús Castilla Catalán**

Servicio de Epidemiología y Prevención Sanitaria, Instituto de Salud Pública de Navarra, IdiSNA, CIBERESP, Pamplona, Navarra, España

■ **José Javier Castrodeza Sanz**

Jefe de Servicio de Medicina Preventiva (MP) y Salud Pública (SP) del Hospital Clínico Universitario de Valladolid. Profesor Titular de MP y SP de la Universidad de Valladolid y Catedrático Acreditado en MP y SP por la Aneca

■ **Ángela Domínguez García**

Catedrática de Medicina Preventiva y Salud Pública, Departamento de Medicina, Universidad de Barcelona, Barcelona. CIBER de Epidemiología y Salud Pública (CIBERESP), Instituto de Salud Carlos III, Madrid

■ **José María Eiros Bouza**

Catedrático, Jefe de Servicio de Microbiología, Facultad de Medicina y Hospital Universitario Río Hortega, Valladolid, España

■ **Ángel Gil de Miguel**

Catedrático de Medicina Preventiva y Salud Pública, Área de Medicina Preventiva y Salud Pública, Facultad de Ciencias de la Salud, Universidad Rey Juan Carlos, Alcorcón, Madrid

EQUIPO DE AUTORES

■ **Marta Martín Fernández**

Investigadora predoctoral, Grupo de Investigación Biomédica en Sepsis, Hospital Clínico Universitario de Valladolid

■ **José Eugenio Lozano Alonso**

Dirección General de Salud Pública, Consejería de Sanidad, Junta de Castilla y León, Valladolid, España

■ **María de la Montaña Iglesias Caballero**

Laboratorio de Referencia de Gripe y Virus Respiratorios, Centro Nacional de Gripe de la OMS – Madrid, Centro Nacional de Microbiología, Instituto de Salud Carlos III, Majadahonda, Madrid, España

■ **José María Navarro Marí**

Jefe del Servicio de Microbiología, Hospital Universitario Virgen de las Nieves, Instituto de Investigación Biosanitaria de Granada, Granada, España

■ **Miguel Ángel Jiménez-Clavero**

Centro de Investigación en Sanidad Animal (CISA), Instituto Nacional de Investigación y Tecnología Agraria y Alimentaria (INIA), Valdeolmos, Madrid, España

■ **Santiago Melón García**

FEA Microbiología, Hospital Universitario Central de Asturias (HUCA), Grupo de Microbiología Traslacional del ISPA (Instituto de Investigación Sanitaria del Principado de Asturias), Oviedo, España

■ **Ana Moreno Martín**

Departamento de Virología, Istituto Zooprofilattico Sperimentale della Lombardia e dell'Emilia Romagna, Brescia, Italia

■ **Estanislao Nistal Villán**

Sección de Microbiología, Departamento de Ciencias Farmacéuticas y de la Salud, Facultad de Farmacia, Universidad San Pablo-CEU, Universidades CEU, Campus Montepríncipe, Madrid, España

■ **María de Oña Navarro**

FEA Microbiología, Hospital Universitario Central de Asturias (HUCA), Grupo de Microbiología Traslacional del ISPA (Instituto de Investigación Sanitaria del Principado de Asturias), Oviedo, España

■ **Elisa Pérez-Ramírez**

Centro de Investigación en Sanidad Animal (CISA), Instituto Nacional de Investigación y Tecnología Agraria y Alimentaria (INIA), Valdeolmos, Madrid, España

■ **Mercedes Pérez Ruiz**

Facultativo especialista, Unidad de Virus, Servicio de Microbiología, Hospital Universitario Virgen de las Nieves, Instituto de Investigación Biosanitaria de Granada, Granada, España

■ **Tomás Pumarola Suñé**

Catedrático, Jefe de Servicio, Departamento de Microbiología, Hospital Universitario Vall d'Hebron, Universitat Autònoma de Barcelona, Barcelona, España

■ **Irene Pedrosa Corral**

Facultativo especialista, Unidad de Virus, Servicio de Microbiología, Hospital Universitario Virgen de las Nieves, Instituto de Investigación Biosanitaria de Granada, Granada, España

■ **Alberto Pérez Rubio**

Subdirector Médico de Coordinación de Procesos, Hospital Clínico Universitario de Valladolid, Valladolid, España

■ **Francisco Pozo Sánchez**

Laboratorio de Referencia de Gripe y Virus Respiratorios, Centro Nacional de gripe de la OMS – Madrid, Centro Nacional de Microbiología, Instituto de Salud Carlos III, Majadahonda, Madrid, España

■ **Jordi Reina Prieto**

Jefe Unidad de Virología, Hospital Universitario Son Espases, Profesor de Virología, Departamento de Medicina, Universidad Islas Baleares, Palma de Mallorca, España

■ **Elías F. Rodríguez Ferri**

Catedrático de Sanidad Animal, Microbiología e Inmunología Departamento de Sanidad Animal, Universidad de León, España

■ **Susana Rojo Alba**

FEA Microbiología, Hospital Universitario Central de Asturias (HUCA), Grupo de Microbiología Traslacional del ISPA (Instituto de Investigación Sanitaria del Principado de Asturias), Oviedo, España

■ **Sara Sanbonmatsu Gámez**

Facultativo especialista, Unidad de Virus, Servicio de Microbiología, Hospital Universitario Virgen de las Nieves, Instituto de Investigación Biosanitaria de Granada, Granada, España

■ **Diana Toledo Zavaleta**

Técnico investigador en Salud Pública, Departamento de Medicina, Universidad de Barcelona, Barcelona, España, Ciber de Epidemiología y Salud Pública (CIBERESP), Instituto de Salud Carlos III, Madrid, España

■ **David Rodríguez Lázaro**

Profesor, Departamento de Microbiología, Facultad de Ciencias, Universidad de Burgos, Burgos, España

■ **Silvia Rojo Rello**

Facultativo especialista, Sección de Virología, Servicio de Microbiología e Inmunología, Hospital Clínico Universitario de Valladolid, Valladolid, España

■ **Sonia Tamames Gómez**

Jefe del Servicio de Epidemiología. Dirección General de Salud Pública de la Junta de Castilla y León, Valladolid, España

■ **Tomás Vega Alonso**

Coordinador técnico de la Red de Médicos Centinelas de Castilla y León, Consejería de Sanidad, Dirección General de Salud Pública, Junta de Castilla y León, Valladolid, España

Sumario

Capítulo 1

EPIDEMIAS Y PANDEMIAS: HISTORIA DE LA GRIPE Y DE LOS VIRUS GRIPALES

Marta Domínguez-Gil González,
Alberto Pérez Rubio, José María Eiros Bouza

Capítulo 1

EPIDEMIAS Y PANDEMIAS: HISTORIA DE LA GRIPE Y DE LOS VIRUS GRIPALES

Marta Domínguez-Gil González,
Alberto Pérez Rubio, José María Eiros Bouza

1.1 Introducción

En el presente capítulo se describen en primer lugar, de manera concisa, la situación de la gripe con anterioridad al siglo pasado; en segundo lugar, y de modo más pormenorizado, diversos aspectos de la pandemia de 1918, de la que se ha cumplido el primer centenario; y finalmente, las pandemias posteriores a esta.

1.2 La gripe con anterioridad al siglo xx

Los historiadores de la medicina afirman que la gripe circula entre nosotros desde la Antigüedad. Es posible que la epidemia descrita por Hipócrates en el año 412 a.C. fuera de gripe, al igual que la denominada por Tucídides «peste de Atenas» en la Guerra del Peloponeso en el mismo siglo V a.C.[1]. Otra epidemia de perfil similar fue la que afectó al ejército griego en el año 395 a.C. durante el sitio de Siracusa.

La gripe puede presentarse como brotes epidémicos, generalmente durante los meses fríos, producidos por variaciones menores de los virus de la gripe A y B. En cambio, las pandemias se originan como consecuencia de las variaciones mayores del virus de la gripe A, frente a las que la población carece de inmunidad, y en pocos meses afectan a todo el mundo, y no ocurren necesariamente en los meses fríos. La extinción de un linaje pandémico se observa cuando emerge el siguiente, e implica un estudio de los reservorios animales próximos de cara a establecer su filogenia. La reaparición del virus A/URSS/90/77 es un ejemplo de reemergencia temporal y estable.

Hasta donde hemos revisado, la primera epidemia en Europa que puede atribuirse de forma inequívoca al virus de la gripe fue la del año 1170[2]. Desde entonces hasta nuestros días, es posible obtener datos más fiables y se estima que se han producido en torno a medio centenar de epidemias importantes en nuestro continente. Las pandemias, que en un primer momento se limitaban a Asia y Europa, tras el descubrimiento del Nuevo Mundo y la agilización de las comunicaciones se volvieron globales.

Entre las pandemias del pasado destaca la de 1580 por su gran difusión y aparente virulencia. Se originó en Asia, como suele suceder, y desde allí se extendió a Europa. Según los cronistas, resultó bastante grave en España, donde diezmó la población de Madrid y en menos de 2 semanas infectó a unas 20.000 personas en Barcelona. La epidemia afectó a la campaña que condujo a la Corona de Castilla a la conquista de Portugal.

El monarca Felipe II enfermó gravemente, y su mujer, Ana de Austria, murió por causa de ella. Pérez Moreda[3] ha comprobado la existencia de «un catarro» muy contagioso en Castilla durante los meses de septiembre y octubre de ese año, y la súbita elevación de la mortalidad que se produjo. A finales del siglo XVI e inicios del XVII, sin embargo, la peste, la viruela y la fiebre amarilla eran las enfermedades que más terror causaban, y los episodios gripales eran catalogados irónicamente como «el alegre alborotador», «el castigo elegante» y la «nueva delicia», como aparecen en canciones y obras de teatro. En este entorno, el referido autor indica que la elevación de la mortalidad estuvo producida probablemente por la coexistencia de otras epidemias.

En 1781 aconteció otra pandemia de la que cabe destacar que, aunque no fue muy virulenta, causó una gran morbilidad y una alta letalidad en los jóvenes adultos, hecho que solo volvió a observarse en la pandemia de 1918.

En el siglo XIX se documentó poca actividad gripal y solo destacan las pandemias de 1847 y 1889. Esta última, antecesora de la de 1918, se originó en Bokhara (Turquía) y desde allí se extendió a Rusia y Finlandia durante el mes de octubre de 1889[4]. En pocas semanas se difundió por Europa, América y el resto del mundo. Posteriormente acontecieron otras dos olas epidémicas, en 1891 y 1892. La morbilidad fue elevada y afectó al 40-70% de la población. La mortalidad fue más alta en las personas de edad avanzada y con enfermedades de base.

A partir de la pandemia de 1889, la gripe se volvió endémica en gran parte del mundo. Resulta altamente probable que la concentración de la población en las ciudades favoreciera la difusión continua de enfermedades infecciosas de transmisión aérea en países como el nuestro, tal como recogen algunos registros de morbilidad del siglo XIX que se han publicado recientemente, en particular los referidos a la ciudad de Madrid[5]. En la Figura 1.1 se representa la cronología de las pandemias a partir del siglo XVI.

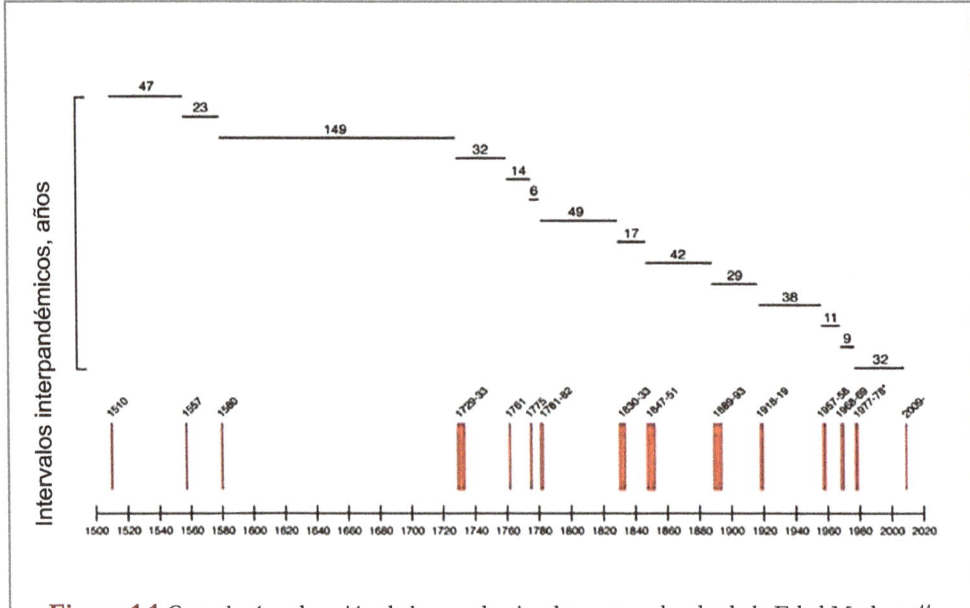

Figura 1.1 Cronología y duración de las pandemias documentadas desde la Edad Moderna[44].

1.3 La pandemia de 1918

La injustamente denominada «gripe española» se refiere a la gran pandemia de 1918, que desde ese año y hasta 1920 causó un gran número de casos de enfermedad respiratoria grave y de muertes en la población mundial. Se estima que el número de personas que padecieron la infección superó los 500 millones y que hubo en torno a 50 millones de fallecimientos, lo que representa el 3-5% de la población del globo en aquella época[6]. De su dimensión da una idea el hecho de que, en solo un bienio, el número de muertes debidas a la pandemia de gripe de 1918 sobrepasa las causadas por el virus de la inmunodeficiencia humana desde que este comenzó a propagarse entre personas en la década de 1970[7].

A pesar de que los episodios anuales de infecciones gripales se conocían desde antes del año 1918, nunca la humanidad se había enfrentado a una pandemia respiratoria de tales proporciones[8]. En la actualidad sabemos que las pandemias de gripe están causadas por agentes provenientes de un reservorio animal, que normalmente son incapaces de transmitirse entre humanos, pero que, debido a la adquisición de mutaciones de adaptación, de algún modo que todavía no somos capaces de predecir se convierten en virus que pueden propagarse eficazmente entre personas. Estos virus de la gripe pandémicos surgen cada 10-50 años y no logran ser frenados por la memoria inmunogénica frente a los virus gripales estacionales a los que estamos expuestos o contra los que nos vacunamos anualmente. Desde el año 1918, la humanidad ha sufrido tres pandemias más de gripe, en los años 1957, 1968 y 2009[9,10], pero ninguna de la magnitud y escala de la gripe de 1918.

1.3.1 Primeros casos

La mayoría de los investigadores coinciden en señalar que el primer brote ocurrió en los Estados Unidos. Sin embargo, el lugar preciso sigue siendo objeto de debate. Lo más aceptado es que su primera notificación fue el 4 de marzo de 1918, en el Campamento (Camp) Funston (así denominado en honor del general de brigada Frederick Funston) en Fort Riley, al suroeste de Manhattan y al oeste del Lago Milford, en el estado de Kansas[11]. Otros sitúan su inicio en el Condado de Haskell, del mismo Estado de Kansas, que se localiza en la región medio-oeste de los Estados Unidos, y algunos autores ubican los primeros casos en Boston. Cabe recordar que la gripe no era una enfermedad de declaración obligatoria entonces en los Estados Unidos y no se habían dispuesto organismos federales que centralizasen la situación sanitaria en aquella época[1]. En los campamentos militares norteamericanos comenzó a registrarse de modo fidedigno la casuística y la extensión del incipiente brote. A las 2 semanas de la aparición de casos en Camp Funston (centro geográfico de la nación), se documentó un nuevo brote en campamentos de Georgia (Estado sureño), si bien la notificación clínica no está exenta de controversias. Algunos estudiosos mencionan que su origen estuvo en Texas, al sur de los Estados Unidos.

1.3.2 Cuadros clínicos

La primera pandemia de gripe documentada desde el ámbito científico fue la que se desarrolló entre 1889 y 1893. Para los médicos «veteranos», con más experiencia profesional en 1918, las similitudes obvias con la pandemia de 1889 incluían su naturaleza altamente contagiosa, con tasas de ataque que oscilaban entre el 20% y el 60%[12]. En ambas pandemias, la mayoría de las muertes se debieron a complicaciones respiratorias, en general neumonía con sobreinfección bacteriana; sin embargo, en 1918 algunos observadores sugirieron formas clínicas nuevas y graves de la enfermedad.

En 1889, un número sustancial de fallecimientos por neumonía se había atribuido a afecciones familiares, como la neumonía lobar bacteriana subaguda, mientras que esta mortalidad coexistente con la pandemia gripal «de fondo» aumentó aparentemente en 1918 por los casos más frecuentes de bronconeumonía mortal agresiva y de muertes asociadas con cianosis y colapso progresivos[13].

Existen investigadores contemporáneos que han postulado que tales muertes de 1918 podrían obedecer a mecanismos inmunopatogénicos con una vía final que conduce a una tormenta de citocinas (tal como se ha documentado en nuestro medio en la última pandemia de 2009)[14]. Sin embargo, muchos datos de aquella época sugieren que casi todos los decesos fueron consecuencia de bronconeumonías bacterianas secundarias de curso clínico y letalidad convencionales.

Los clínicos del momento efectuaron, con el estilo de la época, algunas anotaciones que son recogidas por documentos actuales como reseñas de los cuadros asistidos en jóvenes, tal como refiere Murillo[15] en un trabajo publicado en 2011. Las historias indican que los pacientes comenzaban con lo que parecía ser un ataque ordinario de «grippe» o «influenza», y cuando llegaban al hospital desarrollaban rápidamente el tipo más «vicioso» de neumonía que se haya visto: «Dos horas después del ingreso, presentan manchas de color caoba ("Mahogany") en las mejillas y en un plazo corto puede documentarse cianosis que se extiende desde las orejas a toda la cara». Aquellos que sobrevivían inicialmente, a menudo, sufrían una neumonía bacteriana secundaria que finalmente fue la causa de numerosas muertes[16]. Aun con el dramatismo que confieren estas notas documentales, no cabe abstraerse a la impotencia con que los médicos y los sanitarios de hace un siglo asistieron a los primeros pacientes afectados por la gripe de 1918[17]. Los profesionales, además de la propia actividad asistencial, de cuidados, tratamiento y de recogida de cadáveres, se plantearon esclarecer la etiología del nuevo cuadro mediante estudios necrópsicos[18].

1.3.3 Mortalidad

La que se considera como «la más mortífera de las pandemias ocurridas» coincidió con el final de la Primera Guerra Mundial, y las cifras de mortalidad según diversos autores oscilan entre 20 y hasta 50 o 100 millones de personas[19,20]. Los números resultan impactantes debido a que se estima que una quinta parte de la población mundial (unos 2000 millones en ese momento) contrajo la enfermedad, y el número de fallecidos equivaldría a entre 140 y 400 millones de personas en la actualidad. Para poner los hechos en perspectiva, el número de muertos fue más alto que todas las muertes en combate de las guerras del siglo xx en conjunto.

En general, la mortalidad en el mundo desarrollado fue de alrededor del 2%, pero en el mundo en desarrollo fue generalmente mayor, en particular en la India, y en las regiones aisladas con poblaciones vírgenes el número de muertos fue realmente aterrador. En Samoa, por ejemplo, el 16% de la población desapareció en 14 días.

Incluso en Occidente, el número total de fallecimientos induce a error, ya que ciertos subgrupos sufrieron porcentajes mucho más altos. La mayoría de los decesos correspondieron a adultos jóvenes sanos de 18 a 45 años; un 3% a un 8% de la población total en ese rango de edad murió. Diferentes estudios de mujeres embarazadas en los Estados Unidos evidenciaron tasas de mortalidad entre el 21% y el 73%, y una serie del Seguro de Vida Metropolitano de los asegurados documentó que falleció el 3,28% de toda la población de trabajadores industriales en los Estados Unidos de entre 20 y 50 años de edad[21,22]. La agregación temporal se ilustra dado que dos tercios de las muertes acontecieron en un periodo de aproximadamente 12 semanas, desde mediados de septiembre hasta mediados de diciembre de 1918.

1.3.4 Denominación

A la luz de la verdad, parece evidente la desafortunada calificación de «española» con la que se etiquetó a la pandemia gripal de 1918. La razón obedece al probado ocultamiento de información por parte del país hegemónico. En España se asistieron pocos casos antes de marzo, pero como fue un país neutral durante la Primera Guerra Mundial, la prensa española informó detalladamente sobre la epidemia, mientras que los medios de comunicación de las naciones beligerantes estaban bajo estricta censura militar y no podían notificar estos hechos[23]. Así, las noticias sobre la epidemia aparecían solo en diarios españoles, y dio la impresión de ser el único país afectado por la enfermedad.

Destacados analistas señalan que en el año 1918 el mundo intentaba recuperarse de las heridas que había dejado la recién terminada guerra que había asolado Europa, modificando fronteras y relevando gobiernos[24,25]. La sociedad vivía sumida en el desánimo, en la incertidumbre de lo que vendría después de haber pasado por una de las peores experiencias que habían afectado a la humanidad, al tiempo que se anhelaba que no se repitieran esos años desalentadores. Los dirigentes del planeta, a fin de detener el pesimismo generalizado, repitieron lo que les había dado resultado en otras ocasiones: manejar la información y la divulgación de una enfermedad que se dispersaba en forma incontrolable. La censura en la prensa había logrado mantener esa información a salvo de su difusión.

1.3.5 Oleadas

La pandemia se desarrolló en tres oleadas en casi todos los países: durante la primavera de 1918, el otoño de ese mismo año y el invierno siguiente, ya en 1919. Las tres ocurrieron en menos de un año, con un periodo de ausencia de gripe entre las olas muy corto e incluso solapado en algunos lugares. La realmente virulenta y mortal fue la segunda, en la que acontecieron el 64% de las muertes, después la tercera con el 26% y finalmente la primera con el 10%[26,27].

Desde la aparición de los cuadros iniciales en marzo de 1918 en los Estados Unidos, se asistió a la descripción de casos en Francia asociados al traslado de tropas norteamericanas al país galo. La epidemia llegó a Francia entre abril y mayo de 1918, al campamento número cuatro de Burdeos en la tercera brigada de Villers-sur-Coudun, en el Departamento de Oise, y en el campo de entrenamiento de Fère-Briange, tal como recrea el historiador vizcaíno Erkoreka[28,29].

A mediados de abril se detectó un brote en la American Expeditionary Force en los campamentos de Marne y Vosges, con los mismos síntomas que los de Camp Funston. Estos síntomas eran en general leves, por lo que los médicos calificaron la enfermedad como «fiebre de los tres días». Existen contribuciones que señalan que en Ginebra (Suiza) la epidemia de gripe afectó a más del 50% de la población, con una mayor mortalidad en las personas de 20 a 49 años y en los varones[30]. Su impacto socioeconómico fue muy importante, ya que el brote condujo a disfunciones graves, incluso en los servicios de salud. En mayo y junio, la primera ola se había extendido a casi todo el mundo.

La segunda ola, acaecida en otoño, apareció en puntos muy distantes del planeta y ello dificulta situar su origen. Se han podido documentar cambios en el genoma del virus, lo cual condicionó un comportamiento más virulento[31,32]. En este sentido, resulta ilustrativo que en el mes de octubre la mortalidad (excepto en Oceanía) fue muy elevada.

Tras un breve receso en las primeras semanas del nuevo año 1919, la gripe se recrudeció sobre todo en Norteamérica y en Europa. Esta tercera ola, si bien no resultó ser tan global ni definida como la precedente, condicionó una alta proporción de formas graves y una notable mortalidad que afectó sobre todo a los adultos jóvenes[33].

En América del Sur, la pandemia de gripe apareció por primera vez durante el mes de octubre[34]. Una segunda ola surgió en invierno de 1919, coincidiendo con la tercera ola de la pandemia global. Sin embargo, hubo zonas geográficas en las que coincidió en el tiempo y en magnitud con lo ocurrido en el resto del mundo, como en el caso de Colombia[35]. La Costa del Caribe fue el lugar de ingreso de la pandemia de 1918. A diferencia de lo ocurrido en los Estados Unidos y en Europa, donde la gripe apareció primero en el estamento militar, en Méjico, Latinoamérica, Asia y Oceanía se originó en población civil vinculada al comercio[36,37]; en África y Brasil[38], el patrón fue mixto.

La pandemia de gripe española afectó a la República Argentina desde octubre de 1918 y continuó su desarrollo durante el invierno de 1919[34]. Vista en una dimensión global, la epidemia no tuvo el impacto que se observó en otros países, como Brasil[38]. En Argentina, oficialmente, según el Departamento Nacional de Higiene, murieron 14.997 personas a causa de esta enfermedad.

Ahora bien, si se proyectan los decesos en los territorios nacionales que conformaban gran parte del territorio, esta cifra se duplica. Aunque tuvo como epicentro la ciudad de Buenos Aires, desde donde se expandió al resto del país, esta fue la que menos sufrió en términos de mortalidad. El segundo brote presentó una evolución completamente distinta, ya que su recorrido se hizo de norte a sur, y su impacto resultó devastador en las provincias del norte.

La perspectiva de los estudios sobre la pandemia de gripe de 1918 en España ha oscilado desde la visión epidemiológica, la cual ha permitido aproximarnos a la naturaleza biológica de la enfermedad, hasta la aproximación histórica local, adquiriendo importancia el contexto social en el que aconteció[14,28,29,39-41].

1.3.6 Virus de la gripe de 1918

Las cepas «descendientes» del virus de la gripe A(H1N1) de 1918 se mantuvieron en circulación hasta 1957, momento en que fueron sustituidas por el tipo A(H2N2). El virus H1N1 quedó restringido a reservorios porcinos, hasta que en 1977 emergió de nuevo para continuar hasta nuestros días. Desde la virología molecular se ha tratado de reconstruir exactamente la secuencia del ARN viral[42]. Según esta perspectiva, el debate sobre las características genéticas y el origen filogenético de este virus continúa siendo intenso. Las investigaciones más sólidas en este sentido son las realizadas en el Reino Unido y en los Estados Unidos[43,44]. Dado que se trata de un tema sobre el que se encuentra una gran cantidad de referencias bibliográficas, nuestro análisis se centrará en determinados grupos de investigación. Desde 1990, se analizan los anticuerpos presentes en supervivientes de la epidemia, además de utilizar las muestras de tejido pulmonar de las víctimas británicas que se conservan en el Royal London Hospital, aplicando las técnicas de la biología molecular.

De modo complementario, parece oportuno recordar que científicos del Armed Forced Institute of Pathology, de Washington D.C., aplicando métodos de amplificación mediante reacción en cadena de la polimerasa sobre tejidos de soldados muertos en Fort Jackson (Carolina del Sur) y Camp Uton (Nueva York) víctimas de esta gripe, pudieron obtener fragmentos del material genético del virus y replicar múltiples copias de su ARN[45]. Al mismo tiempo, en los Estados Unidos se consiguió ampliar el estudio a muestras provenientes de cadáveres de esquimales conservados en Alaska[32,46].

Hasta donde hemos sido capaces de revisar, no se ha identificado el huésped que sirvió como fuente del virus de la gripe A(H1N1) de 1918, ni se sabe con certeza cómo se adaptó el virus a los humanos. El examen del genoma del virus de 1918 no ha proporcionado respuestas completas; sin embargo, ha formulado preguntas difíciles y ha planteado la posibilidad de mecanismos alternativos de generación[45]. Mientras que los ocho segmentos de genes del virus de 1918 son claramente parecidos a los de las aves, resultan genéticamente distintos de cualquiera de los cientos de virus aviares o de mamíferos examinados entre 1917 y 2009. Las diferencias se deben principalmente a un número de cambios en los nucleótidos superior a lo esperado[47]. Además, los genes del virus de 1918 parece que evolucionaron juntos y en paralelo, posiblemente en un huésped no identificado. A diferencia de las pandemias de 1957 y 1968, que resultaron de la redistribución entre los descendientes del virus humano de 1918 y las cepas circulantes de la gripe aviar, la pandemia de 1918 pudo haber surgido por una nueva adaptación genética de un virus aviar existente a un nuevo anfitrión: el ser humano.

1.4 ¿Cuándo se aislaron por primera vez los virus de la gripe?

Desde que la pandemia de 1918 sobresalió por el enorme tributo de víctimas, se estableció un servicio de vigilancia internacional para detectar la aparición de nuevas cepas de virus. Si bien el origen viral de la gripe quedó demostrado de manera pionera en 1931 por Shope[48] para el cerdo, transcurrieron todavía 2 años en los que los estudios e investigaciones sobre su etiología se multiplicaron. En 1933 se logró el primer aislamiento de virus de la gripe A en el ser humano, por Smith *et al.*[49], a los que siguieron en 1936 el del tipo B y en 1950 el aislamiento del tipo C. Al aislamiento y la caracterización de los primeros virus de la gripe siguieron hallazgos de relevancia, como la demostración de la actividad de la hemaglutinina, su protagonismo en la indicación de anticuerpos protectores y su importancia en la deriva y la impronta antigénica. Enseguida se consolidó el empleo del hurón como modelo animal de estudio de la respuesta inmunitaria y surgieron las primeras vacunas antigripales.

La gripe ha seguido circulando entre la población humana, alternando brotes epidémicos de poca importancia con otros de mayor entidad que afectan a zonas mas extensas del mundo. Su actividad habitual en la actualidad se debe a la deriva antigénica de los virus A (subtipos H1N1 y H3N2) y B (en sus dos linajes conocidos, Victoria y Yamagata) y genera un impacto sustancial en cuanto a carga de enfermedad durante los meses fríos en todos los sistemas sanitarios.

1.5 Otros virus gripales que se han comportado como pandémicos tras el de 1918

En 1957, apareció un nuevo virus gripal A(H2N2) en la provincia china de Kweichow que originó la «gripe asiática», la pandemia más extensa de la historia de la humanidad.

Cursó en tres olas epidémicas: la primera en primavera-verano de 1957 con una incidencia relativamente baja, la segunda en los primeros meses de 1958, y la tercera en el invierno de 1958-1959[50]. La mortalidad fue proporcionalmente más alta en las dos últimas ondas, en gran parte porque afectó con preferencia a los grupos de mayor edad de la población. La pandemia de gripe asiática por el subtipo H2N2 se produjo por un recombinante aviar y tuvo un periodo muy breve de estacionalización, ya que en 1968 fue sustituido por el subtipo H3N2, causante de la llamada «gripe de Hong Kong», de difusión más lenta e irregular que las anteriores, causada por un virus A(H3N2) originado también por reordenamiento genético con genes de la hemaglutinina de origen aviar[51].

Cabe señalar que la mortalidad producida conjuntamente por estas dos últimas pandemias fue proporcionalmente menor que la de otras epidemias menores, como las de 1940, 1943 y 1950. El factor incuestionable de esta tendencia es el avance en los tratamientos antibióticos de la neumonía bacteriana.

En la Tabla 1.1 se detallan algunas de las características etiológicas y de morbimortalidad de las cuatro últimas pandemias de gripe.

Tabla 1.1 Características de las cuatro últimas pandemias de gripe.

Pandemias y año de emergencia	Área de emergencia del virus	Número reproductivo básico	Subtipo virus A (origen)	Tasa de letalidad estimada	Exceso mundial de mortalidad estimado	Grupos de edad más afectados
1918-19 «Gripe Española»	Poco clara	2,1-3,0	H1 N1 (desconocido)	2-3%	20-100 millones	Adultos jóvenes
1957-58 «Gripe Asiática»	Sur de China	1,5	H2N2 (aviar)	<0,2%	1-4 millones	Todos los grupos de edad
1968-69 «Gripe de Hong Kong»	Sur de China	1,3-1,6	H3N2 (aviar)	<0,2%	1-4 millones	Todos los grupos de edad
2009-2010 Gripe A (H1N1) 2009	Norteamérica	1,1-1,8	H1 N1 (porcino)	0,02%	100.000-400.000	Niños y adultos jóvenes

El análisis del genoma de los virus que aparecieron en los años 1957 y 1968 ha demostrado que se trataba de auténticos virus «recombinantes» que incorporaban varios de los genes de la cepa de gripe circulante previamente en humanos y el resto de los genes, entre ellos el de la hemaglutinina, de cepas de virus aviares cocirculantes.

En 1977, apareció en la antigua Unión Soviética un subtipo H1N1 (A/USSR/90/77) no pandémico con genes distintos al de la pandemia de 1918. Este virus cocirculó en las epidemias estacionales con las variantes menores del subtipo H3N2 de 1968 y obligó al desarrollo de vacunas trivalentes de la gripe (con dos subtipos de virus A, H1 y H3, y una cepa de virus B). La aparición en 2009 del virus pandémico de origen porcino H1N1pdm, causante de la llamada «pandemia de gripe A», eliminó por completo la circulación humana de aquel subtipo H1N1 ruso cuyo origen no está suficientemente aclarado. De este modo, la más reciente pandemia de gripe se inició en 2009 por la aparición del virus de la gripe A(H1N1) pdm09 con un cuádruple origen en su dotación genómica, proveniente de una cepa aviar, dos cepas porcinas y una humana. Se mantiene actualmente en circulación con otro virus A(H3N2) coexistiendo con los dos linajes del virus tipo B[52].

Los virus de la gripe B, que hasta el inicio de la década de 1970 solo experimentaban variaciones menores y cada varios años, iniciaron una divergencia antigénica que se hizo muy patente a partir de los años 1990 con la circulación de dos linajes diferentes de virus de la gripe B, cada uno con sus variantes menores diferenciadas.

El virus de la gripe C no experimenta variación antigénica similar y solo produce casos esporádicos de infecciones de vías respiratorias altas, sin potencial pandémico ni epidémico estacional.

Bibliografía

1. Vaugham WT. Influenza: an epidemiological study. Am J Hyg. 1921; monographic series, 1: 71.

2. Potter CW, Jennings R. A definition for influenza pandemics based on historical records. J Infect. 2011;63:252-9.

3. Pérez Moreda V. La crisis de la mortalidad en la España interior (siglos XVI-XIX). Madrid: Siglo XXI: 1980. p. 252.

4. Kousoulis AA, Tsoucalas G. Infection, contagion and causality in Colonial Britain: the 1889-90 influenza pandemic and the British Medical Journal. Infez Med. 2017;25:285-91.

5. Ramiro D, Garcia S, Casado Y, Cilek L, Chowell G. Age-specific excess mortality patterns and transmissibility during the 1889-1890 influenza pandemic in Madrid, Spain. Ann Epidemiol. 2018;28:267-72.

6. Belser JA, Tumpey TM. The 1918 flu, 100 years later. Science. 2018;359:255.

7. Morens DM, Taubenberger JK, Fauci AS. The persistent legacy of the 1918 influenza virus. N Engl J Med. 2009;361:225-9.

8. Lüthy IA, Ritacco V, Kantor IN. [One hundred years after the "Spanish" flu]. Medicina (B Aires). 2018;78:113-8.

9. Zimmer SM, Burke DS. Historical perspective-emergence of influenza A (H1N1) viruses. N Engl J Med. 2009;361:279-85.

10. Gagnon A, Acosta E, Hallman S, Bourbeau R, Dillon LY, Ouellette N, et al. Pandemic paradox: early life H2N2

pandemic influenza infection enhanced susceptibility to death during the 2009 H1N1 pandemic. MBio. 2018;9. pii: e02091-17.

11. Taubenberger JK, Morens DM. 1918 Influenza: the mother of all pandemics. Emerg Infect Dis. 2006;12:15-22.

12. Dahal S, Jenner M, Din HL, Mizumoto K, Viboud C, Chowell G. Excess mortality patterns during 1918-1921 influenza pandemic in the state of Arizona, USA. Ann Epidemiol. 2018;28:273-80.

13. Nankivell AT. The influenza of 1918-1919. Hosp Health Rev. 1922;1:129-30.

14. Bermejo-Martín JF, Ortiz de Lejarazu R, Pumarola T, Rello J, Almansa R, Ramírez P, et al. Th1 and Th17 hypercytokinemia as early host response signature in severe pandemic influenza. Crit Care. 2009;13:R201.

15. Murillo Godínez G. Recordando a la gripe española. Med Int Mex. 2011;27:463-6.

16. Sheng ZM, Chertow DS, Morens DM, Taubenberger JK. Fatal 1918 pneumonia case complicated by erythrocyte sickling. Emerg Infect Dis. 2010;16:2000-1.

17. Grist NR. Pandemic influenza 1918. Br Med J. 1979;2:1632-3.

18. González BS. La pandemia olvidada de 1918. Rev Estud Médico Humanísticos. 2005;14:123-7.

19. Yang W, Petkova E, Shaman J. The 1918 influenza pandemic in New York City: age-specific timing, mortality, and transmission dynamics. Influenza Other Respir Viruses. 2014;8:177-88.

20. Johnson NP, Mueller J. Updating the accounts: global mortality of the 1918-1920 "Spanish" influenza pandemic. Bull Hist Med. 2002;76:105-15.

21. Shanks GD, Brundage JF. Variable mortality during the 1918 influenza pandemic in Chicago. Proc Natl Acad Sci U S A. 2017;114:E3586-7.

22. Alonso WJ, Nascimento FC, Chowell G, Schuck-Paim C. We could learn much more from 1918 pandemic-the (mis)fortune of research relying on original death certificates. Ann Epidemiol. 2018;28:289-92.

23. Porras Gallo MI. [The Real Academia Nacional de Medicina and the problems surrounding the etiology of influenza in the 1918-19 epidemic]. Cuad Complut Hist Med Cienc. 1993;1:103-28.

24. Trilla A, Trilla G, Daer C. The 1918 "Spanish flu" in Spain. Clin Infect Dis. 2008;47:668-73.

25. Chowell G, Erkoreka A, Viboud C, Echeverri-Dávila B. Spatial-temporal excess mortality patterns of the 1918-1919 influenza pandemic in Spain. BMC Infect Dis. 2014;14:371.

26. Patterson KD, Pyle GF. The geography and mortality of the 1918 influenza pandemic. Bull Hist Med. 1991;65:4-21.

27. Shanks GD. Insights from unusual aspects of the 1918 influenza pandemic. Travel Med Infect Dis. 2015;13:217-22.

28. Erkoreka A. Origins of the Spanish influenza pandemic (1918-1920) and its relations to the First World War. J Mol Genet Med. 2009;3:190-4.

29. Erkoreka A. The Spanish influenza pandemic in occidental Europe (1918-1920) and victim age. Influenza Other Respir Viruses. 2010;4:81-9.

30. Ammon CE. Spanish flu epidemic in 1918 in Geneva, Switzerland. Euro Surveill. 2002;7:190-2.

31. Morens, DM; Taubenberger, JK. Influenza cataclysm, 1918. N Engl J Med 2018;379: 2285-2287

32. Taubenberger JK, Reid AH, Janczewski TA, Fanning TG. Integrating historical, clinical and molecular genetic data in order to explain the origin and virulence of the 1918 Spanish influenza virus. Philos Trans R Soc Lond B Biol Sci. 2001;356:1829-39.

33. Wever PC, van Bergen L. Death from 1918 pandemic influenza during the First World War: a perspective from personal and anecdotal evidence. Influenza Other Respir Viruses. 2014;8:538-46.

34. Carbonetti A. Historia de una epidemia olvidada. La pandemia de gripe española en la Argentina, 1918-1919. Desacatos. 2010;32:159-74.

35. Martínez Martín AF, Manrique Abril FG, Meléndez Alvarez BF. La pandemia de gripe de 1918 en Bogotá. Dynamis. 2007;27:287-307.

36. Netzahualcoyotzi Méndez M. La influenza de 1918 en Txlaxcala: mortandad y efectos sociales. Boletín Mexicano de Historia y Filosofía Médica. 2003;6:23-31.

37. Márquez Morfín L, Molina del Villar A. El otoño de 1918: las repercusiones de la pandemia de gripe en la ciudad de México. Desacatos. 2010;32:121-44.

38. Schuck-Paim C, Shanks GD, Almeida FE, Alonso WJ. Exceptionally high mortality rate of the 1918 influenza pandemic in the Brazilian naval fleet. Influenza Other Respir Viruses. 2013;7:27-34.

39. Echeverri Dávila B. La gripe española. La pandemia de 1918-1919. Madrid: Centro de Investigaciones Sociológicas y Siglo XXI; 1993.

40. Porras Gallo MI. [The Real Academia Nacional de Medicina and the problems surrounding the etiology of influenza in the 1918-19 epidemic]. Cuad Complut Hist Med Cienc. 1993;1:103-28.

41. Porras Gallo MI. Renovación y reorganización profesional en tiempos de crisis. Farmacéuticos y veterinarios durante la gripe de 1918-1919 en España. Varia Historia, Belo Horizonte. 2009;25:477-98.

42. Belshe RB. The origins of pandemic influenza-lessons from the 1918 virus. N Engl J Med. 2005;353:2209-11.

43. Morens DM, Taubenberger JK, Fauci AS. The persistent legacy of the 1918 influenza virus. N Engl J Med. 2009;361:225-9.

44. Morens DM, Taubenberger JK, Harvey HA, Memoli MJ. The 1918 influenza pandemic: lessons for 2009 and the future. Crit Care Med. 2010;38(4 Suppl):e10-20.

45. Taubenberger JK, Reid AH, Krafft AE, Bijwaard KE, Fanning TG. Initial genetic characterization of the 1918 "Spanish" influenza virus. Science. 1997;275:1793-6.

46. Sheng ZM, Chertow DS, Ambroggio X, McCall S, Przygodzki RM, Cunnin-

gham RE, et al. Autopsy series of 68 cases dying before and during the 1918 influenza pandemic peak. Proc Natl Acad Sci U S A. 2011;108:16416-21.

47. Taubenberger JK, Reid AH, Lourens RM, Wang R, Jin G, Fanning TG. Characterization of the 1918 influenza polymerase genes. Nature. 2005;437:889-93.

48. Shope RE. The etiology of swine influenza. Science. 1931;73:214-5.

49. Smith W, Andrewes CH, Laidlaw PP. A virus obtained from influenza patients. Lancet. 1933;2:66-88.

50. Viboud C, Simonsen L, Fuentes R, Flores J, Miller MA, Chowell G. Global mortality impact of the 1957-1959 influenza pandemic. J Infect Dis. 2016;213:738-45.

51. Van Poucke S, Doedt J, Baumann J, Qiu Y, Matrosovich T, Klenk HD, et al. Role of substitutions in the hemagglutinin in the emergence of the 1968 pandemic influenza virus. J Virol. 2015;89:12211-6.

52. Tscherne DM, García-Sastre A. Virulence determinants of pandemic influenza viruses. J Clin Invest. 2011;121:6-13.

Capítulo 2

ESTRUCTURA Y CICLO INFECCIOSO DE LOS VIRUS DE LA GRIPE

Andrés Antón Pagarolas, Cristina Andrés Vergés,
Tomàs Pumarola Suñé

ESTRUCTURA Y CICLO INFECCIOSO DE LOS VIRUS DE LA GRIPE

Andrés Antón Pagarolas, Cristina Andrés Vergés,
Tomàs Pumarola Suñé

2.1 Introducción

A pesar de su simple estructura y su limitada capacidad de codificación, las proteínas de los virus de la gripe le permiten completar con éxito su ciclo infeccioso, con el respaldo de numerosos factores de la célula huésped. Algunas de estas proteínas, por sus características funcionales y estructurales, se convierten en importantes determinantes de su antigenicidad, su tropismo y su virulencia.

2.2 Virus de la gripe. Clasificación y nomenclatura

Los virus de la gripe se clasifican en cuatro especies: virus de la gripe A (FLUAV), virus de la gripe B (FLUBV), virus de la gripe C (FLUCV) y virus de la gripe D (FLUDV); y respectivamente en cuatro géneros: alfainfluenzavirus, betainfluenzavirus, gammainfluenzavirus y deltainfluenzavirus. Estos géneros, junto con otros tres más (Thogotovirus, Quaranjavirus e Isavirus), constituyen la familia *Orthomyxoviridae* según la última revisión (2017) del International Committee on Taxonomy of Viruses[1].

Además, los FLUAV se clasifican en diferentes subtipos antigénicos según las dos glicoproteínas de la envuelta: la hemaglutinina (HA) y la neuraminidasa (NA). Hasta la fecha se han identificado 16 subtipos de HA,

clasificados en dos grandes grupos según la comparación de secuencias y las características estructurales (grupo 1: H1, H2, H5, H6, H8, H9, H11, H12, H13 y H16; y grupo 2: H3, H4, H14, H7, H15 y H10), y nueve subtipos de NA (N1 a N9). Recientemente se han descrito otros dos subtipos de HA y NA (H17N10 y H18N11)[2]. También, de acuerdo con las características genéticas y antigénicas, se distinguen dos linajes para los FLUBV: los representados por el virus B/Victoria/2/87 (linaje B/Victoria) y los representados por el virus B/Yamagata/16/88 (linaje B/Yamagata), los cuales evolucionan de forma independiente. De manera similar, según la divergencia genética y antigénica de la proteína hemaglutinina-esterasa-fusión (HEF) de los FLUCV pueden distinguirse, hasta el momento, seis linajes filogenéticos[3].

La nomenclatura utilizada internacionalmente para los virus de la gripe incluye el tipo (A, B, C o D), el lugar de aislamiento o detección, la identificación del aislamiento, el año de aislamiento o detección, y el subtipo antigénico (HA y NA, solo aplicable en FLUAV). Así, por ejemplo, la cepa A/New Caledonia/20/99 (H1N1) es un virus de tipo A, subtipo H1N1, aislada en New Caledonia en 1999, e identificada como la cepa número 20. En las cepas de origen no humano se especifica además el huésped; por ejemplo, A/chicken/Hong Kong/156/97 (H5N1)[3].

2.3 Estructura de la partícula viral

Los virus de la gripe (A, B, C o D) se caracterizan por estar provistos de una envuelta lipídica externa y tener un genoma ARN segmentado, monocatenario y de polaridad negativa. Los viriones de FLUAV y FLUBV son pleomorfos, con una cápside proteica helicoidal. Las partículas esféricas tienen un diámetro de aproximadamente 80-100 nm, pero con frecuencia se han observado partículas filamentosas alargadas (más de 300 nm). Los FLUCV poseen una estructura reticular hexagonal en la superficie y se distribuyen en forma de cordones largos (500 µm) en la superficie de las células infectadas[3].

En la parte más externa de la partícula viral, la envuelta es de naturaleza lipídica, ya que procede de la membrana citoplasmática de la célula huésped. En el caso de los FLUAV (Figura 2.1), en esta envuelta se insertan las

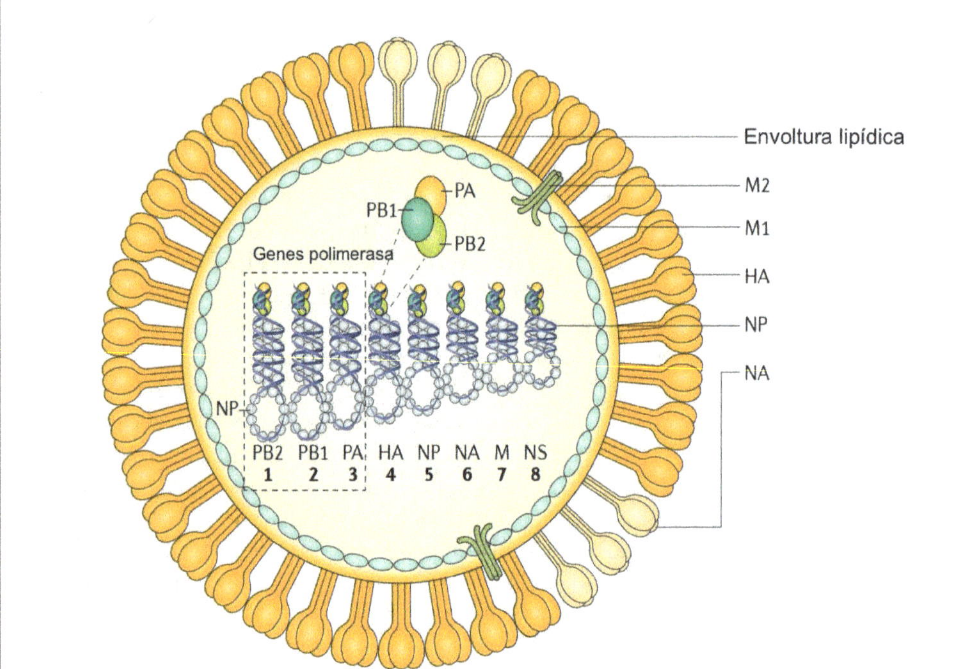

Figura 2.1 Estructura del virus de la gripe A. Las proteínas hemaglutinina (HA) en forma de trímero, neuraminidasa (NA) y de matriz M2 en forma de tetrámero están insertadas en la envuelta lipídica, derivada de la célula huésped, bajo la cual se encuentra la proteína M1. Los segmentos de ARN viral, ordenados de forma creciente en longitud (1-8), están recubiertos por nucleoproteína (NP) y unidos al complejo de la ARN polimerasa viral formado por tres subunidades (proteína básica 1 [PB1], proteína básica 2 [PB2] y polimerasa ácida [PA]), constituyendo las ocho complejos ribonucleoproteína virales (RNPv), consideradas cada una de ellas unidades autónomas para la transcripción y la replicación en la célula infectada. No se muestran en la figura la proteína no estructural 1 (NS1), la proteína de exportación nuclear o no estructural 2 (NEP/NS2) ni otras proteínas virales accesorias, como PB1-F2 y PA-X, ya que no están presentes en la partícula viral o bien lo están en cantidades muy pequeñas. Adaptada de Krammer et al.[82].

dos glicoproteínas HA y NA, y la proteína de matriz M2. Al microscopio electrónico, la forma de las partículas virales se caracteriza por picos distintivos fácilmente observables, con unas longitudes en torno a 10-14 nm, que se corresponden con la HA y la NA, en una proporción aproximada de cuatro HA por cada NA. En la envuelta lipídica de los FLUBV se insertan, además de la HA y la NA, otras dos proteínas, NB y BM2. Sin embargo, en los FLUCV la glicoproteína principal que se inserta en la envuelta lipídica es la HEF, junto con la proteína CM2. Para los tres tipos virales, justo por debajo de esta envuelta se encuentra la proteína de la matriz M1, que confiere estabilidad a la partícula viral[3].

En el interior de los FLUAV (Figura 2.1), los viriones albergan ocho complejos nucleoproteína virales (RNPv), de 10-20 nm de diámetro, que en el caso de los FLUBV también serán ocho, pero siete para FLUCV y FLUDV. Cada complejo RNPv está constituido por un segmento de ARN viral unido por complementariedad parcial de ambos extremos (5' y 3') formando una horquilla helicoidal pseudocircular, recubierto por nucleoproteína (NP) y asociado al complejo ARN polimerasa viral. Este complejo ARN polimerasa se encuentra constituido por la interacción de tres proteínas: virales la polimerasa básica 1 (PB1), la polimerasa básica 2 (PB2) y la polimerasa ácida (PA). La proteína de exportación nuclear (NEP, *nuclear export protein*) o proteína no estructural 2 (NS2, *non structural protein* 2), la proteína no estructural NS1, y otras proteínas accesorias (PB1-F2 o PA-X), pueden no encontrarse en el virión o bien están presentes en cantidades muy pequeñas. Los FLUBV y los FLUCV presentan en general proteínas análogas a las de FLUAV, que se irán comentando a lo largo del capítulo[3].

2.3.1 Estructura del genoma viral

Una de las principales características del genoma de los virus de la gripe es su ca-

rácter segmentado. La numeración de los segmentos viene determinada por su longitud en bases. Cada uno de los ocho segmentos ARN que constituyen el genoma de los FLUAV[4,5] y FLUBV[6], o de los siete de FLUCV[7], contienen regiones no codificantes (UTR, *untranslated region*) en los extremos 5' y 3' que flanquean la región codificante. Una parte de estas regiones UTR 5' y 3' están altamente conservadas entre todos los segmentos, junto con una región que es específica del segmento viral. Estas regiones conservadas en los extremos 5' y 3' muestran una complementariedad parcial e invertida para adquirir una conformación pseudocircular del ARN del virus, necesaria para desarrollar su actividad promotora en la síntesis de ARN durante la transcripción y la replicación[8-10].

Cada uno de estos segmentos codifica para una o más proteínas específicas porque dispone de diferentes mecanismos genéticos que se lo permiten, tales como distintos marcos abiertos de lectura (ORF, *open reading frame*), o mediante *splicing* alternativo utilizando la propia maquinaria de la célula huésped codifican diferentes ARN mensajeros (ARNm), tal como se describe en las Figuras 2.2 a 2.4 para FLUAV, FLUBV y FLUCV, respectivamente[3,7].

2.3.2 El complejo ARN polimerasa viral

El complejo ARN polimerasa es el encargado de la transcripción y de la replicación del ARN viral en las células infectadas. Es un complejo heterotrimérico (250 kDa) constituido por la interacción de tres subunidades proteícas (PB1, PB2 y PA) codificadas por el propio virus. La PB1 se une tanto al extremo C-terminal de PA como al extremo N-terminal de PB2, a través de sus dominios N y C-terminales, respecti-

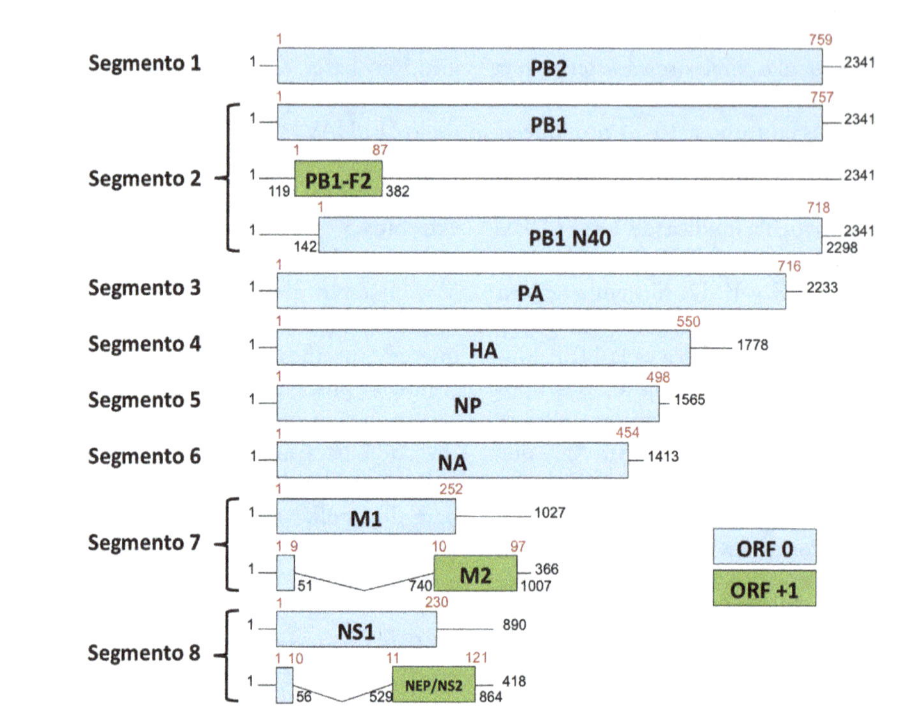

Figura 2.2 Estructura del genoma del virus de la gripe A/Puerto Rico/8/34. Los segmentos de ARN viral (nucleótidos en negro) se muestran en sentido positivo, y sus proteínas codificadas (aminoácidos en rojo). Las líneas en los extremos 5' y 3' representan las regiones no codificantes. Los tres primeros segmentos de ARN codifican las proteínas del complejo de la ARN polimerasa (proteína básica 1 [PB1], proteína básica 2 [PB2] y polimerasa ácida [PA]). Además, el segmento 2 codifica la proteína PB1-F2 (ORF +1) y la proteína PB1 N40 (ORF 0); el cuarto, el quinto y el sexto segmentos para la hemaglutinina (HA), la nucleoproteína (NP) y la neuraminidasa (NA), respectivamente. El séptimo segmento, además de codificar para la proteína de matriz M1, también lo hace para la proteína de matriz M2 por *splicing* alternativo del ARNm (los intrones están indicados por líneas en forma de V). De forma similar, el octavo segmento codifica para la proteína no estructural 1 (NS1) y la proteína de exportación nuclear o no estructural 2 (NEP/NS2) también por *splicing* alternativo de ARNm. ORF: *open reading frame* (por marco abierto de lectura). Adaptada de Shaw y Palese[3].

vamente, y el extremo N-terminal de PA interactúa con PB2, formando una estructura globular compacta[11-13].

La proteína PB2, codificada por el primer segmento de ARN viral, desempeña un papel crucial en el inicio de la transcripción, ya que es la encargada de reconocer y unirse a la estructura *cap* del extremo 5' en las moléculas pre-ARNm del huésped[11-13].

La proteína PB1, codificada por el segundo segmento de ARN viral, cataliza la adición secuencial (polimerización) de nucleótidos durante la elongación de la cadena de ARN. Contiene los motivos conservados característicos

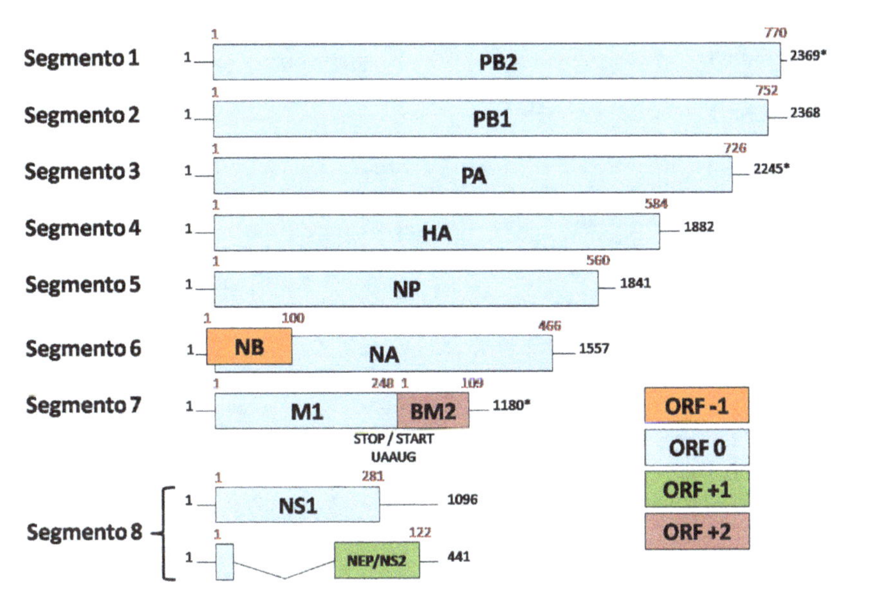

Figura 2.3 Estructura del genoma del virus de la gripe B/Lee/40. Los segmentos de ARN viral (nucleótidos en negro) se muestran en sentido positivo, y sus proteínas codificadas (aminoácidos en rojo). Las líneas en los extremos 5' y 3' representan las regiones no codificantes. Los tres primeros segmentos de ARN codifican las proteínas del complejo de ARN polimerasa (proteína básica 1 [PB1], proteína básica 2 [PB2] y polimerasa ácida [PA]); el cuarto y el quinto segmentos para las proteínas hemaglutinina (HA) y nucleoproteína (NP), respectivamente. El sexto segmento, además de codificar la proteína neuraminidasa (NA), también codifica la proteína NB (ORF -1). El séptimo segmento codifica la proteína de matriz M1 y la proteína de matriz BM2 (ORF +2). El codón UAA de terminación M1 se superpone con el codón AUG de iniciación BM2 en un pentanucleótido UAAUG traslacional de parada y arranque (mostrado en letras mayúsculas). El octavo segmento codifica para la proteína no estructural NS1, además de la proteína de exportación nuclear o no estructural 2 (NEP/NS2) por *splicing* alternativo de ARNm (el intrón está indicado por la línea en forma de V). Los asteriscos indican que los segmentos de ARN son del virus de la gripe B/Memphis/97/12. ORF: *open reading frame* (marco abierto de lectura). Adaptada de Shaw y Palese[3].

de las ARN polimerasas dependientes de ARN. La PB1 también se une a los extremos terminales 5' y 3' de los complejos RNP durante la transcripción y la replicación[11-13].

La proteína PA, codificada por el tercer segmento, es una parte integral del complejo de replicación viral de los virus de la gripe encargada de la escisión (actividad endonucleasa) de la estructura *cap* 5' de los pre-ARNm celulares para utilizarlo como iniciador, y desempeña, junto con la PB2, un papel crucial en la iniciación de la transcripción (*cap-snatching*), como veremos más adelante[14].

Los genes de la polimerasa desempeñan un importante papel en la patogenicidad y en la adaptación de los virus de la gripe. Numerosas evidencias sugieren que las mutaciones en PB2, tales como E627K y D701N en los virus A(H5N1) altamente patogénicos, son consideradas importantes marcadores de

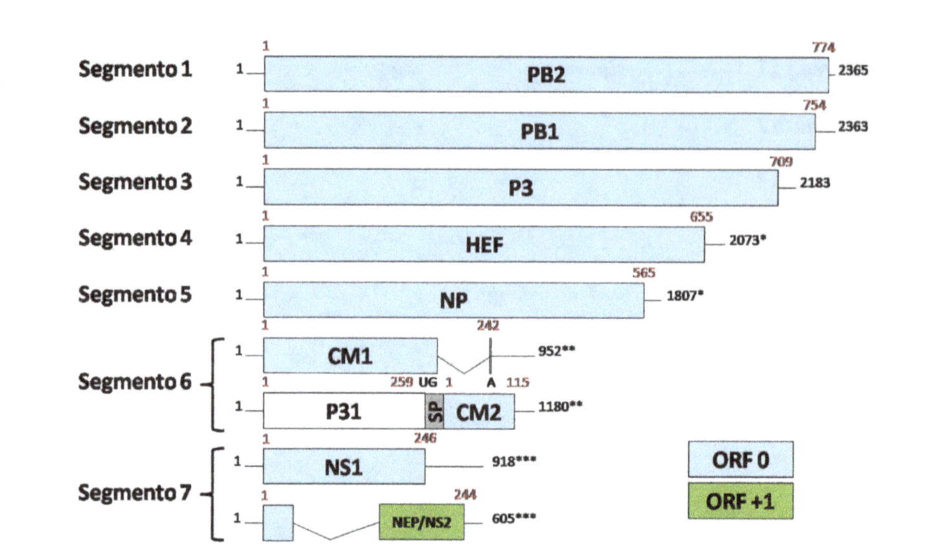

Figura 2.4 Estructura del genoma del virus de la gripe C/JJ/50. Los segmentos de ARN viral (nucleótidos en negro) se muestran en sentido positivo, y sus proteínas codificadas (aminoácidos en rojo). Las líneas en los extremos 5' y 3' representan las regiones no codificantes. A diferencia de los virus de la gripe A y B, solo tiene siete segmentos de ARN viral. Los tres primeros codifican las proteínas del complejo ARN polimerasa (proteína básica 1 [PB1], proteína básica 2 [PB2] y P3), y el cuarto y el quinto codifican las proteínas hemaglutinina-esterasa-fusión (HEF) y nucleoproteína (NP), respectivamente. El sexto ARN codifica la proteína de matriz CM1, en el que el codón de parada UGA (en letras mayúsculas) se introduce por *splicing* alternativo, la proteína de matriz CM2 y la proteína P31, que rápidamente es degradada. El precursor p42 contiene un péptido señal (SP) que se escinde y libera CM2. Finalmente, el séptimo segmento codifica la proteína no estructural 1 (NS1) y la proteína de exportación nuclear o no estructural 2 (NEP/NS2) por *splicing* alternativo (el intrón está indicado por la línea en forma de V) y un cambio de lectura (ORF +1). Los asteriscos indican de qué virus de la gripe son los segmentos de ARN: *C/JHB/1/66; **C/AnnArbor/1/50; ***C/Yamagata/1/88. ORF: *open reading frame* (pauta de lectura abierta). Adaptada de Shaw y Palese3 y de Wang y Veit[7].

virulencia en los mamíferos, además de actuar como determinantes de restricción de rango de huésped[15].

La proteína PB1-F2, proteína accesoria también codificada por el segundo segmento de los FLUAV, es una proteína corta, de 87 a 90 aminoácidos dependiendo de la cepa del virus, que fue descubierta en el año 2001. Expresada por la mayoría de los virus aviares y humanos, se expresa de forma completa por casi todos virus A(H3N2) humanos y animales. Los virus pandémicos humanos de 1918, 1957 y 1968 también expresaron PB1-F2 de longitud completa, al proceder su PB1 de virus aviares[16]. Sin embargo, una gran cantidad de aislamientos de A(H1N1) humanos desde 1950, incluido el A(H1N1)pdm09, codifican diferentes versiones truncadas por la presencia de codones de parada prematuros, aunque la expresión de la proteína completa no es necesaria para mantener la eficacia biológica. La presencia de diferentes variantes de PB1-F2 completas, truncadas o con mutaciones, alterando aquellos dominios directamente relacionados con una mayor virulencia, responde sobre todo a la adaptación a mamíferos de los virus portadores, generalmente de origen aviar[17]. La presencia de PB1-F2 se ha relacionado con una mayor virulencia de los virus de la gripe, aunque su contribución es muy dependiente del aislamiento, del tipo celular y del huésped. Se ha demostrado que la proteína contribuye a la patogenicidad de los FLUAV interfiriendo en la respuesta inmunitaria innata del huésped a través de varios mecanismos: por su actividad proapoptótica en la mitocondria específica en las células inmunitarias contribuyendo a su muerte celular, por sus propiedades proinflamatorias, y por una mejora en la actividad de la polimerasa viral[17-19].

La proteína PA-X es una proteína de fusión (252 aminoácidos), codificada por el tercer segmento de los FLUAV, de la cual también encontramos una versión truncada (232 aminoácidos) en un menor porcentaje de FLUAV, que parece ser producto de la adaptación a algunos huéspedes animales. Desde su descubrimiento en 2012 se le ha atribuido diversas funciones, incluida su participación en la interrupción de la síntesis generalizada de las proteínas celulares en las células infectadas (*global host-shutoff down*) por degradación de los ARNm celulares, junto con la actividad de otras proteínas virales (NS1 y PB1-F2). Además, participa en la modulación de la replicación viral, la actividad de la polimerasa, la apoptosis celular y la localización nuclear de la PA. Así, desempeña un papel en la modulación de las respuestas inmunitarias innatas y adquiridas del huésped, así como en la virulencia de los virus de la gripe, con un alto grado de conservación entre cepas[19,20].

2.3.3 Hemaglutinina

La HA es el componente glucoproteico más importante y constituye el 25% de las proteínas virales expresadas. La proteína HA debe su nombre a su capacidad para aglutinar hematíes (hemaglutinación). Participa en las primeras fases del ciclo infeccioso, tanto en la adsorción del virus en los receptores mucoproteicos de las células epiteliales como en la fusión de membranas para la entrada y la desencapsidación del virus.

La HA es una glicoproteína integral de membrana de tipo I, en forma de homotrímero (250 kDa) de forma cilíndrica, constituida por un tallo insertado en la envuelta viral (dominio transmembrana) y una parte más externa (dominio globular) que contiene tres sitios de unión al receptor (RBS, *receptor binding site*) de ácido siálico, uno por cada monómero (Figura 2.5), además de los diferentes dominios aminoacídicos (epítopos) que le confieren sus características antigénicas (Figura 2.6). Aunque la similitud de las secuencias de aminoácidos de los diferentes subtipos de HA de los FLUAV puede ser inferior al 50%, la estructura y las funciones de estas HA están altamente conservadas. También la estructura de la HA de los FLUBV es similar a la de los FLUAV a pesar de compartir solo un 25% de similitud de secuencia[21,22].

Para que cada monómero de HA (también HEF) sea funcionalmente activo, la poliproteína precursora (HA0) codificada directamente por el cuarto segmento viral debe ser procesada proteolíticamente para escindirse en dos subunidades (HA1 y HA2), unidas mediante puentes disulfuro. Esta escisión (activación) es esencial para la infectividad del virus. La subunidad HA1 (extremo N-terminal), que conforma la región globular de la proteína, es la que se une directamente al receptor celular, mientras que la subunidad HA2 (extremo C-terminal) incluye el dominio transmembrana de la proteína en la envuelta viral. La mayoría de los virus tienen un sitio de escisión reconocido por determinadas proteínas extracelulares, fundamentalmente del tipo tripsina, presentes en las células epiteliales respiratorias o intestinales (o en ambas), y por lo tanto causan una infección localizada en el tracto respiratorio o intestinal (o en ambos). Una excepción sería la HA de los virus aviares H5 y H7 de alta patogenicidad (HPAI, *highly pathogenic avian influenza*), que contienen un sitio de escisión multibásico en HA reconocido (intracelularmente) por proteasas ubicuas, pudiendo causar así una infección sistémica[2,23]. Así, este sitio de escisión de HA no solo marca el tropismo tisular del virus, sino que además es un importante determinante de la patogenicidad de los virus de la gripe, con un claro vínculo entre la capacidad de escisión y la virulencia. Sin embargo, no es universalmente aplicable; un sitio de escisión de HA multibá-

sico parece ser condición necesaria, pero no siempre es suficiente para una alta patogenicidad. La introducción de sitios de escisión de HA multibásicos en virus H5N1 o H3N8 de baja patogenicidad, o en virus H3N2 humanos, no crea virus altamente patógenos[3].

La primera función principal de la HA es la adsorción al receptor celular de la membrana plasmática a través del RBS. El RBS tiene una conformación tridimensional determinada por los aminoácidos que forman el bolsillo de reconocimiento y unión al receptor (Figura 2.5). Las estructuras de cristalografía

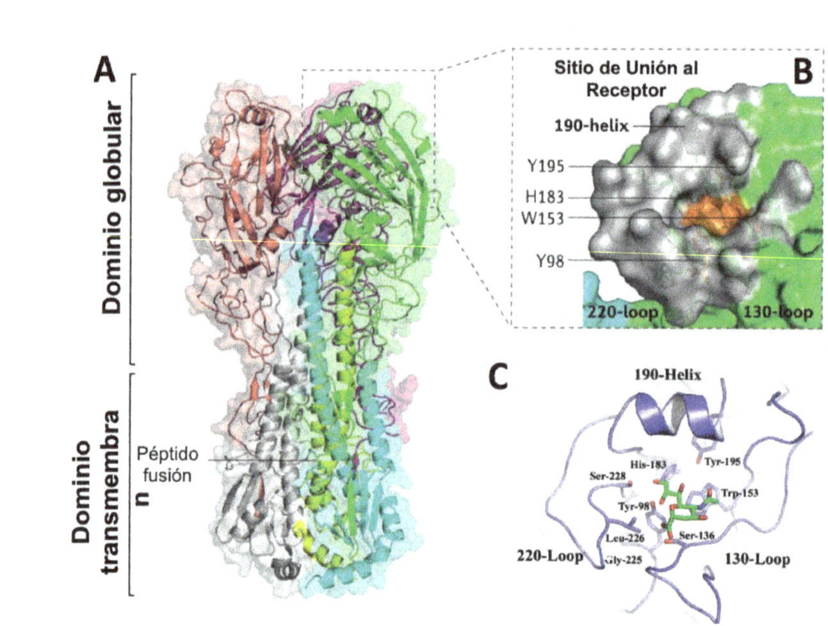

Figura 2.5 Estructura de la hemaglutinina (HA) y del sitio de unión al receptor (RBS, *receptor binding site*). **A)** En el homotrímero de HA pueden distinguirse dos dominios bien diferenciados: el dominio globular (más expuesto al exterior) y el dominio transmembrana (que la mantiene anclada a la membrana lipídica de la célula huésped). También se muestra el péptido fusión, que actúa durante la fase de fusión de las membranas. **B)** En el dominio globular de cada uno de los tres monómeros de la HA se encuentra el RBS, que actúa como un bolsillo delimitado por el loop 130, el loop 220 y la hélice 190, con una base (en naranja) constituida por otros aminoácidos conservados (Y98, W153, H183 y Y195). Las posiciones de aminoácidos están indicadas según numeración H3. **C)** Con más detalle se observa la interacción del RBS con el ácido siálico (verde), mostrando las posiciones conservadas que determinan su especificidad. Adaptada de Byrd-Leotis et al.[30] y de Shi et al.[34].

de rayos X de las proteínas HA en complejo con análogos del receptor están disponibles para virus humanos, aviares y porcinos[24-29], proporcionando información detallada sobre el papel de los aminoácidos individuales en la unión al receptor. La HA tiene como receptor el ácido N-acetilneuramínico (NeuAc), generalmente conocido como ácido siálico (SA), que se encuentra unido con enlaces α2,6 o α2,3 al penúltimo azúcar de galactosa (Gal, o N-acetilgalactosamina) de las glicoproteínas o los glicolípidos de la membrana plasmática de la célula diana. El ácido N-glicolilneuramínico (NeuGc) también es reconocido por algunos virus gripales de animales. Ya que el RBS tiene la especificidad en esta unión de la HA con los receptores celulares de SA con un determinado tipo de enlace (SAα2,6Gal o SAα2,3Gal)[30], el RBS es el determinante del tropismo tisular y de la restricción de rango de especie de los virus de la gripe. El receptor con enlace SAα2,6Gal (conocido como receptor humano), el cual se encuentra mayormente distribuido en las células epiteliales de las vías respiratorias de los humanos, es utilizado por los virus humanos, mientras que con un enlace SAα2,3Gal (receptor aviar), localizado en la membrana de las células epiteliales del tracto intestinal de las aves, es reconocido por los virus aviares. Sin embargo, esta distribución de los diferentes receptores no es absoluta, ya que a lo largo del tracto respiratorio humano existe una distribución diferencial de los sialiloligasacáridos SAα2,6Gal y SAα2,3Gal. También la presencia o una distribución variable de sialiloligosacáridos con un determinado enlace en las diferentes especies animales harán de esta afinidad un determinante de especie[30-34]. Las mutaciones en el RBS pueden modificar esta afinidad por un determinado receptor celular, cambiando así también su tropismo, y puede comportarse como un factor de virulencia de algunas variantes virales (véase el capítulo 4).

La segunda función principal de la HA es la fusión dependiente del pH de la envuelta viral con la membrana lipídica endosomal para la internalización de las RNPv en el citoplasma de la célula infectada. El pH ácido del endosoma da lugar a un cambio conformacional irreversible de la estructura de la HA, que primero tiene que haberse activado por las proteasas celulares, para que el péptido de fusión (en la región N-terminal hidrófoba de HA2) se inserte en la membrana endosomal y, mientras los dominios transmembrana permanecen anclados en la membrana viral, se inicie la fusión por aproximación de ambas membranas[35-37]. La presencia de más de una HA conduce a la formación de un poro de fusión a través del cual las RNPv son liberadas (desencapsidación) en el citoplasma. Como el pH endosomal varía entre las especies de huésped, la estabilidad del pH de la HA es también un determinante del rango de especie.

La proteína HA es el principal componente antigénico del virus (Figura 2.6). Los dominios aminoacídicos que determinan las propiedades antigénicas (epítopos antigénicos) del virus se encuentran casi exclusivamente localizados en la región globular de la HA, es decir, en la parte más expuesta al exterior de la partícula viral. Esta mayor exposición estimula la producción de anticuerpos por parte del sistema inmunitario adaptativo del huésped, que sí neutralizan la infección (anticuerpos neutralizantes), impidiendo la unión de la HA a los receptores celulares. La cristalografía de rayos X, el análisis comparativo de secuencias y la caracterización de mutantes de escape han permitido identificar, para los principales virus de la gripe, los dominios proteicos que actúan como epítopos antigénicos[21,28,38-44]. También se han caracterizado dominios antigénicos dirigidos de forma específica contra la región del tallo de la HA, el cual se encuentra altamente conservado, proporcionando una amplia reactividad cruzada entre los diferentes subtipos, seguramente por bloqueo del cambio conformacional de la HA para la fusión de las membranas[45].

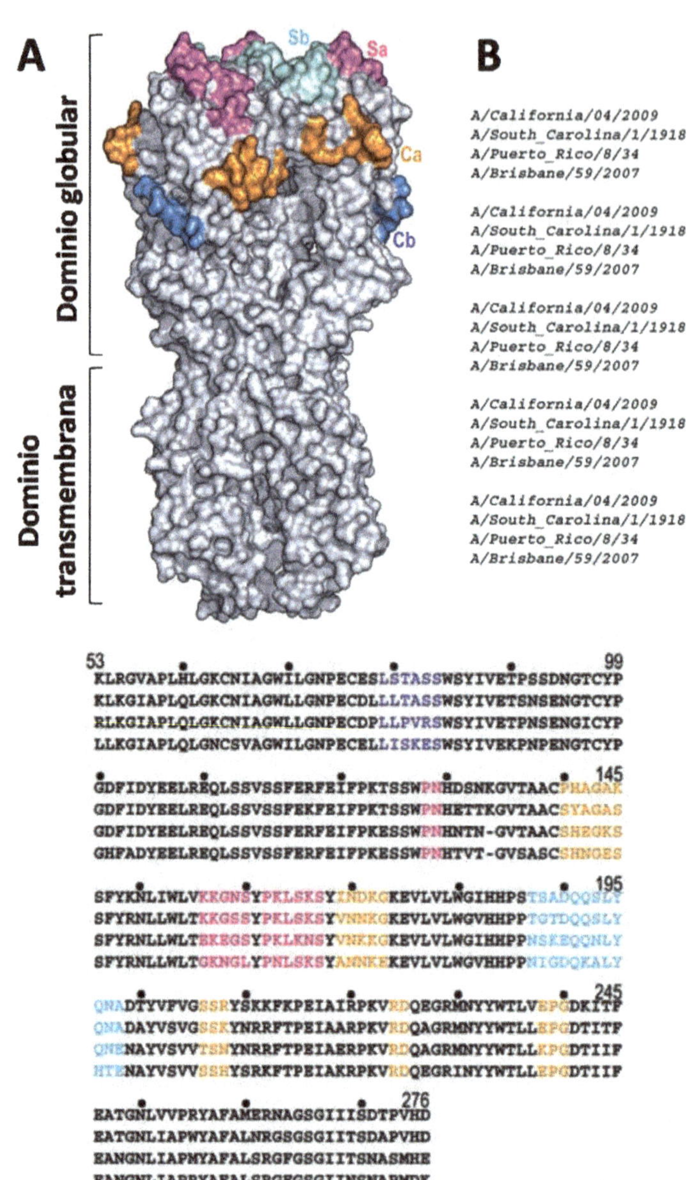

Figura 2.6 Dominios antigénicos en la región globular de la hemaglutinina (HA) del virus A(H1N1)pdm09. **A)** Estructura tridimensional de la HA del virus A(H1N1)pmd09. **B)** Alineamiento múltiple de secuencias de aminoácidos del dominio HA1 de la HA del virus A(H1N1)pdm09 junto con las de otras cepas A(H1N1) representativas, donde se muestran los sitios antigénicos Ca (aminoácidos 140-145, 169-173, 206-208, 224-225, 238-240), en naranja; Cb (aminoácidos 79-84), en azul oscuro; Sa (aminoácidos 128-129, 156-160, 162-167), en magenta; y Sb (aminoácidos 187-198), en azul claro. Adaptada de Xu et al.[28].

2.3.4 Nucleoproteína

La NP es un componente estructural esencial para el empaquetamiento del ARN viral, fundamental para la transcripción, la replicación y el tráfico nuclear, pero sin actividad catalítica. Es una proteína rica en aminoácidos básicos (sobre todo arginina), con una carga neta positiva (a pH 6,5), lo que favorece su actividad de unión a la cadena principal de fosfato del ARN de cadena simple (cargado negativamente), pero sin especificidad de secuencia. Además de la unión al ARN, la NP también puede formar oligopolímeros de NP, en los que cada monómero se une aproximadamente a 24 nucleótidos del ARN viral. Así, el ARN viral recubierto de NP mantiene sus bases expuestas para que el complejo ARN polimerasa viral, con el cual interacciona directamente con la PB1 y la PB2, pueda acceder a ellas sin alterar la estructura del complejo RNP, manteniéndose en una conformación transcripcionalmente activa[46]. La secuencia de NP contiene secuencias de localización nuclear (NLS, *nuclear localization signal*) y señales de exportación nuclear (NES, *nuclear export signal*) para regular el transporte de las RNPv dentro y fuera del núcleo celular, antes y después de la transcripción/replicación, respectivamente, proceso en el que participa junto con otros factores de la célula huésped[47].

2.3.5 Neuraminidasa

La proteína NA es un homotetrámero (240 kDa) que representa el 5% de las proteínas totales del virión. Es una proteína integral de membrana de tipo II que tiene una cola citoplasmática corta altamente conservada, y una región transmembrana hidrófoba que proporciona el ancla para el tallo y el dominio globular. Es en el dominio globular, en las regiones más expuestas, donde se localizan el sitio enzimático activo (Figura 2.7) y los determinantes antigénicos[48,49].

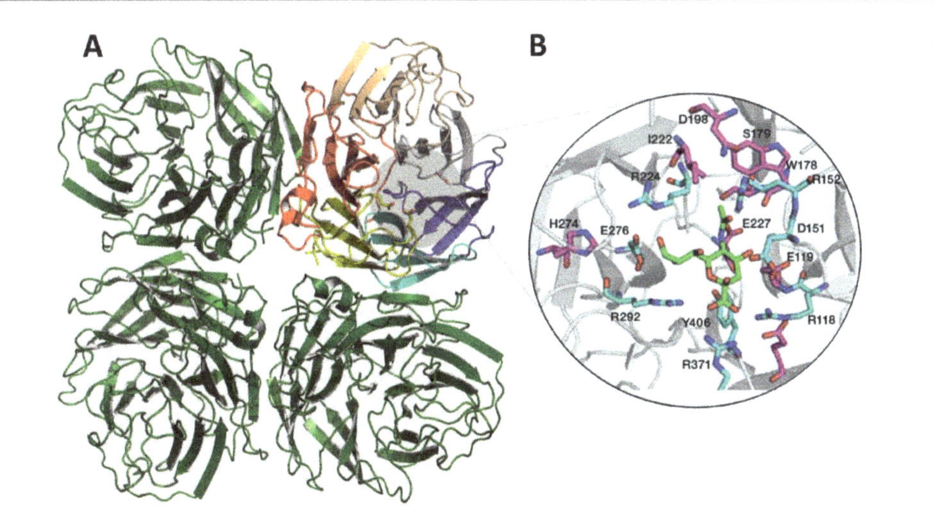

Figura 2.7 Estructura de la neuraminidasa (NA) del virus de la gripe A. **A)** Estructura del homotetrámero de NA en la que se muestra (área sombreada) el sitio enzimático activo de uno de los cuatro monómeros (coloreado). **B)** Con mayor detalle se observa el sitio enzimático activo de la NA unido a una molécula de ácido siálico (verde). Se muestran las posiciones de aminoácidos que determinan el sitio enzimático activo (numeración N2). Adaptada de Byrd-Leotis et al.[30] y Nguyen et al.[49].

Se caracteriza por tener una actividad N-acetil-neuramidil-hidrolasa (sialidasa) que hidroliza el SA, constituyente de todas las mucinas. Esta actividad enzimática, tanto en FLUAV como en FLUBV, sucede por la interacción del ligando de SA con los aminoácidos que conforman este sitio enzimático activo, los cuales están altamente conservados en todos los tipos y subtipos gripales. Las mutaciones en este sitio enzimático activo o en sus alrededores pueden afectar a la actividad enzimática de esta proteína, además de reducir la afinidad por los inhibidores de la NA, y en consecuencia ser causa de perdida de sensibilidad total o parcial a esta familia de antivirales[49,50] (véase el capítulo 21). Gracias a su actividad sialidasa participa en la liberación de las nuevas partículas virales de la célula infectada hidrolizando el SA de los receptores celulares a los que se mantienen ancladas por su unión con la HA. Como la HA, la proteína NA muestra afinidad por ciertos tipos de sialiloligosacáridos (con enlaces $\alpha2,3$ o $\alpha2,6$) según la especie huésped, y puede tener un papel en la restricción del rango de especie. Además, esta actividad sialidasa previene la unión no productiva de la HA de viriones salientes a receptores de SA de la envuelta de las partículas virales, impidiendo su autoagregación, y facilita la propagación de los viriones a través de la mucina del epitelio respiratorio limpiando de SA el moco y el epitelio respiratorio. También se ha demostrado que la NA puede desempeñar un papel temprano en la infección, facilitando el contacto con la membrana plasmática de las células epiteliales al degradar la capa protectora de moco[51]. Como la HA y la NA reconocen la misma molécula, aunque con efectos opuestos, debe existir un delicado equilibrio entre sus actividades, ya que tiene grandes consecuencias en la transmisión, la adaptación al huésped y la patogenicidad[30,52].

Las moléculas de NA son también proteínas antigénicas y se han caracterizado dos o tres sitios antigénicos: dos dominios principales situados en la superficie superior de la molécula, que flanquean el sitio enzimático activo, y un posible tercer sitio antigénico que reside en la parte inferior de la cabeza[48]. Sin embargo, a diferencia de la HA, la NA no estimula la producción de anticuerpos neutralizantes de la infección.

La proteína NB de los FLUBV es una proteína de la membrana lipídica (tetrámero) que no tiene ningún papel en la replicación ni en la transmisión *in vivo* en el modelo animal, cuya función en el ciclo infeccioso aún no se conoce[53]. Se incorpora al virión durante la gemación, pero solo en cantidades relativamente pequeñas (15-100 moléculas por virión).

La HEF de los FLUCV también participa en las actividades de unión al receptor y de fusión de membranas, además de en la destrucción del receptor, combinando así tanto las actividades de la HA como de la NA. El mecanismo de adsorción a los receptores celulares que contienen SA (ácido 9-O-acetyl-N-acetilneuramínico), el mecanismo de entrada mediado por endosomas, el cual requiere activación por escisión de la proteína HEF, y la posterior fusión de las membranas son similares a lo observado en la HA. Sin embargo, también tiene actividad esterasa, que permite la escisión de un grupo acetilo de la posición 9 del receptor de ácido 9-O-acetyl-N-acetilneuramínico, rompiendo su unión con el ligando y facilitando así la liberación del virus de las células infectadas, de forma similar a la NA. Aunque entre la HA y la HEF existe poca similitud de aminoácidos (12%), las estructuras de la molécula (en conformación de trímero) son muy similares, con la excepción del sitio enzimático con actividad esterasa[7].

2.3.6 Proteínas de la matriz

La M1 es la proteína más abundante. Se encuentra justo debajo de la envuelta lipídica, donde entra en contacto con las colas citoplasmáticas de las glicoproteínas HA y NA, y de M2, y se mantiene unida a las RNPv, contribuyendo a la estabilización de la estructura del virión; determina la morfología de los viriones; promueve la formación de complejos de RNPv y su exportación fuera del núcleo tras la replicación; junto con las RNPv y NEP/NS2 forma un puente entre los componentes del núcleo interno y las proteínas de membrana, participando en el ensamblado de la progenie viral[54,55].

La proteína M2 de los FLUAV, al igual que la BM2 de los FLUBV, es una proteína integral de membrana de tipo III al carecer de una secuencia de péptido señal, que junto con la HA y la NA está anclada a la envuelta viral. Tiene un ectodominio corto, un dominio transmembrana y un dominio citoplasmático. En conformación de tetrámero, la región transmembrana presenta una actividad de canal iónico de protones, a través del cual principalmente conduce iones H⁺ desde los endosomas acidificados al interior de la partícula viral, y en menor medida iones K⁺ en ambos sentidos, para acidificar el interior de la partícula viral y disociar el complejo de RNPv de su unión con M1, antes de la desencapsidación en el citoplasma celular. No obstante, la proteína M2 podría tener otras funciones[56-58].

En los FLUCV, tanto la proteína M1 como la CM2 tienen estructuras y funciones similares a las análogas de los FLUAV y FLUBV[7].

2.3.7 Proteína no estructural

Cuando un virus infecta una célula, la respuesta inmunitaria innata actúa de forma rápida para establecer un estado antiviral dentro de la célula y evitar la replicación del virus. Un importante componente de esta respuesta es el interferón tipo I (IFN-α/β). La NS1 es una proteína nuclear homodimérica que no se encuentra en el interior del virión, pero que es altamente expresada en células infectadas en las fases más tempranas de la infección. Tiene un dominio de unión al ARN de doble cadena, un dominio efector y una cola desordenada. La NS1 actúa suprimiendo la respuesta mediada por IFN del huésped[59,60], interactuando con factores del huésped, por lo que es considerada un factor de virulencia. Sin embargo, permite la replicación eficaz del virus, participando en la expresión preferente de los genes virales frente a los celulares[19]. Para ello, la proteína NS1 contiene dos señales redundantes NLS localizadas en las regiones N-terminal y C-terminal de la proteína, además de NES, y se ha descrito la interacción de NS1 con multitud de factores virales y celulares[61]. Similares funciones se han descrito para la proteína NS1 de los FLUCV[62].

La proteína NEP/NS2 estuvo originalmente implicada en la mediación de la exportación nuclear de complejos de RNPv para ser ensamblados en la membrana celular, pero también tiene un papel en la regulación de la transcripción y replicación viral. Aunque originalmente se consideraba que la proteína NEP/NS2 era no estructural, se ha demostrado que está presente en la partícula viral en asociación con la proteína M1, además de contribuir en el proceso de gemación[63,64].

2.4 Ciclo infeccioso

2.4.1 Adsorción, entrada y desencapsidación del virus

El ciclo infeccioso de los virus de la gripe tiene lugar principalmente en las células epiteliales de las vías respiratorias en los humanos y en otros mamíferos, y del tracto intestinal en las aves. El ciclo infeccioso (Figura 2.8) comienza con la adsorción del virus a la membrana de la

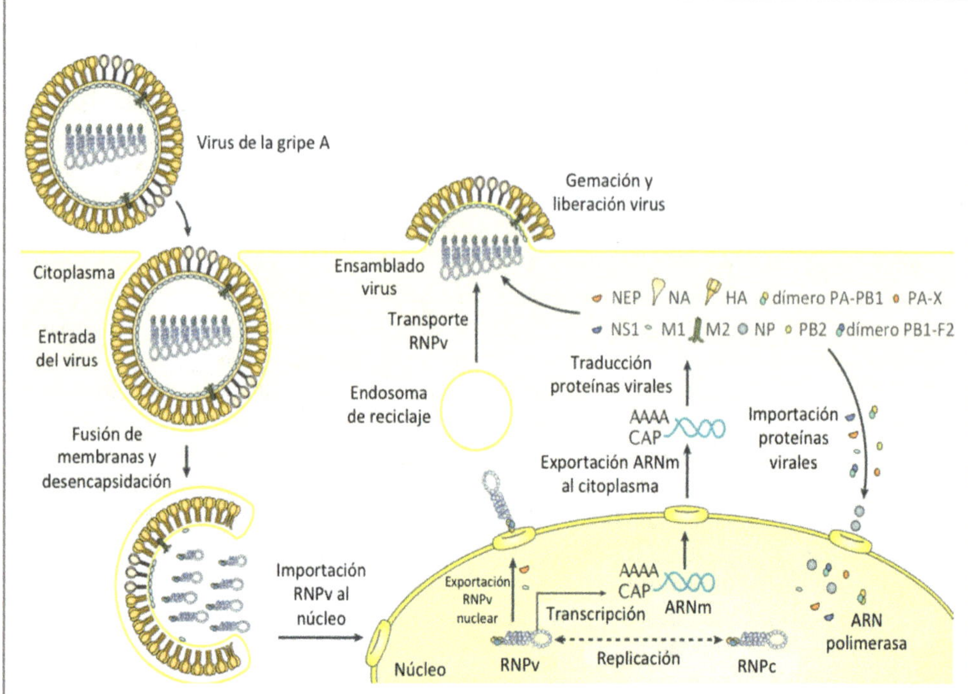

Figura 2.8 Ciclo infeccioso del virus de la gripe A. Después de la adsorción del virus en la membrana lipídica de la célula, el virus se internaliza mediante endocitosis mediada por receptor. El bajo pH en el endosoma desencadena la fusión de las membranas viral y endosomal, liberando el material genético (polaridad negativa) en forma de ribonucleoproteínas virales (RNPv) al citoplasma. Estas RNPv son importadas de forma activa en el interior del núcleo para la transcripción del ARNm y la replicación a través de una forma intermediaria de replicación de sentido positivo (RNPc). Se sintetizan nuevas proteínas en el citoplasma a partir del ARNm viral, algunas de las cuales se ensamblan formando los nuevos viriones junto con las RNPv recientemente sintetizadas, para ser posteriormente liberados por gemación; o bien algunas son importadas en el núcleo para participar en la replicación de nuevas RNPc y RNPv. HA: hemaglutinina; M1: proteína de matriz 1; M2: proteína de matriz 2; NA: neuraminidasa; NEP: proteína de exportación nuclear; NP: nucleoproteína; NS1: proteína no estructural 1; PB1, PB2 y PA, proteínas del complejo ARN polimerasa viral. Adaptada de Krammer et al.[82].

célula huésped mediante la unión del RBS de la HA viral a los sialiloligosacáridos presentes en las glicoproteínas y los glicolípidos de la membrana celular que actúan como receptores. Los virus adsorbidos entran mediante endocitosis (dependiente o no de clatrina) o macropinocitosis[2,65,66], y una vez dentro, la vesícula se fusiona con el endosoma. El interior ácido de los endosomas permite a la proteína M2 viral con actividad de canal iónico bombear iones H^+ del endosoma dentro de la partícula viral, para así alterar las interacciones proteína-proteína y desestabilizar las interacciones entre las RNPv y la proteína M1[58]. Para la internalización del material genético del virus en el citoplasma celular (desencapsidación) en forma de ocho RNPv ya libres de M1, es necesaria la fusión de la envuelta viral con la membrana del endosoma mediada por un cambio conformacional de la HA dependiente de pH, que conduce a la formación de un poro a través del cual las RNPv son internalizadas en el citoplasma celular[2].

2.4.2 Transporte de las ribonucleoproteínas virales al núcleo celular

Las RNPv ya en el citoplasma son transportadas de forma activa (dependiente de energía) al núcleo celular, donde ocurren la transcripción y la replicación del material genético viral, siendo cada una de las RNPv unidades autónomas para la síntesis de ARN. Por un lado, los segmentos de ARN viral (polaridad negativa) se transcriben en ARNm (polaridad positiva) para la posterior producción de proteínas. Por otro lado, el complejo ARN polimerasa viral también realiza la replicación del ARN viral copiándolo primero en el intermediario de replicación ARNc (polaridad positiva), que servirá como plantilla para la producción de más ARN viral (polaridad negativa)[9]. Para esta importación al núcleo, todas las proteínas del complejo RNPv tienen NLS, y es realizada por proteínas celulares de la familia carioferina (importina) α que interaccionan con la maquinaria de importación nuclear. Existen evidencias de que las interacciones diferenciales entre las carioferinas α de origen aviar y de origen humano son también determinantes de rango de especie de los virus de la gripe[67]. Es imprescindible que las RNPv desencapsidadas se vean libres de proteína M1, ya que los complejos RNP-M1 son eficazmente exportados del núcleo al citoplasma, como ocurre después de la replicación.

2.4.3 Transcripción, elongación y poliadenilación del ARNm

La transcripción del ARN viral que ocurre en el núcleo da como resultado ARNm, que es protegido mediante una estructura *cap* en el extremo 5' y poliadenilado en el extremo 3', a diferencia del ARN viral, para ser exportado al citoplasma para su traducción a proteínas virales. El complejo ARN polimerasa viral, cuando funciona como transcriptasa, no es capaz de iniciar la síntesis de nuevas cadenas de ARN, sino que emplea iniciadores que ella obtiene de tránscritos pre-ARNm celulares. Así, la síntesis de ARNm viral (Figura 2.9) es dependiente de la actividad de la ARN polimerasa II celular, ya que requiere del iniciador protegido con la estructura *cap* 5' que obtiene a partir de tránscritos pre-ARNm celulares (*cap-snatching*) para iniciar su propia síntesis de ARNm; en consecuencia, la síntesis neta de ARNm celular disminuye durante la infección. Este mecanismo implica la actividad de cada una de las subunidades del complejo ARN polimerasa, entre ellas la función de unión de PB2, la función endonucleasa de PA y la función de polimerización de PB1. La cola de poliA (poliadenilación) es añadida al extremo 3' de los ARNm resultantes por el mismo complejo ARN polimerasa que hace la transcripción, y no implica la acción de la polimerasa celular. Esta cola de poliA es vital para su exportación al citoplasma para su posterior traducción por mecanismos celulares. Los productos de traducción de estos ARNm son imprescindibles para comenzar la fase de replicación[9,10,68].

Como ya se ha comentado, los virus de la gripe tienen la capacidad de producir dos o más proteínas a partir de un mismo gen (Figuras 2.2 a 2.4) a través de un mecanismo de *splicing* alternativo, utilizando el mecanismo celular. Para que ello ocurra, las transcripciones primarias de estos segmentos tienen sitios de *splicing* similares a las secuencias consenso de los límites exón-intrón de los tránscritos celulares.

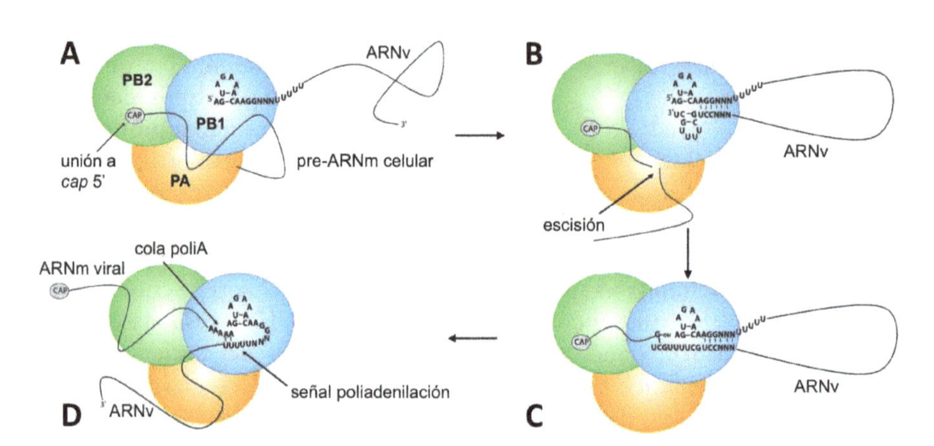

Figura 2.9 Transcripción del virus de la gripe A: iniciación, polimerización y poliadenilación del ARNm viral. Este mecanismo implica la actividad de cada una de las subunidades del complejo ARN polimerasa, entre ellas la función de unión de la proteína básica 2 (PB2), la función endonucleasa de la proteína ácida (PA) y la función de polimerización de la proteína básica 1 (PB1). **A)** El inicio de la transcripción comienza con la unión del extremo 5' del ARN viral a la subunidad PB1, lo que induce un cambio alostérico en la polimerasa, que permite que la proteína PB2 reconozca y se una a la estructura *cap* 5' de los tránscritos pre-ARNm celulares. **B)** Este cambio en la polimerasa también aumenta la afinidad de la PB1 al extremo 3' del ARN viral, formando así un dúplex con el extremo 5'. La unión del extremo 3' estabiliza el complejo de polimerasa y también activa la función endonucleasa de la PA, que escinde aproximadamente entre 10 y 13 nucleótidos desde la estructura *cap* 5' de los tránscritos pre-ARNm celulares. **C)** A este oligonucleótido, que actúa como iniciador de la transcripción, se le agrega un residuo de guanosina (G) en el extremo 3' que se complementa con el penúltimo residuo citosina (C) del extremo 3' del ARN viral. **D)** Esto inicia la transcripción y la polimerización de la cadena por acción de la PB1. La estructura *cap* 5' queda libre durante la polimerización. El proceso de transcripción continúa en sentido 3' → 5' del ARN viral hasta encontrarse con un tramo de residuos de uridina (poli-uridina) situado aproximadamente 16 nucleótidos antes del extremo 5' del ARN viral, donde la ARN polimerasa es bloqueada, siendo entonces la señal para agregar una cola de poliadenilación (poliA) al extremo 3' del ARNm resultante, la cual es esencial para su exportación fuera del núcleo, y en consecuencia para su traducción. A diferencia de las células eucariotas del huésped, la poliadenilación de los ARNm virales es catalizada por el propio complejo ARN polimerasa viral. Ya que durante esta poliadenilación la ARN polimerasa se mantiene unida a la secuencia conservada en el extremo 5' del ARN viral, este ARNm es una copia incompleta del ARN viral original. Adaptada de Shaw y Palese[3].

2.4.4 Replicación. Síntesis *de novo* de las RNPc y las ribonucleoproteínas virales. Transcripción secundaria

La generación de nuevas RNPv tiene lugar en dos pasos. Primero, a partir del ARN viral entrante (polaridad negativa) deben sintetizarse copias completas denominadas ARN complementarios intermediarios (ARNc) de polaridad positiva, para que después sirvan como plantillas para la síntesis de nuevo ARN viral (polaridad negativa) de la progenie viral naciente.

En contraste con el mecanismo de iniciación dependiente de iniciadores de la síntesis de ARNm, la iniciación de la síntesis de ARNc por parte del complejo ARN polimerasa viral ocurre *de novo*. También, a diferencia de los ARNm, las moléculas de ARNc resultantes no tienen estructura *cap* en el extremo 5', y al no permanecer unido el complejo ARN polimerasa al extremo 5' conservado al final de la replicación, ni están poliadenilados y son copias de longitud completa del ARN viral[13,68]. Desde el inicio de la síntesis del ARNc ya se asocia un nuevo complejo de ARN polimerasa al extremo 5', distinto al complejo ARN polimerasa de la RNPv que sirve de molde, lo que supone un punto de nucleación para la asociación de monómeros de NP sobre el ARNc, formando así el RNPc.

En el segundo paso de la replicación es el ARNc de los RNPc el que actúa como molde para la síntesis del ARN viral, y a partir del cual se formarán los nuevos RNPv una vez asociado el complejo ARN polimerasa y los monómeros de NP. Sin embargo, mientras la síntesis de RNPc es un proceso temprano y transitorio en la infección, es rápidamente sustituido por la síntesis de RNPv *de novo* en grandes cantidades por parte de la ARN polimerasa a partir del momento en que se acumulan RNPc en cantidad suficiente. En contraste con lo que ocurre con la síntesis de RNPc, la síntesis de RNPv no tiene lugar de manera simultánea para los diferentes genes, sino de forma diferencial en función del papel que desempeñan estas proteínas, de modo que primero replican los que codifican la NP o NS1, con un papel fundamental en las primeras etapas de la infección, como la replicación y la modulación de la respuesta antiviral del huésped, mientras que otros lo hacen más tarde, como los que codifican las proteínas estructurales para el ensamblado de las nuevas partículas virales[13].

Y es que las nuevas RNPv resultado de la replicación pueden servir además como molde para nuevos procesos de transcripción (transcripción secundaria), que es indistinguible de la transcripción primaria, aunque con un grado de síntesis muy superior, ya que la concentración de RNPv inicial en la célula infectada después de la replicación es muy alta[68].

Ya que tanto la transcripción como la replicación son llevadas a cabo por el mismo complejo ARN polimerasa, estas dos actividades deberían estar coordinadas, aunque todavía no se conoce exactamente cómo se regula la actividad de la polimerasa entre estos dos modos (transcriptasa y replicasa), ni cuáles son los factores virales (NP, NS1, NEP/NS2, entre otros) y celulares que podrían intervenir, si es que no ocurre de una forma aleatoria[13,69,70].

2.4.5 Traducción de las proteínas virales

Los ARNm virales son exportados muy eficientemente del núcleo al citoplasma celular, donde se asocian a la maquinaria de traducción celular para producir las proteínas virales. El establecimiento de un proceso de iniciación de traducción viral competiría con la traducción de los ARNm celulares. Sin embargo, una vez iniciada la síntesis de RNPv, la mayor parte de las proteínas que se sintetizan en la célula infectada son virales, mientras que apenas se detecta síntesis de proteínas celulares (*global host-shutoff down*), como consecuencia de las inhibiciones del *splicing*, de la poliadenilación y de la exportación nuclear de los tránscritos ARNm celulares, además de la degradación de los ARNm presentes en el citoplasma. Esta inhibición o modulación de la síntesis de proteínas celulares parece estar mediada por factores virales (NS1, que se asocia a las secuencias 5' terminales de los ARNm virales) y celulares.

Las nuevas proteínas de la polimerasa (PB1, PB2 y PA) y la NP viral se importan al núcleo para la formación de los complejos RNPc y RNPv resultado de la replicación, mientras que las proteínas estructurales de membrana HA, NA y M2 se insertan en la membrana plasmática, después de plegarse y sufrir diferentes modificaciones postraduccionales (N-glicosilaciones u O-glicosilaciones, por ejemplo) en el retículo endoplasmático o el aparato de Golgi, a la espera de su ensamblado final en nuevas partículas virales. Por otro lado, las proteínas virales no estructurales NS1, PB1-F2 y PA-X regulan los procesos celulares para inhibir las respuestas antivirales del huésped, y las proteínas M1 y NEP/NS2 se mueven al núcleo en etapas tardías de la infección viral, donde se unen a RNPv y median su exportación al citoplasma.

Como ocurre en la replicación, se observa una expresión diferencial de las diferentes proteínas, primero de las que participan en la replicación y en la modulación de la respuesta inmunitaria del huésped, y posteriormente de las proteínas estructurales, a través de numerosos mecanismos para la traducción selectiva de genes virales y la supresión de la síntesis de proteínas celulares[71,72]. Los primeros estudios han proporcionado evidencias no concluyentes de esta regulación temporal de la expresión génica viral. Como ejemplo, un mecanismo de control para la expresión génica diferencial reside en una variación natural del extremo 3' del promotor de ARN viral de los FLUAV para los segmentos de ARN que codifican para PB1, PB2 y PA, que está asociado con una regulación negativa en la transcripción y una regulación positiva en la replicación, lo que se correlaciona con menores cantidades de ARNm y de proteínas de la polimerasa en las células infectadas[9].

2.4.6 Exportación nuclear de ribonucleoproteínas virales al citoplasma

Después de la replicación, los complejos de RNPv recién formados en el núcleo se exportan al citoplasma, de forma individual o en complejos. Dos proteínas virales, la proteína de matriz M1 y la proteína de exportación nuclear NEP/NS2, están involucradas en esta exportación nuclear[73,74]. Por un lado, M1 promueve la formación de RNPv en asociación con la NP que los recubre, y los disocia de la matriz nuclear. Por otro lado, NEP/NS2, en asociación con M1[75,76], forman los complejos RNPv-M1-NEP/NS2 en el núcleo, mientras NEP/NS2 es también la proteína encargada de utilizar la maquinaria de exportación celular (CRM1 y nucleoporinas) para dirigir su exportación.

También existen mecanismos de control para detener la reentrada de RNPv en el núcleo después de la exportación, entre ellos las mismas proteínas M1 (regulación del transporte núcleo-citoplasma), NEP/NS2 (enmascarando el NLS de M1 e impidiendo su reentrada en el núcleo) e incluso NP (reteniendo las RNPv ancladas a la actina del citoplasma), o bien modificaciones de estas proteínas (por ejemplo, por fosforilación) u otros factores todavía aún desconocidos. Este modelo de exportación podría ser ligeramente diferente para FLUBV y FLUCV aunque con muchas similitudes.

2.4.7 Ensamblado de las partículas virales salientes

Ya que los virus de la gripe se ensamblan y son liberados desde la zona apical de la membrana citoplasmática de las células polarizadas del epitelio respiratorio o intestinal, las proteínas, una vez procesadas, son acumuladas de forma selectiva, y no al azar, en la membrana plasmática apical. Una vez que las proteínas estructurales (HA, NA y M2) se han traducido, plegado y sufrido las necesarias modificaciones postraduccionales, son transportadas en vesículas hasta la membrana plasmática. Durante este proceso, la proteína M2 regula el pH de la vesícula evitando su acidificación, lo que produciría el cambio conformacional de la HA, activando en un momento erróneo la capacidad de fusión de las membranas, tal como antes se ha descrito.

Las proteínas HA y NA son dirigidas mediante señales en sus dominios transmembrana, concentrándose en las balsas lipídicas (*lipid rafts*) de la membrana, donde preferentemente los virus son excretados. Mientras tanto, la proteína M2 es mayormente excluida de las balsas lipídicas, lo que se refleja en su escasa abundancia en la envuelta de las partículas virales nacientes. La proteína M1 actúa como puente entre HA y M2. Esta acumulación selectiva de proteínas es esencial para asegurar concentraciones óptimas de HA, NA y M2 en las partículas en gemación, además de minimizar la concentración de proteínas celulares[77].

En comparación con las proteínas de membrana integrales, es poco lo que se sabe acerca de cómo los componentes virales restantes alcanzan el sitio de ensamblado. La M1 parece actuar como el reclutador, ya que la disponibilidad de M1 afecta el momento del ensamblado y la maduración. Las RNPv, una vez exportadas desde el núcleo, son transportadas a través del citoplasma a la membrana plasmática en vesículas de una manera dependiente de Rab11 en endosomas de reciclaje y del citoesqueleto[78,79].

El empaquetamiento correcto de los ocho segmentos de ARN es un requisito esencial para un virión totalmente infeccioso, mecanismo para el cual se han propuesto dos modelos diferentes: el modelo de incorporación al azar de segmentos en los viriones[80], o bien el de incorporación selectiva, que es el más aceptado. Esta incorporación selectiva se fundamenta en unas señales de empaquetamiento únicas, altamente conservadas y específicas de cada uno de los segmentos de ARN viral, que permiten que cada segmento actúe de forma selectiva e independiente para el ensamblado final de viriones con las ocho RNPv necesarias (o las siete para FLUCV)[78,79,81].

2.4.8 Gemación y liberación de la progenie viral

Para la excreción de las nuevas partículas virales recién ensambladas se requiere la curvatura hacia fuera de la membrana plasmática (gemación), hasta que la cápside viral se envuelve por completo y la nueva envuelta lipídica viral se fusiona, permitiendo la liberación de los viriones[77]. Es probable que las proteínas estructurales virales contribuyan al proceso de gemación, ya que HA, NA y M2, cuando se expresan solas en células transfectadas, son competentes para formar partículas similares a virus (*virus-like particles*)[56]. Inicialmente, las extensiones intracelulares de las glicoproteínas de membrana HA y NA interaccionarían con la proteína M1 para iniciar el proceso de curvatura de la membrana. La acumulación selectiva de estas proteínas en las balsas lipídicas serían precursoras del proceso de gemación, y sobre estas estructuras se incorporarían los complejos RNPv-M1-NEP/NS2 exportados del núcleo, para entonces culminar el proceso de gemación. La forma de los virus de la gripe (esférica o filamentosa) parece ser genéticamente dependiente del segmento M, aunque otros factores del huésped también pueden desempeñar un papel fundamental.

El último paso después del proceso de gemación es la liberación de las partículas virales mediante escisión de la unión de las HA con los receptores celulares de la membrana plasmática, que puede ser facilitada por factores virales, como se ha comentado para la NA, y celulares. La actividad enzimática de la proteína NA es necesaria, además, para evitar su autoagregación.

El ciclo infeccioso da como resultado la muerte celular, con implicaciones patológicas. Además, los productos virales producen una respuesta proinflamatoria que lleva al reclutamiento de células de las respuestas inmunitarias innatas y adaptativas, que eliminan el virus, pero que en exceso producen inmunopatología.

Bibliografía

1. International Committee on Taxonomy of Viruses (ICTV). [Internet] [Accedido el 1 de agosto de 2018]. Disponible en: https://talk.ictvonline.org/

2. Russell CJ, Hu M, Okda FA. Influenza hemagglutinin protein stability, activation, and pandemic risk. Trends Microbiol. 2018;26:841-53.

3. Shaw ML, Palese P. Orthomyxoviridae. En: Knipe DM, Howley P, editores. Fields virology. 6th ed. Philadelphia: Lippincott Williams & Wilkins; 2013. p. 1152-85.

4. Hoffmann E, Stech J, Guan Y, Webster RG, Perez DR. Universal primer set for the full-length amplification of all influenza A viruses. Arch Virol. 2001;146:2275-89.

5. Zhou B, Donnelly ME, Scholes DT, St George K, Hatta M, Kawaoka Y, et al. Single-reaction genomic amplification accelerates sequencing and vaccine production for classical and Swine origin human influenza a viruses. J Virol. 2009;83:10309-13.

6. Hoffmann E, Mahmood K, Yang CF, Webster RG, Greenberg HB, Kemble G. Rescue of influenza B virus from eight plasmids. Proc Natl Acad Sci U S A. 2002;99:11411-6.

7. Wang M, Veit M. Hemagglutinin-esterase-fusion (HEF) protein of influenza C virus. Protein Cell. 2016;7:28-45.

8. Neumann G, Brownlee GG, Fodor E, Kawaoka Y. Orthomyxovirus replication, transcription, and polyadenylation. Curr Top Microbiol Immunol. 2004;283:121-43.

9. Ferhadian D, Contrant M, Printz-Schweigert A, Smyth RP, Paillart JC, Marquet R. Structural and functional motifs in influenza virus RNAs. Front Microbiol. 2018;9:559.

10. Reguera J, Gerlach P, Cusack S. Towards a structural understanding of RNA synthesis by negative strand RNA viral polymerases. Curr Opin Struct Biol. 2016;36:75-84.

11. Fodor E. The RNA polymerase of influenza a virus: mechanisms of viral transcription and replication. Acta Virol. 2013;57:113-22.

12. Stevaert A, Naesens L. The influenza virus polymerase complex: an update on its structure, functions, and significance for antiviral drug design. Med Res Rev. 2016;36:1127-73.

13. Te-Velthuis AJ, Fodor E. Influenza virus RNA polymerase: insights into the mechanisms of viral RNA synthesis. Nat Rev Microbiol. 2016;14:479-93.

14. Dias A, Bouvier D, Crepin T, McCarthy AA, Hart DJ, Baudin F, et al. The cap-snatching endonuclease of influenza virus polymerase resides in the PA subunit. Nature. 2009;458:914-8.

15. Gabriel G, Abram M, Keiner B, Wagner R, Klenk HD, Stech J. Differential polymerase activity in avian and mammalian cells determines host range of influenza virus. J Virol. 2007;81:9601-4.

16. Zell R, Krumbholz A, Eitner A, Krieg R, Halbhuber KJ, Wutzler P. Prevalence of PB1-F2 of influenza A viruses. J Gen Virol. 2007;88(Pt 2):536-46.

17. Kamal RP, Alymova IV, York IA. Evolution and virulence of influenza A virus protein PB1-F2. Int J Mol Sci. 2017;19:E96.

18. McAuley JL, Chipuk JE, Boyd KL, Van De Velde N, Green DR, McCullers JA. PB1-F2 proteins from H5N1 and 20 century pandemic influenza viruses

cause immunopathology. PLoS Pathog. 2010;6:e1001014.

19. Klemm C, Boergeling Y, Ludwig S, Ehrhardt C. Immunomodulatory nonstructural proteins of influenza A viruses. Trends Microbiol. 2018;26:624-36.

20. Hu J, Ma C, Liu X. PA-X: a key regulator of influenza A virus pathogenicity and host immune responses. Med Microbiol Immunol. 2018;207:255-69.

21. Wang Q, Tian X, Chen X, Ma J. Structural basis for receptor specificity of influenza B virus hemagglutinin. Proc Natl Acad Sci U S A. 2007;104:16874-9.

22. Wang Q, Cheng F, Lu M, Tian X, Ma J. Crystal structure of unliganded influenza B virus hemagglutinin. J Virol. 2008;82:3011-20.

23. Kido H, Okumura Y, Takahashi E, Pan HY, Wang S, Chida J, et al. Host envelope glycoprotein processing proteases are indispensable for entry into human cells by seasonal and highly pathogenic avian influenza viruses. J Mol Genet Med. 2008;3:167-75.

24. Gamblin SJ, Haire LF, Russell RJ, Stevens DJ, Xiao B, Ha Y, et al. The structure and receptor binding properties of the 1918 influenza hemagglutinin. Science. 2004;303:1838-42.

25. Liu J, Stevens DJ, Haire LF, Walker PA, Coombs PJ, Russell RJ, et al. Structures of receptor complexes formed by hemagglutinins from the Asian Influenza pandemic of 1957. Proc Natl Acad Sci U S A. 2009;106:17175-80.

26. Ha Y, Stevens DJ, Skehel JJ, Wiley DC. X-ray structure of the hemagglutinin of a potential H3 avian progenitor of the 1968 Hong Kong pandemic influenza virus. Virology. 2003;309:209-18.

27. Ha Y, Stevens DJ, Skehel JJ, Wiley DC. X-ray structures of H5 avian and H9 swine influenza virus hemagglutinins bound to avian and human receptor analogs. Proc Natl Acad Sci U S A. 2001;98:11181-6.

28. Xu R, Ekiert DC, Krause JC, Hai R, Crowe JE Jr., Wilson IA. Structural basis of preexisting immunity to the 2009 H1N1 pandemic influenza virus. Science. 2010;328:357-60.

29. Xu R, McBride R, Nycholat CM, Paulson JC, Wilson IA. Structural characterization of the hemagglutinin receptor specificity from the 2009 H1N1 influenza pandemic. J Virol. 2012;86:982-90.

30. Byrd-Leotis L, Cummings RD, Steinhauer DA. The interplay between the host receptor and influenza virus hemagglutinin and neuraminidase. Int J Mol Sci. 2017;18:E1541.

31. Matrosovich MN, Matrosovich TY, Gray T, Roberts NA, Klenk HD. Human and avian influenza viruses target different cell types in cultures of human airway epithelium. Proc Natl Acad Sci U S A. 2004;101:4620-4.

32. Nicholls JM, Chan MC, Chan WY, Wong HK, Cheung CY, Kwong DL, et al. Tropism of avian influenza A (H5N1) in the upper and lower respiratory tract. Nat Med. 2007;13:147-9.

33. van Riel D, Munster VJ, de Wit E, Rimmelzwaan GF, Fouchier RA, Osterhaus AD, et al. Human and avian influenza viruses target different cells in the lower respiratory tract of humans and other mammals. Am J Pathol. 2007;171:1215-23.

34. Shi Y, Wu Y, Zhang W, Qi J, Gao GF. Enabling the 'host jump': structural determinants of receptor-binding specificity in influenza A viruses. Nat Rev Microbiol. 2014;12:822-31.

35. Russell RJ, Kerry PS, Stevens DJ, Steinhauer DA, Martin SR, Gamblin SJ, et al. Structure of influenza hemagglutinin in complex with an inhibitor of membrane fusion. Proc Natl Acad Sci U S A. 2008;105:17736-41.

36. Cross KJ, Langley WA, Russell RJ, Skehel JJ, Steinhauer DA. Composition and functions of the influenza fusion peptide. Protein Pept Lett. 2009;16:766-78.

37. Harrison SC. Viral membrane fusion. Nat Struct Mol Biol. 2008;15:690-8.

38. Yoshida R, Igarashi M, Ozaki H, Kishida N, Tomabechi D, Kida H, et al. Cross-protective potential of a novel monoclonal antibody directed against antigenic site B of the hemagglutinin of influenza A viruses. PLoS Pathog. 2009;5:e1000350.

39. Brownlee GG, Fodor E. The predicted antigenicity of the haemagglutinin of the 1918 Spanish influenza pandemic suggests an avian origin. Philos Trans R Soc Lond B Biol Sci. 2001;356:1871-6.

40. Soundararajan V, Zheng S, Patel N, Warnock K, Raman R, Wilson IA, et al. Networks link antigenic and receptor-binding sites of influenza hemagglutinin: mechanistic insight into fitter strain propagation. Sci Rep. 2011;1:200.

41. Deem MW, Pan K. The epitope regions of H1-subtype influenza A, with application to vaccine efficacy. Protein Eng Des Sel. 2009;22:543-6.

42. Kovacova A, Ruttkay-Nedecky G, Haverlik IK, Janecek S. Sequence similarities and evolutionary relationships of influenza virus A hemagglutinins. Virus Genes. 2002;24:57-63.

43. Li J, Wang Y, Liang Y, Ni B, Wan Y, Liao Z, et al. Fine antigenic variation within H5N1 influenza virus hemagglutinin's antigenic sites defined by yeast cell surface display. Eur J Immunol. 2009;39:3498-510.

44. Rudneva IA, Kushch AA, Masalova OV, Timofeeva TA, Klimova RR, Shilov AA, et al. Antigenic epitopes in the hemagglutinin of Qinghai-type influenza H5N1 virus. Viral Immunol. 2010;23:181-7.

45. Wang TT, Palese P. Biochemistry. Catching a moving target. Science. 2011;333:834-5.

46. Coloma R, Valpuesta JM, Arranz R, Carrascosa JL, Ortín J, Martín-Benito J. The structure of a biologically active influenza virus ribonucleoprotein complex. PLoS Pathog. 2009;5:e1000491.

47. Hu Y, Sneyd H, Dekant R, Wang J. Influenza A virus nucleoprotein: a highly conserved multi-functional viral protein as a hot antiviral drug target. Curr Top Med Chem. 2017;17:2271-85.

48. Gamblin SJ, Skehel JJ. Influenza hemagglutinin and neuraminidase membrane glycoproteins. J Biol Chem. 2010;285:28403-9.

49. Nguyen HT, Fry AM, Gubareva LV. Neuraminidase inhibitor resistance in influenza viruses and laboratory testing methods. Antivir Ther. 2012;17(1 Pt B):159-73.

50. Pozo F, Lina B, Andrade HR, Enouf V, Kossyvakis A, Broberg E, et al. Guidance for clinical and public health laboratories testing for influenza virus antiviral drug susceptibility in Europe. J Clin Virol. 2013;57:5-12.

51. Ohuchi M, Asaoka N, Sakai T, Ohuchi R. Roles of neuraminidase in the initial stage of influenza virus infection. Microbes Infect. 2006;8:1287-93.

52. Wagner R, Matrosovich M, Klenk HD. Functional balance between haemagglutinin and neuraminidase in influenza virus infections. Rev Med Virol. 2002;12:159-66.

53. Elderfield RA, Koutsakos M, Frise R, Bradley K, Ashcroft J, Miah S, et al. NB protein does not affect influenza B virus replication in vitro and is not required for replication in or transmission between ferrets. J Gen Virol. 2016;97:593-601.

54. Nayak DP, Balogun RA, Yamada H, Zhou ZH, Barman S. Influenza virus morphogenesis and budding. Virus Res. 2009;143:147-61.

55. Schmitt AP, Lamb RA. Influenza virus assembly and budding at the viral budozone. Adv Virus Res. 2005;64:383-416.

56. Manzoor R, Igarashi M, Takada A. Influenza A virus M2 protein: roles from ingress to egress. Int J Mol Sci. 2017;18:E2649.

57. Pielak RM, Chou JJ. Influenza M2 proton channels. Biochim Biophys Acta. 2011;1808:522-9.

58. Pinto LH, Lamb RA. The M2 proton channels of influenza A and B viruses. J Biol Chem. 2006;281:8997-9000.

59. Wolff T, Ludwig S. Influenza viruses control the vertebrate type I interferon system: factors, mechanisms, and consequences. J Interferon Cytokine Res. 2009;29:549-57.

60. Krug RM. Functions of the influenza A virus NS1 protein in antiviral defense. Curr Opin Virol. 2015;12:1-6.

61. Hale BG, Randall RE, Ortín J, Jackson D. The multifunctional NS1 protein of influenza A viruses. J Gen Virol. 2008;89(Pt 10):2359-76.

62. Muraki Y, Furukawa T, Kohno Y, Matsuzaki Y, Takashita E, Sugawara K, et al. Influenza C virus NS1 protein upregulates the splicing of viral mRNAs. J Virol. 2010;84:1957-66.

63. Paterson D, Fodor E. Emerging roles for the influenza A virus nuclear export protein (NEP). PLoS Pathog. 2012;8:e1003019.

64. Robb NC, Smith M, Vreede FT, Fodor E. NS2/NEP protein regulates transcription and replication of the influenza virus RNA genome. J Gen Virol. 2009;90(Pt 6):1398-407.

65. Lakadamyali M, Rust MJ, Zhuang X. Endocytosis of influenza viruses. Microbes Infect. 2004;6:929-36.

66. Sieczkarski SB, Whittaker GR. Viral entry. Curr Top Microbiol Immunol. 2005;285:1-23.

67. Gabriel G, Klingel K, Otte A, Thiele S, Hudjetz B, Arman-Kalcek G, et al. Differential use of importin-α isoforms governs cell tropism and host adaptation of influenza virus. Nat Commun. 2011;2:156.

68. Pflug A, Lukarska M, Resa-Infante P, Reich S, Cusack S. Structural insights into RNA synthesis by the influenza virus transcription-replication machine. Virus Res. 2017;234:103-17.

69. Ortín J, Martín-Benito J. The RNA synthesis machinery of negative-stranded RNA viruses. Virology. 2015;479-480:532-44.

70. Maier HJ, Kashiwagi T, Hara K, Brownlee GG. Differential role of the influenza A virus polymerase PA subunit for vRNA and cRNA promoter binding. Virology. 2008;370:194-204.

71. Vreede FT, Fodor E. The role of the influenza virus RNA polymerase in host shut-off. Virulence. 2010;1:436-9.

72. Yánguez E, Nieto A. So similar, yet so different: selective translation of capped and polyadenylated viral mRNAs in the influenza virus infected cell. Virus Res. 2011;156:1-12.

73. Boulo S, Akarsu H, Ruigrok RW, Baudin F. Nuclear traffic of influenza virus proteins and ribonucleoprotein complexes. Virus Res. 2007;124:12-21.

74. Cros JF, Palese P. Trafficking of viral genomic RNA into and out of the nucleus: influenza, Thogoto and Borna disease viruses. Virus Res. 2003;95:3-12.

75. Akarsu H, Burmeister WP, Petosa C, Petit I, Müller CW, Ruigrok RW, et al. Crystal structure of the M1 protein-binding domain of the influenza A virus nuclear export protein (NEP/NS2). EMBO J. 2003;22:4646-55.

76. Yasuda J, Nakada S, Kato A, Toyoda T, Ishihama A. Molecular assembly of influenza virus: association of the NS2 protein with virion matrix. Virology. 1993;196:249-55.

77. Rossman JS, Lamb RA. Influenza virus assembly and budding. Virology. 2011;411:229-36.

78. Giese S, Bolte H, Schwemmle M. The feat of packaging eight unique genome segments. Viruses. 2016;8:E165.

79. Lakdawala SS, Fodor E, Subbarao K. Moving on out: transport and packaging of influenza viral RNA into virions. Annu Rev Virol. 2016;3:411-27.

80. Bancroft CT, Parslow TG. Evidence for segment-nonspecific packaging of the influenza a virus genome. J Virol. 2002;76:7133-9.

81. Hutchinson EC, von Kirchbach JC, Gog JR, Digard P. Genome packaging in influenza A virus. J Gen Virol. 2010;91(Pt 2):313-28.

82. Krammer F, Smith GJD, Fouchier RAM, Peiris M, Kedzierska K, Doherty PC, et al. Influenza. Nat Rev Dis Primers. 2018;4:3.

VARIABILIDAD GENÉTICA Y ANTIGÉNICA DE LOS VIRUS DE LA GRIPE

Inmaculada Casas Flecha,
María de la Montaña Iglesias Caballero,
Francisco Pozo Sánchez

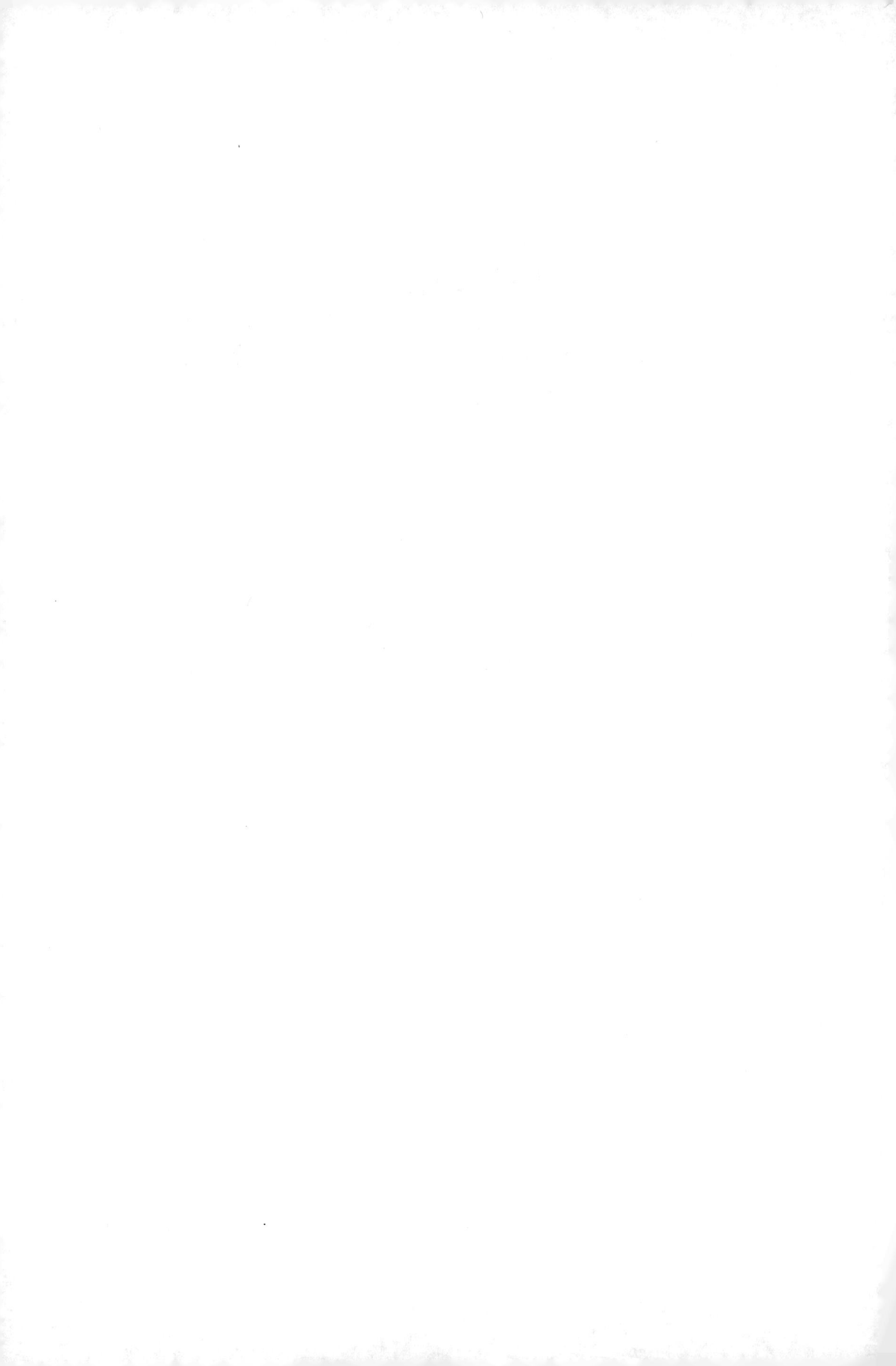

VARIABILIDAD GENÉTICA Y ANTIGÉNICA DE LOS VIRUS DE LA GRIPE

Inmaculada Casas Flecha,
María de la Montaña Iglesias Caballero,
Francisco Pozo Sánchez

3.1 Introducción

En los virus de la gripe se identifican dos de los tres mecanismos de variabilidad genética descritos en los virus ARN. Por una parte, la capacidad de introducir mutaciones (deleciones, inserciones y cambios nucleotídicos), y, por otra la reorganización o el intercambio de genes dado que su genoma es segmentado. La variabilidad genética y antigénica configura partículas virales con mayor eficiencia biológica (*fitness* viral), lo que significa que existe capacidad de adaptación al hospedador o a una población de hospedadores. Los virus con mayor eficiencia biológica circulan, mayoritariamente o no, entre una población susceptible, y su estudio se basa en la comparación de sus características genéticas y antigénicas con aquellas de los virus de referencia de los que proceden. La selección natural, en el caso de los virus de la gripe, se ve incrementada por la adaptación a su hospedador, y por ello los cambios genéticos y antigénicos se producen de manera gradual.

Los virus de la gripe tipo A y tipo B están compuestos por ocho segmentos genéticos independientes de ARN de polaridad negativa que codifican, cada uno de ellos, las diferentes proteínas virales: los segmentos 1, 2 y 3 de la polimerasa básica 2 (PB2), polimerasa básica 1 (PB1) y polimerasa ácida (PA) que codifican la tres subunidades de la ARN polimerasa dependiente de ARN (RdRP) y otras proteínas accesorias que producen muerte celular PB1-F2[1] y modulan la patogenicidad PA-X9[2]; el segmento 5 de la nucleoproteína (NP); el segmento 7 de la matriz (M), que codifica la proteína de la matriz 1 (M1) y la proteína de superficie (M2), que actúa como canal iónico; el segmento 8 de la proteína no estructural (NS), que codifica tanto la proteína 1 (NS1) relacionada con la evasión inmunitaria como la proteína nuclear de exportación (NEP o NS2), que regula la salida de los complejos de ribonucleoproteína viral del núcleo celular; y finalmente los segmentos 4 y 6, que codifican las glicoproteínas de superficie hemaglutinina (HA) y neuraminidasa (NA), encargadas del inicio de la infección y de la liberación de partículas virales.

3.2 Causas de la variabilidad en los virus de la gripe

Los virus de la gripe presentan dos características fundamentales por las que se les puede identificar como unos de los virus más variables que existen en la naturaleza. La primera de estas características se denomina «deriva genética» o «cambios menores» (en inglés, *drift* genético) (Figura 3.1), y la segunda se denomina «salto genético» o «cambios mayores» (en inglés, *shift* genético) (Figura 3.2).

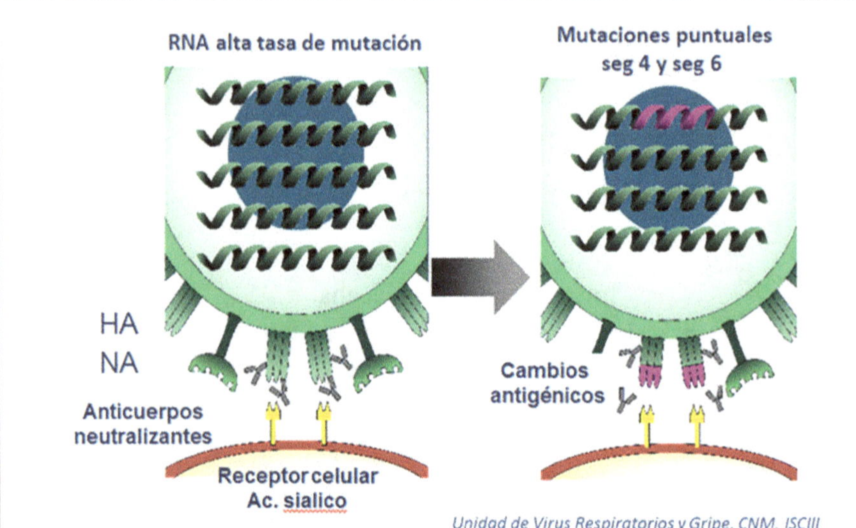

Figura 3.1 Esquema ilustrativo del mecanismo de variabilidad viral basado en los cambios genéticos (*drift* genético) y sus consecuencias en la producción de variantes antigénicas sin control por los anticuerpos neutralizantes.

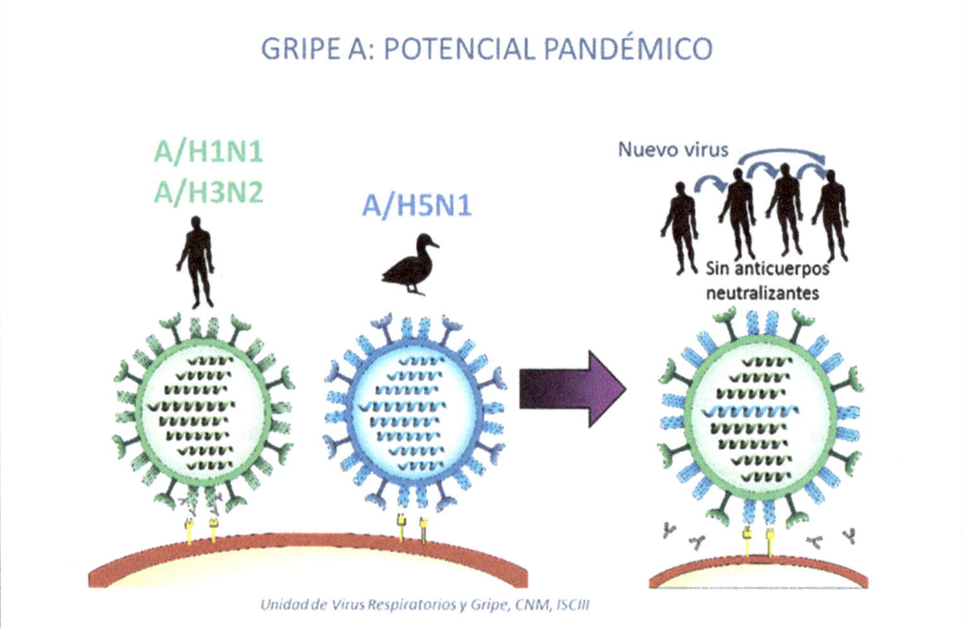

Figura 3.2 Esquema ilustrativo de la reorganización genética como base de los cambios antigénicos mayores (*shift* antigénico).

Estas dos características constituyen dos estrategias muy importantes para que los virus de la gripe evolucionen en función del tiempo y produzcan infecciones zoonóticas, y son básicas en los modelos de transmisión de los virus. Tanto la deriva genética como los saltos genéticos o la reorganización de segmentos dan lugar a proteínas derivadas de un virus anterior o virus con segmentos procedentes de otros virus diferentes. Aún en el siglo XXI, la deriva genética, o cambios menores, así como las reorganizaciones genéticas, o cambios mayores, son los desafíos más importantes a los que el ser humano se enfrenta al pretender establecer un control eficaz de la infección gripal mediante las vacunas y los fármacos antivirales.

3.2.1 Deriva genética o cambios menores (*drift* genético)

Los virus de la gripe contienen una ARN polimerasa dependiente de ARN (RdRP) incluida en el virión, debido a que su actividad no está disponible en las células del hospedador. Su función se basa en copiar los segmentos de ARN de polaridad negativa (los ocho segmentos genómicos de los virus gripales) en una cadena de ARN que funcionará como un ARN mensajero. Esta polimerasa carece de capacidad correctora, produce errores durante la copia de los segmentos genómicos en la fase de replicación viral y, como resultado, se producen fallos que dan lugar a progenies virales variantes. La RdRP viral presenta una tasa de error de 1×10^{-3} a 1×10^{-5}, lo que significa que introduce una mutación por cada 1000 a 100.000 nucleótidos copiados. A modo de ejemplo, los virus de la gripe tipo A muestran el mayor número de mutaciones acumuladas a través del tiempo, mientras que los genomas de los virus de la gripe tipo C tienen poca variabilidad. Se ha estimado que la tasa de mutación para la HA viral del subtipo A/H3 (específicamente en el dominio HA1) es de $6,7 \times 10^{-3}$ mutaciones/sitio/año[3]. Ante la circulación pandémica del virus A/H1N1pdm 2009 y mediante el análisis del genoma completo de 290 aislamientos se pudo demostrar que en los primeros 4 meses de circulación el virus se diversificó en siete grupos genéticos[4] (Figura 3.3).

Un aspecto importante que cabe destacar es que muchas de estas mutaciones se mantienen silentes, son sustituciones sinónimas de aminoácidos en la proteína correspondiente, pero otras se traducen en aminoácidos cuyo cambio es crucial en las características de la proteína codificada (características antigénicas). En el caso concreto de la HA, se producen variantes con la capacidad de evadir los mecanismos de control que desarrolla el individuo infectado mediante la inmunidad, por lo que los fallos o errores de la RdRP durante la replicación producen variantes que permiten «escapar» del control inmunitario (Figura 3.1). Atendiendo a los subtipos de HA de los virus de la gripe A, los subtipos H4 y H13 son los menor variabilidad, lo que sugiere que la dispersión de este tipo de virus en las aves que infectan se realiza mediante una expansión clonal. Otro ejemplo son los virus del subtipo H5, que fueron los causantes de los brotes epizoóticos de los años 2014 y 2015, y que tuvieron este tipo de expansión entre las poblaciones de aves carentes de anticuerpos neutralizantes[5].

Se ha demostrado, en las aves silvestres, que los segmentos 1 y 8 que codifican las proteínas PB2 y NS, que no están relacionadas con el sistema inmunitario por ser genes internos, son más diversos dependiendo del tipo de ave que infectan. Así, en las gaviotas y los patos estos dos segmentos muestran mayor variabilidad que los correspondientes segmentos procedentes de virus de otras especies de aves, y se concluye que la variabilidad depende del hospedador[6].

Finalmente, se han descrito determinantes moleculares que influyen en la persistencia de

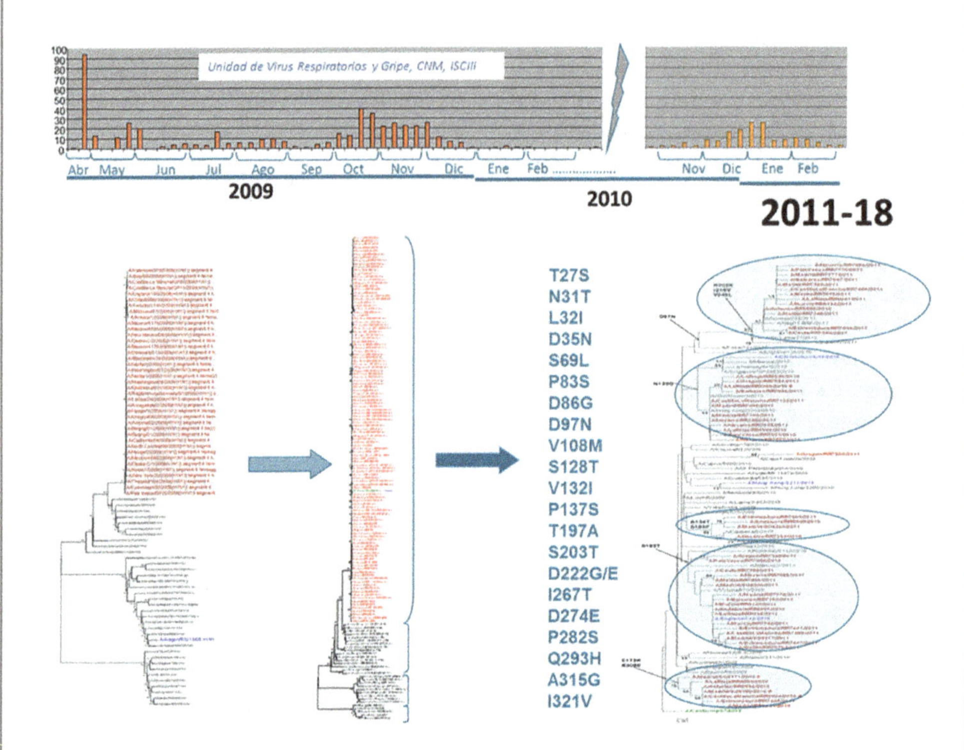

Figura 3.3 Variabilidad genética del nuevo virus de la gripe A/H1N1pdm desde su primera detección en abril de 2009 en el Centro Nacional de Microbiología. Definición de seis grupos genéticos en un corto periodo de tiempo. Se muestran las mutaciones específicas que definen los nuevos grupos. Ninguno de estos grupos genéticos ha sido diferente antigénicamente del virus utilizado en la vacuna con la cepa A/California/07/2009.

los virus de la gripe y han redefinido los modelos ecológicos de su transmisión e incluso la diversidad genética en el medio ambiente[7].

3.2.2 Salto genético o cambios mayores (*shift* genético)

Las aves acuáticas son los reservorios naturales de los virus de la «gripe aviar», y se ha demostrado que pueden dispersarlos a escala intercontinental mediante sus migraciones. El genoma fragmentado permite la posibilidad de reorganización cuando dos virus diferentes, simultáneamente, infectan una célula y se replican en ella, permitiendo mezclar diferentes linajes de virus entre sí[8] (Figura 3.2). Las reorganizaciones de virus gripales han sido la causa de la ocurrencia de pandemias en el ser humano y de diferentes brotes epidémicos en las aves domésticas de corral. Dada su importancia, los estudios de evolución de los virus aviares y sus reorganizaciones ilustran la dinámica viral en el ecosistema que, además, está compuesto por diferentes hospedadores. Todos los segmentos, con excepción del segmento 3 que codifica la proteína PA, presentan patrones de agrupamiento por similitud genética que definen los «grupos genéticos» o «clados», que están definidos por el hospedador, confirmando que el flujo genético de los virus gripales en una población de aves silvestres diferentes está segregado por el tipo de ave, y además se han demostrado bajas tasas de reorganización de segmentos entre diferentes hospedadores[5]. Conocer la evolución viral en el ecosistema natural con una mezcla compleja de hospedadores es clave para la investigación de los virus de la gripe emergentes y del riesgo de la introducción de variantes emergentes y su circulación de una región geográfica a otra[6].

La última pandemia que sufrió el ser humano se produjo por la emergencia, en 2009, de un virus de la gripe A procedente de una reorganización entre virus porcinos H1N1 pertenecientes al linaje Eurasiático (segmentos de la NA y la M) y virus porcinos H2N1 procedentes a su vez de una triple reorganización entre virus porcinos H1N1 pertenecientes al linaje clásico o americano, un virus aviar y un virus humano H2N2[9]. Todos los segmentos del genoma del nuevo virus, excepto el segmento PB1, tienen origen en las aves y a partir de ellas se infectaron los cerdos. Se ha demostrado que en 1918 se produjeron infecciones en cerdos por virus aviares que poseían los genes HA, NP y NS, que definen los virus del linaje porcino clásico o americano. A finales de la década de 1990 se hizo enzoótico en la cabaña americana un virus en el que se identificó un triple reagrupamiento génico[10].

3.3 Dianas virales y metodología para el estudio de la variabilidad genética

En los estudios de variabilidad aplicados a la vigilancia virológica como objetivo principal de salud pública se investigan los dos genes que codifican las dos proteínas de superficie: la HA y la NA. Las proteínas de superficie determinan las características virales más relevantes en salud pública:

- La manera en que los virus de la gripe responden a los medicamentos antivirales.

- La semejanza genética con los virus que componen la vacuna antigripal de una determinada temporada epidémica de gripe (Figuras 3.4 y 3.5).

- El potencial que pueden llegar a desarrollar para llevar a cabo saltos de barrera interespecies y de ahí el potencial zoonótico de los virus de la gripe animal (aviar, porcina, etcétera).

La secuenciación de genomas es un proceso que determina el orden o la secuencia de los nucleótidos (A, U/T, C o G) en cada uno de los genes presentes en el genoma de un virus. En el caso de los virus de la gripe, la secuenciación completa de sus ocho segmentos resulta en una secuencia total de alrededor de 13.500 nucleótidos, mientras que la secuenciación parcial muestra la secuencia de algunos segmentos o genes, o incluso determinadas partes de ellos que son seleccionadas por su concordancia con las características genéticas del gen completo para su estudio. Este sistema de análisis se denomina «caracterización genética» y se realiza en los laboratorios de salud pública de todo el mundo desde los años 1980. Las secuencias genéticas obtenidas se almacenan en bases de datos públicas, como GenBank (https://www.ncbi.nlm.nih.gov/genbank/), y desde hace unos años también en la Global Initiative on Sharing All Influenza Data (GISAID; https://www.gisaid.org/). Las secuencias almacenadas permiten comparar los genes completos, o fragmentos de ellos, de los virus de la gripe que circulan durante una determinada temporada epidémica con las secuencias de los genes de los virus gripales que circularon anteriormente y con las secuencias de los virus componentes de las vacunas (virus vacunales o referencia). Mediante estas comparaciones de secuencias genéticas se obtienen conclusiones sobre:

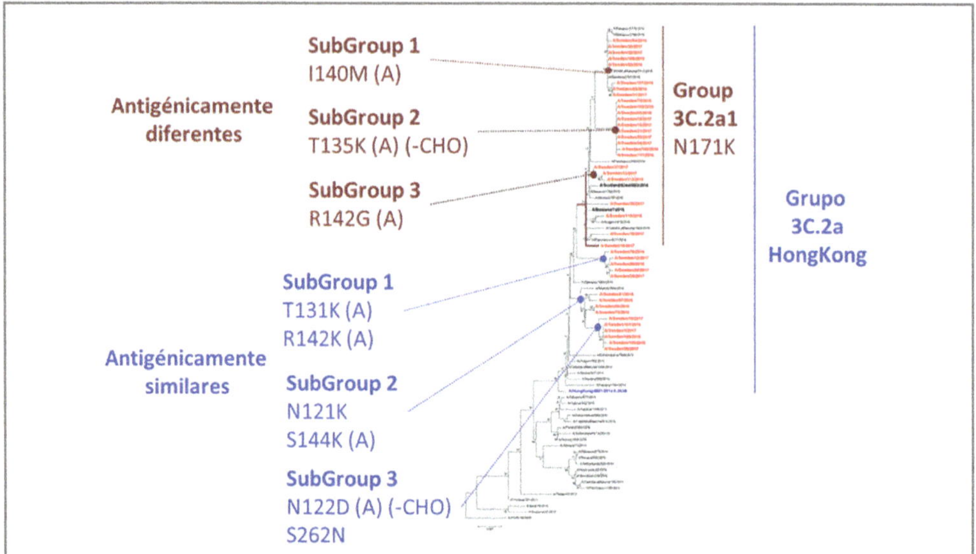

Figura 3.4 Grupos genéticos de los virus A/H3N2 circulantes en la temporada 2016-2017 y su relación antigénica con la cepa vacunal A/Hong Kong/4801/2014 variante X-263B producida en embrión de pollo.

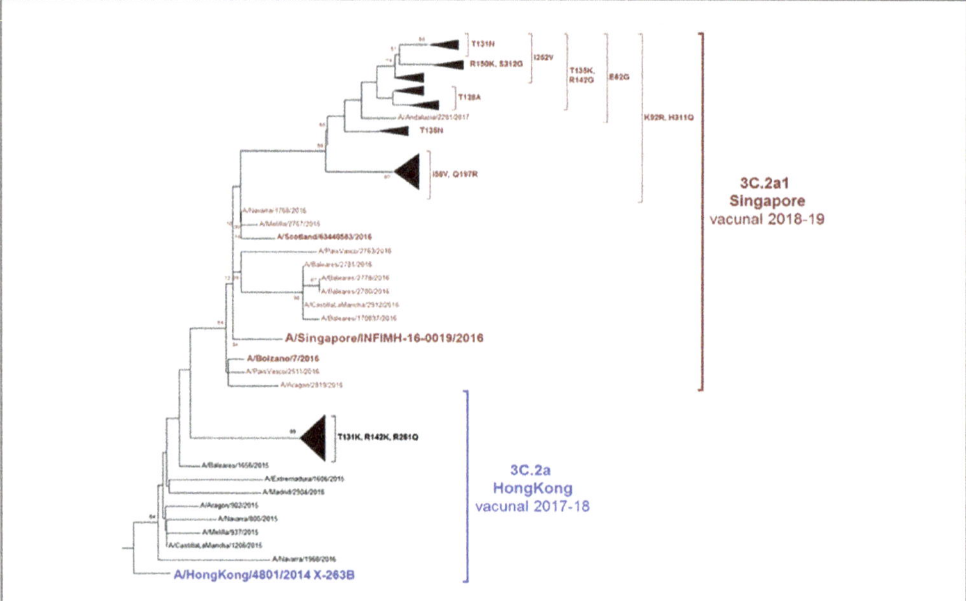

Figura 3.5 Grupos genéticos definidos por aminoácidos localizados en lugares antigénicos de la hemaglutinina de los virus A/H3N2 circulantes en España en la temporada 2017-2018 y relación con la nueva cepa vacunal definida para la temporada 2018-2019, A/Singapore/INFIMH-16-0019/2016, dado que son antigénicamente diferentes del componente vacunal A/Hong Kong/4801/2014 variante X-263B utilizado en las vacunas trivalentes y tetravalentes.

- Cómo los virus se «relacionan» entre sí.

- Cómo los virus «evolucionan» a lo largo del tiempo.

- Cuáles son las variaciones genéticas o «mutaciones» que aparecen cuando los virus se diseminan ocasionando enfermedades más graves o desarrollando resistencia a los medicamentos antivirales.

- Qué grado de semejanza presenta un determinado virus de la gripe con el incluido como componente de la vacuna de la gripe.

- Cuáles son las adaptaciones que se producen en los virus animales que podrían causar un salto de la barrera interespecies e infectar al ser humano.

Las diferencias relativas que se observan tras el análisis de un grupo de secuencias procedentes de la caracterización genética de un grupo de virus de la gripe se organizan y se muestran gráficamente en un «árbol filogenético», que presenta la relación genética entre cada uno de los virus. Las secuencias se agrupan en función de la homología de los nucleótidos. Para la caracterización genética de los virus de la gripe circulantes en una temporada se realizan árboles filogenéticos que muestran la semejanza de los genes de HA o de los genes de NA de los virus. Cada secuencia de un virus ocupa un lugar en una rama del árbol, y el grado de diferencia genética (cantidad de diferencias en los nucleótidos) entre los virus se representa con la longitud de las ramas o líneas horizontales. Cuanto más alejados están los virus en el eje horizontal del árbol filogenético, más diferentes genéticamente son unos de otros.

La técnica de secuenciación denominada «método de Sanger» se utiliza tradicionalmente para conocer las características genéticas y la evolución de los virus de la gripe como parte de la vigilancia virológica. La secuenciación de Sanger identifica la secuencia genética que predomina entre las variantes de los virus de la gripe, que ha sido seleccionada en un aislamiento viral. La aplicación de la secuenciación de Sanger directamente en muestras clínicas ha supuesto el estudio de los virus presentes en la muestra, aunque si en una población viral existen variantes en baja proporción, dichas variantes no pueden analizarse en la secuencia final. En muchos laboratorios del mundo se analiza un fragmento del segmento que codifica la HA y se obtienen secuencias parciales de ese segmento que son lo suficiente informativas como para realizar los análisis entre los virus y definir su homología o semejanza, y de este modo poder hacer la vigilancia de los virus que circulan en una determinada temporada (Figuras 3.3, 3.4 y 3.5). Desafortunadamente, mediante la secuenciación de Sanger es costoso obtener las secuencias del genoma completo de los virus gripales.

En los últimos años se han desarrollado y se están implementando los «sistemas de secuenciación de nueva generación» (NGS, por sus siglas en inglés), que amplían significativamente el volumen de secuencias obtenidas mediante una ultrasecuenciación o secuenciación profunda. A diferencia de la secuenciación de Sanger, los NGS utilizan fragmentos de ADN individualizados en una librería y segregados en un chip. Por lo tanto, los NGS revelan las variaciones genéticas que hay entre muchas partículas de virus diferentes en una sola muestra clínica. Estos métodos sirven para obtener datos sobre el genoma completo de los virus, entendiendo a estos como una población viral, y los datos deben ser analizados bioinformáticamente mediante plataformas integradoras[11,12]. Además, la información obtenida mejora el conocimiento de la deriva genética integral, ya que además de los genes que codifican HA y NA se secuencian los genes internos de manera completa.

El primer método de ultrasecuenciación que se comercializó fue el sistema 454 FLX (http://www.454.com/), desarrollado en 2005. En 2007 se comenzó a comercializar el sistema Illumina (http://www.illumina.com), basado en la secuenciación por síntesis y que ofrece plataformas versátiles (MySeq, HiSeq, MiniSeq y recientemente, en 2018, iSeq100). Existe una enorme expansión de nuevas plataformas, como Heliscope (http://www.helicosbio.com/) y Ion Torrent PGM (http://www.iontorrent.com/)[13,14], o la tercera generación Pacific Biosciences (http://www.pacificbiosciences.com/). Muchos laboratorios han implementado estos sistemas, que han demostrado ser de enorme utilidad para la investigación de los virus de la gripe A/H1N1pdm de 2009, lo que supuso una revolución en el ámbito de la investigación genómica básica y aplicada[4,15].

Actualmente, obtener el genoma completo de los virus gripales es asumible y se ha implementado de manera general en el estudio de su evolución, patogenia y ecología[16-23].

3.4 Bases moleculares de la deriva antigénica

Los cambios o mutaciones que aparecen debido a la deriva genética o cambios menores (*drift* genético) favorecen la aparición de virus que escapan al control de los anticuerpos neutralizantes producidos en individuos infectados de manera natural o en individuos vacunados. El proceso que origina nuevas variantes del virus gripal se denomina «deriva antigénica».

Los estudios de antigenicidad se centran en las dos proteínas de superficie: HA y NA. Ambas han sido estudiadas intensamente desde el punto de vista genético o molecular por ser las proteínas más inmunógenas del virus. La HA es el mayor antígeno del virus de la gripe y el principal objetivo de la respuesta inmunitaria. Es una proteína integral de membrana de tipo I compuesta por un dominio globular «cabeza» y un «tallo» más conservado. La cabeza globular es la región más variable y en ella se localiza una de las estructuras más importantes relacionadas con la patogenicidad de los virus gripales: el sitio de unión al receptor (RBS, *receptor binding site*)[24] (Figura 3.6). El RBS es una región conservada considerada el objetivo principal de los anticuerpos neutralizantes que tienen como fin prevenir la entrada del virus en la célula; de esta manera, su acción se desarrolla bloqueando la unión al receptor celular[25]. Por otra parte, la NA es una proteína integral de tipo II compuesta por cuatro subunidades idénticas. Cada subunidad tiene un dominio citoplasmático, un dominio transmembrana, un tallo y una cabeza globular[26]. A diferencia de la HA, el tallo es la región de la NA más variable[27], y la cabeza, donde se encuentra el sitio de activación enzimática, es el más conservado. El estudio de los determinantes moleculares de la deriva antigénica ha sido prioritario durante décadas debido a que los cambios en estas proteínas, junto con la presión selectiva, permiten seleccionar las variantes antigénicas que escapan de la acción de los anticuerpos neutralizantes, y es por ello que el conocimiento de estos mecanismos resulta determinante para seleccionar los componentes de las vacunas antigripales y diseñar fármacos antivirales.

A pesar de que la gripe tipo A y la gripe tipo B tienen similitudes en cuanto a que son estacionales en el ser humano y causa de epidemias y pandemias, sus mecanismos de deriva antigénica son ligeramente diferentes.

3.4.1 Deriva antigénica en la gripe tipo A

El conocimiento de la deriva antigénica de la gripe tipo A es el más extenso, y gracias a las

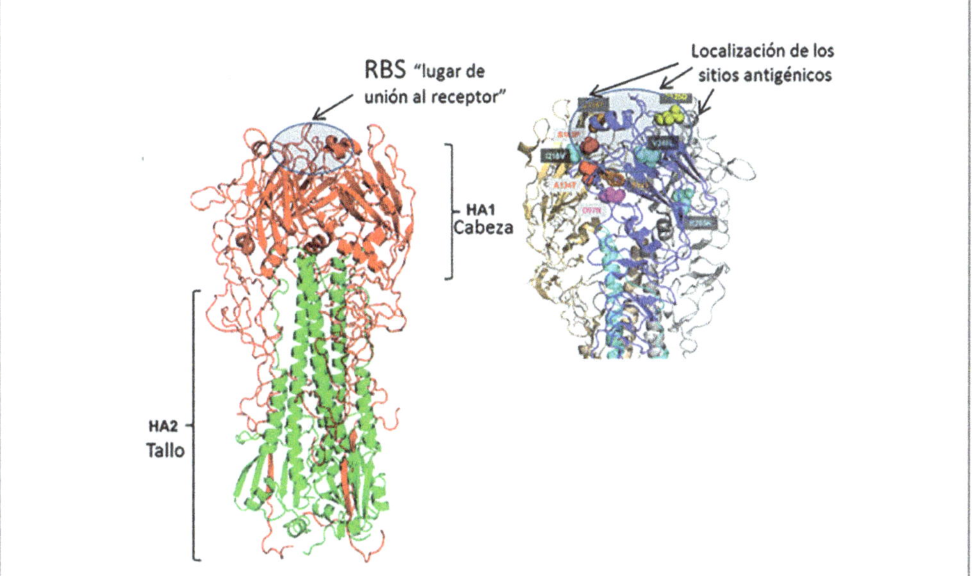

Figura 3.6 Esquema de la morfología de la hemaglutinina, localización del lugar de unión al receptor y mutaciones que se acumulan a su alrededor o en lugares antigénicos. Ejemplo: virus A/H1N1pdm.

nuevas técnicas de secuenciación de nueva generación, el genoma completo de los virus ampliará en los próximos años diferentes aspectos básicos de la deriva antigénica. Uno de los trabajos clave para entender la deriva antigénica fue publicado en la década de 1980 y tenía como fin generar un mapa antigénico de la HA mediante un panel de anticuerpos neutralizantes[28]. En este trabajo se observó que los virus que presentaban determinadas mutaciones crecían en cultivos celulares, a diferencia de los que carecían de ellas y eran neutralizados. Mediante mutagénesis dirigida se pudo establecer un mapa de los lugares clave para generar virus que escapaban a la acción neutralizante de los anticuerpos. De esta manera se identificaron cinco lugares o «sitios antigénicos mayores», tanto para H1 como para H3, denominados Sa, Sb, Ca1, Ca2 y Cb para H1 y sitios A-E para H3. Las posiciones Sa, Sb y Ca2, y los sitios A y B de H3, se solapan con la región de unión al receptor[29-31] (Figura 3.6).

La aparición de sitios de N-glicosilación es la segunda estrategia que usa el virus de la gripe para evadir el sistema inmunitario, y al igual que los sitios antigénicos, sucede en el mismo lugar: las zonas próximas al RBS. La adición de glicanos en determinadas posiciones, incluidas algunas adyacentes al RBS[32], puede enmascarar o modificar los sitios antigénicos y facilitar la evasión inmunitaria[33,34]. Esta estrategia de evasión es utilizada por el virus y se ha comprobado que el número de N-glicosilaciones se ha incrementado sustancialmente tanto en A/H1N1 como en A/H3N2 a lo largo del tiempo. Como ejemplo, el número de sitios de N-glicosilación por promotor aumentó de uno a tres desde 1918 hasta 1957[34,35] en el caso de virus A/H1N1, y entre 1968 y 2003 un total de 14 posiciones se han asociado con N-glicosilaciones en A/H3N2 circulantes[32]. Pese a su utilidad para el virus, esta estrategia debe ser equilibrada porque la hiperglicosilación de un sitio puede impedir una correcta unión y fusión del virus con la célula del hospedador, causándole una pérdida total o parcial de su eficacia biológica[36]. A pesar de ser una estrategia de evasión, los cambios en la glicosilación en estas zonas no coinciden con los momentos de cambio de grupo antigénico[34,37]. Aunque es conocido que la N-glicosilación de sitios próximos al RBS puede introducir variaciones, como por ejemplo cambios en la virulencia[34], y permitir la evasión inmunitaria, no se le considera aún causa directa de la deriva antigénica.

Durante el último medio siglo, las HA de los virus humanos A/H3N2 han acumulado al menos 75 sustituciones de aminoácidos. Los lugares donde se han producido cambios se encuentran nuevamente próximos al RBS, por lo que el conocimiento de los 131 aminoácidos que componen estas zonas próximas es de enorme importancia[38-40]. El estudio de los sitios antigénicos próximos al RBS mostró que un solo cambio en siete posiciones que se encontraban en los sitios A y B en la H3 (145, 155, 156, 158, 159, 189 y 193) ha sido determinante para que se produjesen cambios antigénicos de 1968 a 2003 en H3N2[40]. Y esto no solo ocurre en el virus H3N2 humano, sino que este fenómeno se replica tanto en los virus de la gripe aviar A/H5N1 como en los de la gripe equina A/H3N8 y porcina A/H3N2[41-43].

Los anticuerpos cuyo objetivo es el tallo de la HA son menos prevalentes que los de la cabeza globular, ya que sus epítopos son más inaccesibles; por ello son necesarias infecciones múltiples para generar anticuerpos contra el tallo[44]. Actualmente, esta zona del tallo es muy interesante para el diseño de nuevas vacunas antigripales, ya que al ser más conservada la protección que generan los anticuerpos puede ofrecer protección frente a distintos subtipos de la gripe tipo A.

Como conclusión, en el RBS se localizan las posiciones clave para entender el mecanismo de deriva antigénica, pues los cambios de aminoácidos en estas siete posiciones críticas son la única causa bien caracterizada de la deriva antigénica, lo que indica que las posibilidades de cambio antigénico son más restringidas de lo que pensábamos.

Es interesante señalar que la deriva antigénica también se ha asociado a cambios en la NA viral, aunque esto ha sido menos estudiado debido a la inmunodominancia de la HA, que es más abundante en la superficie viral que la NA, aunque ambas son igualmente inmunógenas[45]. Los cambios que ocurren en la NA están asociados con los producidos en la HA. Ambas proteínas deben tener un equilibrio funcional para una eficiente replicación viral, y cuando se desequilibran por la aparición de cambios en alguna de ellas, el número de mutaciones en la otra aumenta para restaurar dicho equilibrio[46]. Debido a este fenómeno de mutaciones compensatorias, el estudio antigénico de la NA es complementario al de la HA. Es de enorme interés profundizar en el conocimiento sobre cómo este equilibrio HA-NA influye en la deriva antigénica global de los virus gripales y cómo puede proporcionar información relevante sobre este mecanismo.

3.4.2 Deriva antigénica en la gripe tipo B

La gripe tipo B ha sido menos estudiada que la gripe tipo A, posiblemente porque las epidemias que causa sean menos frecuentes, menos intensas, tardías en su aparición o quizás menos graves. La gripe tipo B no presenta subtipos, pero se han definido dos linajes cocirculantes genéticamente y antigénicamente distintos: el linaje Victoria y el linaje Yamagata[47]. Estos linajes tienen una compleja historia epidemiológica desde su divergencia, su cocirculación hasta 2002 y su alternancia.

El linaje Victoria está formado por un único grupo o clado, a diferencia del linaje

Yamagata, constituido por dos clados co-circulantes (clados 2 y 3) con importantes implicaciones en la dinámica de estos virus. Como ejemplo, en Malasia, en 2013, el linaje circulante fue definido como clado 2 tras haber circulado la temporada anterior el linaje Victoria, y en 2014 el linaje Yamagata continuó circulando, pero fue el clado 3 el dominante[48.] La existencia de los dos linajes diferentes genéticamente y antigénicamente cocirculando, y de virus pertenecientes a distintos grupos genéticos, puede complicar mucho la selección del componente vacunal para la siguiente temporada gripal. Como en la gripe tipo A, esta transición de un cluster antigénico a otro se debe a una única sustitución de aminoácido en una región cercana al RBS[40]. Aunque la causa de la deriva antigénica en ambos virus es la misma, hay una diferencia principal entre los dos tipos de virus, y es que el tipo B tiene tasas de mutación y de sustitución de aminoácidos más lentas, pero más diversas, que el tipo A[49]. Existen diferentes hipótesis que intentan explicar las causas de que la tasa de mutación sea más lenta. Una de ellas propone que la tasa de error de la RdRp es menor que la de los virus de la gripe A[50], y otra propone que son menos inmunógenos que los de la gripe A[51] y que su avidez por el ácido siálico es menor que en la gripe A[49,52]. Estas hipótesis, junto con que las epidemias por estos virus son menos frecuentes, pueden explicar que la deriva antigénica de la gripe B sea más lenta.

Hay que destacar que los virus tipo B presentan una alta tasa de reorganización y es frecuente la reorganización interlinajes e intralinajes. Además, las inserciones y las deleciones de nucleótidos pueden ser la causa de su diversificación genética y antigénica[53].

Es necesario ampliar y completar el conocimiento de los procesos de deriva antigénica y las dinámicas evolutivas en la gripe tipo B,

ya que su capacidad de diversificarse podría complicar la selección de los componentes vacunales, tanto en la vacuna trivalente como en la tetravalente.

3.5 La caracterización genética y antigénica de los virus de la gripe

Los datos genéticos se utilizan junto con los datos de la caracterización antigénica de los virus para determinar qué virus de la vacuna deben elegirse para las próximas vacunas de la gripe que se distribuirán tanto en el hemisferio norte y como en el hemisferio sur. A través del sistema de vigilancia se obtienen los virus circulantes, y sus secuencias se comparan con las de los genes HA y NA de los virus incluidos en la vacuna de una determinada temporada. Así se evalúan las diferencias que pueden aparecer por la deriva genética de los virus gripales. No es raro demostrar que, durante el transcurso de una o varias temporadas epidémicas, los virus que circulan presentan cambios genéticos que les hacen ser diferentes de los virus incluidos en la vacuna correspondiente. Si esto sucede es necesario seleccionar otro virus como componente de la vacuna de la próxima temporada gripal (Tablas 3.1 y 3.2). La caracterización antigénica se refiere al análisis de la reacción de un virus ante la presencia de anticuerpos para ayudar a evaluar cuánto está relacionado con otro virus.

Actualmente, la estimación de la distancia antigénica basada en la secuencia de una determinada proteína es un sistema de enorme utilidad para la investigación de los virus gripales, y como las bases de datos contienen cientos de miles de secuencias de virus gripales, la predicción de la discordancia (mismatch) antigénica (Tablas 3.1 y 3.2) da lugar a estudios que modelizan estos aspectos y los aplican a la predicción de la efectividad vacunal y de cómo los anticuerpos producidos

Tabla 3.1

Circulación AH1N1pdm09
Relación genética y antigénica

Año	Subgrupos genéticos	Cepa vacunal
2009-10	inicial	A/California/07/09
2010-11	5, 6, 7	
2011-12	5, 6, 7	
2012-13	6A	
2013-14	6B	
2014-15	6B	
2015-16	6B.1 y 6B.2	
2016-17	6B.1	
2017-18	6B.1	A/Michigan/45/2015*
2018-19	??	

*Sustitucion del componente vacunal: baja reactividad de los sueros humanos tras la vacunacion

Tabla 3.2

Circulación AH3N2
Diversidad genética y Deriva antigénica

Año	Subgrupos	Cepa vacunal
2010-11	1	
2011-12	3A,3B,3C	A/Perth/16/2009
2012-13	3A,3B,**3C.1**, 3C.2	
2013-14	3C.2, 3C.3	A/Victoria/361/2011 (3C.1)
2014-15	**3C.2a, 3C.3a**	A/Texas/50/2012 (3C.1)
2015-16	3C.2, **3C.2a**, 3C.3, 3C.3a, después Feb **3C.3b**	A/Switzerland/9715293/2013 (3C.3a)
2016-17	3C.2a,**3C.2a1**, 3C.3a	A/HongKong/4801/2014 (3C.2a)
2017-18	**3C.2a1**	
2018-19	??	A/Singapore/INFIMH-16-0019/2016 (3C.2a1)

ante una primoinfección gripal condicionan la respuesta del individuo por las reacciones cruzadas de sus anticuerpos[54].

3.5.1 Ejemplo: el virus de la gripe A/H3N2 (Figuras 3.4 y 3.5)

Los virus de la gripe A/H3N2 derivaron en 2015[55], y durante la temporada 2015-2016 se observó en el hemisferio norte una diversificación genética de la HA en las cepas circulantes; en concreto, las mutaciones se encontraban en la región HA1 del gen de la HA[56,57]. En el comienzo de la temporada se reconocían dos grupos genéticos: uno de ellos integrado por los virus similares al virus vacunal A/HongKong/4801/2014 (grupo 3C.2a) y otro constituido por virus con la mutación N171K (grupo 3C.2a1), representado por el virus A/Bolzano/7/2016. Ambos grupos no presentaban diferencias antigénicas entre ellos. A medida que fue transcurriendo la temporada, la incorporación de nuevas mutaciones permitió el reconocimiento de nuevos subgrupos o clados genéticos. En el grupo 3C.2a se han identificado dos subgrupos: uno de ellos caracterizado por la presencia de las mutaciones N121K y S144K (a menudo también N122D y S262N) y el otro caracterizado por las mutaciones T131K y R142K (a veces también R261Q). En el grupo 3C.2a1, la diversidad fue aún mayor y se identificaron hasta tres subgrupos diferentes atendiendo a la presencia de las mutaciones T135K, I140M y R142G. La mayoría de estas sustituciones de aminoácidos se localizan en el sitio antigénico A de la HA, y además, en el caso de N122D y T135K, llevan implícita la pérdida de un potencial lugar de glicosilación.

La extraordinaria diversidad de los virus A/H3N2 circulantes probablemente sea el distintivo más destacado en las últimas temporadas gripales en las que este virus ha sido el predominante. Este hecho supone un auténtico desafío para la selección del virus vacunal, situación agravada por la circunstancia de que los cambios introducidos en la HA de estos virus durante los últimos años han afectado al sitio de reconocimiento del receptor celular, mermando la capacidad de hemaglutinación de estos virus y, por tanto, limitando los estudios antigénicos que tradicionalmente se realizan mediante inhibición de la hemaglutinación[58].

3.6 Cambios para la evolución viral y presión selectiva

A pesar de que asociamos la gripe con un virus que cambia rápidamente, la realidad es que su evolución es lenta y la formación de nuevas variantes del virus es difícil. Sorprendentemente, la tasa de aparición de nuevos grupos antigénicos calculada mediante modelos matemáticos es cada 3,3 años[59]. Como ya hemos mencionado, solo siete posiciones en la HA son las causantes de cambios antigénicos, lo que reduce mucho las posibilidades de generar nuevas variantes antigénicas del virus. Que estas posiciones se encuentren alrededor de la zona del RBS implica que cualquier cambio que se produzca debe evitar alterar la función de la proteína, y por tanto la probabilidad de que ocurran cambios se reduce aún más. Los estudios de modelos dinámicos de epidemiología y evolución de la gripe[60] muestran que la ratio de cambios antigénicos puede ser limitada por la necesidad de adquirir muchas mutaciones para que, aunque se altere su antigenicidad, no se modifique su eficacia biológica. Incluso en ausencia de las limitaciones anteriores, la oportunidad de que se seleccione una variante es baja porque es necesario alcanzar una densidad suficiente de virus variante para que la selección opere. Si unimos la naturaleza aguda de la infección con la reducida posibilidad de que se produzca una variante y la acción de control que ejerce el sistema inmunitario, se observa que la producción de nuevas variantes es un fenómeno difícil y más raro de lo que se podría creer en un principio[61]. Si las condiciones anteriores limitan la producción de nuevas variantes, la transmisión de estas nuevas variantes supone una nueva barrera para su establecimiento como virus circulante. Las nuevas variantes deben ser capaces de replicarse y estar en una cantidad suficiente que permita la transmisión; es conocido que enfrentarse a las barreras de la inmunidad innata supone una pérdida de la diversidad generada[62]. Además del proceso de transmisión, la naturaleza estacional de la infección dificulta que estas nuevas variantes compitan con las existentes para ser el germen de la siguiente epidemia.

A pesar de todo esto, el conocimiento evolutivo sobre la gripe aumentará gracias a las técnicas de secuenciación de nueva generación que permitirán conocer las mutaciones durante la infección en la célula del hospedador cuando esta nueva variante se transmita a otros individuos, permitiendo predecir patrones de evolución viral que nos darán una información más completa para mejorar el control del virus.

Bibliografía

1. Chen W, Calvo PA, Malide D, Gibbs J, Schubert U, Bacik I, et al. A novel influenza A virus mitochondrial protein that induces cell death. Nat Med. 2001;7:1306-12.

2. Hayashi T, MacDonald LA, Takimoto T. Influenza A virus protein PA-X contributes to viral growth and suppression of the host antiviral and immune responses. J Virol. 2015;89:6442-52.

3. Smith F.I., Palese P. (1989) Variation in Influenza Virus Genes. In: Krug R.M. (eds) The Influenza Viruses. The Viruses. Springer, Boston, MA.

4. Nelson M, Spiro D, Wentworth D, Beck E, Fan J, Ghedin E, et al. The early diversification of influenza A/H1N1pdm. PLoS Curr. 2009;1:RRN1126.

5. Hill NJ, Ma EJ, Meixell BW, Lindberg MS, Boyce WM, Runstadler JA. Transmission of influenza reflects seasonality of wild birds across the annual cycle. Ecol Lett. 2016;19:915-25.

6. Venkatesh D, Poen MJ, Bestebroer TM, Scheuer RD, Vuong O, Chkhaidze M, et al. Avian influenza viruses in wild birds: virus evolution in a multihost ecosystem. J Virol. 2018;92:e00433-18.

7. Labadie T, Batéjat C, Manuguerra J-C, Leclercq I. Influenza virus segment composition influences viral stability in the environment. Front Microbiol. 2018;9:1496.

8. Marshall N, Priyamvada L, Ende Z, Steel J, Lowen AC. Influenza virus reassortment occurs with high frequency in the absence of segment mismatch. PLoS Pathog. 2013;9(6):e1003421.

9. Garten RJ, Davis CT, Russell CA, Shu B, Lindstrom S, Balish A, et al. Antigenic and genetic characteristics of the early isolates of swine-origin 2009 A(H1N1) influenza viruses circulating in humans. Science. 2009;325:197-201.

10. Shinde V, Bridges CB, Uyeki TM, Shu B, Balish A, Xu X, et al. Triple-reassortant swine influenza A (H1) in humans in the United States, 2005-2009. N Engl J Med. 2009;360:2616-25.

11. Shepard SS, Meno S, Bahl J, Wilson MM, Barnes J, Neuhaus E. Viral deep sequencing needs an adaptive approach: IRMA, the iterative refinement meta-assembler. BMC Genomics. 2016;17:708.

12. Borges V, Pinheiro M, Pechirra P, Guiomar R, Gomes JP. INSaFLU: an automated open web-based bioinformatics suite "from-reads" for influenza whole-genome-sequencing-based surveillance. Genome Med. 2018;10:46.

13. Quail MA, Smith M, Coupland P, Otto TD, Harris SR, Connor TR, et al. A tale of three next generation sequencing platforms: comparison of Ion Torrent, Pacific Biosciences and Illumina MiSeq sequencers. BMC Genomics. 2012;13:341.

14. Jünemann S, Sedlazeck FJ, Prior K, Albersmeier A, John U, Kalinowski J, et al. Updating benchtop sequencing performance comparison. Nat Biotechnol. 2013;31:294-6.

15. Greninger AL, Chen EC, Sittler T, Scheinerman A, Roubinian N, Yu G, et al. A metagenomic analysis of pandemic influenza A (2009 H1N1) infection in patients from North America. PLoS One. 2010;5:e13381.

16. Meinel DM, Heinzinger S, Eberle U, Ackermann N, Schönberger K, Sing A. Whole genome sequencing identifies influenza A H3N2 transmission and offers superior resolution to classical typing methods. Infection. 2018;46:69-76.

17. Yildiz S, Mazel-Sanchez B, Kandasamy M, Manicassamy B, Schmolke M. Influenza A virus infection impacts systemic microbiota dynamics and causes quantitative enteric dysbiosis. Microbiome. 2018;6:9.

18. Qi W, Jia W, Liu D, Li J, Bi Y, Xie S, et al. Emergence and adaptation of a novel highly pathogenic H7N9 influenza virus in birds and humans from a 2013 human-infecting low-pathogenic ancestor. J Virol. 2018;92(2).

19. Pichon M, Gaymard A, Josset L, Valette M, Millat G, Lina B, et al. Characterization of oseltamivir-resistant influenza virus populations in immunosuppressed patients using digital-droplet PCR: comparison with qPCR and next generation sequencing analysis. Antiviral Res. 2017;145:160-7.

20. Sobel Leonard A, McClain MT, Smith GJ, Wentworth DE, Halpin RA, Lin X, et al. Deep sequencing of influenza A virus from a human challenge study reveals a selective bottleneck and only limited intrahost genetic diversification. J Virol. 2016;90:11247-58.

21. Zhao J, Liu J, Vemula SV, Lin C, Tan J, Ragupathy V, et al. Sensitive detection and simultaneous discrimination of influenza A and B viruses in nasopharyngeal swabs in a single assay using next-generation sequencing-based diagnostics. PLoS One. 2016;11:e0163175.

22. Seong M-W, Cho SI, Park H, Seo SH, Lee SJ, Kim EC, et al. Genotyping influenza virus by next-generation deep sequencing in clinical specimens. Ann Lab Med. 2016;36:255-8.

23. Mei K, Liu G, Chen Z, Gao Z, Zhao L, Jin T, et al. Deep sequencing reveals the viral adaptation process of environment-derived H10N8 in mice. Infect Genet Evol. 2016;37:8-13.

24. Ndifon W, Wingreen NS, Levin SA. Differential neutralization efficiency of hemagglutinin epitopes, antibody interference, and the design of influenza vaccines. Proc Natl Acad Sci U S A. 2009;106:8701-6.

25. Barbey-Martin C, Gigant B, Bizebard T, Calder LJ, Wharton SA, Skehel JJ, et al. An antibody that prevents the hema-

gglutinin low pH fusogenic transition. Virology. 2002;294:70-4.

26. Air GM. Influenza neuraminidase. Influenza Other Respir Viruses. 2012;6:245-56.

27. Wu C-Y, Lin CW, Tsai TI, Lee CD, Chuang HY, Chen JB, et al. Influenza A surface glycosylation and vaccine design. Proc Natl Acad Sci U S A. 2017;114:280-5.

28. Caton AJ, Brownlee GG, Yewdell JW, Gerhard W. The antigenic structure of the influenza virus A/PR/8/34 hemagglutinin (H1 subtype). Cell. 1982;31:417-27.

29. Wiley DC, Wilson IA, Skehel JJ. Structural identification of the antibody-binding sites of Hong Kong influenza haemagglutinin and their involvement in antigenic variation. Nature. 1981;289:373-8.

30. Skehel JJ, Stevens DJ, Daniels RS, Douglas AR, Knossow M, Wilson IA, et al. A carbohydrate side chain on hemagglutinins of Hong Kong influenza viruses inhibits recognition by a monoclonal antibody. Proc Natl Acad Sci U S A. 1984;81:1779-83.

31. Gerhard W, Yewdell J, Frankel ME, Webster R. Antigenic structure of influenza virus haemagglutinin defined by hybridoma antibodies. Nature. 1981;290:713-7.

32. Blackburne BP, Hay AJ, Goldstein RA. Changing selective pressure during antigenic changes in human influenza H3. PLOS Pathog. 2008;4:e1000058.

33. Schulze IT. Effects of glycosylation on the properties and functions of influenza virus hemagglutinin. J Infect Dis. 1997;176(Suppl 1):S24-8.

34. Medina RA, Stertz S, Manicassamy B, Zimmermann P, Sun X, Albrecht RA, et al. Glycosylations in the globular head of the hemagglutinin protein modulate the virulence and antigenic properties of the H1N1 influenza viruses. Sci Transl Med. 2013;5:187ra70.

35. Zhang M, Gaschen B, Blay W, Foley B, Haigwood N, Kuiken C, et al. Tracking global patterns of N-linked glycosylation site variation in highly variable viral glycoproteins: HIV, SIV, and HCV envelopes and influenza hemagglutinin. Glycobiology. 2004;14:1229-46.

36. Tsuchiya E, Sugawara K, Hongo S, Matsuzaki Y, Muraki Y, Li ZN, et al. Effect of addition of new oligosaccharide chains to the globular head of influenza A/H2N2 virus haemagglutinin on the intracellular transport and biological activities of the molecule. J Gen Virol. 2002;83:1137-46.

37. Tate MD, Job ER, Brooks AG, Reading PC. Glycosylation of the hemagglutinin modulates the sensitivity of H3N2 influenza viruses to innate proteins in airway secretions and virulence in mice. Virology. 2011;413:84-92.

38. Wang X, Ilyushina NA, Lugovtsev VY, Bovin NV, Couzens LK, Gao J, et al. Amino acids in hemagglutinin antigenic site B determine antigenic and receptor binding differences between A(H3N2)v and ancestral seasonal H3N2 influenza viruses. J Virol. 2017;91(2).

39. Popova L, Smith K, West AH, Wilson PC, James JA, Thompson LF, et al. Immunodominance of antigenic site B over site A of hemagglutinin of recent H3N2 influenza viruses. PLoS One. 2012;7:e41895.

40. Koel BF, Burke DF, Bestebroer TM, van der Vliet S, Zondag GC, Vervaet G, et al. Substitutions near the receptor binding site determine major antigenic change during influenza virus evolution. Science. 2013;342:976-9.

41. Koel BF, van der Vliet S, Burke DF, Bestebroer TM, Bharoto EE, Yasa IW, et al. Antigenic variation of clade 2.1 H5N1 virus is determined by a few amino acid substitutions immediately adjacent to the receptor binding site. MBio. 2014;5:e01070-14.

42. Abente EJ, Santos J, Lewis NS, Gauger PC, Stratton J, Skepner E, et al. The molecular determinants of antibody recognition and antigenic drift in the H3 hemagglutinin of swine influenza A virus. J Virol. 2016;90:8266-80.

43. Lewis NS, Daly JM, Russell CA, Horton DL, Skepner E, Bryant NA, et al. Antigenic and genetic evolution of equine influenza A (H3N8) virus from 1968 to 2007. J Virol. 2011;85:12742-9.

44. Nachbagauer R, Choi A, Izikson R, Cox MM, Palese P, Krammer F. Age dependence and isotype specificity of influenza virus hemagglutinin stalk-reactive antibodies in humans. MBio. 2016;7:e01996-15.

45. Akram A, Inman RD. Immunodominance: a pivotal principle in host response to viral infections. Clin Immunol. 2012;143:99-115.

46. Mitnaul LJ, Matrosovich MN, Castrucci MR, Tuzikov AB, Bovin NV, Kobasa D, et al. Balanced hemagglutinin and neuraminidase activities are critical for efficient replication of influenza A virus. J Virol. 2000;74:6015-20.

47. Rota PA, Wallis TR, Harmon MW, Rota JS, Kendal AP, Nerome K. Cocirculation of two distinct evolutionary lineages of influenza type B virus since 1983. Virology. 1990;175:59-68.

48. Oong XY, Ng KT, Lam TT, Pang YK, Chan KG, Hanafi NS, et al. Epidemiological and evolutionary dynamics of influenza B viruses in Malaysia, 2012-2014. PLoS One. 2015;10:e0136254.

49. Bedford T, Riley S, Barr IG, Broor S, Chadha M, Cox NJ, et al. Global circulation patterns of seasonal influenza viruses vary with antigenic drift. Nature. 2015;523:217-20.

50. Nobusawa E, Sato K. Comparison of the mutation rates of human influenza A and B viruses. J Virol. 2006;80:3675-8.

51. Monto AS, Maassab HF. Ether treatment of type B influenza virus antigen for the hemagglutination inhibition test. J Clin Microbiol. 1981;13:54-7.

52. Hensley SE, Das SR, Bailey AL, Schmidt LM, Hickman HD, Jayaraman A, et al. Hemagglutinin receptor binding avidity drives influenza A virus antigenic drift. Science. 2009;326:734-6.

53. McCullers JA, Wang GC, He S, Webster RG. Reassortment and insertion-deletion are strategies for the evolution of influenza B viruses in nature. J Virol. 1999;73:7343-8.

54. Anderson CS, McCall PR, Stern HA, Yang H, Topham DJ. Antigenic cartography of H1N1 influenza viruses using sequence-based antigenic distance calculation. BMC Bioinformatics. 2018;19:51.

55. Broberg E, Snacken R, Adlhoch C, Beauté J, Galinska M, Pereyaslov D, et al. Start

of the 2014/15 influenza season in Europe: drifted influenza A(H3N2) viruses circulate as dominant subtype. Euro Surveill. 2015;20(4).

56. Harvala H, Frampton D, Grant P, Raffle J, Ferns RB, Kozlakidis Z, et al. Emergence of a novel subclade of influenza A(H3N2) virus in London, December 2016 to January 2017. Euro Surveill. 2017;22(8).

57. Kissling E, Rondy M; I-MOVE/I-MOVE+ study team. Early 2016/17 vaccine effectiveness estimates against influenza A(H3N2): I-MOVE multicentre case control studies at primary care and hospital levels in Europe. Euro Surveill. 2017;22(7).

58. Lin Y, Wharton SA, Whittaker L, Dai M, Ermetal B, Lo J, et al. The characteristics and antigenic properties of recently emerged subclade 3C.3a and 3C.2a human influenza A(H3N2) viruses passaged in MDCK cells. Influenza Other Respir Viruses. 2017;11:263-74.

59. Smith DJ, Lapedes AS, de Jong JC, Bestebroer TM, Rimmelzwaan GF, Osterhaus AD, et al. Mapping the antigenic and genetic evolution of influenza virus. Science. 2004;305:371-6.

60. Koelle K, Cobey S, Grenfell B, Pascual M. Epochal evolution shapes the phylodynamics of interpandemic influenza A (H3N2) in humans. Science. 2006;314:1898-903.

61. McCrone JT, Woods RJ, Martin ET, Malosh RE, Monto AS, Lauring AS. The evolutionary dynamics of influenza A virus within and between human hosts. bioRxiv 176362 (2017). Disponible en: https://www.biorxiv.org/content/early/2017/11/25/176362

62. Poon LL, Song T, Rosenfeld R, Lin X, Rogers MB, Zhou B, et al. Quantifying influenza virus diversity and transmission in humans. Nat Genet. 2016;48:195-200.

Capítulo 4

DETERMINANTES DE LA GRAVEDAD DE LA INFECCIÓN CAUSADA POR LOS VIRUS DE LA GRIPE

Adolfo García-Sastre

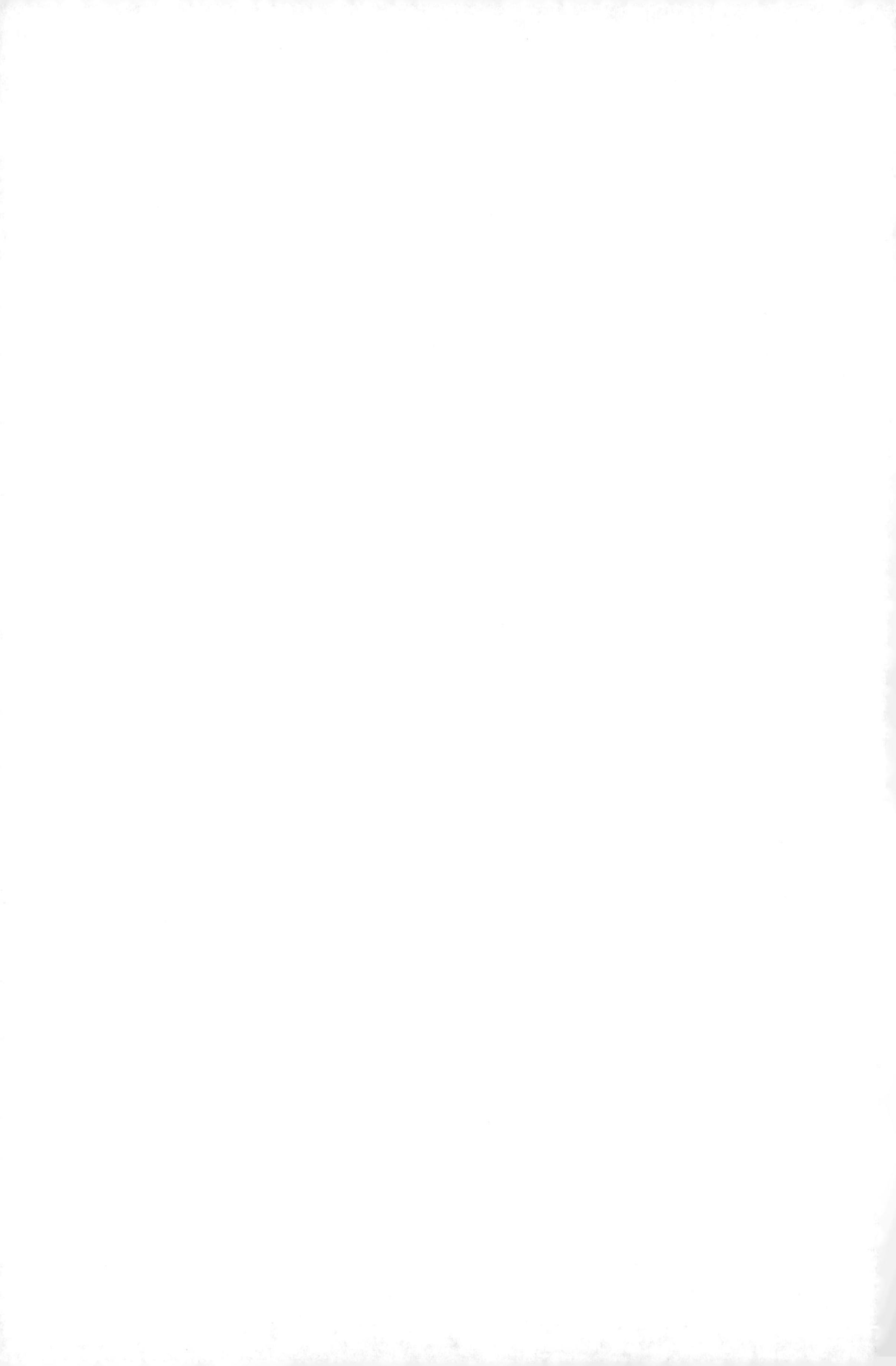

Capítulo 4

DETERMINANTES DE LA GRAVEDAD DE LA INFECCIÓN CAUSADA POR LOS VIRUS DE LA GRIPE

Adolfo García-Sastre

4.1 Introducción

La gripe es una enfermedad respiratoria de los seres humanos producida por los virus de la gripe A y B, los cuales causan epidemias estacionales anuales, típicamente durante los meses de invierno en las regiones del mundo de clima templado. Además, los virus de la gripe, específicamente los virus de la gripe A, ocasionan de un modo esporádico e impredecible pandemias caracterizadas en general por un mayor número de manifestaciones graves y de muertes en personas adultas de mediana edad. La Organización Mundial de la Salud ha estimado que los casos de gripe en el mundo en un año normal rondan los mil millones, de los cuales entre 300.000 y 500.000 acaban en muerte por complicaciones relacionadas con la enfermedad[1]. El número de fallecimientos causados por la gripe puede aumentar de 10 a 100 veces en las pandemias de gripe. Durante la pandemia de 1918, considerada una de la peores a las que se ha enfrentado la humanidad, se estima que aproximadamente 40 millones de personas perecieron a causa de la gripe[2].

La gravedad de la gripe varía entre las personas infectadas, desde una presentación clínica moderada en forma de resfriado leve, pasando por faringitis, traqueobroncolitis y broncolitis moderada o grave, acompañada por fiebre alta y postración, hasta los casos más graves con neumonía, a menudo segui-da de infecciones respiratorias secundarias causadas por bacterias, normalmente estreptococos y estafilococos, que pueden requerir hospitalización y uso de ventilación asistida. Los casos más graves degeneran en un síndrome agudo respiratorio grave, disfunción multiorgánica y muerte.

En este capítulo se comentan los factores que condicionan el gran espectro de las manifestaciones clínicas de la gripe y cómo es posible que en algunos casos la infección sea prácticamente asintomática, mientras que en otros sea letal, con casos intermedios entre los dos extremos. Ello es debido a una combinación de determinantes diversos, que incluyen factores genéticos de la cepa específica de virus de la gripe que produce la infección, factores genéticos del huésped que sufre la infección, comorbilidad y otros factores externos que influyen en la salud del paciente, así como el tipo de inmunidad preexistente en el huésped en el momento de la infección (Figura 4.1).

4.2 Determinantes virales de enfermedad

El genoma del virus de la gripe consiste en ocho segmentos de RNA con una capacidad codificante para al menos 10 proteínas expresadas abundantemente en las células infectadas por el virus, más un número limitado

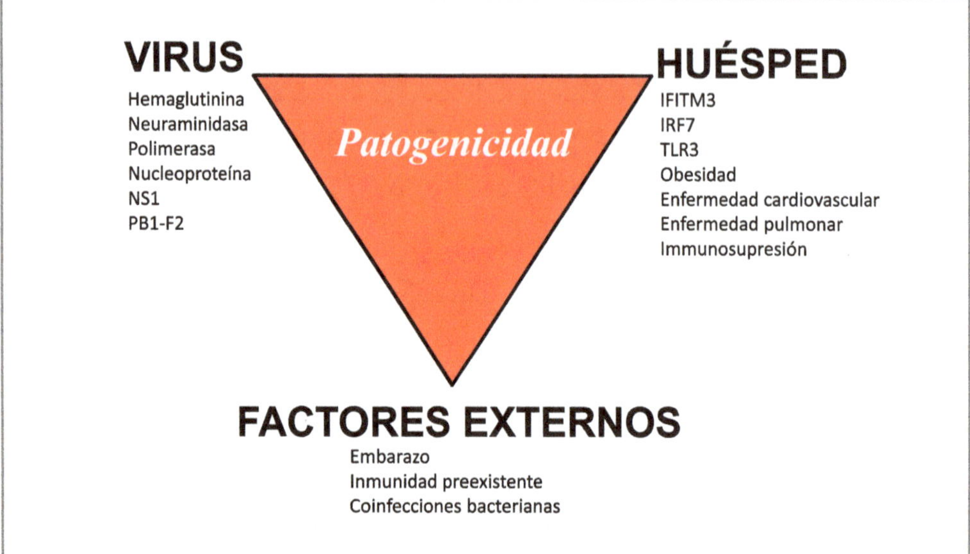

Figura 4.1 La patogenicidad del virus de la gripe se debe a factores diversos, tanto intrínsecos del virus como del huésped, y a condiciones previas y factores externos que predisponen a una enfermedad más grave.

de proteínas virales minoritarias, algunas de ellas descubiertas recientemente y no presentes en todas las cepas del virus. Los virus de la gripe se encuentran evolucionando constantemente, debido a la gran variación genética causada por errores generados durante la replicación del RNA del virus por su propia RNA polimerasa. Estos errores son los causantes de la generación de virus mutantes, los cuales se seleccionan en virtud de su capacidad de transmitirse y propagarse de un modo eficiente entre sus huéspedes. En ciertos casos, las mutaciones acumuladas durante estos procesos evolutivos dan lugar a un aumento de la gravedad de la enfermedad causada por el virus. Cada año cambian las secuencias más prevalentes de los virus de la gripe que circulan entre los humanos, y si esos cambios están relacionados con un incremento en la capacidad de infección y de replicación del virus en el tejido pulmonar alveolar, o con una inducción exacerbada de procesos inflamatorios en el pulmón, la gravedad de la enfermedad causada es mayor, debido a que el

daño es causado en la parte más profunda del aparato respiratorio, donde los alvéolos intercambian gases con el sistema circulatorio. El daño del tejido alveolar puede deberse a la propia replicación y la muerte celular producida por el virus, o a la inflamación causada por el sistema inmunitario del paciente, y puede llevar al fallecimiento del paciente por insuficiencia respiratoria. Por tanto, los genes del virus de la gripe que participan en la infección de pulmón, en su capacidad de replicación y en la regulación del sistema inmunitario, tanto innato como adaptativo, desempeñan un papel muy importante en la virulencia del virus (Figura 4.2).

4.2.1 Secuencias en la hemaglutinina del virus de la gripe asociadas con virulencia

La hemaglutinina (HA) del virus de la gripe es la encargada de la unión al receptor del virus y de la internalización del genoma

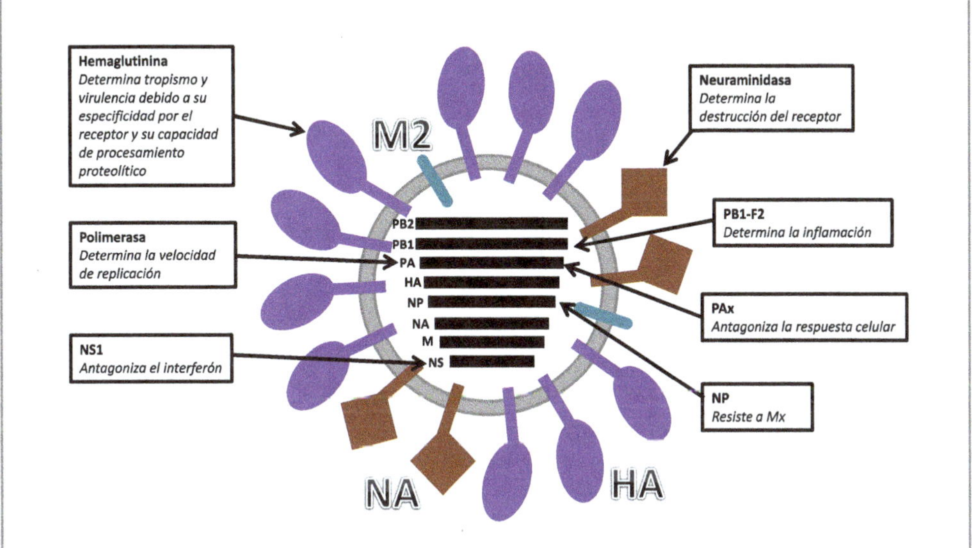

Figura 4.2 Proteínas y genes del virus de la gripe causantes de la gravedad de la infección. Se representan los ocho segmentos de RNA del virus y sus proteínas de superficie (HA, NA y M2).

del virus en las células huésped, para lo cual promueve la fusión de la membrana del virus con la membrana del endosoma que el virus usa para su entrada en la célula. Debido a estas funciones, la HA contiene varios dominios involucrados en la virulencia. Uno de los mayores determinantes de patogenicidad del virus consiste en su especificidad por el receptor[3,4]. Existen distintas preferencias de unión de la HA a su receptor, el ácido siálico, basadas en el modo en que este se encuentra covalentemente unido al resto del oligosacárido al que pertenece. En general, la HA de los virus de la gripe que infectan humanos tiene preferencia por unirse a ácidos siálicos con un enlace covalente entre los carbonos alfa 2 y 6, los cuales son muy abundantes en las células de las vías respiratorias altas en los humanos, lo que facilita su infección y su transmisión respiratoria[5-7]. En contraste, los virus de la gripe que infectan aves contienen una HA con preferencia de unión a ácidos siálicos con un enlace covalente entre los carbonos alfa 2 y 3. Eso facilita la infección intestinal en las aves, ya que esos ácidos siáli-

cos son prevalentes en su aparato digestivo. Las infecciones en humanos por virus de la gripe aviar no son frecuentes, ya que el virus tiene que alcanzar los tejidos de las vías respiratorias bajas, es decir, los pulmones, donde los enlaces alfa 2 y 3 son más comunes, pero cuando esto ocurre suele acabar en enfermedad grave debido al daño pulmonar provocado. Afortunadamente, los virus de la gripe que se replican preferentemente en el pulmón no se transmiten bien entre humanos.

Quizá el determinante de patogenicidad más conocido en el virus de la gripe es el sitio de corte de su HA. Esta proteína viral debe de ser procesada proteolíticamente para poder mediar la entrada del virus en la célula, procesamiento que es llevado a cabo por proteasas celulares del huésped. El sitio de corte de la HA de la mayoría de los virus de la gripe contiene una única arginina y es reconocido por proteasas extracelulares presentes únicamente en las mucosas respiratorias e intestinales, lo que explica que estos virus solo se repliquen en dichos tejidos. Sin embargo, los virus de la gripe aviar H5 y H7 de alta patogenicidad se caracterizan por la posesión de un sitio de corte en sus HA de carácter multibásico, lo que facilita su corte por proteasas celulares presentes en la mayoría de los tejidos del huésped. Debido a esto, los virus H5 y H7 de alta patogenicidad no solo infectan tejidos respiratorios e intestinales, sino también otros tejidos, incluido el sistema nervioso, lo que da lugar a una enfermedad más grave con complicaciones nerviosas y en diversos tejidos, y a un alto grado de virulencia en las aves, especialmente en los pollos[8]. Las infecciones en humanos con virus H5N1 de alta patogenicidad también se caracterizan por la presencia de productos virales en diversos tejidos y no solo en el sistema respiratorio, lo cual seguramente sea la causa de la alta mortalidad asociada con las infecciones en humanos por virus H5N1[9].

La HA del virus de la gripe también contiene determinantes de patogenicidad adicionales a su preferencia por el receptor y a su sitio de corte, ya que es uno de los genes implicados en la alta virulencia del virus de la gripe de 1918, sin que contenga un sitio de corte multibásico ni se una preferentemente a ácidos siálicos con enlaces alfa 2, 3[10]. La adquisición de nuevos sitios de glicosilación en la HA del virus de la gripe se ha asociado tanto con la evasión de la respuesta de anticuerpos como con una disminución de la virulencia[11].

4.2.2 Secuencias en la neuraminidasa del virus de la gripe asociadas con virulencia

La neuraminidasa (NA) del virus de la gripe ejerce una función opuesta a la de la HA: procesa ácidos siálicos y por lo tanto destruye el receptor de unión a la HA. Esta actividad enzimática permite al virus de la gripe librarse de permanecer unido a ácidos siálicos presentes en superficies distintas de las de las células permisivas para la infección, como por ejemplo en secreciones de moco o en la propia superficie de las partículas virales. Por tanto, la actividad de destrucción del receptor del virus ejercida por su NA debe estar en consonancia con la actividad de unión al receptor de la HA. Los cambios en la NA asociados con una mejor coordinación con la actividad de la HA, tales como deleciones en el dominio entre su sitio activo y el sitio de anclaje a la membrana, lo que resulta en NA más cortas o más largas, están asociados con incrementos en la virulencia[12].

En casos específicos, la NA del virus de la gripe también puede contribuir a un aumento de su virulencia al facilitar el procesamiento proteolítico de activación de la HA[13,14]. Tal es el caso de la NA de la cepa humana del virus de la gripe que causó la pandemia de 1918[10].

4.2.3 Secuencias en la polimerasa y la nucleoproteína del virus de la gripe asociadas con virulencia

La polimerasa del virus de la gripe está codificada por tres genes (PB1, PB2 y PA) y es la encargada de la replicación y la transcripción del RNA viral. Las mutaciones que incrementan la actividad de la polimerasa se han asociado con una mayor capacidad de evadir la respuesta innata antiviral del interferón y, por lo tanto, de incrementar su virulencia[15]. La nucleoproteína del virus de la gripe también contribuye a su virulencia gracias a su capacidad de evadir la acción antiviral de la proteína Mx[16], que es uno de los factores antivirales inducidos por el interferón del huésped.

4.2.4 Secuencias en genes del virus de la gripe dedicados a la regulación del sistema inmunitario asociadas con virulencia

Otro de los determinantes de virulencia de los virus de la gripe es su proteína multifuncional NS1[17]. La proteína NS1 es un antagonista de la respuesta inmunitaria innata antiviral mediada por interferón[18] y un regulador de la respuesta inmunitaria adaptativa[19]. Es por ello que contribuye a la inducción de una respuesta proinflamatoria exacerbada, como la observada en casos humanos de gripe grave[20], tal como se demuestra en modelos animales de infección por el virus de la pandemia de 1918[21].

Entre los genes no estructurales del virus de la gripe que contribuyen a su virulencia cabe destacar el gen que codifica a la proteína viral PB1-F2. Esta proteína se expresa a partir de un fragmento de lectura alternativo del gen PB1, y junto con la proteína NS1 ejerce una función antagonista del interferón[22]. El virus de la pandemia de 1918 tiene un polimorfismo en PB1-F2 (S66) solo presente en otros virus de alta patogenicidad. Este polimorfismo contribuye a su alta virulencia[23,24]. Otra proteína viral no estructural inhibidora de la respuesta celular antiviral descubierta recientemente y que contribuye a la virulencia del virus es la proteína PAx[25].

4.3 Determinantes genéticos del huésped

Los virus son parásitos intracelulares obligados, y como tales necesitan factores de sus huéspedes para su replicación. En el caso del virus de la gripe se ha identificado una gran cantidad de estos factores mediante el uso de librerías genéticas de siRNA que reducen la expresión de modo individual de la mayoría de los genes humanos expresados en células usadas para la replicación del virus[26]. El silenciamiento de un gen celular requerido para la replicación resulta en la inhibición de la replicación viral, mientras que el silenciamiento de un gen antiviral da lugar a un incremento en la replicación viral. La caracterización de estos factores en un futuro próximo nos ayudará a entender mejor los determinantes genéticos cuya variación entre

humanos da lugar a una mayor o menor gravedad de la infección. Por ejemplo, IFITM3 fue identificado como un factor celular que inhibe la replicación del virus de la gripe[27], y posteriormente se han encontrado polimorfismos genéticos en este gen en humanos que se correlacionan con síntomas más graves durante la infección por el virus de la gripe[28].

El desarrollo de las técnicas de secuenciación masiva ha permitido obtener secuencias completas del genoma humano y comparar las secuencias genómicas de personas individuales. Ello ha facilitado la identificación de mutaciones genéticas en algunos de los pacientes que sufren enfermedad grave por el virus de la gripe. Por ejemplo, una mutación asociada con pérdida de función de IRF7, un factor celular requerido para la producción óptima de interferón, se ha identificado como causa de enfermedad muy grave en un niño infectado con virus de la gripe[29]. Del mismo modo, una deficiencia genética en IRF9, que codifica una proteína necesaria para la respuesta al interferón, se ha asociado con enfermedad grave por virus de la gripe, lo cual pone de manifiesto la importancia del interferón para combatir la enfermedad causada por este virus[30].

4.4 Otros determinantes de enfermedad grave

Además de factores genéticos intrínsecos de la cepa de virus infeccioso y del huésped al que infecta que están directamente relacionados, la gravedad de la gripe, como en cualquier otra enfermedad infecciosa, está condicionada por otros factores de riesgo que no están directamente relacionados con la secuencia genética del virus o del huésped. En primer lugar, la magnitud y la especificidad de la inmunidad adquirida en una persona debida a infecciones o vacunaciones previas desempeña un papel importante. Por ejemplo, durante la pandemia de 2009, causada por un virus de la gripe H1N1, el número de infecciones graves producidas por el virus pandémico fue muy bajo en las personas mayores de 65 años, que tenían anticuerpos contra este virus. Esto se debe a que en su juventud estuvieron expuestos a virus de la gripe antigénicamente muy similares, y tenían memoria inmunitaria capaz de neutralizar el virus de 2009[31].

Otras condiciones que predisponen a enfermedad grave por virus de la gripe son la edad (las personas mayores y los niños menores de 2 años son los más susceptibles), el embarazo, la obesidad, la diabetes, los problemas crónicos cardiovasculares, la enfermedad pulmonar obstructiva crónica y la inmunosupresión. Muchas veces, los episodios más graves de gripe se deben a complicaciones con infecciones secundarias causadas por bacterias, sobre todo estafilococos y neumococos, que dan lugar a una neumonía bacteriana grave. Las razones por las que la gripe predispone a infecciones respiratorias graves son numerosas: la destrucción de células infectadas por el virus que participan en la defensa contra invasiones bacterianas, la exposición de receptores de adhesión bacteriana en el tejido respiratorio infectado y la inhibición de mecanismos inmunitarios antibacterianos[32-34].

4.5 Conclusión

La gravedad de la gripe tiene causas multifactoriales y depende tanto de la cepa del virus infectante como de factores genéticos del huésped y de las condiciones inmunitarias y otras enfermedades presentes en la persona infectada. Aunque es difícil que se den todos los factores a la vez para que el virus de la gripe pueda causar enfermedad grave en una gran mayoría de las personas infectadas, no puede excluirse la posible aparición de futuros virus con una virulencia similar a la del que causó la gran pandemia de 1918. Por ello, es necesario seguir trabajando en el desarrollo de nuevas vacunas, fármacos antivirales y medidas de intervención que mitiguen los efectos del virus de la gripe mejor que los que tenemos en la actualidad.

Bibliografía

1. Lozano R, Naghavi M, Foreman K, Lim S, Shibuya K, Aboyans V, et al. Global and regional mortality from 235 causes of death for 20 age groups in 1990 and 2010: a systematic analysis for the Global Burden of Disease Study 2010. Lancet. 2012;380:2095-128.

2. Palese P, Tumpey TM, García-Sastre A. What can we learn from reconstructing the extinct 1918 pandemic influenza virus? Immunity. 2006;24:121-4.

3. van Riel D, Munster VJ, de Wit E, Rimmelzwaan GF, Fouchier RA, Osterhaus AD, et al. H5N1 virus attachment to lower respiratory tract. Science. 2006;312:399.

4. Shinya K, Ebina M, Yamada S, Ono M, Kasai N, Kawaoka Y. Avian flu: influenza virus receptors in the human airway. Nature. 2006;440:435-6.

5. Tumpey TM, Maines TR, Van Hoeven N, Glaser L, Solorzano A, Pappas C, et al. A two-amino acid change in the hemagglutinin of the 1918 influenza virus abolishes transmission. Science. 2007;315:655-9.

6. Herfst S, Schrauwen EJ, Linster M, Chutinimitkul S, de Wit E, Munster VJ, et al. Airborne transmission of influenza A/H5N1 virus between ferrets. Science. 2012;336:1534-41.

7. Russell CA, Fonville JM, Brown AE, Burke DF, Smith DL, James SL, et al. The potential for respiratory droplet-transmissible A/H5N1 influenza virus to evolve in a mammalian host. Science. 2012;336:1541-7.

8. Jang H, Boltz D, Sturm-Ramirez K, Shepherd KR, Jiao Y, Webster R, et al. Highly pathogenic H5N1 influenza virus can enter the central nervous system and induce neuroinflammation and neurodegeneration. Proc Natl Acad Sci U S A. 2009;106:14063-8.

9. de Jong MD, Simmons CP, Thanh TT, Hien VM, Smith GJ, Chau TN, et al. Fatal outcome of human influenza A (H5N1) is associated with high viral load and hypercytokinemia. Nat Med. 2006;12:1203-7.

10. Pappas C, Aguilar PV, Basler CF, Solorzano A, Zeng H, Perrone LA, et al. Single gene reassortants identify a critical role for PB1, HA, and NA in the high virulence of the 1918 pandemic influenza virus. Proc Natl Acad Sci U S A. 2008;105:3064-9.

11. Medina RA, Stertz S, Manicassamy B, Zimmermann P, Sun X, Albrecht RA, et al. Glycosylations in the globular head of the hemagglutinin protein modulate the virulence and antigenic properties of the H1N1 influenza viruses. Sci Transl Med. 2013;5:187ra170.

12. Stech O, Veits J, Abdelwhab el SM, Wessels U, Mettenleiter TC, Stech J. The neuraminidase stalk deletion serves as major virulence determinant of H5N1 highly pathogenic avian influenza viruses in chicken. Sci Rep. 2015;5:13493.

13. Li S, Schulman J, Itamura S, Palese P. Glycosylation of neuraminidase determines the neurovirulence of influenza A/WSN/33 virus. J Virol. 1993;67:6667-73.

14. Goto H, Kawaoka Y. A novel mechanism for the acquisition of virulence by a human influenza A virus. ProcNatl Acad Sci U S A. 1998;95:10224-8.

15. Grimm D, Staeheli P, Hufbauer M, Koerner I, Martínez-Sobrido L, Solorzano A, et al. Replication fitness determines high virulence of influenza A virus in mice carrying functional Mx1 resistance gene. Proc Natl Acad Sci U S A. 2007;104:6806-11.

16. Dittmann J, Stertz S, Grimm D, Steel J, García-Sastre A, Haller O, et al. Influenza A virus strains differ in sensitivity to the antiviral action of Mx-GTPase. J Virol. 2008;82:3624-31.

17. Ayllon J, García-Sastre A. The NS1 protein: a multitasking virulence factor. Curr Top Microbiol Immunol. 2015;386:73-107.

18. García-Sastre A, Egorov A, Matassov D, Brandt S, Levy DE, Durbin JE, et al. Influenza A virus lacking the NS1 gene replicates in interferon-deficient systems. Virology. 1998;252:324-30.

19. Fernández-Sesma A, Marukian S, Ebersole BJ, Kaminski D, Park MS, Yuen T, et al. Influenza virus evades innate and adaptive immunity via the NS1 protein. J Virol. 2006;80:6295-304.

20. Beigel JH, Farrar J, Han AM, Hayden FG, Hyer R, de Jong MD, et al.; Writing Committee of the World Health Organization Consultation on Human Influenza AH. Avian influenza A (H5N1) infection in humans. N Engl J Med. 2005;353:1374-85.

21. Kobasa D, Jones SM, Shinya K, Kash JC, Copps J, Ebihara H, et al. Aberrant innate immune response in lethal infection of macaques with the 1918 influenza virus. Nature. 2007;445:319-23.

22. Varga ZT, Grant A, Manicassamy B, Palese P. Influenza virus protein PB1-F2 inhibits the induction of type I interferon by binding to MAVS and decreasing mitochondrial membrane potential. J Virol. 2012;86:8359-66.

23. Conenello GM, Zamarin D, Perrone LA, Tumpey T, Palese P. A single mutation in the PB1-F2 of H5N1 (HK/97) and 1918 influenza A viruses contributes to increased virulence. PLoS Pathog. 2007;3:1414-21.

24. McAuley JL, Hornung F, Boyd KL, Smith AM, McKeon R, Bennink J, et al. Expression of the 1918 influenza A virus PB1-F2 enhances the pathogenesis of viral and secondary bacterial pneumonia. Cell Host Microbe. 2007;2:240-9.

25. Jagger BW, Wise HM, Kash JC, Walters KA, Wills NM, Xiao YL, et al. An overlapping protein-coding region in influenza A virus segment 3 modulates the host response. Science. 2012;337:199-204.

26. Watanabe T, Watanabe S, Kawaoka Y. Cellular networks involved in the influenza virus life cycle. Cell Host Microbe. 2010;7:427-39.

27. Brass AL, Dykxhoorn DM, Benita Y, Yan N, Engelman A, Xavier RJ, et al. Identification of host proteins required for HIV infection through a functional genomic screen. Science. 2008;319:921-6.

28. Everitt AR, Clare S, Pertel T, John SP, Wash RS, Smith SE, et al. IFITM3 restricts the morbidity and mortality associated with influenza. Nature. 2012;484:519-23.

29. Ciancanelli MJ, Huang SX, Luthra P, Garner H, Itan Y, Volpi S, et al. Life-threatening influenza and impaired interferon amplification in human IRF7 deficiency. Science. 2015;348:448-53.

30. Hernández N, Melki I, Jing H, Habib T, Huang SSY, Danielson J, et al. Life-threatening influenza pneumonitis in a child with inherited IRF9 deficiency. J Exp Med. 2018;215:2567-85.

31. Manicassamy B, Medina RA, Hai R, Tsibane T, Stertz S, Nistal-Villan E, et al. Protection of mice against lethal challenge with 2009 H1N1 influenza A virus by 1918-like and classical swine H1N1 based vaccines. PLoS Pathog. 2010;6:e1000745.

32. McCullers JA, Bartmess KC. Role of neuraminidase in lethal synergism between influenza virus and Streptococcus pneumoniae. J Infect Dis. 2003;187:1000-9.

33. Medina RA, García-Sastre A. Influenza A viruses: new research developments. Nat Rev Microbiol. 2011;9:590-603.

34. Krammer F, Smith GJD, Fouchier RAM, Peiris M, Kedzierska K, Doherty PC, et al. Influenza. Nat Rev Dis Primers. 2018;4:3.

Capítulo 5

DETECCIÓN DE LA RESPUESTA INMUNITARIA INNATA INTRACELULAR POR LOS VIRUS DE LA GRIPE

Estanislao Nistal Villán

DETECCIÓN DE LA RESPUESTA INMUNITARIA INNATA INTRACELULAR POR LOS VIRUS DE LA GRIPE

Estanislao Nistal Villán

5.1 Introducción

La entrada y la replicación del virus de la gripe en una célula conlleva una serie de procesos en los cuales el virus y la célula establecen una carrera en la que el control de los tiempos es crucial para que el virus pueda o no replicarse e infectar otras células. Para que una célula controle al virus cuenta con lo que se denomina inmunidad (o defensa) innata celular. En la activación de un programa de defensa en una célula infectada es trascendental que esta detecte lo antes posible al virus para tratar de reaccionar y detener su replicación. La activación de la respuesta celular supone el empleo de un arsenal de proteínas y mecanismos de dos tipos: los que sirven para activar vías o cascadas de señalización e inducción de la expresión de genes que participan en la defensa frente al virus, y los que tienen una acción directa frente a los virus, también llamados factores de restricción, que tienen una reacción de inhibición directa sobre la replicación viral.

Frente a la defensa celular, los virus de la gripe cuentan a su vez con una serie de mecanismos ofensivos, también denominados mecanismos antagonistas, para bloquear tanto las vías de señalización como los factores de restricción celulares y ganar de esta manera el tiempo necesario para avanzar en el proceso de replicación y diseminación a otras células.

5.2 Mecanismos de detección y señalización intracelular frente al virus de la gripe

5.2.1 Mecanismos de detección

El sistema intracelular de señalización frente a infecciones incluye las proteínas que actúan como sensores de la infección y los transmisores de la señal de activación de esos sensores, así como los efectores de esas señales, que suelen ser unas proteínas denominadas factores de transcripción.

La activación de la respuesta inmunitaria tras el reconocimiento de la infección por el virus de la gripe en una célula ocurre principalmente a través de tres tipos de sensores (Figura 5.1): los receptores tipo Toll (TLR, *Toll-like receptors*), los receptores tipo RLR *(RIG-I-like receptors)*[1,2] y la proteína NLRP3 *(NOD-like receptor and pyrin domain containing 3)*[3-5].

Los principales TLR que participan en la detección de la infección por el virus de la gripe son TLR3[6] y TLR8 (el TLR7 en ratón es el equivalente al TLR8 en humanos)[7,8]. El TLR3 es una proteína anclada en la membrana celular capaz de unirse al ARN de doble cadena, mientras que el TLR8 se une a moléculas de ARN de cadena simple. La unión de estos TLR a las moléculas de ARN puede ocurrir en la cara extracelular o bien en la parte luminar

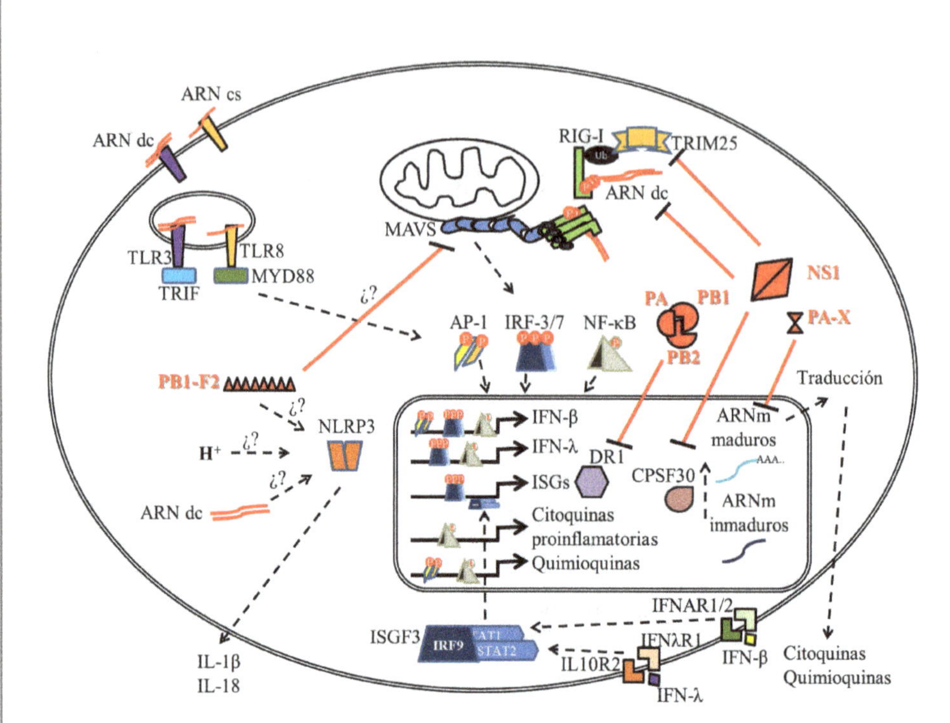

Figura 5.1 Mecanismos antagonistas virales frente a la detección y la inducción de la respuesta inmunitaria innata frente al virus de la gripe. La infección del virus de la gripe puede producir estructuras de ARN de doble cadena (ARN dc) o de cadena sencilla (ARN cs), que pueden ser reconocidas por TLR3 y TLR8, principalmente en el endosoma, y por RIG-I (ARN cs) en el citoplasma. Este reconocimiento induce la activación de los factores de transcripción AP1, IRF-3 y/o IRF-7 y factor nuclear kappa B (NF-κB), que inducen un programa de expresión génica en respuesta a la infección con la expresión de interferón (IFN) β, IFN-λ, algunos genes estimulados por interferón (ISGs), citocinas proinflamatorias y quimiocinas. La activación de la proteína NLRP3 durante la infección resulta en la secreción de las citocinas proinflamatorias interleucina (IL) 1β e IL-18. La detección de las citocinas IFN-β e IFN-λ por los receptores de IFN de tipo I (IFNAR1 e IFNAR2) y tipo III (IFNLR1 e IL10R2), respectivamente, induce una segunda cascada de señalización mediada por el factor de transcripción multiproteico ISGF3, que estimula la transcripción de un mayor número de ISG de respuesta frente a la infección (entre ellos, ciertos genes de IFN-α). El virus de la gripe tiene distintos mecanismos para inhibir esta respuesta, como son el bloqueo de la activación de RIG-I y TLR3 mediante la unión a ARN de doble cadena, o la inhibición de la activación de RIG-I a través del bloqueo de TRIM25. La proteína NS1 de algunas cepas de virus de la gripe también puede bloquear el factor nuclear CPSF30, y la maduración de ARN mensajeros (ARNm) celulares. Además, las proteínas virales PB1-F2, PA-X y PB2 pueden bloquear distintos procesos celulares relacionados con la activación de la respuesta celular frente al virus.

de vesículas de endocitosis o lisosomas de degradación que contengan virus o material genético de estos. Ya que la replicación del virus ocurre dentro de la célula, el papel biológico de los TLR durante la infección parece más relacionado con la fagocitosis de las células infectadas o de material infectado detectado por las células presentadoras.

RIG-I es capaz de detectar ARN de doble cadena con los extremos 5' fosforilados, preferentemente con 5' trifosfatos[9]. En la célula es extraño encontrar moléculas propias de ARN con estas características, y en general su detección por RIG-I se considera como una señal impropia que la célula interpreta como una señal de peligro, lo cual, al igual que ocurre con la activación de TLR3 y TLR7, induce un mecanismo de respuesta frente a la infección. La detección de los ARN de doble cadena con extremos 5' trifosfato por RIG-I ocurre preferentemente por acumulación en los orgánulos de estrés que se forman durante la replicación.

En el caso de la activación de NLRP3, esta conduce a la formación de un complejo multiproteico denominado inflamasoma, que entre otras funciones tiene la de inducir la activación de la caspasa 1 y el procesamiento y la secreción de las citocinas proinflamatorias interleucina (IL) 1-β e IL-18. La activación de NLRP3 puede producirse por varios fenómenos anómalos en la célula. En el caso de la infección por el virus de la gripe, el ARN de doble cadena en el citoplasma, el flujo de protones en el aparato de Golgi mediado por la proteína M2 del virus, o la detección de estructuras fibrilares de la proteína viral PB1-F2, parecen desempeñar un papel en la activación de NLRP3[10].

5.2.2 Mecanismos de señalización

Como resultado de la detección de moléculas o señales de peligro que ocurren en la célula durante la replicación del virus de la gripe, se activan distintas cascadas de señalización intracelular que conducen a la inducción de la transcripción de genes y la posterior traducción a proteínas, que pueden tener una acción directa frente a la maquinaria de replicación del virus o participar en la retroalimentación o retroinhibición de las cascadas de activación antes mencionadas. El control de estas cascadas de activación es un elemento muy importante en la respuesta frente a la infección, ya que una activación muy débil supondría una respuesta ineficiente frente al virus, y una activación demasiado fuerte conllevaría una respuesta que en sí misma puede ser patológica y letal para el individuo infectado.

Como consecuencia de la unión al ARN, tanto los TLR como RIG-I activan una cascada de señales intracelulares que estimula la producción de interferón (IFN) de tipo I (inicialmente IFN-β y más tarde los IFN-α)[2] y de tipo III (los IFN-λ)[4,11], característico de algunos órganos, incluido el pulmón. Por otro lado, tanto los TLR como RIG-I y NLRP3 inducen cascadas de señalización que conducen a la expresión de citocinas proinflamatorias, eicosanoides y quimiocinas[12] (Figura 5.1). Las mismas cascadas de inducción también estimulan la transcripción de algunos genes que participan en las cascadas de señalización o, en general, en la mejora de la capacidad de la célula de luchar frente al virus.

Mientras que los IFN tienen una clara función en la estimulación de genes de defensa frente a la infección, las citocinas proinflamatorias, los eicosanoides y las quimiocinas desempeñan un papel en la inducción de la inflamación local en el lugar donde se producen, y un papel sistémico produciendo efectos como la fiebre, la estimulación del nicho hematopoyético en la médula ósea y la inducción del sistema inmunitario adaptativo principalmente en los nódulos linfáticos[13,14].

En la activación de las cascadas de señalización hacia abajo de los TLR o de RIG-I hay algunos elementos diferenciales y otros que son compartidos por ambos sensores[15,16]. En el caso de TLR3, su unión al ARN de doble cadena estimula en la cara citoplasmática un cambio conformacional que induce una proteína adaptadora llamada TRIF, que a su vez transmite la señal de activación a proteínas aguas abajo, como TBK1, IKKα, IKKβ, TRAF2 y TRAF6, entre otras, lo que resulta en la activación y la translocación al núcleo de los factores de transcripción ATF2 y cJun (que forman el heterodímero AP1), de los factores de transcripción IRF-3 e IRF-7, y de las proteínas p50 y p65 (que forman el factor de transcripción factor nuclear kappa B [NF-κB]). La activación orquestada de estos factores de transcripción permite su unión a una región hacia arriba del promotor del gen de IFN-β (región enhanceosómica del gen de IFN-β), que a su vez estimula la maquinaria de transcripción y la síntesis de la citocina.

Al igual que todos los virus, la replicación ocurre intracelularmente, por lo que la detección de la replicación activa del virus suele ocurrir en el interior de la célula, y por tanto la detección citoplásmica de la infección adquiere un valor preeminente. En el caso del virus de la gripe, el principal sensor de la replicación del virus es la proteína RIG-I, con independencia de que otros sensores de ARN de doble cadena intracelular, como MDA5 y LGP2, puedan participar y tener un papel en la reactividad celular frente al virus.

Tras la unión de RIG-I a las estructuras de ARN antes descritas, la proteína usa trifosfato de adenosina para cambiar de conformación y multimerizar. Para que ocurra este proceso, la proteína RIG-I, que en su estado basal inactivo se encuentra fosforilada, requiere una desfosforilación seguida de un proceso de ubiquitinación mediado por la ligasa de ubiquitina TRIM25[17,18]. Tales eventos tienen como consecuencia un cambio conformacional que permite la exposición de su región amino terminal que comprende dos dominios CARD ubiquitinados. La exposición de los dos dominios CARD es importante para que RIG-I se una a la proteína MAVS, también denominada IPS-1, situada en la superficie de la mitocondria. La unión de estas dos proteínas permite que MAVS se active, formando un complejo autoensamblante, descrito también como un complejo pseudopriónico por formar unas estructuras poliméricas muy estables y con capacidad de inducir un cambio conformacional en otras proteínas de MAVS, de manera que se autopropaga su señal[19]. En las plataformas de MAVS aparecen asociadas además otras proteínas necesarias para la activación de la vía del IFN-β hacia abajo. En concreto, una vez MAVS se ha activado, recluta proteínas como IKKε, TBK1, IKKα, TRAF3 y TRAF 6. El resto de la vía se activa de forma similar a lo descrito para TLR3 hasta la producción final de IFN-β.

Además de que MAVS requiere la unión a la mitocondria para ejercer su acción de mediador de señalización, el metabolismo mitocondrial es un factor determinante en las infecciones, tanto virales como bacterianas. Aunque se sabe que el virus de la gripe induce cambios en la función mitocondrial, está por definir qué papel puede tener el metabolismo mitocondrial en la activación de la respuesta inmunitaria frente a la infección, pero es probable que ciertos cambios metabólicos influyan de manera importante en dicha respuesta.

Existen tres genes que pueden dar lugar a los genes de la familia de IFN tipo III (también denominado IFN-λ): IL29 (IFN-λ1), IL28A (IFN-λ2) e IL28B (IFN-λ3)[20,21]. Los IFN-λ se caracterizan por tener una actividad antiviral similar a la de los IFN de tipo I e inducirse igualmente de manera dependiente de la activación de IRF-3/IRF-7 y NF-κB en el caso de IFN-λ1, y de IRF-7 en el caso de IFN-λ2 e IFN-λ3, aunque la cinética de su inducción es más retardada en comparación con la del IFN-β.

Una vez sintetizados y madurados en el retículo endoplásmico y el aparato de Golgi, los IFN, incluido el IFN-β, pueden unirse al receptor de IFN de tipo I (compuesto por dos subunidades: IFNAR1 e IFNAR2) en la misma célula o en células que aún no hayan sido infectadas por el virus. En el caso de IFN-λ, su receptor está compuesto por las subunidades IFNλR1 y IL10R2, compartida esta última con la IL-10.

En el caso del IFN-β y los IFN-α, la citocina unida al receptor forma un complejo proteico que se internaliza y activa una cascada de señalización conocida como ruta de señalización de IFN de tipo I. En el caso de los IFN-λ, esta cascada se conoce como ruta de señalización de IFN de tipo III (Figura 5.1). Ambas rutas de señalización cuentan, entre otros mediadores, con las quinasas Jak1 y Tyk2 que fosforilan y activan a las proteínas STAT1 y STAT2, las cuales, junto con IRF-9, constituyen el factor de transcripción multiproteico denominado ISGF3. Este complejo, una vez en el núcleo, se une a cientos de elementos génicos en el DNA nuclear, denominados ISRE (elementos de respuesta a la estimulación por interferón). Esta unión posibilita el inicio de la transcripción y la expresión de los denominados genes inducibles por interferón (ISG), muchos de los cuales tienen una acción antiviral directa, participando en las cascadas de señalización o simplemente desempeñando un papel esencial en la biología celular frente a la infección[22].

Además de estas cascadas de señalización en respuesta al reconocimiento del virus de la gripe, la de inducción y las de señalización de IFNs de los tipos I y III, se produce la activación de factores de transcripción y de genes no canónicos que también desempeñan un papel importante en la expresión de genes que participan en la defensa frente al virus. De esta manera, en la cascada de inducción, además de la transcripción del gen de IFN-β en la que participa como un factor de transcripción esencial IRF-3, pueden activarse otros IRF, como IRF-7, IRF-1, IRF-4, IRF-5 e IRF-8, dependiendo del tipo celular[23]. Todos estos IRF tienen cierta promiscuidad y pueden unirse a secuencias muy similares en genes ISG que participan en la defensa frente a la infección. De este modo, algunos de los ISG que se inducen por la activación de las cascadas de señalización de IFN de tipos I y III pueden también inducirse en la primera vía de señalización de inducción de IFN-β, sin necesidad de depender de las cascadas de señalización hacia abajo de los receptores de IFN[24].

Las cascadas de señalización de IFN de tipos I y III también pueden activar otros factores de transcripción secundarios, además de STAT1, e IRF-9[25]. Aunque su relevancia no se conoce en detalle, también pueden formarse heterodímeros de STAT1 u otros homodímeros o heterodímeros de otros factores de transcripción STAT, que pueden ser capaces de inducir la transcripción de genes con acción antiviral directa, o participar en el proceso inflamatorio o en el reclutamiento de las células del sistema inmunitario que participan en la activación de la respuesta inmunitaria adaptativa. De esta manera, la inducción del programa de defensa innata frente a la infección por virus de la gripe (y por otros virus) no depende exclusivamente de los factores de transcripción antes mencionados, sino que, aunque estos tengan un papel preeminente, existen vías o estrategias alternativas para activar la defensa inmunitaria innata.

5.3 Inhibición de la respuesta inmunitaria innata por el virus de la gripe

En el proceso de infección por el virus de la gripe, una vez que el virión es endocitado, la hemaglutinina y la proteína M2 del virus posibilitan la unión al receptor, seguida de la fusión de las membranas del virus y de la célula. Como resultado de esta fusión se liberan los complejos ribonucleoproteicos (compuestos por ARN, ribonucleoproteína NP y proteínas que forman el complejo de la polimerasa [PB1, PB2 y PA]) del virus en el citoplasma celular. El reconocimiento de la infección podría producirse en ese momento, aunque es poco probable debido a la baja cantidad de material viral entrante. De todas formas, el reconocimiento puede depender de varios factores, como la cantidad de RIG-I o la cantidad de RNA, y de las proteínas virales que sean capaces de liberarse en el citoplasma celular[26].

Determinadas células del sistema inmunitario, como las células dendríticas (especialmente las plasmacitoides), los monocitos y los macrófagos, cuentan con gran cantidad de RIG-I y de otros componentes de la maquinaria de señalización del sistema de IFN, y por tanto tienen una mayor sensibilidad frente a la infección y son capaces de inducir una respuesta frente al virus de una manera más rápida. Otras células no especializadas en la respuesta inmunitaria cuentan con menos componentes de activación de la maquinaria de defensa frente al virus y tardan más tiempo en reaccionar.

Por su parte, el virus de la gripe dispone de varias estrategias para bloquear, o al menos ralentizar, el sistema de reconocimiento del virus y de esta manera evitar la activación del programa de defensa de la célula (Figura 5.1). De todas las funciones de las proteínas del virus de la gripe con efecto antagonista frente a la defensa innata intracelular, la mejor descrita es la de la proteína no estructural 1 (NS1)[27]. Además, dependiendo del tipo o de la cepa de virus de la gripe que se considere, la proteína NS1 puede tener distintos mecanismos inhibitorios. De ellos, el papel de NS1 para inhibir la activación de RIG-I mediante la unión a la proteína TRIM25 parece predominante, aunque la proteína NS1 de determinadas cepas de virus de gripe también es capaz de bloquear la maduración de determinados ARN mensajeros (ARNm) celulares mediante la unión al factor celular CPSF30. A NS1 también se le han atribuido otras funciones[28], entre otras la disminución de la cascada de señalización de IFN y la unión a ARN de doble cadena para así prevenir que este sea reconocido por proteínas celulares que, al igual que RIG-I, sean capaces de reconocer estas estructuras y activar procesos antivirales.

Además de NS1 se han descrito otras proteínas virales que pueden inhibir la respuesta inmunitaria innata antiviral. La relevancia biológica de estas inhibiciones está aún por caracterizar al no estar presente en todos los tipos de virus de la gripe o en todas sus cepas. Una de estas proteínas es PA-X, capaz de inducir la degradación de ARNm de la célula[29,30]. La proteína PB1-F2 también ha sido relacionada con distintas funciones, como la manipulación de la inducción de la apoptosis o la inhibición de la cascada de inducción de IFN-β mediada por MAVS en la superficie de la mitocondria[31]. Esta actividad de PB1-F2 frente a MAVS puede que sea indirecta y que su inhibición dependa de otros factores[32,33].

De manera menos eficiente, otras proteínas estructurales, como la PB2 de algunas cepas, o el complejo de la polimerasa (PB1, PB2 y PA) uniéndose a la proteína DR1, reducen la transcripción de ISGs[34]. Se han descrito otras actividades inhibitorias, como la de distintos péptidos de hemaglutinina que son capaces de inhibir la inducción del adaptador de la detección de ADN[35] intracelular, denominado STING, o la inhibición de la señalización aguas abajo del receptor de IFN de tipo 1[36].

Tras el proceso de entrada del virus, y después de la liberación de los complejos ribonucleoproteicos, los distintos segmentos de virus de la gripe son transportados al núcleo por la maquinaria celular. Si en ese instante no son reconocidos, tras su llegada al núcleo comienza la etapa de replicación del material genético. En este proceso se producen millones de copias de los segmentos de ARN genómico y de ARN genómico complementario o antigenómico. Este ARN antigenómico puede ser usado para la fabricación de ARNm y traducido a las proteínas virales, mientras que el ARN genómico se enhebrará en el núcleo en torno a nucleoproteínas virales y complejos de polimerasa que se exportarán para ser empaquetados dentro de nuevos viriones. Esta etapa de la replicación del virus es un proceso vertiginoso en el cual la maquinaria de replicación viral tiene que controlar distintos procesos celulares. La acumulación de material que puede ser reconocido por RIG-I y otros sensores, unido a una mayor dificultad de las proteínas antagonistas virales para prevenir el reconocimiento por parte de la célula, va incrementando la capacidad de estimular la respuesta antiviral.

Como ya se ha comentado, el principal mecanismo con que cuenta el virus para prevenir la estimulación de la respuesta antiviral es la proteína NS1. En ausencia de esta proteína, el ARNm del gen de IFN-β tarda unas 4 horas en comenzar a producirse (dependiendo del tipo celular infectado) y la proteína tarda unas 6 horas en comenzar a sintetizar cantidades de citocinas con actividad antiviral apreciable. En ese intervalo de tiempo es cuando la proteína NS1 tiene un papel clave. Su rápida síntesis debe prevenir, o al menos ralentizar, la respuesta antiviral y permitir al virus ganar tiempo para empaquetarse, egresar e infectar otras células. Las cepas de virus de la gripe que tiene una potente actividad NS1 son capaces de bloquear la defensa inmunitaria innata de manera efectiva y tener ventaja para replicarse, infectar otras células y extenderse al resto del aparato respiratorio. Una de las consecuencias de esta rápida replicación es el incremento de su capacidad de salir del organismo infectado e infectar a otros individuos[37].

5.4 Factores de restricción frente a la infección por el virus de la gripe

Los apartados anteriores han puesto el acento en la relación entre el virus de la gripe y la célula infectada desde el punto de vista del reconocimiento del virus, la inducción de la cascada de IFN-β y la inducción de las cascadas de señalización del sistema de IFN de tipos I y III, pero existen otros mecanismos de reconocimiento del virus que permiten activar procesos moleculares de acción directa frente a la replicación viral (Tabla 5.1).

Uno de esos mecanismos es la activación de la proteína PKR, que reconoce y se une, al igual que RIG-I, al ARN de doble cadena. Esta unión induce la fosforilación y la dimerización de PKR, y como consecuencia la activación de su capacidad de fosforilar a la proteína eIF2α, esencial para la iniciación de la traducción de proteínas. Dicha fosforilación tiene como consecuencia el secuestro y la inactivación de eIF2α, y el arresto de la maquinaria de traducción celular. Mediante este mecanismo, la célula busca ralentizar la producción de proteínas virales y, por tanto, de nuevos virus. La proteína NS1, al unirse al ARN de doble cadena, puede prevenir la activación de PKR y esquivar este mecanismo de inmunidad innata[38].

Otro mecanismo importante que participa en la inmunidad innata frente al virus de la gripe es el mediado por la proteína MxA en los humanos (denominada Mx1 en los ratones)[39].

Tabla 5.1 Principales factores de restricción proteicos frente al virus de la gripe.

Factor de restricción	Nombres alternativos	Mecanismo de acción frente al virus de la gripe
PKR	Protein kinase R, P68 kinase, PRKR, EIF-2A Protein kinase 2, Protein kinase interferon-inducible double stranded RNA dependent, Eukaryotic translation initiation factor 2 alpha kinase 2	La unión a RNA de doble cadena induce la fosforilación y la inhibición de la subunidad alfa del iniciador de síntesis de proteína 2 (eIF-2α), inhibiendo la traducción durante la infección viral
MxA	Interferon-inducible protein p78; IFI78, Mx1	Se une a algunas nucleoproteína virales, incluida la de los virus de gripe; forma anillos oligoméricos alrededor de las estructuras tubulares de la nucleocápside, inhibiendo así su función transcripcional y replicativa
OAS	Oligoadenilato sintetasa, 2'-,5'-Oligoisoadenylate synthetase; OIAS, 2'-,5'-A synthetase; variantes OAS1, OAS2 y OAS3	El sistema OAS/RNase L se induce tras la unión de OAS al ARN de doble cadena, que induce en OAS la síntesis de oligonucleótidos cortos que actúan como segundos mensajeros para activar la ribonucleasa L; la actividad ribonucleasa de esta RNAseL degrada moléculas de ARN de manera inespecífica, reduciendo la capacidad del virus de replicarse
Ribonucleasa L	RNAseL, Ribonuclease 4, RNS4, Ribonuclease L, 2-5A-dependent interferon-induced RNAse	
ISG20	Interferon stimulated exonuclease gene 20, Estrogen-regulated transcript 45 protein, HEM45, CD25	Degradación del ARN viral mediante su actividad exonucleasa
IFITM	Interferon induced transmembrane protein, Dispanin subfamily A member 2b, Interferon-inducible protein 1-8U, DSPA2b, Interferon induced transmembrane protein, 1-8U, IP15; variantes IFITM1, IFITM2 e IFITM3	Secuestro de viriones entrantes en la célula; previene la endocitosis o fusión de la membrana viral
Viperina	Viperin, Radical S-adenosyl methionine domain-containing protein 2; RSAD2	Interrupción de las balsas lipídicas en la membrana plasmática celular al disminuir las actividades enzimáticas de la farnesil difosfatosintasa (FPPS), una enzima esencial en la biosíntesis de isoprenoides
ADAR	Adenosine deaminase, RNA-specific 1, Adar1, Double-stranded RNA-specific adenosine deaminase; DSRAD, DRADA, Interferon-induced protein 4, Ifi4, G1p1; variantes ADAR1 y ADAR2	• ADAR1 y ADAR2 unen ARN bicatenario y convierten adenosina (A) a inosina (I); esta conversión altera el emparejamiento A:U normal, lo que hace que el ARN sea inestable; el ARN del virus forma estructuras secundarias de doble cadena que pueden verse afectadas tras las mutaciones • Las mutaciones pueden ser letales para la función de los genes virales

TRIM22	Stimulated trans-acting factor, 50-KD, STAF50	Inhibición del virus de la gripe A mediante la ubiquitinación de la nucleoproteína viral y la inducción de su degradación
ISG15	Interferon-induced protein IFI-15K, G1P2, Interferon-induced protein 15, IFI15	<ul><li>Inhibición de la salida del virus mediante interacción y bloqueo del factor celular TSG101</li><li>La conjugación de ISG15 a la proteína NS1 previene su interacción con proteínas celulares; posiblemente esto ocurra también con otras proteínas del virus</li></ul>
Slc16a1	Monocarboxylate transporter 1, Mct1	Aún por caracterizar
FAM46A	Family with sequence similarity 46 member A, FAM46A, Chromosome 6 open reading frame 37, C6ORF37	Aún por caracterizar
PRKD2	Protein Kinase D2, PRKD2	Aún por caracterizar

La MxA es una GTPasa que es capaz de reconocer ribonucleoproteínas del virus de la gripe e inhibir su replicación. En los humanos, esta proteína tiene una localización citosólica, mientras que la proteína Mx1 de los ratones tiene una localización nuclear. La proteína Mx es una de las que mayor relevancia biológica tiene frente al virus de la gripe[40]. Los ratones que expresan esta proteína son mucho más resistentes a la infección por el virus que aquellos que no la expresan.

El ARN de doble cadena del virus de la gripe puede ser reconocido también por una familia de proteínas denominadas oligoadenilato sintetasas (OAS) 1, 2 y 3. Estas proteínas, al unirse al ARN de doble cadena, son capaces de sintetizar pequeños oligómeros de adeninas unidas mediante enlaces 2'-5'. Estos pequeños oligómeros actúan como mensajeros secundarios uniéndose e induciendo la dimerización y la activación de la proteína ribonucleasa L, capaz de degradar moléculas de ARN dentro de la célula, incluidos ARN virales, y de esta manera evitar que el virus se replique. La proteína inducible por IFN denominada ISG20 es otra ribonucleasa, en este caso con actividad exonucleasa, capaz de degradar ARN de cadena simple[41].

La proteína IFITM3 y otras proteínas de la familia IFITM (IFITM1 e IFITM2) son proteínas inducibles por IFN que tienen, entre otras funciones, la de alterar la homeostasis del colesterol. La IFITM3 previene la fusión de los viriones con endosomas con bajos niveles de colesterol, y también puede desempeñar un papel en la prevención de la formación de nuevos viriones en el proceso de egresión de estos de la célula[42].

Además de estas proteínas se han descrito una serie de proteínas ISG que igualmente pueden desempeñar algún papel en la maquinaria de defensa antiviral. La citidina desaminasa (ADAR, adenosina desaminasa actuante en el RNA) se ha descrito por su capacidad de mutar el virus y, con ello, introducir errores que pueden ser letales para la replicación viral[43]. La proteína viperina también puede bloquear el proceso de egresión del virus de la célula mediante su interacción con las balsas lipídicas que participan en la salida de la célula del virus de la gripe[44]. La proteína ligasa de ubiquitina TRIM22 es capaz de bloquear la encapsulación del virus y de esta manera obstaculizar la infección[45]. La proteína ISG15, de gran similitud con la ubiquitina, puede ser conjugada a proteínas recién sintetizadas del virus y bloquear la replicación viral[46]. Además de estas, la proteína transportadora de monocarboxilatos Slc16a1, la proteína FAM46A y la serina/treonina quinasa PRKD2, entre otras, son capaces de bloquear la replicación del virus, aunque su mecanismo de acción no se ha descrito en detalle[47].

La presencia de tal cantidad de factores de restricción frente al virus de la gripe, y muy probablemente de otros aún por caracterizar, indica que su eficacia no es buena, pudiendo variar dependiendo del escenario celular en que se esté replicando el virus. Es posible que estos varíen según el tipo celular y la habilidad de cada cepa de virus para replicarse en dichos tipos celulares, así como según la capacidad de la célula para inducir estas proteínas de defensa, en caso de ser estas inducibles por interferón u otros mecanismos.

Es probable que la defensa frente al virus varíe entre las células epiteliales bronquiales y alveolares, o entre las células epiteliales caliciformes y ciliadas, principales dianas para la replicación del virus. La diferencia en el grado de expresión basal de muchas de las proteínas que se han descrito anteriormente sugiere diferencias en la respuesta innata entre, por ejemplo, las células epiteliales y las células dendríticas, que migran a los nódulos linfáticos para presentar antígenos virales, o los monocitos circulantes que son reclutados a la zona de infección, o de estos con los macrófagos residentes en el pulmón.

5.5 Relación entre la inmunidad innata y la inmunidad adaptativa en la infección por el virus de la gripe: activación de células fagocíticas y presentadoras de antígenos virales

Los mecanismos moleculares antes descritos tienen como objetivo iniciar el proceso de respuesta frente al virus. Mientras que los factores de restricción bloquean la replicación del virus, las proteínas sensoras de la infección y las transmisoras de la señal de activación antiviral inducen la expresión de citoquinas y quimioquinas. La secreción de estas proteínas fuera de la célula las convierte en mensajeros para activar un programa antiviral en las células receptoras de este mensaje. Una vez que esta señal en forma de citoquinas y quimioquinas ha sido lanzada al ambiente extracelular, puede ser captada por todas las células, entre ellas las que participan en la activación de la respuesta inmunitaria adaptativa.

Además de la cascada de inducción de interferones antes descrita, se realiza la activación de otras cascadas de señalización no menos importantes. La activación tanto de TLR3 como TLR7 y TLR8, así como la de RIG-I, induce la activación del NF-κB, que tiene, además de su sitio de unión al enhanceosoma del IFN-β, sus sitios de unión a numerosos genes, induciendo su transcripción. Entre otros, el NF-κB induce la transcripción de genes como las citoquinas proinflamatorias IL-6, IL-8, factor de necrosis tumoral alfa e IL1-β entre otros. La expresión de estas proteínas genera un ambiente proinflamatorio en el lugar de la infección[48,49].

De la misma manera, el reconocimiento del virus de la gripe puede inducir la expresión de quimiocinas como CXCL1, CXCL2/MIP2, CCL5/RANTES, CCL-2/MCP-1, CCL-4/MIP-1β, CXCL-8/IL-8, CXCL-9/MIG y CXCL-10/IP-10[50]. La expresión y la secreción de estas quimiocinas estimula el reclutamiento y contribuye a la activación de neutrófilos, linfocitos B y T, monocitos y células dendríticas en la zona de infección. En caso de que el IFN-β sea reconocido por una célula infectada, esa célula puede producir, además de IFN-β, otros tipos de IFN de tipo I, principalmente IFN-α. Existen 12 tipos distintos de IFN-α en humanos, y aunque su expresión puede tener cierta especificidad de órgano, su función es redundante. Existen, sin embargo, pequeñas diferencias en la manera de inducir la cascada de señalización entre IFN-α e IFN-β relacionadas con la estabilidad del complejo citoquina-receptor, aunque su diferencia y relevancia durante la infección por el virus de la gripe no parecen muy importantes.

En un ambiente inflamatorio, los neutrófilos son una de las primeras células en ser reclutadas y las que lo hacen en mayor número. Su papel durante la infección parece ser principalmente protector, aunque en las infecciones por virus de la gripe o por cepas que inducen una respuesta inflamatoria exacerbada, los neutrófilos también contribuyen en la inmunopatología inflamatoria asociada a la infección[51]. Los neutrófilos actúan fagocitando células opsonizadas con anticuerpos o el complejo del complemento unidos a células o material celular infectado. De la misma manera, la detección y la posterior fagocitosis del virus o de células infectadas por los neutrófilos induce en estos la expresión de citoquinas y quimioquinas, especies reactivas de oxígeno y otras señales de peligro asociadas a la infección, y las trampas extracelulares de ADN, o redes de ADN, que pueden ser usadas para controlar la expansión del virus y contribuir a la activación de la respuesta inmunitaria *in situ*.

Los monocitos son células que permanecen en circulación y que también pueden encontrarse en escasa cantidad en el pulmón[52]. En la infección por el virus de la gripe, son reclutados a la zona de infección mediante quimioquinas presentes en el ambiente infeccioso, y su exposición o la fagocitosis del virus los activa, diferenciándose a células dendríticas convencionales, también consideradas como dendríticas mieloides, o a macrófagos proinflamatorios, también denominados macrófagos M1. En este contexto, tras la exposición al virus, son capaces de sintetizar citoquinas proinflamatorias y quimioquinas, que atraen a otras células leucocitarias al nicho infeccioso.

Los macrófagos son unas de las células más relevantes en la infección por el virus de la gripe. La complejidad de su regulación, así como los distintos tipos de macrófagos y sus correspondientes subdivisiones, constituyen un tema de enorme interés y complejidad, en especial en el contexto de una infección como la causada por el virus de la gripe[53]. De manera genérica pueden diferenciarse dos tipos de macrófagos: los residentes en el pulmón y los infiltrantes, derivados de monocitos, que son reclutados a los nichos infecciosos y diferenciados a macrófagos proinflamatorios o M1.

La función principal de estos macrófagos es fagocitar material viral, tanto libre como presente en las células infectadas o muertas durante el proceso de infección. Posteriormente, los macrófagos digieren el material fagocitado para presentar antígenos virales a los linfocitos que lleguen a la zona de infección. A su vez, los macrófagos son capaces de soportar estadios iniciales de replicación del virus de la gripe, y de esa manera procesar y presentar antígenos virales de proteínas no estructurales presentes solo durante la replicación viral en la célula infectada. De cualquier forma, la detección por el macrófago de ARN viral, además de las vías de inducción y señalización de IFN comentadas anteriormente, activa la vía de inducción de la IL-12 y de la IL-23, que son esenciales para una activación adecuada de las células T, y así se genera un patrón de respuesta Th1 o Th17, respectivamente. Además de este tipo de macrófagos, existen macrófagos residentes en el aparato respiratorio que están implicados en mantener una homeostasis en el tejido que permita a este respirar con normalidad, y que también se han relacionado con la recomposición del tejido pulmonar tras la superación de la infección.

Finalmente, otro tipo de células que son esenciales en la activación de la respuesta inmunitaria frente a la infección por el virus de la gripe son las células dendríticas[54]. Al igual que ocurre con los macrófagos, existe una amplísima variedad de ellas si se atiende a las distintas clasificaciones basadas en la expresión de proteínas marcadoras. Tal como ya se ha mencionado, pueden clasificarse inicialmente en dos tipos principales atendiendo a su origen mieloide (células dendríticas convencionales) o linfoide (células dendríticas plasmacitoides). Su activación por el virus de la gripe se produce de manera similar a como ocurre con los macrófagos, aunque tras la exposición inicial al virus son capaces de migrar a los nódulos linfáticos proximales, donde presentan los antígenos virales a los linfocitos presentes en ellos. Las primeras exceden en número a las segundas y tienen una importante función en la fagocitosis y la presentación antigénica y la activación de las células B y T. Las células plasmacitoides, además de ser capaces de presentar antígenos virales y citocinas activadoras de las células B y T, expresan grandes cantidades de IFN de tipo I, que en este caso tiene un papel en las células que participan en la respuesta adaptativa y en desencadenar un estado general antiviral en el organismo. De esta manera, el IFN de tipo I (y posiblemente el de tipo III) generado por estas células participa también en la activación de los macrófagos, el incremento de la citotoxicidad de las células NK *(natural killer)* o la estimulación de la citotoxicidad de los linfocitos T CD8 capaces de reconocer antígenos virales, incrementando su supervivencia y promoviendo de una manera efectiva que un grupo de estos linfocitos sea capaz de integrar un reservorio de células de memoria[54].

5.6 Activación de la respuesta adaptativa frente a la infección por el virus de la gripe

En las primeras horas tras la infección comienza la síntesis de citoquinas y quimioquinas por las células epiteliales, los monocitos y las células dendríticas residentes en el tejido, una vez detectado el virus a través de los sensores de la inmunidad innata. La producción de citocinas y quimiocinas, junto con la expresión de integrinas en la superficie del endotelio de la zona infectada, inducen la llegada de las primeras células inflamatorias al nicho infeccioso, los neutrófilos, los monocitos circulantes y las células dendríticas plasmacitoides. Estas células tratarán de fagocitar el material infeccioso en la zona señalada, y producirán más citoquinas y quimioquinas que mandarán una fuerte señal de peligro y reacción al ambiente pulmonar y al torrente circulatorio, potenciando el reclutamiento de más células inmunitarias en la zona señalada. Los monocitos reclutados se diferenciarán a macrófagos y células dendríticas convencionales.

El reconocimiento del virus por parte de los monocitos, los macrófagos y las células dendríticas, además de iniciar la activación de sus cascadas de señalización, va a inducir el procesamiento de las proteínas virales, degradándolas en pequeños epítopos a través del proteasoma o de otros mecanismos proteolíticos, como los endosomas o los lisosomas[55]. Una vez digeridas en pequeños fragmentos, las secuencias de aminoácidos de las proteínas virales van a ser transportadas al lumen del retículo endoplásmico. Los epítopos digeridos en el citoplasma serán transportados por el sistema del translocón y se unirán a moléculas de presentación antigénica del complejo principal de histocompatibilidad (MHC, *major histocompatibility complex*) de clase I. Los epítopos digeridos en los endosomas y los lisosomas viajarán al retículo a través de la fusión de las membranas de estos. En este caso, los epítopos virales se unirán a las proteínas de presentación antigénica MHC de clase II. Muchas de las proteínas que participan en este proceso son proteínas inducibles por IFN de tipo I. Una correcta y rápida estimulación de estas vías de señalización garantiza una buena presentación antigénica y una estimulación de la respuesta adaptativa frente a la infección.

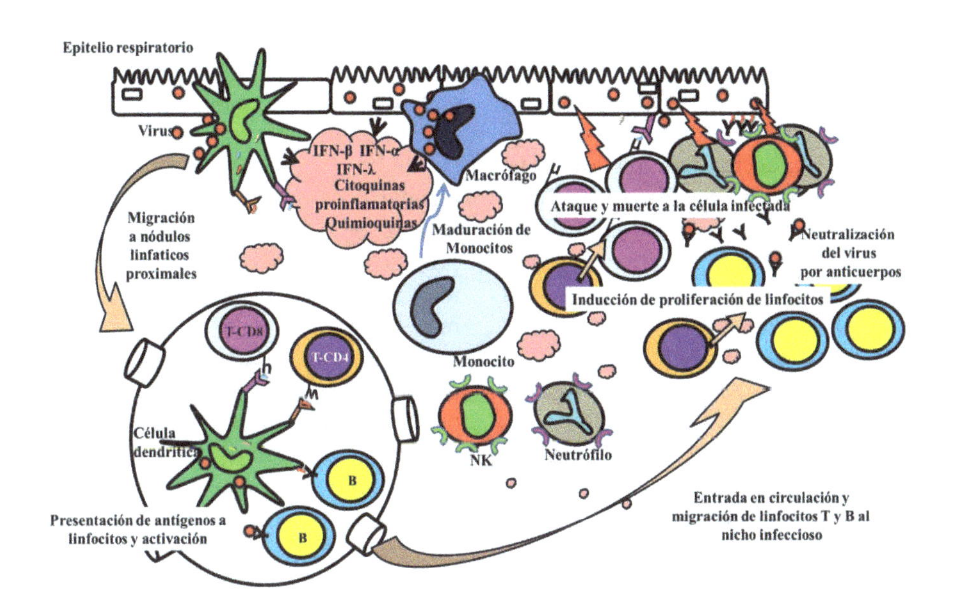

Figura 5.2 Reconocimiento de la infección y activación de la respuesta adaptativa frente al virus de la gripe. Tras la infección de las células del epitelio pulmonar, estas activan su programa de respuesta frente al virus, que incluye la producción de interferón (IFN) beta y lambda, además de citocinas proinflamatorias y quimiocinas que van a atraer al nicho infeccioso células del sistema inmunitario, como neutrófilos, células NK (natural killer) y linfocitos. En el tejido infectado, las células dendríticas pueden reconocer al virus, procesarlo y presentar antígenos virales en sus moléculas de presentación MHC-I y MHC-II. Tras la migración a los nódulos linfáticos proximales, la presentación antigénica induce la activación de clones específicos de linfocitos T CD8 y CD4. La presencia de antígenos virales o de viriones completos puede ser reconocida por clones de linfocitos B. Tras los estímulos necesarios se induce la proliferación de las células que reconocen antígenos virales, que salen del nódulo linfático y migran, atraídas por las quimiocinas, al nicho infeccioso. Las células T CD4 estimulan la activación y proliferación de linfocitos T CD8 y B. Los linfocitos T CD8 reaccionan frente a las células que presenten antígenos virales, induciendo su ataque y muerte. Los linfocitos B secretan anticuerpos que se unen a antígenos virales en las células infectadas y a viriones libres, neutralizándolos. La opsonización de las células infectadas induce su fagocitosis por los neutrófilos o los macrófagos alveolares.

Tras el reconocimiento del virus, las células dendríticas principalmente emprenden un viaje a los nódulos linfáticos más cercanos[56,57]. Este viaje variará dependiendo de la cepa del virus de la gripe y del establecimiento de la defensa, que suele tardar entre 1 y 2 días, el tiempo que tarda en activarse la respuesta inmunitaria adaptativa. Los virus capaces de bloquear la activación de las cascadas de señalización pueden ralentizar este proceso. En los nódulos linfáticos, la presentación de antígenos del virus de la gripe a través de MHC de clase I y de clase II es expuesta a los linfocitos T CD8 y CD4[58]. La presencia de antígenos virales en la superficie de las células presentadoras puede ser reconocida por las inmunoglobulinas ancladas a las células B, que actúan como receptores. Estas células también pueden detectar epítopos directamente en viriones, activándose y secretando anticuerpos frente a dichos epítopos[59,60]. Las células dentro de esa población linfocitaria que tengan receptores específicos de reconocimiento de los antígenos virales van a recibir señales de estimulación necesarias para proliferar y migrar a través del torrente sanguíneo a la zona de infección.

Una vez llegan a la zona de infección, los linfocitos van a reconocer los epítopos virales presentados por las células infectadas, y en el contexto del ambiente inflamatorio van a comenzar su programa de ataque contra el virus[61]. Por un lado, los receptores de linfocitos T CD8 van a reconocer epítopos virales presentados por MHC de clase I en las células infectadas; por otro, los linfocitos T CD4 van a reconocer epítopos presentados por células presentadoras a través de MHC de clase II. Estas uniones, junto con las uniones a correceptores específicos, y la mediación de señales de peligro procedentes de las células infectadas, o que están fagocitando material infectado en el nicho infeccioso, induce, en el caso de los linfocitos T CD8, su conversión a células efectoras y el ataque directo a la célula infectada mediante la secreción de moléculas proapoptóticas, granzimas y perforinas, que tienen como fin destruir la célula infectada. De la misma manera, la activación de los linfocitos T CD4 estimula su proliferación, así como la producción de citocinas, como la IL-2, que estimulan la proliferación y la actividad de los linfocitos T y B.

Por último, los linfocitos B reclutados al nicho infeccioso reconocen epítopos específicos producidos durante la infección viral y activan su programa de secreción de inmunoglobulinas. Una vez que estas se secretan al medio, pudiendo unirse a epítopos virales, incluidos los expuestos en una célula infectada. La acumulación de anticuerpos unidos a epítopos virales en la superficie de una célula, lo que se denomina proceso de opsonización, induce el reconocimiento por las células fagocíticas y la posterior lisis. En este proceso participan los neutrófilos, los macrófagos y las células NK. Además de inducir la opsonización y la destrucción de la célula infectada, la unión de anticuerpos a epítopos del virión, principalmente la hemaglutinina, permite la neutralización de la entrada del virus. De esta manera, la unión de anticuerpos, principalmente de inmunoglobulinas IgA e IgG, puede prevenir la unión de la hemaglutinina a su receptor o bien a sitios de unión que prevengan los cambios conformacionales necesarios para la fusión de las membranas del virus y la célula[62].

Como consecuencia de todo el arsenal inmunitario desplegado frente a la infección, se produce un infiltrado de células inmunes. La magnitud del infiltrado va a depender de la cantidad y de la capacidad del estímulo viral, y de la naturaleza de este. La violencia de la infección y de la reacción del sistema inmunitario causante de la infiltración tiene como consecuencia que, en la mayoría de los casos, la patología infecciosa se resuelva en 1 a 2 semanas tras el primer evento infeccioso.

En algunos casos graves se produce una hiperactivación de la respuesta inmunitaria como consecuencia de la acumulación inmunopatológica de infiltrado linfocitario en los pulmones. El resultado de esta acumulación celular produce un agravamiento de la enfermedad, y en algunos casos, la muerte del paciente[62]. Puede haber varias causas que expliquen esta reactividad exacerbada, como una hiperestimulación producida por ciertas cepas o una activación previa de los macrófagos alveolares.

De la misma manera, son muy comunes las neumonías agudas derivadas de una infección bacteriana posterior a una gripe. En algunos pacientes de edad avanzada, con obesidad o con diabetes, estas neumonías pueden resultar en ingresos hospitalarios y en ocasiones en la muerte. Se especula con la posibilidad de que el agravamiento de la neumonía como consecuencia de la infección secundaria por bacterias pueda deberse a una memoria innata (también denominada inmunidad entrenada) en algunas células inmunitarias, como los macrófagos. La infección por el virus de la gripe puede modificar el patrón epigenético de estas células, haciéndolas más susceptibles a una segunda activación, de tal manera que un segundo estímulo de señalización de la inmunidad innata induce la expresión de grandes cantidades de citocinas proinflamatorias, causantes de la inmunopatología inflamatoria que confiere gravedad a la infección[64,65].

Por último, como resultado final tras la infección, después de superar el ataque gripal la enfermedad deja un tejido dañado que hay que reparar para su correcto funcionamiento. En este proceso, no bien caracterizado molecularmente para el virus de la gripe, desempeñan un papel muy importante los macrófagos alveolares residentes. Su función consiste en la eliminación de tejido dañado, material inerte y tejido fibroso formado durante la infección[66,67].

Como resultado de la activación de la respuesta inmunitaria adaptativa, algunas células B y T que reconocen antígenos virales permanecen en el organismo en forma de células de memoria que activarán de nuevo en caso de volver a reconocer antígenos virales iguales o muy similares a los que recocieron en la primera infección. Estas células se denominan «células de memoria»[68,69].

Bibliografía

1. Kato H, Takeuchi O, Sato S, Yoneyama M, Yamamoto M, Matsui K, et al. Differential roles of MDA5 and RIG-I helicases in the recognition of RNA viruses. Nature. 20064;441(7089):101-5.

2. Loo YM, Fornek J, Crochet N, Bajwa G, Perwitasari O, Martinez-Sobrido L, et al. Distinct RIG-I and MDA5 signaling by RNA viruses in innate immunity. J Virol. 2008;82(1):335-45.

3. Allen IC, Scull MA, Moore CB, Holl EK, McElvania-TeKippe E, Taxman DJ, et al. The NLRP3 inflammasome mediates in vivo innate immunity to influenza A virus through recognition of viral RNA. Immunity. 2009;30(4):556-65.

4. Ichinohe T, Lee HK, Ogura Y, Flavell R, Iwasaki A. Inflammasome recognition of influenza virus is essential for adaptive immune responses. J Exp Med. 2009;206(1):79-87.

5. Ichinohe T. Respective roles of TLR, RIG-I and NLRP3 in influenza virus infection and immunity: impact on vaccine design. Expert Rev Vaccines. 2010;9(11):1315-24.

6. Guillot L, Le Goffic R, Bloch S, Escriou N, Akira S, Chignard M, et al. Involvement of toll-like receptor 3 in the immune response of lung epithelial cells to double-stranded RNA and influenza A virus. J Biol Chem. 2005;280(7):5571-80.

7. Diebold SS, Kaisho T, Hemmi H, Akira S, Reis e Sousa C. Innate antiviral responses by means of TLR7-mediated recognition of single-stranded RNA. Science. 2004;303(5663):1529-31.

8. Lund JM, Alexopoulou L, Sato A, Karow M, Adams NC, Gale NW, et al. Recognition of single-stranded RNA viruses by Toll-like receptor 7. Proc Natl Acad Sci U S A. 2004;101(15):5598-603.

9. Pichlmair A, Schulz O, Tan CP, Naslund TI, Liljestrom P, Weber F, et al. RIG-I-me-

diated antiviral responses to single-stranded RNA bearing 5'-phosphates. Science. 2006;314(5801):997-1001.

10. Ichinohe T, Pang IK, Iwasaki A. Influenza virus activates inflammasomes via its intracellular M2 ion channel. Nat Immunol. 2010;11(5):404-10.

11. Coccia EM, Severa M, Giacomini E, Monneron D, Remoli ME, Julkunen I, et al. Viral infection and Toll-like receptor agonists induce a differential expression of type I and lambda interferons in human plasmacytoid and monocyte-derived dendritic cells. Eur J Immunol. 2004;34(3):796-805.

12. Sehgal PB, Helfgott DC, Santhanam U, Tatter SB, Clarick RH, Ghrayeb J, et al. Regulation of the acute phase and immune responses in viral disease. Enhanced expression of the beta 2-interferon/hepatocyte-stimulating factor/interleukin 6 gene in virus-infected human fibroblasts. J Exp Med. 1988;167(6):1951-6.

13. Hermesh T, Moltedo B, Lopez CB, Moran TM. Buying time-the immune system determinants of the incubation period to respiratory viruses. Viruses. 2011;2(11):2541-58.

14. Hermesh T, Moltedo B, Moran TM, Lopez CB. Antiviral instruction of bone marrow leukocytes during respiratory viral infections. Cell Host Microbe. 2010;7(5):343-53.

15. Koyama S, Ishii KJ, Kumar H, Tanimoto T, Coban C, Uematsu S, et al. Differential role of TLR- and RLR-signaling in the immune responses to influenza A virus infection and vaccination. J Immunol. 2007;179(7):4711-20.

16. Kumar S, Jain S. Immune signaling by supramolecular assemblies. Immunology. 2018;155(4):435-45.

17. Gack MU, Albrecht RA, Urano T, Inn KS, Huang IC, Carnero E, et al. Influenza A virus NS1 targets the ubiquitin ligase TRIM25 to evade recognition by the host viral RNA sensor RIG-I. Cell Host Microbe. 2009;5(5):439-49.

18. Nistal-Villan E, Gack MU, Martinez-Delgado G, Maharaj NP, Inn KS, Yang H, et al. Negative role of RIG-I serine 8 phosphorylation in the regulation of interferon-beta production. J Biol Chem. 2010;285(26):20252-61.

19. Weber F. The catcher in the RIG-I. Cytokine. 2015;76(1):38-41.

20. Lazear HM, Nice TJ, Diamond MS. Interferon-lambda: immune functions at barrier surfaces and beyond. Immunity. 2015;43(1):15-28.

21. Kotenko SV. IFN-lambdas. Curr Opin Immunol. 2011;23(5):583-90.

22. Holzinger D, Jorns C, Stertz S, Boisson-Dupuis S, Thimme R, Weidmann M, et al. Induction of MxA gene expression by influenza A virus requires type I or type III interferon signaling. J Virol. 2007;81(14):7776-85.

23. Mancino A, Natoli G. Specificity and function of IRF family transcription factors: insights from genomics. J Interferon Cytokine Res. 2016;36(7):462-9.

24. Yanai H, Negishi H, Taniguchi T. The IRF family of transcription factors: inception, impact and implications in oncogenesis. Oncoimmunology. 2012;1(8):1376-86.

25. Ivashkiv LB, Donlin LT. Regulation of type I interferon responses. Nat Rev Immunol. 2013;14(1):36-49.

26. Weber M, Gawanbacht A, Habjan M, Rang A, Borner C, Schmidt AM, et al. Incoming RNA virus nucleocapsids containing a 5'-triphosphorylated genome activate RIG-I and antiviral signaling. Cell Host Microbe. 2013;13(3):336-46.

27. Ayllon J, Garcia-Sastre A. The NS1 protein: a multitasking virulence factor. Curr Top Microbiol Immunol. 2014;386:73-107.

28. Hale BG, Randall RE, Ortin J, Jackson D. The multifunctional NS1 protein of influenza A viruses. J Gen Virol. 2008;89(Pt 10):2359-76.

29. Jagger BW, Wise HM, Kash JC, Walters KA, Wills NM, Xiao YL, et al. An overlapping protein-coding region in influenza A virus segment 3 modulates the host response. Science. 2012;337(6091):199-204.

30. Oishi K, Yamayoshi S, Kawaoka Y. Mapping of a region of the PA-X protein of influenza A virus that is important for its shutoff activity. J Virol. 2015;89(16):8661-5.

31. Varga ZT, Grant A, Manicassamy B, Palese P. Influenza virus protein PB1-F2 inhibits the induction of type I interferon by binding to MAVS and decreasing mitochondrial membrane potential. J Virol. 2012;86(16):8359-66.

32. Kamal RP, Alymova IV, York IA. Evolution and virulence of influenza A virus protein PB1-F2. Int J Mol Sci. 2017;19(1).

33. Klemm C, Boergeling Y, Ludwig S, Ehrhardt C. Immunomodulatory non-structural proteins of influenza A viruses. Trends Microbiol. 2018;26(7):624-36.

34. Hsu SF, Su WC, Jeng KS, Lai MM. A host susceptibility gene, DR1, facilitates influenza A virus replication by suppressing host innate immunity and enhancing viral RNA replication. J Virol. 2015;89(7):3671-82.

35. Holm CK, Rahbek SH, Gad HH, Bak RO, Jakobsen MR, Jiang Z et al. Influenza A virus targets a cGAS-independent STING pathway that controls enveloped RNA viruses. Nat Commun. 2016 Feb 19;7:10680

36. Weber-Gerlach M, Weber F. To conquer the host, influenza virus is packing it in: interferon-antagonistic strategies beyond NS1. J Virol. 2016;90(19):8389-94.

37. Khaperskyy DA, McCormick C. Timing is everything: coordinated control of host shutoff by influenza A virus NS1 and PA-X proteins. J Virol. 2015;89(13):6528-31.

38. Bergmann M, Garcia-Sastre A, Carnero E, Pehamberger H, Wolff K, Palese P, et al. Influenza virus NS1 protein counteracts PKR-mediated inhibition of replication. J Virol. 2000;74(13):6203-6.

39. Pavlovic J, Zurcher T, Haller O, Staeheli P. Resistance to influenza virus and vesicular stomatitis virus conferred by expression of human MxA protein. J Virol. 1990;64(7):3370-5.

40. Haller O, Staeheli P, Schwemmle M, Kochs G. Mx GTPases: dynamin-like antiviral machines of innate immunity. Trends Microbiol. 2015;23(3):154-63.

41. Espert L, Degols G, Gongora C, Blondel D, Williams BR, Silverman RH, et al. ISG20, a new interferon-induced RNase specific for single-stranded RNA, defines an alternative antiviral pathway against RNA genomic viruses. J Biol Chem. 2003;278(18):16151-8.

42. Everitt AR, Clare S, Pertel T, John SP, Wash RS, Smith SE, et al. IFITM3 restricts the morbidity and mortality associated with influenza. Nature. 2012;484(7395):519-23.

43. Suspene R, Petit V, Puyraimond-Zemmour D, Aynaud MM, Henry M, Guetard D, et al. Double-stranded RNA adenosine deaminase ADAR-1-induced hypermutated genomes among inactivated seasonal influenza and live attenuated measles virus vaccines. J Virol. 2010;85(5):2458-62.

44. Wang X, Hinson ER, Cresswell P. The interferon-inducible protein viperin inhibits influenza virus release by perturbing lipid rafts. Cell Host Microbe. 2007;2(2):96-105.

45. Di Pietro A, Kajaste-Rudnitski A, Oteiza A, Nicora L, Towers GJ, Mechti N, et al. TRIM22 inhibits influenza A virus infection by targeting the viral nucleoprotein for degradation. J Virol. 2013;87(8):4523-33.

46. Perng YC, Lenschow DJ. ISG15 in antiviral immunity and beyond. Nat Rev Microbiol. 2018;16(7):423-39.

47. Schoggins JW, MacDuff DA, Imanaka N, Gainey MD, Shrestha B, Eitson JL, et al. Pan-viral specificity of IFN-induced genes reveals new roles for cGAS in innate immunity. Nature. 2013;505(7485):691-5.

48. Wurzer WJ, Ehrhardt C, Pleschka S, Berberich-Siebelt F, Wolff T, Walczak H, et al. NF-kappaB-dependent induction of tumor necrosis factor-related apoptosis-inducing ligand (TRAIL) and Fas/FasL is crucial for efficient influenza virus propagation. J Biol Chem. 2004;279(30):30931-7.

49. Wang X, Li M, Zheng H, Muster T, Palese P, Beg AA, et al. Influenza A virus NS1 protein prevents activation of NF-kappaB and induction of alpha/beta interferon. J Virol. 2000;74(24):11566-73.

50. Betakova T, Kostrabova A, Lachova V, Turianova L. Cytokines induced during influenza virus infection. Curr Pharm Des. 2017;23(18):2616-22.

51. Ueki H, Wang IH, Fukuyama S, Katsura H, da Silva Lopes TJ, Neumann G, et al. In vivo imaging of the pathophysiological changes and neutrophil dynamics in influenza virus-infected mouse lungs. Proc Natl Acad Sci U S A. 2018;115(28):E6622-E9.

52. Vangeti S, Yu M, Smed-Sorensen A. Respiratory mononuclear phagocytes in human influenza A virus infection: their role in immune protection and as targets of the virus. Front Immunol. 2018;9:1521.

53. Cline TD, Beck D, Bianchini E. Influenza virus replication in macrophages: balancing protection and pathogenesis. J Gen Virol. 2017;98(10):2401-12.

54. Bhardwaj N, Bender A, Gonzalez N, Bui LK, Garrett MC, Steinman RM. Influenza virus-infected dendritic cells stimulate strong proliferative and cytolytic responses from human CD8+ T cells. J Clin Invest. 1994;94(2):797-807.

55. Waithman J, Mintern JD. Dendritic cells and influenza A virus infection. Virulence. 2012;3(7):603-8.

56. Moltedo B, Li W, Yount JS, Moran TM. Unique type I interferon responses determine the functional fate of migratory lung dendritic cells during influenza virus infection. PLoS Pathog. 2011;7(11):e1002345.

57. Legge KL, Braciale TJ. Accelerated migration of respiratory dendritic cells to the regional lymph nodes is limited to the early phase of pulmonary infection. Immunity. 2003;18(2):265-77.

58. Shortman K, Liu YJ. Mouse and human dendritic cell subtypes. Nat Rev Immunol. 2002;2(3):151-61.

59. Chiu C, Openshaw PJ. Antiviral B cell and T cell immunity in the lungs. Nat Immunol. 2014;16(1):18-26.

60. Takahashi Y, Onodera T, Adachi Y, Ato M. Adaptive B cell responses to influenza virus infection in the lung. Viral Immunol. 2017;30(6):431-7.

61. Hufford MM, Kim TS, Sun J, Braciale TJ. The effector T cell response to influenza infection. Curr Top Microbiol Immunol. 2014;386:423-55.

62. Treanor J, Nolan C, O'Brien D, Burt D, Lowell G, Linden J, et al. Intranasal administration of a proteosome-influenza vaccine is well-tolerated and induces serum and nasal secretion influenza antibodies in healthy human subjects. Vaccine. 2006;24(3):254-62.

63. Almansa R, Bermejo-Martín JF, Ortiz de Lejarazu Leonardo R. Immunopathogenesis of 2009 pandemic influenza. Enferm Infecc Microbiol Clin. 2012;30(Suppl 4):18-24.

64. Shahangian A, Chow EK, Tian X, Kang JR, Ghaffari A, Liu SY, et al. Type I IFNs mediate development of postinfluenza bacterial pneumonia in mice. J Clin Invest. 2009;119(7):1910-20.

65. Jia L, Xie J, Zhao J, Cao D, Liang Y, Hou X, et al. Mechanisms of severe mortality-associated bacterial co-infections following influenza virus infection. Front Cell Infect Microbiol. 2017;7:338.

66. Allard B, Panariti A, Martin JG. Alveolar macrophages in the resolution of inflammation, tissue repair, and tolerance to infection. Front Immunol. 2018;9:1777.

67. He W, Chen CJ, Mullarkey CE, Hamilton JR, Wong CK, Leon PE, et al. Alveolar macrophages are critical for broadly-reactive antibody-mediated protection against influenza A virus in mice. Nat Commun. 2017;8(1):846.

68. Yu X, Tsibane T, McGraw PA, House FS, Keefer CJ, Hicar MD, et al. Neutralizing antibodies derived from the B cells of 1918 influenza pandemic survivors. Nature. 2008;455(7212):532-6.

69. Henry C, Palm AE, Krammer F, Wilson PC. From original antigenic sin to the universal influenza virus vaccine. Trends Immunol. 2017;39(1):70-9.

Capítulo 6

CLÍNICA Y PATOGENIA DE LA GRIPE

Tomás Pumarola Suñé, Andrés Antón Pagarolas

CLÍNICA Y PATOGENIA DE LA GRIPE

Tomás Pumarola Suñé, Andrés Antón Pagarolas

6.1 Transmisión e infectividad de los virus de la gripe

La gripe es una enfermedad respiratoria aguda causada por los virus de la gripe A y B, y de manera esporádica por el virus de la gripe C, que se propaga rápidamente en la comunidad en forma de brotes y epidemias, sobre todo durante los meses fríos del año, y que cursa con signos y síntomas de afectación respiratoria y sistémica, siendo una infección autolimitada en la población general previamente sana. La gripe se asocia con una mayor gravedad y una más alta mortalidad en ciertas poblaciones, denominadas de riesgo, que constituyen la principal diana de las campañas de vacunación.

Los virus de la gripe se transmiten de persona a persona durante la infección aguda, bien sea como enfermedad o cursando de forma asintomática[1-3]. Las personas infectadas eliminan una gran cantidad de virus a través de sus secreciones respiratorias. El periodo de transmisibilidad se inicia 24 horas antes de la aparición de los síntomas y persiste durante el periodo sintomático, generalmente hasta 3-5 días tras la aparición de los síntomas, alcanzado un pico de máxima transmisibilidad al segundo día de iniciado el cuadro clínico. La eliminación de virus en las secreciones respiratorias generalmente cesa a los 7 días del inicio de los síntomas, pero este periodo es más largo en los niños y en los pacientes inmunodeprimidos, de hasta 21 días. En los niños, la presencia de títulos de virus en las secreciones respiratorias superiores a los del adulto, juntamente con una eliminación viral más prolongada, explican la importancia de este grupo de población en la difusión de la infección. No existen datos concluyentes sobre el periodo de transmisibilidad en el caso de las infecciones asintomáticas. Sin embargo, se ha demostrado una correlación positiva entre la cantidad de virus excretado y la gravedad del cuadro clínico.

Existen diversos mecanismos de transmisión de la gripe, aunque la importancia relativa de cada uno de ellos es materia de debate[4,5]. La principal vía de transmisión de la gripe humana es a través de las gotitas de Flügge, o gotas gruesas (>5 μm), originadas al hablar, toser o estornudar por la persona infectada, que alcanzan posteriormente las mucosas oral, nasal o conjuntival de un nuevo huésped que se encuentre a una distancia algo menor de 1 metro, debido a que no permanecen suspendidas en el aire y se depositan rápido sobre las superficies. El virus puede permanecer viable hasta 48 horas en las superficies no porosas y durante un corto tiempo en las manos. Así, las superficies recientemente contaminadas y las manos también son un buen mecanismo de transmisión a través del contacto con las mucosas oral, nasal o conjuntival. Actualmente existe evidencia suficiente acerca de la transmisión de la gripe a través de la inhalación de gota pequeña, o núcleos goticulares de Wells (<5 μm), durante la producción de aerosoles[6,7].

Estas gotas pueden permanecer en el aire minutos u horas, y son muy sensibles a las condiciones de temperatura y humedad ambientales.

La virulencia de una cepa de virus gripal se caracteriza por la infectividad o capacidad de infectar un sistema celular o tejido determinado, por su transmisibilidad o capacidad de difusión, y en el caso de los virus de la gripe A, también por la gama de huéspedes a los que pueden infectar. Todo ello vendrá determinado por la específica constelación genética de la cepa viral infectante[8]. La hemaglutinina (HA) es la principal causante del poder patógeno de los virus gripales. La HA se une a los receptores que contienen ácido siálico presentes en las células del epitelio respiratorio. Se encuentra en los virus en forma de precursor, y precisa activarse para poder infectar las células del huésped. La activación de la HA se produce como resultado de la acción proteolítica por enzimas celulares, en especial de la tripsina, que se encuentra en las vías respiratorias. Si se tiene en cuenta que el ácido siálico se halla en la superficie de la mayoría de las células del organismo humano, la afectación específica del aparato respiratorio por los virus de la gripe no se debería tanto a la existencia del receptor celular como a la presencia del activador enzimático. Algunas HA de virus aviares (H5 y H7) son escindidas por proteasas muy ubicuas, de tal manera que son capaces de infectar con extraordinaria eficacia células de diferentes órganos y tejidos distintos del respiratorio, incluidos el corazón y el cerebro.

La neuraminidasa (NA), como la HA, es una glucoproteína situada en la envoltura externa del virus. Posee una actividad enzimática (sialidasa) que hidroliza los radicales de ácido siálico (ácido N-acetilneuramínico) existentes en los diferentes glucoconjugados de las membranas celulares, e interviene también en la infectividad, al desempeñar un papel primordial en la liberación del virus de la célula y en la difusión del virus de una célula a otra, rompiendo los radicales de ácido siálico que producen la agregación del virus. Esta actividad enzimática es esencial y determina la salida del virus de la célula infectada, favorece la diseminación viral (hidrolizando las secreciones mucosas del aparato respiratorio) y evita la formación de acúmulos virales no infectivos. Actualmente es la principal diana del tratamiento de la gripe con antivirales (inhibidores de la NA).

Los virus de la gripe se multiplican en las células superficiales de las vías respiratorias. Las partículas virales se liberan a partir de la superficie apical de la célula, lo que limita su diseminación sistémica y favorece su concentración en la luz del tracto respiratorio y su transmisión a partir de las secreciones respiratorias.

El virus, una vez alcanza la mucosa respiratoria, puede ser neutralizado por anticuerpos locales fruto de infecciones anteriores o por inhibidores inespecíficos existentes en el moco y en el sistema mucociliar. La infección se inicia por la fijación de la HA a los receptores mucoproteicos del epitelio respiratorio[9].

La inmunidad adquirida tras la infección gripal es específica del subtipo y de la variante menor implicada[10]. La protección conferida por la respuesta humoral frente a la HA es de larga duración. Sin embargo, las variaciones menores del virus limitan su duración, que según la importancia de la deriva antigénica se ha cifrado en 1 a 5 años.

En la gripe no complicada, los virus producen una inflamación aguda difusa de la laringe, la tráquea y los bronquios, acompañada de inflamación y edema de la mucosa. Las células ciliadas del epitelio columnar se vuelven vacuoladas y edematosas, y pierden los cilios, tras lo cual sufren un proceso de descamación[11].

6.2 Signos y síntomas de la enfermedad gripal

El cuadro clínico de la gripe puede variar desde una infección asintomática hasta una enfermedad grave de rápida evolución, dependiendo de factores tanto del huésped como del propio virus[12-14]. El síndrome gripal es el cuadro clínico más frecuente de una gripe no complicada. En los primeros días, las manifestaciones sistémicas predominan sobre las respiratorias. No hay una definición clínica de caso internacionalmente consensuada. El espectro de síntomas de la gripe es muy amplio, con cuatro básicos: fiebre de inicio brusco, cefalea, quebrantamiento general y síntomas respiratorios. El diagnóstico clínico es fácil cuando existe notificación de circulación de virus por los laboratorios o las redes de médicos centinela, pero puede resultar más difícil fuera de los periodos epidémicos, en instituciones cerradas o por alterarse la sintomatología en función de parámetros como la edad, los procesos gripales sufridos anteriormente, la virulencia de determinadas cepas del virus, los antecedentes médicos y los hábitos del enfermo. Entre estos últimos cabe destacar los procesos cardiopulmonares crónicos y otras enfermedades crónicas, la inmunodepresión, el tabaquismo y el embarazo.

La gripe no complicada en los adultos se caracteriza por un comienzo brusco, tras un periodo de incubación breve (24-48 h), que permite en muchos de los casos identificar la fuente de contagio entre los convivientes. En los casos típicos, el inicio de los síntomas sin pródromos es tan rápido que el individuo refiere en qué momento del día pasó de sentirse bien a desarrollar los síntomas. El enfermo comienza con escalofríos y sensación distérmica importante, que normalmente le obligan a encamarse.

La sintomatología principal incluye manifestaciones sistémicas como fiebre, cefalea, mialgias y quebrantamiento general (Tabla 6.1). La fiebre suele ser el signo más prevalente entre los casos con diagnóstico de laboratorio confirmado, y generalmente se sitúa entre 38 y 39,5 °C. Hasta un 20% de los casos cursa con picos febriles o temperatura de 40-41 °C. La fiebre suele durar por término medio 3 días (intervalo: 1-8 días). La cefalea suele ser intensa y posterior al inicio de la fiebre; al principio del cuadro gripal destacan la pérdida de apetito y las mialgias, que afectan principalmente a la espalda y las extremidades, y que se acentúan al moverse el enfermo en la cama o con la presión de las masas musculares a la palpación.

Tabla 6.1 Sintomatología en 5120 casos declarados de gripe estacional.

Síntoma	Frecuencia (%)
Astenia	94
Fiebre	93,3
Inicio brusco	89,4
Escalofríos	88,4
Tos	86
Mialgias	85
Otros síntomas respiratorios	78,2
Contacto con enfermo de gripe	37,8
Cefalea	76,7
Síntomas digestivos	22,3

Tomada de: Red de Médicos Centinela de Castilla y León, Centro Nacional de Gripe de Valladolid, 1996-2000.

Los síntomas iniciales respiratorios pueden variar de unos enfermos a otros y de unas epidemias a otras. En general se traducen en un cuadro de tos no productiva que puede dar paso a congestión nasal en los primeros 3 días; raramente se produce ronquera o dolor retroesternal. En los ancianos y los niños puede observarse obstrucción nasal que impide una ventilación adecuada, similar a la que ocurre en el catarro común, pero de menor intensidad.

Las manifestaciones oculares más frecuentes son el dolor retroorbitario que se manifiesta al mover los ojos, consecuencia de las mialgias de los músculos oculares. Puede haber fotofobia, lagrimeo y sensación de quemazón ocular.

Las manifestaciones digestivas no son muy frecuentes en los casos confirmados de gripe; el síntoma más habitual son los vómitos. La diarrea se refiere en menor proporción y rara vez hay dolores abdominales; en general hay estreñimiento.

La evolución del cuadro suele ser benigna y autolimitada. El periodo de máxima intensidad del cuadro sistémico y de los síntomas mayores dura entre 3 y 5 días por término medio, aunque la astenia y la tos pueden persistir una e incluso dos semanas más en algunos casos.

La mayoría de los síntomas descritos son aplicables a los niños mayores de 3-4 años. Sin embargo, la fiebre tiende a ser más elevada[12,13]. En los recién nacidos, la gripe se acompaña a menudo de alteración intensa del estado general con letargia, apnea, rechazo del alimento y cuadros respiratorios semejantes a laringotraqueobronquitis y bronquiolitis. En casi la mitad de los niños menores de 4 años se aprecia un grado importante de somnolencia y aletargamiento, que pueden confundirse con un proceso neurológico o incluso con una sepsis bacteriana[15-17] (Tabla 6.2). En estos casos, el diagnóstico clínico puede ser muy difícil, incluso en el contexto epidemiológico de gripe, y adquiere una especial relevancia la utilización de técnicas de diagnóstico rápido de la gripe para poder realizar un manejo clínico adecuado del paciente. En un estudio[18], durante la fase epidémica de gripe la sensibilidad del diagnóstico clínico no superó el 21% en los menores de 3 años, y en los niños de 3-6 años fue de tan solo el 37%.

Tabla 6.2 Principales signos y síntomas clínicos de la gripe en pediatría según la edad[17].

	<6 meses (%)	6-36 meses (%)	3-7 años (%)	7-17 años (%)
Enfermedad tipo sepsis	52,3	7,1	11,3	16,4
Infección de vías respiratorias altas	9,1	10,7	5,6	8,2
Laringitis	3,4	8,3	1,4	4,1
Asma	14,8	13,6	2,8	0
Neumonía	1,1	18,3	19,7	9,6
Convulsión febril	3,4	18,4	11,3	11,0
Vértigo	0	0	0	8,2
Encefalitis	0	0	1,4	4,1
Mialgia/miositis	0	1,2	2,8	6,8
Síntomas gastrointestinales	1,1	0	0	4,1
Deshidratación	9,1	9,5	15,5	8,2

6.3 Complicaciones derivadas de la infección por virus gripales

Las complicaciones de la gripe suelen producirse con mayor frecuencia en las personas con enfermedades de base crónicas, de mayor edad y en las gestantes (Tabla 6.3). En estos grupos de población, la infección gripal resulta en un incremento de la mortalidad o de la morbilidad grave1,[19]. Por ello, estos grupos se incluyen en las prioridades de la vacunación.

La principal complicación de la gripe es la neumonía, generalmente por una infección bacteriana secundaria, y con menor frecuencia puede ser una neumonía viral primaria. Esta última es la más grave, aunque también la menos frecuente de las complicaciones pulmonares de la gripe, y cursa con infiltrados intersticiales bilaterales difusos, cultivos bacterianos de esputo negativos y una elevada mortalidad. En la autopsia se observan bronquitis necrosante, membranas hialinas, hemorragia intraalveolar y edema, e inflamación intersticial. Se ha descrito en pacientes con trastornos pulmonares crónicos y rara vez en adultos jóvenes previamente sanos; por regla general aparece en el contexto de la gripe pandémica y muy ocasionalmente en la estacional.

La neumonía bacteriana secundaria es una complicación importante de la gripe y contribuye de manera sustancial a la morbilidad y la mortalidad, en especial en individuos a partir de los 65 años de edad[20]. La característica distintiva de la presentación clínica en los pacientes con neumonía bacteriana secundaria es la exacerbación de la fiebre y de los síntomas respiratorios después de la mejoría inicial de los síntomas de la gripe aguda. Se produce una recaída con elevación de la fiebre, tos, producción de esputo purulento y evidencia radiológica de infiltrados pulmonares. El virus de la gripe afecta el epitelio traqueobronquial, lo que conduce directamente a una disminución del tamaño de las células y a la pérdida de cilios[21,22]. Estos eventos pueden predisponer a la infección bacteriana del pulmón y a una mayor mortalidad. Se ha demostrado que los virus de la gripe favorecen la colonización nasofaríngea por *Streptococcus pneumoniae* al aumentar los receptores de unión bacteriana en las células epiteliales nasofaríngeas, lo que también puede contribuir al desarrollo de neumonía neumocócica secundaria a la infección gripal[23]. Así, este es el patógeno bacteriano más frecuente, seguido de *Staphylococcus aureus*, *Haemophilus influenzae* y otras bacterias gramnegativas.

En los pacientes con enfermedades respiratorias crónicas se ha descrito una mayor hiperreactividad de las vías aéreas que podría explicar el desencadenamiento de crisis en niños y adultos asmáticos, con un mayor riesgo

Tabla 6.3 Personas con riesgo elevado de padecer complicaciones de la gripe.

- Adultos y niños con alteraciones crónicas pulmonares o cardiovasculares, incluidos los niños con asma.
- Residentes en centros geriátricos y en otros centros que albergan personas de cualquier edad con enfermedades crónicas.
- Adultos y niños que precisan tratamiento de forma regular, u hospitalizados durante el año anterior, por enfermedades metabólicas (diabetes mellitus), disfunción renal, hemoglobinopatías o inmunodepresión (incluida también la debida a medicamentos).
- Niños y jóvenes (entre 6 meses y 18 años) en tratamientos prolongados con ácido acetilsalicílico y riesgo de desarrollar síndrome de Reye tras un proceso gripal.
- Personas con obesidad mórbida
- Embarazadas
- Personas a partir de 65 años de edad.

de neumonía tras la infección gripal. En los pacientes con enfermedad pulmonar obstructiva crónica (EPOC), las agudizaciones y exacerbaciones se deben en un 25-60% de los casos a infecciones virales. Cuando se intenta la confirmación diagnóstica, se halla el antecedente de infección por virus gripal en más de un 25% de los episodios. En periodos epidémicos, las muertes de pacientes con EPOC pueden aumentar hasta un 50%. Los virus gripales producen una destrucción importante del epitelio respiratorio y un agravamiento de estos pacientes. En los pacientes con fibrosis quística, las infecciones respiratorias por virus de la gripe A y B contribuyen al deterioro de la función pulmonar, la colonización bacteriana y la progresión de la enfermedad.

En los pacientes con enfermedades cardiacas, la gripe se asocia a un exceso de mortalidad y, durante las epidemias, a una mayor incidencia de agudizaciones de síndromes cardiovasculares. El riesgo de muerte se ha estimado aproximadamente en un 1‰ durante las epidemias de gripe A.

En los pacientes diabéticos descompensados se observa, durante las epidemias de gripe, un aumento de las hospitalizaciones por cetosis, y el riesgo de neumonía asociada a la gripe es 1,7 veces mayor que el de la población general. La combinación de neumonía gripal y diabetes es especialmente grave, y la mortalidad es muy importante. Este riesgo es cuatro veces mayor (4-5‰) en los pacientes con enfermedad cardiovascular y diabetes subyacente que en los enfermos cardiovasculares sin diabetes.

Los pacientes inmunodeprimidos constituyen otro grupo de especial riesgo para la gripe. Los inmunodeficientes pediátricos y adultos, los receptores de trasplantes y los enfermos con síndromes linfoproliferativos malignos, en especial los sometidos a terapia inmunodepresora, tienen una mayor persistencia y excreción del virus gripal, y sufren con mayor frecuencia una neumonía viral primaria. En los receptores de trasplantes, la mortalidad se asocia con el grado de neutropenia. No se ha demostrado un mayor riesgo de rechazo en receptores de trasplante de órgano sólido. En pacientes con sida se han comunicado una afección respiratoria más evidente y un curso más prolongado.

En las embarazadas se ha comprobado una mayor incidencia de complicaciones pulmonares y de hospitalización por síndrome grave, sobre todo en el segundo y el tercer trimestres de la gestación[24]. No se ha demostrado un riesgo añadido de malformaciones congénitas, aunque se ha apuntado cierta relación con procesos nerviosos (esquizofrenia y anomalías del sistema nervioso central) en hijos de madres con antecedentes de gripe en el embarazo.

Otras complicaciones de la gripe, descritas con menor frecuencia, son miositis y rabdomiólisis, miocarditis, pericarditis y manifestaciones neurológicas como el síndrome de Reye (especialmente en niños en tratamiento con ácido acetilsalicílico), encefalomielitis, mielitis transversa, síndrome de Guillain-Barré, meningitis aséptica y encefalitis.

En niños hospitalizados se han documentado episodios convulsivos en más del 20% de los menores de 5 años, una mayor incidencia de otitis media (4-5%) y manifestaciones gastrointestinales (hasta un 40%), como abdominalgias, vómitos y diarrea, principalmente en lactantes menores de 6 meses. Se estima en un 0,5% los casos que requieren hospitalización entre niños menores de 5 años. En dichos casos, la mortalidad puede alcanzar el 4%, pero de forma global se sitúa en el 0,2%[16]. Los niños reportan mialgia intensa en los músculos de la pantorrilla, y la miositis es una complicación más frecuente que en los adultos[25]. Se ven síntomas gastrointestinales con mayor frecuencia en los niños que en los adultos.

La gripe pandémica presenta consideraciones clínicas, de gravedad y población afectada diferentes a las descritas para la gripe estacional. Durante las temporadas 2009-2011 se produjo la primera pandemia de gripe del siglo XXI, causada por el virus de la gripe A(H1N1)pdm09, de origen porcino y con un perfil genético de baja patogenicidad, aunque se comportó como un auténtico virus pandémico. A pesar de que la mayoría de los casos de infección se presentaron como un síndrome gripal similar al estacional, la pandemia de 2009 presentó mayores cifras de morbilidad y mortalidad, afectó a segmentos de población de menor edad y el 30% de los casos graves fueron pacientes sin enfermedades de base[26]. La tasa de hospitalización fue de 9-25/10.000 habitantes, muy superior en los menores de 5 años (20/10.000 habitantes). Los factores de riesgo más prevalentes fueron el asma y la EPOC, el embarazo, las cardiopatías, la diabetes, las inmunodeficiencias, la obesidad mórbida, la disfunción cognitiva y la enfermedad hepática crónica. El 34% de los pacientes graves requirieron ingreso en la unidad de cuidados intensivos como consecuencia de una neumonía viral primaria[27], acompañada de activación anómala de citocinas proinflamatorias causante de la evolución a distrés respiratorio[28,29]. En estos casos, los estudios de la necropsia hallaron traqueítis, bronquiolitis, daño alveolar difuso e infiltrados linfocitarios[30,31]. La neumonía bacteriana secundaria fue la principal causa de morbilidad y mortalidad durante la pandemia de gripe de 1918, mientras que en la pandemia de 2009 no fue un factor decisivo en la definición de gravedad, con una incidencia menor del 20% en los pacientes hospitalizados[32,33]. Sin embargo, los estudios de necropsia revelaron una incidencia superior, de hasta un 50% de los pacientes[30]. En los últimos años, el propio proceso viral de adaptación al organismo humano, junto con el importante incremento de la inmunidad poblacional, han llevado a la deriva clínico-patológica del virus hacia un carácter estacional.

Los virus de la gripe aviar y porcina también pueden ser causa de infección en la población humana, aunque de forma esporádica, dando lugar a un cuadro clínico que puede variar de leve a grave. Actualmente se mantienen activos los brotes epidémicos de gripe aviar en Asia por los virus A(H5N1) y A(H7N9), que atraviesan la barrera de especie y son causa de casos de gripe aviar con una elevada mortalidad, sin que aparezcan casos de transmisión interhumana mantenida. El cuadro clínico se inicia después de un periodo de incubación de 2-5 días, con progresión rápida de la enfermedad[34] hacia insuficiencia respiratoria y disfunción multiorgánica, con una tasa de letalidad asociada que puede alcanzar un 60%[35,36]. La prevalencia de casos asintomáticos o de infección leve es desconocida, y los estudios de seroprevalencia no han aportado una evidencia concluyente. Otros subtipos de gripe aviar también han sido causa de infección en la población humana, aunque se han caracterizado, por regla general, por una infección leve o conjuntivitis.

También se ha descrito transmisión esporádica de los virus de la gripe A porcina a la población humana[37], en especial a personas que profesionalmente tienen un contacto directo con el ganado porcino. La enfermedad suele ser leve y similar a la gripe estacional no complicada.

Bibliografía

1. Memoli MJ, Athota R, Reed S, Czajkowski L, Bristol T, Proudfoot K, et al. The natural history of influenza infection in the severely immunocompromised vs nonimmunocompromised hosts. Clin Infect Dis. 2014;58:214-24.

2. 1. Carrat F, Vergu E, Ferguson NM, Lemaitre M, Cauchemez S, Leach S, et al. Time lines of infection and disease in human influenza: a review of volunteer challenge studies. Am J Epidemiol. 2008;167:775-85.

3. Lee N, Chan PK, Hui DS, Rainer TH, Wong E, Choi KW, et al. Viral loads and duration of viral shedding in adult patients hospitalized with influenza. J Infect Dis. 2009;200:492-500.

4. Killingley B, Nguyen-Van-Tam J. Routes of influenza transmission. Influenza Other Respir Viruses. 2013;7(Suppl 2):42-51.

5. Brankston G, Gitterman L, Hirji Z, Lemieux C, Gardam M. Transmission of influenza A in human beings. Lancet Infect Dis. 2007;7:257-65.

6. Nikitin N, Petrova E, Trifonova E, Karpova O. Influenza virus aerosols in the air and their infectiousness. Adv Virol. 2014;2014:859090.

7. Tellier R. Review of aerosol transmission of influenza A virus. Emerg Infect Dis. 2006;12:1657-62.

8. Shaw ML, Palese P. Orthomyxoviridae. En: Knipe DM, Howley PM, editores. Fields virology. 6th ed. Philadelphia, PA: Lippincott Williams and Wilkins; 2013. p. 1151-84.

9. Shinya K, Ebina M, Yamada S, Ono M, Kasai N, Kawaoka Y. Avian flu: influenza virus receptors in the human airway. Nature. 2006;440:435-6.

10. Kreijtz JH, Fouchier RA, Rimmelzwaan GF. Immune responses to influenza virus infection. Virus Res. 2011;162:19-30.

11. Hers JF, Mulder J. Broad aspects of the pathology and pathogenesis of human influenza. Am Rev Respir Dis. 1961;83:84-97.

12. Cox NJ, Subbarao K. Influenza. Lancet. 1999;354:1277-82.

13. Nicholson KG. Clinical features of influenza. Semin Respir Infect. 1992;7:26-37.

14. Paules C, Subbarao K. Influenza. Lancet. 2017;390:697-708.

15. Silvennoinen H, Peltola V, Lehtinen P, Vainionpää R, Heikkinen T. Clinical presentation of influenza in unselected children treated as outpatients. Pediatr Infect Dis J. 2009;28:372-5.

16. Silvennoinen H, Peltola V, Vainionpää R, Ruuskanen O, Heikkinen T. Admission diagnoses of children 0-16 years of age hospitalized with influenza. Eur J Clin Microbiol Infect Dis. 2012;31:225-31.

17. Rodrigo C, Méndez M. Clinical and laboratory diagnosis of influenza. Human Vacc Immunother. 2012;8:29-33.

18. Peltola V, Reunanen T, Ziegler T, Silvennoinen H, Heikkinen T. Clin Infect Dis. 2005;41:1198-200.

19. Rothberg MB, Haessler SD, Brown RB. Complications of viral influenza. Am J Med. 2008;121:258-64.

20. Chertow DS, Memoli MJ. Bacterial coinfection in influenza: a grand rounds review. JAMA. 2013;309:275-82.

21. Peltola VT, Murti KG, McCullers JA. Influenza virus neuraminidase contributes to secondary bacterial pneumonia. J Infect Dis. 2005;192:249-57.

22. Siegel SJ, Roche AM, Weiser JN. Influenza promotes pneumococcal growth during coinfection by providing host sialylated substrates as a nutrient source. Cell Host Microbe. 2014;16:55-67.

23. Wolter N, Tempia S, Cohen C, Madhi SA, Venter M, Moyes J, et al. High nasopharyngeal pneumococcal density, increased by viral coinfection, is associated

with invasive pneumococcal pneumonia. J Infect Dis. 2014;210:1649-57.

24. Neuzil KM, Reed GW, Mitchel EF, Simonsen L, Griffin MR. Impact of influenza in acute cardiopulmonary hospitalizations in pregnant woman. Am J Epidemiol. 1998;148:1094-102.

25. Mistry RD, Fischer JB, Prasad PA, Coffin SE, Alpern ER. Severe complications in influenza-like illnesses. Pediatrics. 2014;134:e684-90.

26. Dunning J, Openshaw P. Severe influenza: clinical features and treatment options. Cur Resp Med Rev. 2012;8:208-27.

27. Writing Committee of the WHO Consultation on Clinical Aspects of Pandemic (H1N1) 2009 Influenza, Bautista E, Chotpitayasunondh T, Gao Z, Harper SA, Shaw M, Uyeki TM, et al. Clinical aspects of pandemic 2009 influenza A (H1N1) virus infection. N Engl J Med. 2010;362:1708-19.

28. Almansa R, Antón A, Ramírez P, Martín-Loeches I, Banner D, Pumarola T, et al. Direct association between pharyngeal viral secretion and host cytokine response in severe pandemic influenza. BMC Infect Dis. 2011;11:232.

29. Nguyen-Van-Tam JS, Openshaw PJ, Hashim A, Gadd EM, Lim WS, Semple MG, et al. Risk factors for hospitalisation and poor outcome with pandemic A/H1N1 influenza: United Kingdom first wave (May-September 2009). Thorax. 2010;65:645-51.

30. Gill JR, Sheng ZM, Ely SF, Gill JR, Sheng ZM, Ely SF, et al. Pulmonary pathologic findings of fatal 2009 pandemic influenza A/H1N1 viral infections. Arch Pathol Lab Med. 2010;134:235-43.

31. Shieh WJ, Blau DM, Denison AM, Deleon-Carnes M, Adem P, Bhatnagar J, et al. 2009 pandemic influenza A (H1N1): pathology and pathogenesis of 100 fatal cases in the United States. Am J Pathol. 2010;177:166-75.

32. Bewick T, Myles P, Greenwood S, Nguyen-Van-Tam JS, Brett SJ, Semple MG, et al. Clinical and laboratory features distinguishing pandemic H1N1 influenza-related pneumonia from interpandemic community-acquired pneumonia in adults. Thorax. 2011;66:247-52.

33. Rothberg MB, Haessler SD. Complications of seasonal and pandemic influenza. Crit Care Med. 2010;38(4 Suppl):e91-7.

34. Beigel JH, Farrar J, Han AM, Hayden FG, Hyer R, de Jong M, et al. Avian influenza A (H5N1) infection in humans. N Engl J Med. 2005;353:1374-85.

35. Writing Committee of the Second World Health Organization Consultation on Clinical Aspects of Human Infection with Avian Influenza A (H5N1) Virus, Abdel-Ghafar AN, Chotpitayasunondh T, Gao Z, Hayden FG, Nguyen DH, de Jong MD, et al. Update on avian influenza A (H5N1) virus infection in humans. N Engl J Med. 2008;358:261-73.

36. Tanner WD, Toth DJ, Gundlapalli AV. The pandemic potential of avian influenza A(H7N9) virus: a review. Epidemiol Infect. 2015;143:3359-74.

37. Freidl GS, Meijer A, de Bruin E, de Nardi M, Muñoz O, Capua I, et al. Influenza at the animal-human interface: a review of the literature for virological evidence of human infection with swine or avian influenza viruses other than A(H5N1). Euro Surveill. 2014;19:20793.

FENOTIPOS INMUNOLÓGICOS DE LA GRIPE GRAVE

Jesús Francisco Bermejo Martín,
Raquel Almansa Mora,
Marta Martín Fernández

FENOTIPOS INMUNOLÓGICOS
DE LA GRIPE GRAVE

Jesús Francisco Bermejo Martín,
Raquel Almansa Mora,
Marta Martín Fernández

7.1 Introducción

Tal como ocurrió con la aparición de la infección por el virus de la inmunodeficiencia humana en la década de 1980 (evento que indujo un avance significativo en nuestro conocimiento sobre la inmunología en general y sobre la inmunovirología en particular), la pandemia de gripe de 2009 impulsó la investigación clínica sobre la inmunopatología de la infección grave causada por el virus de la gripe[1]. De hecho, la mayor parte de la información en este campo procede de los estudios clínicos que se desarrollaron en la propia temporada pandémica y en los años posteriores, por lo que el conocimiento actual sobre los perfiles inmunitarios asociados a la gripe grave procede mayoritariamente del estudio en sangre periférica y de autopsias de pacientes infectados por el virus pandémico (pH1N1). La amenaza que suponen las cepas gripales emergentes, como H5N1 y H7N9, ha impulsado también el desarrollo de estudios clínicos.

Además, el hecho de que en la pandemia de 2009 se pudiera contar ya con tecnologías como la reacción en cadena de la polimerasa (PCR, *polimerase chain reaction*) en tiempo real, los *microarrays* de expresión génica y las técnicas multiplex de análisis de proteínas, permitió abordar de forma simultánea el estudio de la replicación del virus en el paciente grave y la respuesta inmunitaria frente a él, basándose en la filosofía holística de la biología de sistemas, la cual pretende comprender de manera integrada el funcionamiento de los sistemas biológicos.

En este capítulo revisaremos los perfiles inmunitarios asociados a las formas más graves de la gripe, aquellas que requieren hospitalización o ingreso en una unidad de cuidados intensivos por insuficiencia respiratoria aguda. Así, hemos identificado varios fenotipos inmunitarios de gravedad, de los cuales hablaremos en las páginas siguientes:

- Hipercitocinemia.
- Hemofagocitosis.
- Valores bajos de inmunoglobulinas.
- Linfocitopenia.
- Alteraciones en la expresión génica en sangre típicas de la sepsis.
- Otras alteraciones inmunitarias.

7.2 Hipercitocinemia

La presencia de valores altos de citocinas en plasma o suero (tanto proinflamatorias como antiinflamatorias o inmunosupresoras) de forma precoz es una característica común de los casos graves de gripe[2-6]. En concreto, la elevación de la interleucina (IL) 6 y de las quimiocinas CCL-2/MCP-1, CCL-4/MIP-1β,

CXCL-8/IL-8, CXCL-9/MIG y CXCL-10/IP-10 se asocia a la patogenicidad de los virus tanto de estirpe aviar (H5N1 y H7N9) como de estirpe humana (pdmH1N1 y H3N2)[7].

En los casos graves de gripe existe una correlación entre las concentraciones de citocinas en plasma y la carga viral en las vías respiratorias[6,8], y probablemente los valores altos de citocinas reflejan una incapacidad del sistema inmunitario de controlar la infección en estos casos.

Sigue sin entenderse el papel fisiopatológico de los valores altos de citocinas que se observan en la gripe grave. La función de las citocinas es alertar de la presencia de infección, movilizar las células blancas y orquestar la respuesta inmunitaria. Unas concentraciones altas de citocinas podrían ser necesarias para eliminar el virus[9] y sobrevivir a la enfermedad[10]. Siendo importantes para la defensa frente al virus, la presencia de concentraciones elevadas de citocinas y quimiocinas podría mediar fenómenos de inmunopatología y daño tisular. En este sentido, algunos autores observan una asociación de estas con progresión de la enfermedad y riesgo de muerte[4,11].

7.3 Hemofagocitosis

La hemofagocitosis reactiva (proliferación sistémica de macrófagos con prominente actividad hemofagocítica) es un hallazgo común en las autopsias de pacientes con infección causada por pH1N1[3,12,13], H5N1[14] y H7N9[15]. El síndrome hemofagocítico se ha relacionado con la hipercitocinemia observada en estos pacientes[3], y se ha propuesto como un posible factor que contribuiría a explicar los casos de muertes en personas jóvenes[12].

7.4 Valores bajos de inmunoglobulinas

La presencia de valores bajos de inmunoglobulina G2 (IgG2) parece ser una característica de la neumonía comunitaria grave causada por el virus pH1N1, en comparación con las neumonías comunitarias causadas por otros patógenos[16,17] . Chan et al.[18] describen la presencia de una respuesta disregulada de citocinas en los pacientes con infección grave por pH1N1 y valores bajos de IgG2. Zheng et al.[19] demostraron en embarazadas hospitalizadas por neumonía comunitaria causada por

Tabla 7.1 Fenotipos inmunitarios 1 y 2 en la gripe grave: hipercitocinemia y hemofagocitosis.

Virus	Elemento afectado	Referencias
pH1N1		2-4
H7N9	Elevación de citocinas proinflamatorias y antiinflamatorias en plasma o suero	5
H5N1		6
pH1N1	Correlación entre citocinas en plasma y carga viral en muestras respiratorias	8
H5N1	Correlación entre citocinas en plasma y carga viral en muestras respiratorias	6
pH1N1		3, 12, 13
H7N9	Hemofagocitosis reactiva como hallazgo en las autopsias	15
H5N1		14

pH1N1 unos valores más bajos de IgG2 específica frente a este virus en comparación con embarazadas no infectadas, junto con valores más altos de interferón gamma y de IL-10.

Nuestro grupo también ha aportado pruebas adicionales de la relación entre unos valores bajos de inmunoglobulinas y una mayor respuesta de citocinas en estos pacientes, concretamente de IgG2 y de inmunoglobulina M (IgM)[20].

La presencia de anticuerpos previos en el plasma podría mediar una protección cruzada frente a virus diferentes en la estructura de su hemaglutinina, pero con epítopos comunes en otras proteínas como la neuraminidasa, tal como se ha demostrado en un modelo de hurón infectado pretratado con inmunoglobulina intravenosa inespecífica (IGIV)[21].

Nuestro grupo demostró que los pacientes con infección grave por pH1N1 con cifras de IgG2 <59 mg/dl o de IgM <58 mg/dl presentaban una mortalidad más temprana[20]. Yamamoto et al.[22] observaron, en niños infectados por este virus, que la gravedad se asociaba de forma inversa con las concentraciones séricas de IgG total, IgG1, IgG2 e IgG3. Por su parte,

Hung et al.[23] demostraron que el tratamiento precoz con IGIV hiperinmune conseguía reducir la carga viral y la mortalidad.

En este apartado sobre inmunoglobulinas, la respuesta de anticuerpos específicos de la gripe merece un comentario especial. Guihot et al.[24] demostraron que la presencia temprana de bajos títulos de anticuerpos inhibidores de la hemaglutinación se asociaba a muerte fulminante en pacientes no vacunados infectados por pdmH1N1. Curiosamente, los títulos bajos de anticuerpos en estos pacientes no se debían a una incapacidad de los linfocitos B de producir anticuerpos, sino al «secuestro» de estos en el pulmón en forma de inmunocomplejos. En la infección por virus de la gripe A/H7N9, Liu et al.[25] encontraron que los no supervivientes tenían títulos más bajos de anticuerpos contra la hemaglutinina de este virus.

7.5 Linfocitopenia

La presencia de concentraciones bajas de linfocitos en sangre es frecuente en los pacientes con gripe grave. Se ha descrito una relación

Tabla 7.2 Fenotipo inmunitario 3 en la gripe grave: valores bajos de inmunoglobulinas.

Virus	Elemento afectado	Referencias
pH1N1	Valores bajos de IgG2	16, 17
pH1N1	Hipercitocinemia en los pacientes con valore bajos de IgG2 o IgM	18, 20
pH1N1	Relación entre valores bajos de IgG2 e IgM y mortalidad temprana	20
pH1N1	Gravedad asociada de forma inversa con las concentraciones séricas de IgG total, IgG1, IgG2 e IgG3 en niños	22
pH1N1	Valores bajos de IgG2 específica, junto con valores altos de interferón gamma y de IL-10 en embarazadas hospitalizadas	19
pH1N1	Bajos títulos de anticuerpos inhibidores de la hemaglutinación	24
H7N9		25

entre la linfocitopenia y un mayor riesgo de fallo respiratorio en los pacientes infectados por virus pH1N1[26]. También se observa que, en los pacientes con gripe grave, la presencia de linfocitopenia se asocia con una mayor probabilidad de muerte[27-29]. En la infección por virus pH1N1, la linfocitopenia parece ocurrir a expensas de los linfocitos T CD4, T CD8 y NK[30], estando afectada particularmente la población Th17[31]. En los pacientes infectados por virus de la gripe A/H7N9, el tiempo que se tarda en recuperar la normalidad radiológica en las imágenes de tomografía computarizada es directamente proporcional al tiempo que tarda en recuperarse la linfocitopenia[32]. La limitada información disponible hasta ahora sobre la infección en humanos por cepas de virus A/H5N1 parce confirmar que la linfocitopenia es también un fenómeno frecuente en estos pacientes[33], sobre todo en los no supervivientes[34].

7.6 Alteraciones en la expresión génica en sangre

Dunning et al.[35], en un elegante trabajo en el que estudiaban los cambios en la expresión en el transcriptoma de pacientes con infección respiratoria por virus de la gripe, encontraron huellas de expresión génica relacionadas con la respuesta antiviral mediada por interferón hasta el día 4 después del comienzo de los síntomas en los pacientes que no requirieron ventilación mecánica. En contraste, en aquellos que necesitaron ventilación mecánica observaron huellas de activación del neutrófilo, incluso desde los primeros momentos de la enfermedad[35]. La activación precoz de genes relacionados con la función bactericida del neutrófilo se ha observado también en la infección causada por virus H7N9, que se caracteriza por una elevada expresión de CD177 y metaloproteinasas 8,9 y 25[36].

En otro estudio del transcriptoma humano completo, nuestro grupo describió que los pacientes que sufrían neumonía viral primaria por virus de la gripe pH1N1 y que necesitaban ventilación mecánica tenían menor expresión en sangre de un grupo de genes que son necesarios para desarrollar de forma correcta la fase de inmunidad adaptativa de respuesta frente al virus. Estos genes participaban en la presentación de antígenos, la función de los linfocitos B y la función de los linfocitos T[37].

La expresión de genes con actividad proteasa del neutrófilo, junto con la depresión de la expresión de genes relacionados con la

Tabla 7.3 Fenotipo inmunitario 4 en la gripe grave: linfocitopenia.

Virus	Elemento afectado	Referencias
pH1N1	Relación entre linfocitopenia y mayor riesgo de fallo respiratorio	26
Gripe A	Relación entre linfocitopenia y mayor probabilidad de muerte	27-29
H7N9	Relación directa entre resolución de infiltrados en la tomografía computarizada y recuperación de la linfocitopenia	32
H5N1	Linfocitopenia e inversión del cociente T CD4/CD8 en un paciente con fallo multiorgánico	33
H5N1	Linfocitopenia más frecuente en no supervivientes	34

inmunidad adaptativa, son la huella transcriptómica de la sepsis, como nuestro grupo ya demostró en un trabajo publicado en *Journal of Infection*[38]. Al fin y al cabo, la gripe grave es una forma de sepsis de origen viral.

7.7 Otras alteraciones inmunitarias asociadas con la gripe grave

Las trampas extracelulares del neutrófilo (NET, *neutrophil extracellular traps*) son estructuras extracelulares compuestas de ADN y proteínas antimicrobianas. Unas altas concentraciones de componentes de estas NET en sangre se asocian a gravedad medida por la puntuación APACHE-II *(Acute Physiology And Chronic Health Evaluation)* en pacientes infectados por virus de la gripe A/H1N1 o H7N9[39].

Zogheib et al.[40] evidenciaron que unas altas concentraciones séricas de lectina de unión a manosa se asocian a mayor mortalidad en los pacientes con gripe causada por el virus pH1N1.

En los pacientes con gripe grave causada por los subtipos aviares H5N1, H7N9 o H10N8, Gao et al.[41] demostraron que los valores de proteína C reactiva se correlacionaban con la activación del sistema del complemento y eran más altos en los no supervivientes.

Wong et al.[42] demostraron que los pacientes con infección respiratoria grave por virus de la gripe muestran una activación retrasada de la inmunidad periférica, y en la fase aguda tienen un número menor de células dendríticas mieloides, monocitos CD192+ y linfocitos T CD4 y TCD8 específicos del virus, en comparación con los pacientes leves. Sin embargo, en la fase de convalecencia, los pacientes graves presentan una activación inmunitaria mantenida, caracterizada por mayores recuentos de monocitos CD16+ y de linfocitos T CD8 específicos del virus. Los pacientes de este estudio presentaron mayoritariamente infección por virus de la gripe A/H3N2.

Lichtner et al.[43] encontraron que los pacientes hospitalizados por infección por el virus pH1N1 presentaban una depleción profunda y persistente de las células dendríticas plasmacitoides.

Por otra parte, Giamarellos-Bourboulis et al.[44] observaron un aumento del recuento absoluto de linfocitos T reguladores en pacientes con neumonía por virus pH1N1. Estas células tienen funciones inmunosupresoras y se ha postulado que su expansión en la gripe podría representar un intento del sistema inmunitario de controlar una respuesta inflamatoria exagerada. Además, podrían desempeñar un papel en la predisposición de los pacientes con gripe a contraer infecciones bacterianas secundarias.

Tabla 7.4 Fenotipo inmunitario 5 en la gripe grave: alteraciones en la expresión génica en sangre.

Virus	Elemento afectado	Referencias
Mayoritariamente pH1N1	Huellas de activación del neutrófilo desde los primeros momentos de la enfermedad	35
H7N9	Activación precoz de genes relacionados con la función bactericida del neutrófilo	36
pH1N1	Depresión de la presentación de antígeno, desarrollo del linfocito B, diferenciación del linfocito T, señalización por CD28, actividad granzima B, apoptosis y ubiquitinación de proteínas	37

Tabla 7.5 Fenotipo inmunitario 6 en la gripe grave: otras alteraciones inmunitarias.

Virus	Elemento afectado	Referencias
H1N1 y H7N9	Altos valores de componentes de NET	39
pH1N1	Las concentraciones séricas altas de lectina de unión a manosa se asocian a mayor mortalidad	40
H5N1, H7N9 y H10N8	Altos valores de proteína C reactiva asociados a activación del sistema del complemento en los no supervivientes	41
H3N2 y B	Activación retrasada de la inmunidad periférica, mostrando en la fase aguda menor número de células dendríticas mieloides, monocitos CD192+ y linfocitos T CD4 y TCD8 específicos del virus	42
pH1N1	Depleción profunda y persistente de células dendríticas plasmacitoides	43
pH1N1	Aumento del recuento absoluto de linfocitos T reguladores en pacientes con neumonía	44

7.8 Las alteraciones inmunitarias en la gripe grave: ¿causa o consecuencia?

El origen de las alteraciones inmunitarias en la gripe grave es un tema todavía abierto al debate. La propia naturaleza del diseño de los estudios clínicos destinados a identificar dichas alteraciones hace imposible conocer hasta qué punto estas se encontraban ya presentes antes de sufrir la infección por el virus, y por tanto podrían ser factores de riesgo contribuyentes para desarrollar neumonía grave o distr**és** respiratorio a consecuencia de esta infección, o si se desarrollan durante la propia enfermedad a consecuencia de esta, como parte de los mecanismos que intentan controlar la replicación del virus (migración de linfocitos al pulmón, activación de neutrófilos, secuestro de inmunoglobulinas por macrófagos o extravasación de estas por daño al endotelio). Tampoco puede descartarse que las dos situaciones ocurran de forma sinérgica, es decir, que la presencia de factores predisponentes de base que empeoran la inmunidad (embarazo, comorbilidad, inmunosenescencia) facilite el desarrollo de alteraciones inmunitarias agudas en respuesta a la infección por el virus.

Un artículo australiano sobre epidemiología de la gripe en pacientes hospitalizados demuestra que el 76% de ellos presentaban comorbilidad previas[45]. La influencia del envejecimiento del sistema inmunitario y el impacto de la comorbilidad tanto en el estado inmunitario previo a la gripe como en la propia respuesta inmunitaria frente al virus[46,47] no se ha estudiado con el detenimiento que merece.

La disfunción basal del endotelio vascular debida a enfermedades crónicas como la diabetes, la hipertensión o la enfermedad pulmonar obstructiva crónica podría desempeñar un papel importante como factor predisponente a un estado inflamatorio y de estrés nitrooxidativo elevado, una activación excesiva de los neutrófilos, un escape de los linfocitos y de las inmunoglobulinas a través de las uniones endoteliales rotas, y una facilitación de los fenómenos de hipercoagulabilidad que participan en la génesis del fallo de órgano y el distrés respiratorio en los casos graves de gripe[48].

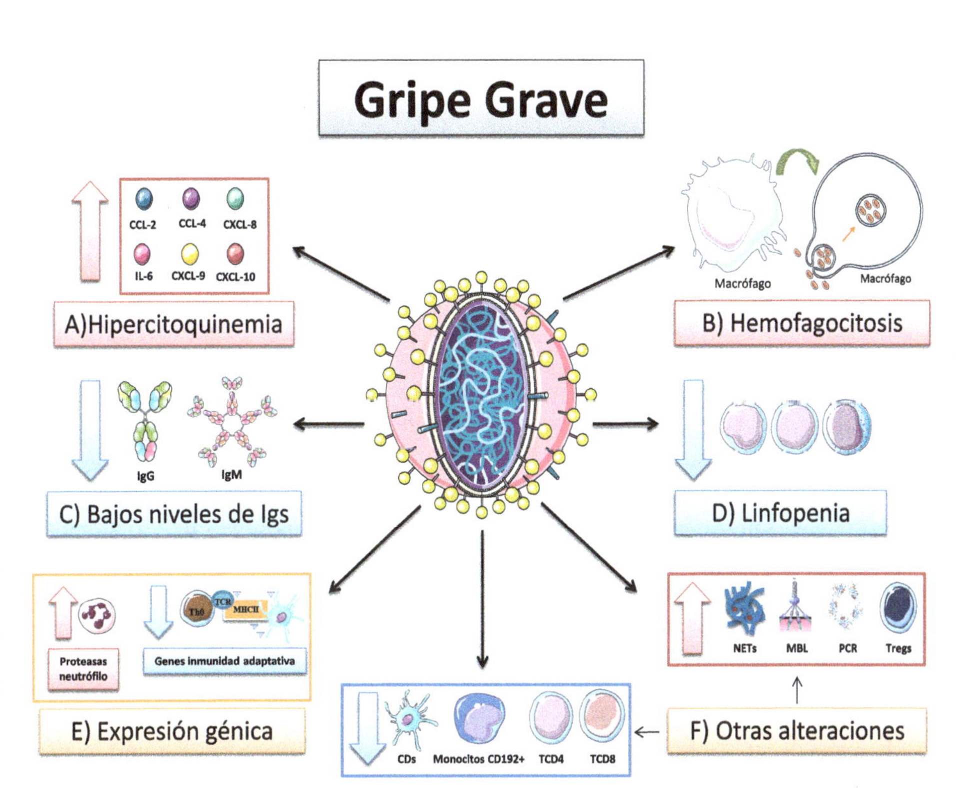

Figura 7.1 Fenotipos inmunitarios de la gripe grave. A) Hipercitocinemia: la presencia de valores altos de citocinas en plasma o suero de forma precoz es una característica común de los casos graves de gripe. B) Hemofagocitosis: la hemofagocitosis reactiva es un hallazgo común en las autopsias de pacientes con infección causada por virus pH1N1, H5N1 y H7N9. C) Valores bajos de inmunoglobulinas: existe relación entre los valores bajos de inmunoglobulinas, en concreto de IgG2 e IgM, y una mayor concentración de citocinas en estos pacientes. D) Linfocitopenia: la presencia de concentraciones bajas de linfocitos en sangre es frecuente en los pacientes con gripe grave. E) Alteraciones en la expresión génica: la expresión aumentada de genes con actividad proteasa del neutrófilo, junto con la depresión de la expresión de genes relacionados con la inmunidad adaptativa, son la huella transcriptómica de la sepsis. F) Otras alteraciones inmunitarias: altos valores de NET, lectina de unión a manosa y proteína C reactiva se asocian a mayor gravedad y mortalidad, junto con el aumento del recuento absoluto de linfocitos T reguladores. Los pacientes con infección respiratoria grave por gripe muestran una activación retrasada de la inmunidad periférica, y en la fase aguda tienen un número menor de células dendríticas mieloides, monocitos CD192+ y linfocitos T CD4 y TCD8 específicos del virus, en comparación con los pacientes leves. (Las imágenes individuales de esta figura se han obtenido de la página web Smart Servier Medical Art: https://smart.servier.com/)

El desarrollo de modelos de infección *in vitro* utilizando animales senescentes o con comorbilidad ayudará a dilucidar estos aspectos.

7.9 Similitud con las alteraciones inmunitarias en la sepsis

Las alteraciones inmunitarias descritas en los pacientes con gripe grave reflejan claramente la existencia de una respuesta alterada que podría ser la causa de la aparición de daño tisular y fallo de órgano (principalmente de la función respiratoria), en un contexto de falta de control de la replicación del virus. Los fenotipos inmunitarios descritos en los pacientes con gripe grave son similares a los descritos en los pacientes con sepsis[49]. De hecho, desde 2016, la sepsis se define como una infección con fallo de órgano causada por una respuesta disregulada del huésped a la infección (definición del consenso SEPSIS-3)[50]. Por todo ello, la gripe grave puede considerarse un caso de sepsis de origen viral, en la que se observan profundas alteraciones de la inmunidad tanto innata como adaptativa.

7.10 Potencial utilidad de las alteraciones inmunitarias como biomarcadores de gravedad

Las alteraciones inmunitarias asociadas con la gripe grave tienen un gran potencial de uso clínico como biomarcadores. Ante un paciente con gripe, la presencia de hipercitocinemia, linfocitopenia, valores bajos de inmunoglobulinas, baja expresión de moléculas relacionadas con la presentación de antígeno o la función T, o expresión incrementada de genes de proteasas del neutrófilo, es signo de gravedad y, por tanto, su determinación permitiría implementar medidas específicas, como la administración temprana de antivirales, la monitorización de las constantes vitales y de los signos de fallo de órgano (puntuación SOFA, *Sequential Organ Failure Assesment*[51]) o el traslado a un centro hospitalario o a la unidad de cuidados intensivos.

Junto con la tecnología actualmente disponible para evaluar el estado inmunitario, como la citometría de flujo, existen nuevos métodos, como la plataforma Luminex®, que permite cuantificar de forma simultánea hasta 100 citocinas o quimiocinas[2], o la PCR digital, que permite cuantificar tránscritos de ARNm de los leucocitos de manera exacta y reproducible[52]. Estas técnicas pueden servir para desarrollar ensayos estandarizados que permitan obtener un perfil inmunitario del paciente útil para identificar las formas graves de gripe. El desarrollo de dispositivos de uso ambulatorio o a pie de cama será de gran ayuda al respecto.

7.11 Potenciales tratamientos de base inmunológica en la gripe grave

Conocidos los fenotipos inmunitarios que caracterizan la gripe grave, existen una serie de potenciales tratamientos para corregirlos[53]:

- Suero de pacientes convalecientes o inmunoglobulina intravenosa hiperinmune: se han hecho algunos intentos de tratar la gripe grave con inmunoterapia pasiva utilizando suero de pacientes convalecientes de gripe pH1N1 o inmunoglobulina intravenosa hiperinmune fraccionada desde estos sueros, con resultados prometedores en cuanto a disminución de la carga viral y reducción de la respuesta inflamatoria y de la mortalidad[23,54].

- Corticoides: su uso se ha propuesto para disminuir la inflamación excesiva en estos pacientes, pero se ha relacionado con un mayor riesgo de desarrollar enfermedad grave y un mayor riesgo de sufrir neumonía nosocomial y muerte, por lo que actualmente no están indicados para el tratamiento de la gripe grave[55,56].

- Estatinas: estos fármacos hipolipidemiantes tienen efectos antiinflamatorios e inmunomoduladores que pueden ser de interés para el tratamiento de la gripe grave. Aunque se han realizado estudios retrospectivos que evalúan el efecto de las estatinas en tomadores crónicos de estos fármacos que sufren infección por virus de la gripe y los resultados han sido positivos, existen dudas sobre un sesgo de los resultados debido a un mejor estado de salud basal en estos pacientes[57]. Actualmente no existen ensayos clínicos aleatorizados que hayan evaluado su uso en los pacientes con gripe.

- Macrólidos: estos antibióticos tienen también propiedades inmunomoduladoras y han sido propuestos para el tratamiento de la gripe[58]. Sin embargo, en un estudio español en pacientes graves con neumonía viral primaria por virus de la gripe pH1N1, si bien en el análisis univariante los macrólidos parecían tener un efecto protector frente a la muerte, el análisis multivariante no lo confirmó[59].

- Hemofiltros de polimixina B: existen algunas experiencias de tratamiento de la gripe producida por los virus pH1N1 y H5N1 con estos filtros que consiguen reducir la concentración de citocinas circulantes y mejorar el pronóstico de los pacientes[60,61].

- Combinaciones de fármacos con actividad antiviral e inmunomoduladora: en 2015 se reportó el éxito de la combinación de claritromicina, oseltamivir y naproxeno en pacientes hospitalizados por gripe H3N2, con una reducción de la mortalidad a 90 días[62].

- Otros fármacos propuestos con actividad inmunomoduladora son el gemfibrozilo, la nitazoxanida, la cloroquina, el pamidronato, las células mesenquimales, el ácido micofenólico, el paracetamol, los inhibidores de la ciclooxigenasa y los

anticuerpos anticomplemento (anti-C5a) que inhiben la formación de NET[53] .

Es importante tener en cuenta que la mayoría de las (limitadas) experiencias clínicas de tratamiento de la gripe con inmunomoduladores se han centrado en pacientes con formas graves de la enfermedad. La oportunidad de estos fármacos de proveer algún efecto beneficioso es más probable, en nuestra opinión, cuando se administran de forma precoz, cuando el daño al endotelio o a los tejidos causado por la respuesta inmunitaria e inflamatoria no es todavía tan evidente. Los ensayos clínicos futuros deberán tener en cuenta este aspecto. Además, en estos ensayos será importante contar con la guía de biomarcadores que ayuden a identificar de manera adecuada a los pacientes que realmente son tributarios de recibir este tipo de tratamientos. Todo ello podría mejorar los resultados de dichos ensayos y ayudar a encontrar la indicación de estas estrategias inmunomoduladoras en el tratamiento de los pacientes con gripe.

Finalmente, los fármacos estabilizadores o protectores del endotelio frente al estrés oxidativo y la inflamación podrían ocupar un lugar importante en el tratamiento de la gripe en un futuro próximo, para la prevención del fallo de órgano, la sepsis y el distrés respiratorio secundarios a la infección por este virus[48].

Bibliografía

1. Almansa R, Bermejo-Martín JF, Ortiz de Lejarazu Leonardo R. Immunopathogenesis of 2009 pandemic influenza. Enferm Infecc Microbiol Clin. 2012;30(Supl 4):18-24.

2. Bermejo-Martin JF, Ortiz de Lejarazu R, Pumarola T, Rello J, Almansa R, Ramírez P, et al. Th1 and Th17 hypercytokinemia as early host response signature

in severe pandemic influenza. Crit Care. 2009;13(6):R201.

3. To KKW, Hung IFN, Li IWS, Lee K-L, Koo C-K, Yan W-W, et al. Delayed clearance of viral load and marked cytokine activation in severe cases of pandemic H1N1 2009 influenza virus infection. Clin Infect Dis. 2010;50(6):850-9.

4. Davey RT, Lynfield R, Dwyer DE, Losso MH, Cozzi-Lepri A, Wentworth D, et al. The association between serum biomarkers and disease outcome in influenza A(H1N1)pdm09 virus infection: results of two international observational cohort studies. PloS One. 2013;8(2):e57121.

5. Huang R, Zhang L, Gu Q, Zhou Y-H, Hao Y, Zhang K, et al. Profiles of acute cytokine and antibody responses in patients infected with avian influenza A H7N9. PloS One. 2014;9(7):e101788.

6. de Jong MD, Simmons CP, Thanh TT, Hien VM, Smith GJD, Chau TNB, et al. Fatal outcome of human influenza A (H5N1) is associated with high viral load and hypercytokinemia. Nat Med. 2006;12(10):1203-7.

7. Betakova T, Kostrabova A, Lachova V, Turianova L. Cytokines induced during influenza virus infection. Curr Pharm Des. 2017;23(18):2616-22.

8. Almansa R, Antón A, Ramírez P, Martín-Loeches I, Banner D, Pumarola T, et al. Direct association between pharyngeal viral secretion and host cytokine response in severe pandemic influenza. BMC Infect Dis. 2011;11:232.

9. Almansa R, Martínez-Orellana P, Rico L, Iglesias V, Ortega A, Vidaña B, et al. Pulmonary transcriptomic responses indicate a dual role of inflammation in pneumonia development and viral clearance during 2009 pandemic influenza infection. Peer J. 2017;5:e3915.

10. Almansa R, Socias L, Ramírez P, Martín-Loeches I, Vallés J, Loza A, et al. Imbalanced pro- and anti-Th17 responses (IL-17/granulocyte colony-stimulating factor) predict fatal outcome in 2009 pandemic influenza. Crit Care. 2011;15(5):448.

11. Guo J, Huang F, Liu J, Chen Y, Wang W, Cao B, et al. The serum profile of hypercytokinemia factors identified in H7N9-infected patients can predict fatal outcomes. Sci Rep. 2015;5:10942.

12. Harms PW, Schmidt LA, Smith LB, Newton DW, Pletneva MA, Walters LL, et al. Autopsy findings in eight patients with fatal H1N1 influenza. Am J Clin Pathol. 2010;134(1):27-35.

13. Schulert GS, Zhang M, Fall N, Husami A, Kissell D, Hanosh A, et al. Whole-exome sequencing reveals mutations in genes linked to hemophagocytic lymphohistiocytosis and macrophage activation syndrome in fatal cases of H1N1 influenza. J Infect Dis. 2016;213(7):1180-8.

14. Yuen KY, Chan PK, Peiris M, Tsang DN, Que TL, Shortridge KF, et al. Clinical features and rapid viral diagnosis of human disease associated with avian influenza A H5N1 virus. Lancet 1998;351(9101):467-71.

15. Yu L, Wang Z, Chen Y, Ding W, Jia H, Chan JF-W, et al. Clinical, virological, and histopathological manifestations of fatal human infections by avian influenza A(H7N9) virus. Clin Infect Dis. 2013;57(10):1449-57.

16. Gordon CL, Holmes NE, Grayson ML, Torresi J, Johnson PDR, Cheng AC, et al. Comparison of immunoglobulin G subclass concentrations in severe community-acquired pneumonia and severe pandemic 2009 influenza A (H1N1) infection. Clin Vaccine Immunol CVI. 2012;19(3):446-8.

17. Gordon CL, Johnson PDR, Permezel M, Holmes NE, Gutteridge G, McDonald CF, et al. Association between severe pandemic 2009 influenza A (H1N1) virus infection and immunoglobulin G(2) subclass deficiency. Clin Infect Dis. 2010;50(5):672-8.

18. Chan JF-W, To KK-W, Tse H, Lau CC-Y, Li IW-S, Hung IF-N, et al. The lower serum immunoglobulin G2 level in severe cases than in mild cases of pandemic H1N1 2009 influenza is associated with cytokine dysregulation. Clin Vaccine Immunol CVI. 2011;18(2):305-10.

19. Zheng R, Qin X, Li Y, Yu X, Wang J, Tan M, et al. Imbalanced anti-H1N1 immunoglobulin subclasses and dysregulated cytokines in hospitalized pregnant women with 2009 H1N1 influenza and pneumonia in Shenyang, China. Hum Immunol. 2012;73(9):906-11.

20. Justel M, Socias L, Almansa R, Ramírez P, Gallegos MC, Fernández V, et al. IgM levels in plasma predict outcome in severe pandemic influenza. J Clin Virol. 2013;58(3):564-7.

21. Rockman S, Lowther S, Camuglia S, Vandenberg K, Taylor S, Fabri L, et al. Intravenous immunoglobulin protects against severe pandemic influenza infection. EBioMedicine. 2017;19:119-27.

22. Yamamoto T, Mizoguchi Y, Kaneno H, Yamamoto K, Inoue Y, Kawashima H, et al. Serum immunoglobulin G subclass levels and estimated clinical severity caused by possible influenza A (H1N1) pdm 2009 infection. J Infect Chemother 2013;19(5):833-42.

23. Hung IFN, To KKW, Lee C-K, Lee K-L, Yan W-W, Chan K, et al. Hyperimmune IV immunoglobulin treatment: a multicenter double-blind randomized controlled trial for patients with severe 2009 influenza A(H1N1) infection. Chest. 2013;144(2):464-73.

24. Guihot A, Luyt C-E, Parrot A, Rousset D, Cavaillon J-M, Boutolleau D, et al. Low titers of serum antibodies inhibiting hemagglutination predict fatal fulminant influenza A(H1N1) 2009 infection. Am J Respir Crit Care Med. 2014;189(10):1240-9.

25. Liu X, Yang Z, Yuan J, Liao J, Duan L, Wang W, et al. Early antibody response contributes to the virus eradication and clinical recovery of H7N9 influenza infection. Ann Clin Lab Sci. 2017;47(5):592-9.

26. Chien Y-S, Su C-P, Tsai H-T, Huang AS, Lien C-E, Hung M-N, et al. Predictors and outcomes of respiratory failure among hospitalized pneumonia patients with 2009 H1N1 influenza in Taiwan. J Infect. 2010;60(2):168-74.

27. Shi SJ, Li H, Liu M, Liu YM, Zhou F, Liu B, et al. Mortality prediction to hospitalized patients with influenza pneumonia: PO2/FiO2 combined lymphocyte count is the answer. Clin Respir J. 2017;11(3):352-60.

28. Cui W, Zhao H, Lu X, Wen Y, Zhou Y, Deng B, et al. Factors associated with death in hospitalized pneumonia patients with 2009 H1N1 influenza

in Shenyang, China. BMC Infect Dis. 2010;10:145.

29. Shen Y, Lu H, Qi T, Gu Y, Xiang M, Lu S, et al. Fatal cases of human infection with avian influenza A (H7N9) virus in Shanghai, China in 2013. Biosci Trends. 2015;9(1):73-8.

30. Fox A, Le NMH, Horby P, van Doorn HR, Nguyen VT, Nguyen HH, et al. Severe pandemic H1N1 2009 infection is associated with transient NK and T deficiency and aberrant CD8 responses. PloS One. 2012;7(2):e31535.

31. Jiang T-J, Zhang J-Y, Li W-G, Xie Y-X, Zhang X-W, Wang Y, et al. Preferential loss of Th17 cells is associated with CD4 T cell activation in patients with 2009 pandemic H1N1 swine-origin influenza A infection. Clin Immunol 2010;137(3):303-10.

32. Chen C, Chen J, Huang J-A. Persistence of lymphocytopenia with CT abnormalities among patients with critical H7N9 swine-origin influenza A virus infection. Jpn J Radiol. 2015;33(10):657-62.

33. Wu C, Lu X, Wang X, Jin T, Cheng X, Fang S, et al. Clinical symptoms, immune factors, and molecular characteristics of an adult male in Shenzhen, China infected with influenza virus H5N1. J Med Virol. 2013;85(5):760-8.

34. Liem NT, Tung CV, Hien ND, Hien TT, Chau NQ, Long HT, et al. Clinical features of human influenza A (H5N1) infection in Vietnam: 2004-2006. Clin Infect Dis 2009;48(12):1639-46.

35. Dunning J, Blankley S, Hoang LT, Cox M, Graham CM, James PL, et al. Progression of whole-blood transcriptional signatures from interferon-in-duced to neutrophil-associated patterns in severe influenza. Nat Immunol. 2018;19(6):625-35.

36. Guan W, Wu NC, Lee HHY, Li Y, Jiang W, Shen L, et al. Clinical correlations of transcriptional profile in patients infected with avian influenza H7N9 virus. J Infect Dis. 2018;218(8):1238-48.

37. Bermejo-Martín JF, Martín-Loeches I, Rello J, Antón A, Almansa R, Xu L, et al. Host adaptive immunity deficiency in severe pandemic influenza. Crit Care. 2010;14(5):R167.

38. Almansa R, Heredia-Rodríguez M, Gó-mez-Sánchez E, Andaluz-Ojeda D, Iglesias V, Rico L, et al. Transcriptomic correlates of organ failure extent in sepsis. J Infect. 2015;70(5):445-56.

39. Zhu L, Liu L, Zhang Y, Pu L, Liu J, Li X, et al. High level of neutrophil extracellular traps correlates with poor prognosis of severe influenza A infection. J Infect Dis. 2018;217(3):428-37.

40. Zogheib E, Nyga R, Cornu M, Sendid B, Monconduit J, Jounieaux V, et al. Prospective observational study on the association between serum mannose-binding lectin levels and severe outcome in critically ill patients with pandemic influenza type A (H1N1) infection. Lung. 2018;196(1):65-72.

41. Gao R, Wang L, Bai T, Zhang Y, Bo H, Shu Y. C-reactive protein mediating immunopathological lesions: a potential treatment option for severe influenza A diseases. EBioMedicine. 2017;22:133-42.

42. Wong S-S, Oshansky CM, Guo X-ZJ, Ralston J, Wood T, Seeds R, et al. Severe influenza is characterized by prolonged immune activation: results from the SHIVERS cohort study. J Infect Dis. 2018;217(2):245-56.

43. Lichtner M, Mastroianni CM, Rossi R, Russo G, Belvisi V, Marocco R, et al. Severe and persistent depletion of circulating plasmacytoid dendritic cells in patients with 2009 pandemic H1N1 infection. PloS One. 2011;6(5):e19872.

44. Giamarellos-Bourboulis EJ, Raftogiannis M, Antonopoulou A, Baziaka F, Koutoukas P, Savva A, et al. Effect of the novel influenza A (H1N1) virus in the human immune system. PloS One. 2009;4(12):e8393.

45. Cheng AC, Holmes M, Dwyer DE, Irving L, Korman T, Senenayake S, et al. Influenza epidemiology in patients admitted to sentinel Australian hospitals in 2016: the Influenza Complications Alert Network (FluCAN). Commun Dis Intell Q Rep. 2017;41(4):E337-47.

46. Segaloff HE, Petrie JG, Malosh RE, Cheng CK, McSpadden EJ, Ferdinands JM, et al. Severe morbidity among hospitalised adults with acute influenza and other respiratory infections: 2014-2015 and 2015-2016. Epidemiol Infect. 2018;146(11):1350-58.

47. Martín-Loeches I, Díaz E, Vidaur L, Torres A, Laborda C, Granada R, et al. Pandemic and post-pandemic influenza A (H1N1) infection in critically ill patients. Crit Care. 2011;15(6):R286.

48. Bermejo-Martín JF, Martín-Fernández M, López-Mestanza C, Duque P, Almansa R. Acute-on-chronic endothelial dysfunction in sepsis: translational opportunities. ArXiv180702288 Q-Bio [Internet]. 6 de julio de 2018. [Accedido el 9 de julio de 2018]. Disponible en: http://arxiv.org/abs/1807.02288

49. Bermejo-Martín JF, Andaluz-Ojeda D, Almansa R, Gandía F, Gómez-Herreras JI, Gómez-Sánchez E, et al. Defining immunological dysfunction in sepsis: a requisite tool for precision medicine. J Infect. 2016;72(5):525-36.

50. Singer M, Deutschman CS, Seymour CW, Shankar-Hari M, Annane D, Bauer M, et al. The third international consensus definitions for sepsis and septic shock (Sepsis-3). JAMA. 2016;315(8):801-10.

51. Vincent JL, Moreno R, Takala J, Willatts S, De Mendonça A, Bruining H, et al. The SOFA (Sepsis-related Organ Failure Assessment) score to describe organ dysfunction/failure. On behalf of the Working Group on Sepsis-Related Problems of the European Society of Intensive Care Medicine. Intensive Care Med. 1996;22(7):707-10.

52. Almansa R, Ortega A, Ávila-Alonso A, Heredia-Rodríguez M, Martín S, Benavides D, et al. Quantification of immune dysregulation by next-generation polymerase chain reaction to improve sepsis diagnosis in surgical patients. Ann Surg. 2017 Jul 7. doi: 10.1097/SLA.0000000000002406. [Epub ahead of print]

53. Hui DS, Lee N, Chan PK, Beigel JH. The role of adjuvant immunomodulatory agents for treatment of severe influenza. Antiviral Res. 2018;150:202-16.

54. Hung IF, To KK, Lee C-K, Lee K-L, Chan K, Yan W-W, et al. Convalescent plasma treatment reduced mortality in patients with severe pandemic influenza A (H1N1) 2009 virus infection. Clin Infect Dis 2011;52(4):447-56.

55. Martín-Loeches I, Lisboa T, Rhodes A, Moreno RP, Silva E, Sprung C, et al.

Use of early corticosteroid therapy on ICU admission in patients affected by severe pandemic (H1N1)v influenza A infection. Intensive Care Med. 2011;37(2):272-83.

56. Brun-Buisson C, Richard J-CM, Mercat A, Thiébaut ACM, Brochard L, REVA-SRLF A/H1N1v 2009 Registry Group. Early corticosteroids in severe influenza A/H1N1 pneumonia and acute respiratory distress syndrome. Am J Respir Crit Care Med. 2011;183(9):1200-6.

57. Brassard P, Wu JW, Ernst P, Dell'Aniello S, Smiechowski B, Suissa S. The effect of statins on influenza-like illness morbidity and mortality. Pharmacoepidemiol Drug Saf. 2017;26(1):63-70.

58. Bermejo-Martín JF, Kelvin DJ, Eiros JM, Castrodeza J, Ortiz de Lejarazu R. Macrolides for the treatment of severe respiratory illness caused by novel H1N1 swine influenza viral strains. J Infect Dev Ctries. 2009;3(3):159-61.

59. Martín-Loeches I, Bermejo-Martín JF, Vallés J, Granada R, Vidaur L, Vergara-Serrano JC, et al. Macrolide-based regimens in absence of bacterial co-infection in critically ill H1N1 patients with primary viral pneumonia. Intensive Care Med. 2013;39(4):693-702.

60. Takeda S, Munakata R, Abe S, Mii S, Suzuki M, Kashiwada T, et al. Hypercytokinemia with 2009 pandemic H1N1 (pH1N1) influenza successfully treated with polymyxin B-immobilized fiber column hemoperfusion. Intensive Care Med. 2010;36(5):906-7.

61. Kudo K, Binh NG, Manabe T, Co DX, Tuan ND, Izumi S, et al. Clinical preparedness for severe pneumonia with highly pathogenic avian influenza A (H5N1): experiences with cases in Vietnam. Respir Investig. 2012;50(4):140-50.

62. Hung IFN, To KKW, Chan JFW, Cheng VCC, Liu KSH, Tam A, et al. Efficacy of clarithromycin-naproxen-oseltamivir combination in the treatment of patients hospitalized for influenza A(H3N2) infection: an open-label randomized, controlled, phase iib/iii trial. Chest. 2017;151(5):1069-80.

Capítulo 8

VIRUS DE LA GRIPE AVIAR

Elisa Pérez-Ramírez, Ana Moreno Martín,
Miguel Ángel Jiménez-Clavero,
Jovita Fernández-Pinero

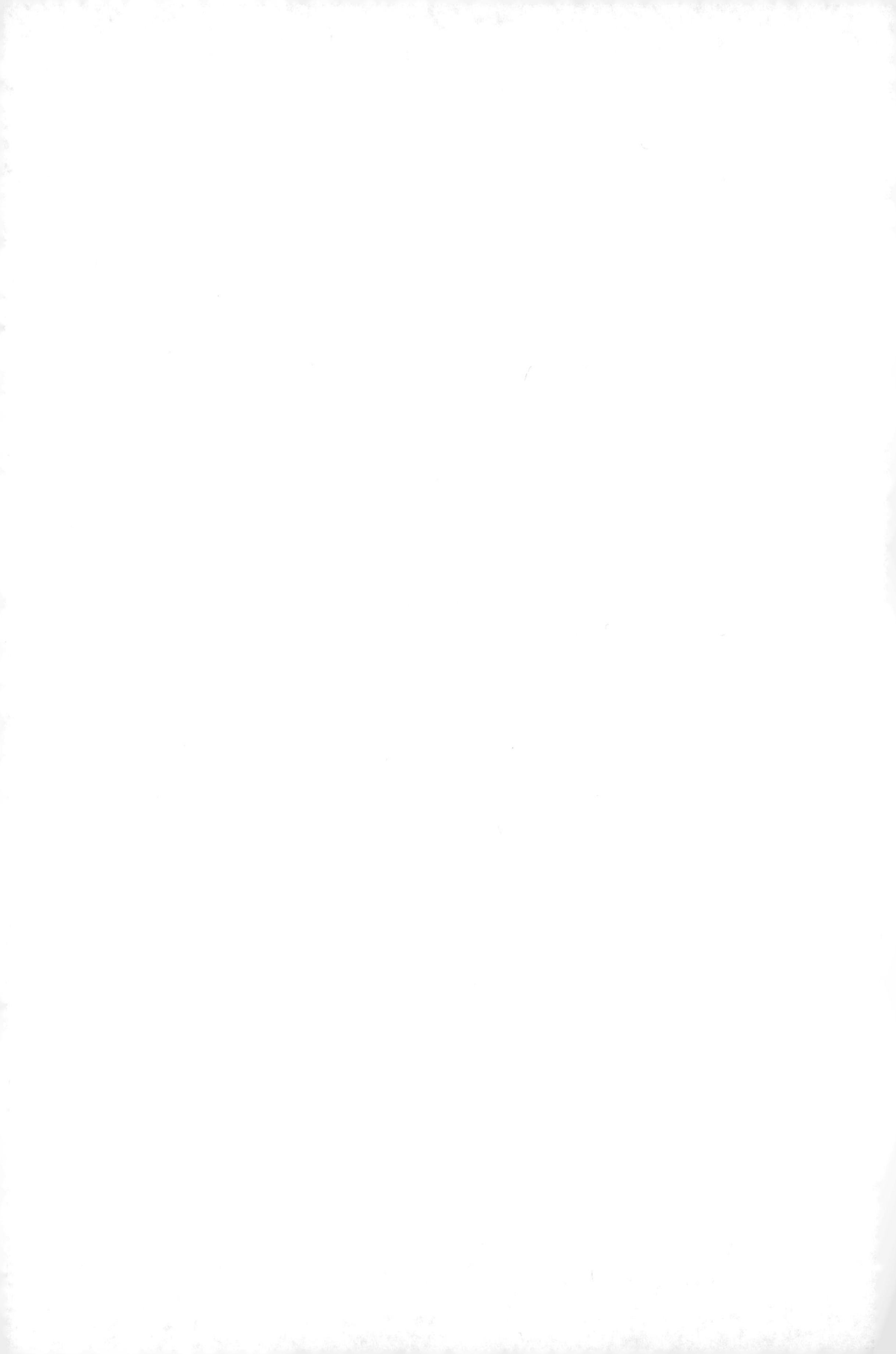

VIRUS DE LA GRIPE AVIAR

Elisa Pérez-Ramírez, Ana Moreno Martín,
Miguel Ángel Jiménez-Clavero,
Jovita Fernández-Pinero

8.1 Introducción

La gripe aviar*, también conocida como influenza aviar, y en el pasado como peste aviar, es una de las enfermedades infecciosas que más severamente afectan a la avicultura, causando considerables pérdidas económicas. Se trata por ello de una enfermedad de declaración obligatoria a la Organización Mundial de Sanidad Animal (OIE). Además del impacto económico directo, la gripe aviar tiene serias repercusiones en la seguridad alimentaria, en especial en los países en desarrollo, donde las proteínas de origen aviar contribuyen notablemente a la ingesta total de proteínas en la dieta. Por si fuera poco, la gripe aviar puede ser zoonótica, es decir, transmitirse a los seres humanos, en los que puede producir enfermedades muy graves, de manera que también representa una amenaza para la salud pública. Asimismo, determinadas variantes pueden afectar a la fauna silvestre, no solo a las aves, sino también a mamíferos, con las pérdidas ecológicas y ambientales que ello puede implicar.

Este capítulo trata de los virus que causan la gripe aviar, su amplia variabilidad y compleja clasificación, su ecoepidemiología en el reservorio silvestre y en las aves de corral, y la patogenia y los signos clínicos en las aves afectadas. Se describe a continuación la gripe aviar como zoonosis, incluyendo los importantes brotes recientes con riesgo pandémico causados por cepas asiáticas. Se detalla después cómo se realiza en la actualidad el diagnóstico de laboratorio de la gripe aviar y sus avances más recientes, para finalizar con los aspectos relativos a la prevención y el control de esta enfermedad.

8.2 Clasificación: subtipos y patotipos

La gripe aviar está causada por un conjunto de virus (virus de la gripe aviar, VGA) que se clasifican dentro del género *Influenzavirus* tipo A, perteneciente a la familia *Orthomyxoviridae* (véase el capítulo 2). Estos virus exhiben en su superficie dos tipos de glicoproteínas: la hemaglutinina (HA) y la neuraminidasa (NA); en ellas residen tanto la unión a receptores celulares como los sitios principales de reconocimiento antigénico por parte del sistema inmunitario del hospedador.

---

* Aunque los términos «influenza» y «gripe» son sinónimos, el primero es el que con más frecuencia se usa en el ámbito veterinario. Sin embargo, por razones de coherencia con el resto del contenido de este libro, en este capítulo se utilizará «gripe».

Existen 18 subtipos de HA y 11 de NA, pero los subtipos H17, H18, N10 y N11 parecen exclusivos de los murciélagos. En las aves se han detectado 16 subtipos de HA (H1-H16) y 9 de NA (N1-N9), que pueden encontrarse en cualquier combinación. Los subtipos de los VGA vienen determinados por una clase de antígeno HA y una clase de antígeno NA. Se denominan HXNY, siendo X e Y los subtipos de HA y NA, respectivamente. Conviene recalcar que dentro de cada subtipo existe una considerable variabilidad genética, antigénica y fenotípica. Así, diferentes cepas de VGA pertenecientes a un mismo subtipo pueden diferir notablemente en patogenicidad, rango de hospedador, transmisibilidad, etc. Esta variabilidad, sin embargo, va más allá de las proteínas de superficie HA y NA, pues afecta también a las otras proteínas del virus codificadas por diferentes segmentos de su ARN. La tasa de mutación de los virus de la gripe A es alta ($>10^{-3}$ sustituciones por nucleótido por año)[1], lo cual supone una gran capacidad para generar variantes en cada infección y da lugar a un fenómeno conocido como «deriva antigénica» *(antigenic drift)*. Además, los virus gripales, gracias a la segmentación de su genoma, pueden intercambiar segmentos de ARN al azar si se encuentran coinfectando al mismo individuo, lo que se conoce como «redistribución genética» *(genetic reassortment)*, que da lugar al fenómeno denominado «desplazamiento antigénico» *(antigenic shift)*. Este mecanismo permite a los VGA «barajar genes» y generar variantes con nuevas propiedades biológicas, como las cepas zoonóticas asiáticas H5N1 y H7N9 (véase el apartado 8.5: Potencial zoonótico de los virus de la gripe aviar).

La patogenicidad de las cepas de VGA no es la misma en todas las especies de aves. Se consideran más susceptibles las aves de corral, en particular los pavos y las gallinas[2]. A este respecto, se distinguen dos tipos de cepas (patotipos), de baja y alta patogenicidad (VGABP y VGAAP, respectivamente). Todas ellas son infecciosas, pero solo las de los VGAAP producen una enfermedad letal en un alto porcentaje de las aves infectadas. De hecho, las cepas de VGAAP derivan de cepas VGABP, tal como se describe en el siguiente apartado (8.3 Ecoepidemiología). Salvo raras excepciones, solo dos subtipos, H5 y H7, son capaces de generar cepas VGAAP. Este proceso tiene lugar porque los virus de los subtipos H5 o H7 tienden a mutar en una región del gen HA en la que es codificado el sitio de procesamiento proteolítico de la HA, denominado HA0. Basta una simple mutación puntual para transformar un VGABP en un VGAAP[2], aunque es frecuente que se acumulen mutaciones en el HA0. Este sitio es fundamental en el ciclo biológico del virus, ya que determina el lugar donde la HA es reconocida y procesada por una proteasa específica del tipo tripsina, que se expresa en las mucosas respiratoria y digestiva del hospedador. Este paso es necesario para permitir la fusión celular en una fase posterior de la infección. En principio, en las aves silvestres, que actúan como reservorio epidemiológico, el virus está perfectamente adaptado y no necesita cambiar, permaneciendo estable o en estasis. Sin embargo, cuando un virus H5 o H7 infecta aves de corral sufre un proceso de adaptación a consecuencia del cual muta en el sitio de procesamiento proteolítico HA0, por sustituciones o adiciones que incrementan el número de residuos aminoácidos básicos en esa región de la proteína. Esta modificación hace que el virus pueda ser procesado por una variedad más amplia de proteasas menos específicas y más ubicuas, lo que incrementa el acceso del virus a distintos tejidos del hospedador, potenciando su patogenicidad.

8.3 Ecoepidemiología

8.3.1 Hospedadores naturales

Aunque los VGA se han aislado de muchas especies de mamíferos (incluidos humanos, cerdos, caballos, visones y mamíferos marinos), el principal reservorio natural son las aves silvestres de ambientes acuáticos. Se han descrito infecciones naturales en más de 100 especies de aves, siendo los *Anseriformes* (patos, gansos y cisnes) y los *Charadriiformes* (gaviotas, charranes y limícolas) los reservorios más importantes del virus[3,4]. Dentro de estos grupos hay determinadas familias, y en algunos casos especies concretas, de las que provienen la mayoría de los aislamientos virales. Es el caso de las aves de la familia *Anatidae,* siendo el ánade real *(Anas platyrhynchos)* la especie en la que con más frecuencia se detectan los VGA. Dentro del orden *Charadriiformes,* la gran mayoría de los aislamientos corresponden a aves de entornos marinos pertenecientes a las familias *Scolopacidae* y *Laridae*[4,5]

(Figura 8.1). Existen ciertos subtipos virales (H13-H16) que se han detectado mayoritariamente en este orden, lo que sugiere la existencia de ciclos epidemiológicos independientes entre *Charadriiformes* y *Anseriformes,* con intercambios muy limitados entre ellos.

En otros grupos de aves relacionadas con hábitats acuáticos, como *Ciconiformes, Graviiformes, Gruiformes* y *Phoenicopteriformes,* también se han detectado VGABP[5,6]. La presencia del virus en estas aves podría estar relacionada con el hecho de que comparten hábitat con hospedadores pertenecientes a los órdenes *Anseriformes* y *Charadriiformes* en ambientes acuáticos, en los que se ha demostrado que el virus persiste y se transmite de forma eficiente.

Los VGA se han aislado también, aunque de forma mucho menos frecuente, en aves relacionadas con ambientes terrestres, principalmente de los órdenes *Columbiformes, Passeriformes* y *Galliformes.* Algunas de estas especies pueden actuar como diseminadoras de los VGA ya que pueden entrar

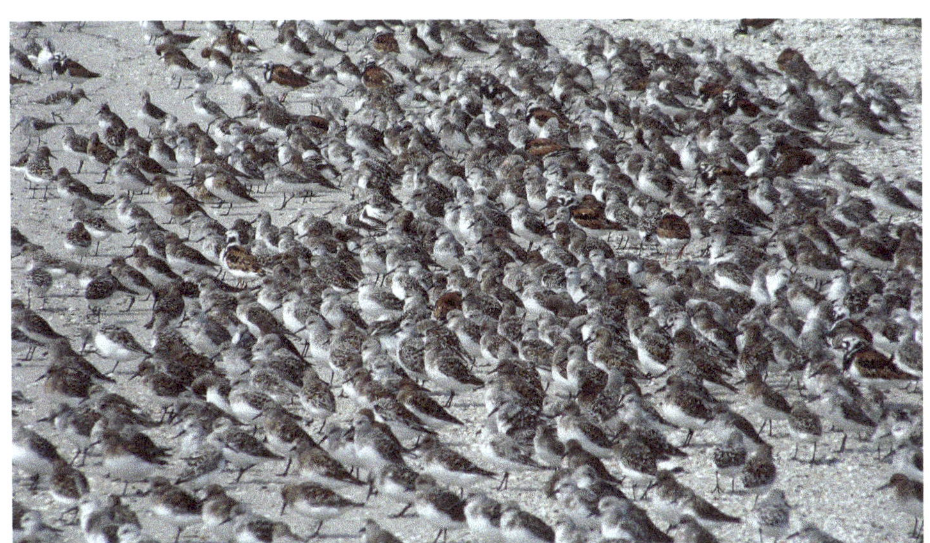

Figura 8.1 Diversas especies de limícolas (orden *Charadriiformes*) que actúan como reservorio de los virus de la gripe aviar. (Foto: Elisa Pérez-Ramírez).

en contacto con ambientes acuáticos pero también con animales domésticos[7].

Los VGA tienen una distribución global; se han aislado en aves silvestres de Asia, África, Europa, Australia, América y recientemente también en la Antártida[8-10]. Se distinguen dos linajes principales: el euroasiático y el norteamericano.

8.3.2 Transmisión y persistencia

Los VGABP se replican en las células epiteliales del tracto gastrointestinal de sus hospedadores naturales, pudiendo alcanzar concentraciones muy altas en las heces[2]. Por ello, estos virus se transmiten muy eficazmente por vía fecal-oral y de manera indirecta a través del agua[3].

Por el contrario, los VGAAP suelen provocar infecciones sistémicas y, en el caso concreto de la cepa asiática altamente patógena H5N1, el virus se replica preferentemente en el tracto respiratorio, de modo que las mayores concentraciones se detectan en la tráquea y la orofaringe[11], lo que facilita la transmisión por aerosoles[12].

Los VGA son capaces de persistir en el medio durante mucho tiempo (hasta 44 días en la materia fecal), aunque el tiempo de supervivencia disminuye a medida que aumenta la temperatura. El virus también persiste durante mucho tiempo en el agua, siendo factores determinantes de ello la salinidad, el pH y la temperatura[13]. Por tanto, los VGA se mantienen infectivos en la naturaleza por los efectos combinados de la transmisión continua entre aves y la persistencia ambiental.

El contacto con las aves silvestres (en especial con especies acuáticas) es la forma principal de exposición al virus (Figura 8.2). La transmisión directa se produce por contacto con las heces de las aves silvestres cuando las aves domésticas son criadas en el exterior. La

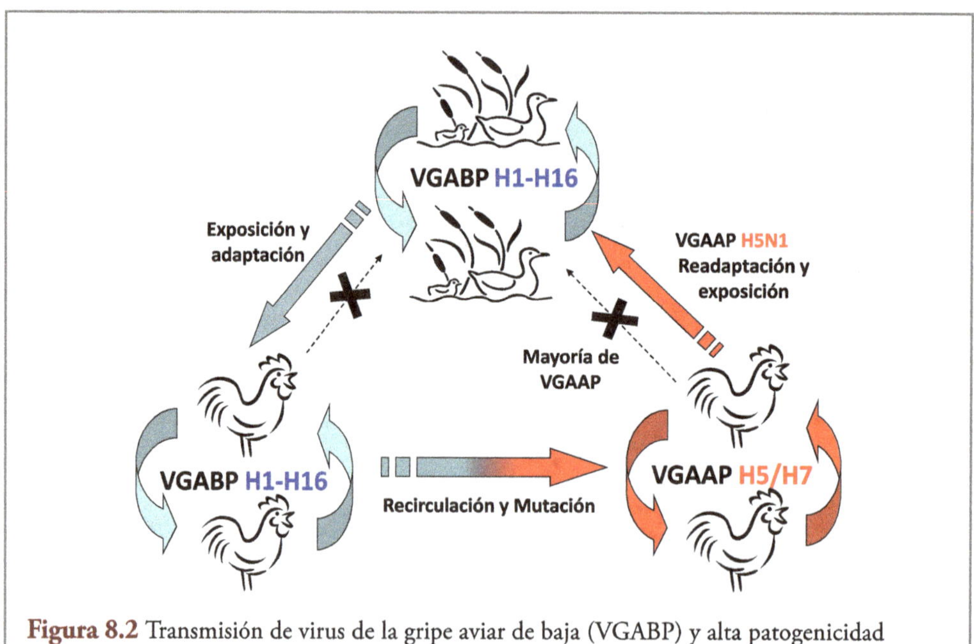

Figura 8.2 Transmisión de virus de la gripe aviar de baja (VGABP) y alta patogenicidad (VGAAP) entre aves silvestres y domésticas. (Adaptada de Swayne[2]).

transmisión indirecta se realiza a través de cualquier elemento (trabajadores, materiales, otros animales, etc.) que pueda vehicular restos de heces de aves silvestres de forma mecánica. Históricamente, los brotes de gripe aviar se han producido con mayor frecuencia en determinadas áreas geográficas coincidentes con las vías migratorias, e incluso en determinadas épocas relacionadas con eventos concretos de la migración. En muchos casos se ha comprobado que los subtipos aislados en aves silvestres presentaban una enorme similitud genética con las cepas identificadas en aves de producción en la misma zona y época del año[14]. Otra vía importante de exposición al virus son los mercados de aves vivas, que proporcionan un ambiente ideal para la introducción y el mantenimiento de numerosas cepas de VGA[15].

Una vez que el virus se ha establecido en una granja avícola, las aves silvestres ya no son imprescindibles para que la enfermedad se disemine, ya que las aves domésticas excretan grandes cantidades de virus en las heces y en las secreciones nasales, lo que facilita el contagio rápido al resto de los animales de la explotación. La propagación a otras granjas se produce por movimientos de personal y de vehículos que transportan aves o cualquier material contaminado entre instalaciones.

8.4 Patogenia y signos clínicos

8.4.1 Virus de la gripe aviar en aves silvestres

La infección por VGABP en aves silvestres suele ser asintomática, aunque esporádicamente se han descrito casos de enfermedad clínica en anátidas, avestruces y aves psitácidas. Sin embargo, numerosos estudios han demostrado que la infección subclínica causada por VGABP puede provocar alteraciones en la búsqueda de alimento, en la fenología de la migración y en el peso y la temperatura corporal de algunas aves[16-18]. Estos resultados sugieren que los VGABP podrían tener efectos sobre la condición física, el comportamiento y la actividad migratoria de las aves infectadas, al menos en algunas especies.

En lo que se refiere a la infección causada por VGAAP, hasta 1996 solo se había descrito un brote en aves silvestres en Sudáfrica causado por la cepa H5N3[19]. En ese año se detectó por primera vez el VGAAP H5N1 en un ganso en China, y desde entonces se han producido numerosos brotes en aves silvestres, mayoritariamente debidos a la cepa asiática H5N1, pero también a otras cepas de los subtipos H5 y H7; entre ellas cabe destacar el VGAAP H5N8, que causó 955 brotes en aves silvestres en Europa en 2016 y 2017[20].

Existen grandes diferencias entre especies en cuanto a la susceptibilidad a los VGAAP[21]. Las variaciones principales se producen en los porcentajes de morbilidad y mortalidad, la duración del proceso clínico o la gravedad y la distribución de las lesiones. En el caso específico de la infección por el VGAAP H5N1, aparecen signos muy tempranos de debilidad y letargia que van progresando rápidamente hasta una sintomatología neurológica grave con depresión, ataxia, parálisis y temblores[22].

8.4.2 Virus de la gripe aviar en aves de corral

El número de casos de gripe aviar en aves domésticas se ha incrementado de forma alarmante en los últimos 15 años, con brotes de enorme gravedad que han provocado el sacrificio de millones de aves en diversos países del sudeste asiático, Canadá, Holanda, Italia, Francia y otros países europeos[20,23]. Un ejemplo reciente es la epidemia causada por el subtipo H5N8, que afectó a 30 países europeos durante 2016-2017 y provocó el sacrificio de 5,4 millones de patos domésticos y 1,3 millones de pollos, convirtiéndose en la mayor epidemia causada por un VGAAP en el continente[20]. Es muy probable que la enorme intensificación y la integración de la industria avícola hayan influido en este incremento del número de casos, ya que el sistema global de producción avícola, con su extenso comercio de aves y sus productos, favorece la aparición y la evolución de cepas altamente patógenas, de modo que una vez introducida la enfermedad es difícil de controlar y erradicar.

Los síntomas clínicos y la evolución de la enfermedad en aves de producción varían mucho dependiendo de si la cepa de virus circulante es de baja o de alta patogenicidad. En los casos de infección por VGABP se observa, generalmente, dificultad respiratoria leve, depresión y reducción de la ingesta y de la producción de huevos. Una vez que un VGABP es introducido en una explotación avícola, este empieza a recircular entre las aves, de manera que puede mutar o combinarse con otras cepas y transformarse así en un VGAAP (Figura 8.2). Por ejemplo, en Italia en los años 1999 y 2000, y en Holanda en 2003, se produjeron sendas epizootias de gripe aviar de alta virulencia causadas por los subtipos H7N1 y H7N7, respectivamente, que se originaron por mutación de un VGABP del mismo subtipo[24,25].

Sin embargo, existen muchos factores implicados en esta transformación que aún se desconocen. En algunos casos, la mutación se produce inmediatamente después de la introducción de un VGABP, mientras que en otros casos, el virus recircula entre los hospedadores domésticos durante meses antes de convertirse en un VGAAP. Por tanto, a pesar de los grandes avances realizados en relación con la epidemiología de estos virus en aves de corral, es imposible predecir si un VGABP mutará para transformarse en un VGAAP ni cuándo podría producirse esa mutación[26].

En el caso de los VGAAP, el periodo de incubación normalmente es de 3 a 7 días, dependiendo de la cepa implicada, la especie y la edad del ave. En muchos casos los animales aparecen muertos repentinamente sin signos previos de enfermedad; en otros, los signos clínicos incluyen sintomatología nerviosa (Figura 8.3), depresión e inapetencia, disminución o cese de la puesta de huevos, plumas erizadas, diarrea, cresta y barbillas tumefactas y cianóticas, edema en la cabeza, áreas de hemorragia y edema difuso en las patas y dificultad respiratoria. La muerte suele ocurrir en las primeras 48 horas desde la aparición de los síntomas y puede afectar al 50-100% de los animales[26]. Sin embargo, los VGAAP no provocan los mismos síntomas en todas las especies, y además hay marcadas diferencias en la susceptibilidad dependiendo de la cepa viral de que se trate. Por ejemplo, el 91% de los brotes declarados en la epidemia provocada por el subtipo altamente patógeno H5N8 en Europa ocurrieron en granjas de patos, mientras que solo el 9% restante se detectaron en explotaciones de pollos[20].

8.5 Potencial zoonótico de los virus de la gripe aviar

De los 144 posibles subtipos de VGA, alrededor de 103 se han detectado en aves silvestres y domésticas[2]. En 11 de ellos se ha comprobado su capacidad zoonótica[27,28], pero solo los virus H5N1 y H7N9 han demostrado ser altamente patógenos para los humanos[27].

8.5.1 Virus de l e aviar H5N1

El VGAAP H5N1 fue detectado por primera vez en 1996 en gansos domésticos en el sur de China. En 1997 esta cepa provocó un brote en una granja de pollos en Hong Kong

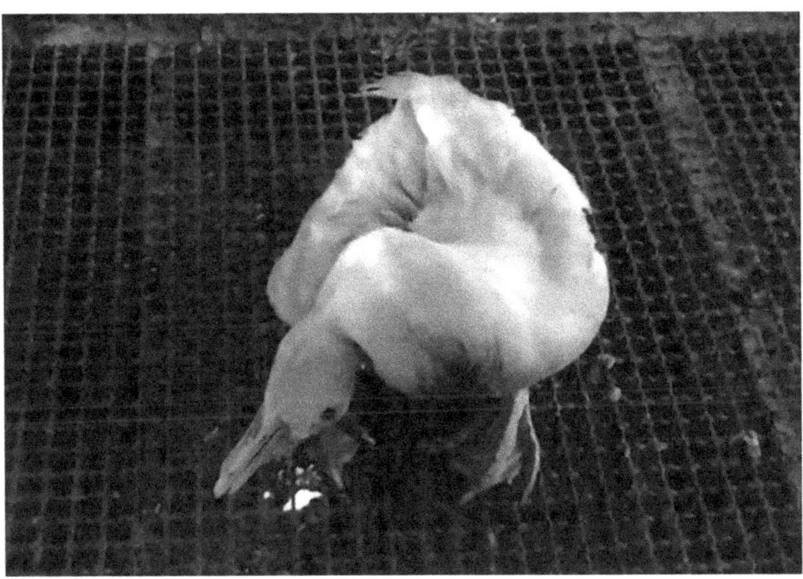

Figura 8.3 Sintomatología nerviosa en un pato doméstico infectado por un virus de gripe aviar de alta patogenicidad. (Foto: IZSLER Brescia, Italia).

y a continuación se registraron en esta ciudad las primeras muertes humanas asociadas a la cepa H5N1. Aunque el brote se erradicó en Hong Kong con el sacrificio masivo de aves domésticas, el virus siguió extendiéndose en el sur de China. Se registraron nuevos brotes en Hong Kong en 2001, y en 2002 se detectaron los primeros casos en aves silvestres. Entre 2002 y 2004, el virus se extendió por el sur de Asia afectando a ocho países. Hasta 2005, los brotes habían estado confinados en el sudeste asiático, pero a partir de entonces la epidemia se propagó hacia el oeste de Siberia, Kazajistán y Mongolia. Seguidamente se produjeron brotes en aves de corral en India y en las regiones del Mar Caspio y el Mar Negro[29]. Los primeros casos en Europa y África se registraron en 2006. Aunque a partir de 2008 la incidencia en aves y humanos ha disminuido, el virus H5N1 sigue causando brotes en aves tanto domésticas como silvestres en diversas regiones del mundo, en especial en Asia y en Egipto, donde el virus se considera ya endémico.

Los análisis filogenéticos han confirmado que el VGAAP H5N1 aislado en los primeros casos humanos en Hong Kong se originó a partir de varios reordenamientos de los genes de al menos tres VGA procedentes de gansos, cercetas y codornices[30] (Figura 8.4).

La cepa asiática altamente patógena H5N1 es una cepa excepcional en un gran número de aspectos[29]:

Antes de la aparición de esta cepa, los brotes de gripe aviar registrados en aves de corral habían sido fácilmente controlados mediante sacrificio y vacunación. Sin embargo, el H5N1 ha demostrado una enorme capacidad de persistencia en aves silvestres y domésticas, llegando a mantenerse de forma endémica en Asia durante más de 20 años.

• Hasta la emergencia del H5N1, los brotes de gripe aviar se habían producido casi exclusivamente en aves de corral y, por

143

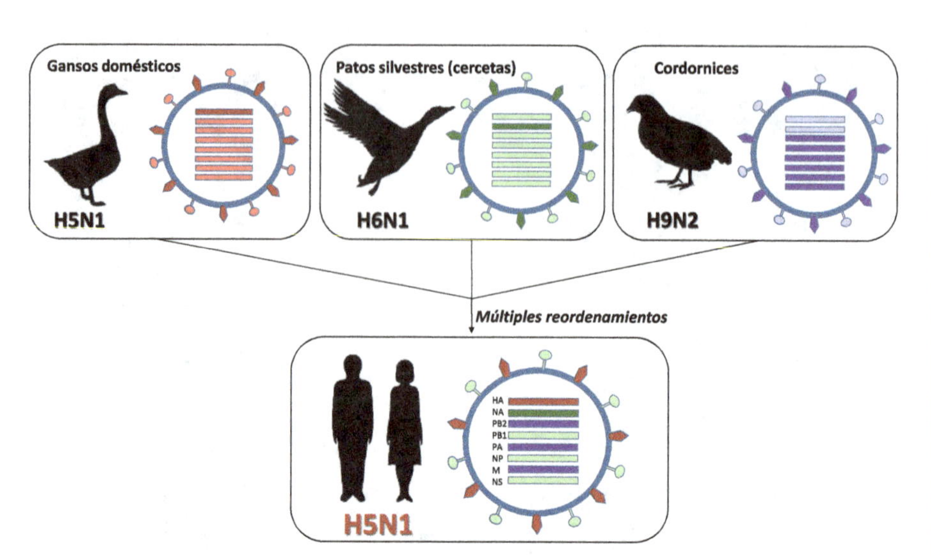

Figura 8.4 Origen del virus altamente patógeno H5N1. El virus surgió de múltiples reordenamientos de genes de varios virus de gripe aviar. Muy probablemente obtuvo el gen HA de un virus H5N1 aislado en gansos domésticos en China, el gen NA de un virus H6N1 detectado en cercetas en un mercado de Hong Kong, y los otros seis genes tanto de virus H9N2 aislados en codornices en Hong Kong como del mismo virus H6N1 de las cercetas[30].

tanto, existía el consenso general de que estas infecciones tenían poco o ningún impacto en las poblaciones silvestres. Sin embargo, desde 2002, cuando se registraron las primeras muertes de aves silvestres en Hong Kong, el H5N1 ha provocado brotes de mortalidad muy importantes en aves silvestres, como el registrado en el lago Qinghai en China en 2005, en el que murieron 6000 aves acuáticas, principalmente ánsares indios *(Ansar indicus),* de los que llegó a desaparecer el 10% de la población mundial[31].

- Normalmente, cuando un VGA se ha adaptado al hospedador doméstico pierde su capacidad de infectar de nuevo a las aves silvestres. Sin embargo, datos de campo y experimentales demuestran que la cepa asiática H5N1 ha sido capaz de «readaptarse» y transmitirse de forma eficiente de las aves de corral a las aves silvestres[32] (Figura 8.2).

- El VGAAP H5N1 se ha diseminado de manera global y ha afectado a más de 80 países en cuatro continentes[33].

- El impacto de este virus en la industria avícola ha sido devastador, con enormes pérdidas económicas tanto por muerte directa de las aves como por los sacrificios masivos llevados a cabo para intentar detener el avance de la epidemia.

- Hasta 1997 solo se conocían casos esporádicos y leves de infección por VGA en los humanos. Sin embargo, esta cepa ha causado (hasta enero de 2019) un total de 860 casos, de los cuales el 53% han sido mortales[34]. La edad mediana de los casos humanos es bastante baja, entre los 18 y los 26 años, muy diferente a lo observado en brotes causados por otras cepas, como H7N9, que afectaron principalmente a mayores de 60 años.

Afortunadamente, la capacidad pandémica de este virus H5N1 es muy limitada, ya que, aunque ha habido algunos casos excepcionales de transmisión entre humanos[35], en la enorme mayoría de los casos la vía de contagio ha sido el contacto muy estrecho con aves enfermas o muertas.

El mecanismo responsable de la rápida diseminación geográfica de la cepa H5N1 aún no está bien determinado. Parece que las aves migratorias han tenido un papel en la dispersión del virus, aunque existen evidencias limitadas de que esta cepa pueda ser transportada largas distancias por las aves sin que sufran signos clínicos graves[36]. Por el contrario, sí hay evidencia directa de que el virus se ha extendido a través de actividades humanas como el movimiento de aves domésticas y sus productos contaminados con el virus[37], y el transporte ilegal de aves exóticas infectadas[38].

8.5.2 Virus de la gripe aviar H7N9

En febrero de 2013 se declaró en Shanghái (China) el primero de una serie de casos de gripe zoonótica causada por un nuevo subtipo, el H7N9. Pocos meses después ya eran 123 los casos en humanos, 40 de ellos mortales, y la enfermedad se había extendido a lo largo de varias provincias del este de China. Hasta enero de 2019, esta cepa ha causado aproximadamente 1567 casos de enfermedad en humanos, de los que 615 han sido mortales[39], lo que supone una tasa de mortalidad de en torno al 40%. En general se trata de casos esporádicos, sin transmisión entre humanos o con transmisión muy limitada. Geográficamente, la enfermedad se limita al este de China, si bien se han registrado dos casos importados en Canadá y uno en Malasia. La temporada de transmisión comienza en octubre y se prolonga hasta mayo, con una mayor acumulación de casos en enero. De las seis temporadas de transmisión, la quinta (2016-2017) fue la que mayor número de casos registró (789), mientras que en la última (2017-2018) el número de casos ha sido inusualmente bajo (3)[39]. La enfermedad se adquiere por contacto con aves infectadas o con ambientes propicios, como los mercados de aves vivas en Asia, y afecta sobre todo a adultos mayores de 60 años, siendo más común en los varones[27]. Otra diferencia destacable de la cepa H7N9 con respecto a la H5N1 es que la primera apenas produce enfermedad en las aves, mientras que la segunda sí es muy patogénica. El hecho de que la cepa H7N9 circule silenciosamente en el reservorio aviar ha dificultado las actividades de vigilancia veterinaria. Sin embargo, desde 2017 esta situación ha evolucionado, la cepa se ha diversificado genéticamente y alguna de las variantes generadas ha dado lugar a cepas de alta patogenicidad que en 2018 han causado brotes importantes en explotaciones avícolas. Hasta ahora, 32 casos humanos han sido relacionados con estas variantes de alta patogenicidad[39].

La cepa zoonótica H7N9 probablemente surgió de un reordenamiento de genes de varios VGA que circulaban en aves domésticas y silvestres en China y Corea (Figura 8.5).

8.5.3 Casos humanos esporádicos causados por otras cepas de virus de la gripe aviar

Además de los grandes brotes de gripe aviar zoonótica causados por las cepas H5N1 y H7N9, descritos en los apartados anteriores, a lo largo de las últimas décadas se han producido brotes de enfermedad esporádica causados por una pléyade de subtipos de VGA, que incluyen tanto cepas de baja patogenicidad de los subtipos H9N2, H7N2, H7N3, H7N4, H7N7, H10N7, H10N8 y H6N1 como de alta patogenicidad de los subtipos H5N6, H7N3 y H7N7[28,40,41]. Estos

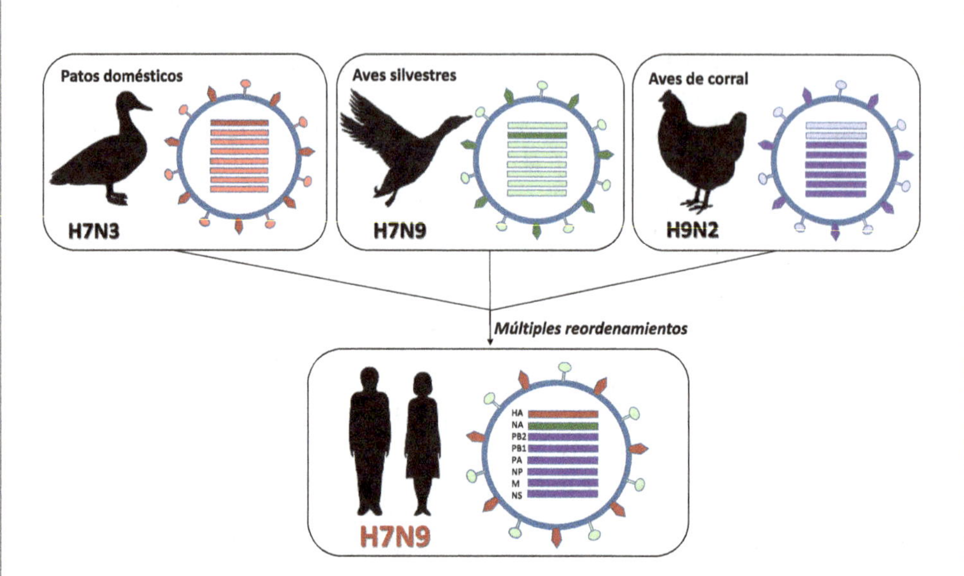

Figura 8.5 Origen del virus H7N9. El virus surgió de múltiples reordenamientos de genes de varios virus de gripe aviar. Muy probablemente obtuvo el gen HA de una cepa H7N3 que había sido identificada en patos domésticos, el gen NA de una cepa H7N9 que circulaba en aves silvestres en Corea, y los otros seis genes de diversos virus H9N2 que habían sido aislados en aves de corral en el este de China[30]. (Adaptada de https://www.cdc.gov/flu/pdf/avianflu/h7n9-reassortment-diagram.pdf).

brotes suelen estar asociados al contacto con aves infectadas y a menudo dan lugar a infecciones leves y autolimitadas, aunque en ocasiones han producido infecciones letales. Por ejemplo, en Holanda, en 2003 se produjo un brote virulento de gripe aviar H7N7 en aves de corral, a raíz del cual se contagiaron 86 personas que trabajaban en contacto con esas aves o en su entorno. La mayoría presentó conjuntivitis o síntomas similares a la gripe, pero una de ellas desarrolló una neumonía grave y murió a causa de la infección[42].

8.6 Diagnóstico de la gripe aviar

Como ya se ha mencionado, la sintomatología clínica producida por los VGA puede ser muy variada, ocasionando desde una infección subclínica hasta una mortalidad del 100% en aves de corral infectadas con las cepas más patógenas. Además, el cuadro clínico puede ser muy similar al de otras infecciones como el cólera aviar, la enfermedad de Newcastle, la laringotraqueítis aviar y la bronquitis infecciosa. Por ello, el diagnóstico de laboratorio es esencial para la confirmación definitiva de la infección por VGA y para la correcta determinación del subtipo viral implicado. Esta tipificación es particularmente relevante porque todas las infecciones por VGA debidas a los subtipos H5 o H7 ocurridas en aves de corral, además de las infecciones por virus de alta patogenicidad que sucedan en aves domésticas y silvestres, son de declaración obligatoria a las autoridades sanitarias europeas y a la OIE[43,44]. La declaración de un brote de gripe aviar en aves de corral conlleva la inmediata implementación de medidas sanitarias estrictas para su control y erradicación, lo que pone de manifiesto la importancia de disponer de técnicas de diagnóstico rápidas y precisas[45].

En las aves, el VGA es eliminado a través de las vías respiratoria y fecal durante un periodo que puede variar entre una y varias semanas tras la infección[2]. Por ello, las muestras de elección para llevar a cabo el diagnóstico directo (identificación del virus, del genoma o de antígenos virales) son los hisopos orofaríngeos, traqueales y cloacales[43,46] (Figura 8.6). En las aves muertas también puede detectarse el virus en órganos internos como la tráquea, el pulmón, el intestino, el riñón, el encéfalo y el corazón. Diferentes estudios confirman que el virus también puede ser detectado en grandes cantidades en las plumas en crecimiento de las aves infectadas, por lo que este tipo de muestra no invasiva puede ser de utilidad en los programas de vigilancia[47]. Por último, el diagnóstico indirecto (detección de anticuerpos específicos producidos frente a la infección) se lleva a cabo en muestras de suero.

8.6.1 Diagnóstico directo

El aislamiento del virus sigue siendo el método de diagnóstico de referencia[43]. Este se lleva a cabo mediante la inoculación de una suspensión de la muestra sospechosa en la cavidad alantoidea de huevos embrionados de pollo (libres de patógenos) de 9-11 días de edad, o en menor medida empleando algunas líneas celulares susceptibles a los VGA. Sin embargo, debido a su laboriosidad y a las medidas de biocontención (nivel de contención biológica 3) necesarias ante una sospecha de VGAAP[43], en la práctica el aislamiento viral se lleva a cabo únicamente para la confirmación del primer caso clínico y para la caracterización posterior del aislado viral obtenido[43,48]. En su lugar, las técnicas de detección molecular son las de elección para realizar un diagnóstico de cribado rápido. De ellas, la reacción en cadena de la polimerasa con transcripción reversa (RT-PCR) en tiempo real es la que ofrece mayores niveles de sensibilidad y especificidad. Además, puede ser aplicada a gran escala, por lo que es la técnica de elección en los programas de vigilancia y la más ampliamente utilizada en los laboratorios de diagnóstico oficial, tanto regionales como nacionales[43]. Aunque el genoma del VGA es muy variable, el elevado grado de homología del gen M, que codifica la proteína de la matriz, entre los distintos subtipos virales, facilita que existan métodos de RT-PCR validados capaces de detectar cualquier subti-

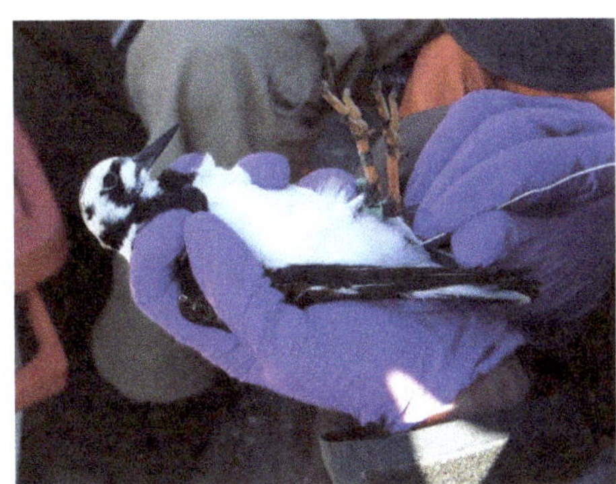
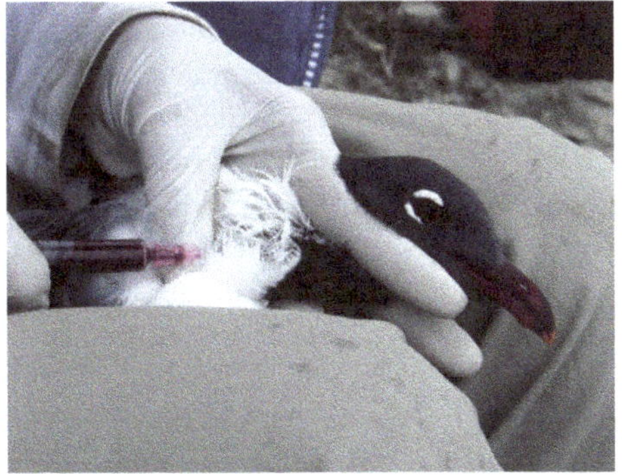

Figura 8.6 Muestreo de aves silvestres: recogida de hisopos cloacales y de sangre. (Fotos: Elisa Pérez Ramírez).

po de VGA presente en una muestra clínica, por lo que son herramientas de cribado altamente fiables[49-52]. Alternativamente, las técnicas moleculares dirigidas a la amplificación de un fragmento del gen NP, que codifica la nucleoproteína viral, también pueden ser adecuadas para la detección de cualquier subtipo de VGA[43].

Por otra parte, los antígenos virales pueden detectarse mediante enzimoinmunoensayos (ELISA) de captura diseñados frente a las proteínas virales más conservadas (M y NP), o mediante ensayos de inmunocromatografía genéricos o específicos de subtipo (principalmente para los subtipos más relevantes H5 y H7). Los más comunes son los kits rápidos basados en la tecnología de flujo lateral, que han sido desarrollados para ser utilizados sobre el terreno como herramientas de primera línea. Sin embargo, la utilidad de estos kits es limitada debido a sus bajos niveles de sensibilidad y especificidad, y su uso solo se recomienda en caso de alta mortalidad en aves para la obtención de un resultado inmediato (en pocos minutos) en la propia granja, que siempre deberá ser confirmado en el laboratorio[47,48,53-55].

En caso de que una muestra sea positiva para VGA, la subtipificación rápida del virus resulta imprescindible[45]. Esta se lleva a cabo tradicionalmente mediante ensayos de inhibición de la hemaglutinación y de inhibición de la neuraminidasa empleando antisueros policlonales, o mediante ensayos ELISA tipo sándwich con anticuerpos monoclonales. Más frecuentemente se emplean métodos de RT-PCR específicos o secuenciación estándar para la identificación de los subtipos de HA y NA[50,56-60].

Las técnicas moleculares también son las más utilizadas para la determinación de la patogenicidad de los subtipos H5 y H7, mediante el análisis de la secuencia de un fragmento del genoma que incluya el punto de corte de la HA viral. Como ya se explicó anteriormente, la presencia y la abundancia de aminoácidos básicos en el sitio de escisión HA0 de la proteína HA determinarán si el VGA es de alta o baja patogenicidad. Junto con la patotipificación molecular, la evaluación clásica de la patogenicidad del virus se realiza mediante el cálculo del índice de patogenicidad intravenoso inoculando una dilución del virus en pollitos susceptibles (4-8 semanas de edad). Para ello, al igual que para el aislamiento viral, se requieren instalaciones de bioseguridad adecuadas (nivel de contención biológica 3)[43,45] (Figura 8.7).

8.6.2 Diagnóstico indirecto

Las técnicas serológicas son de utilidad en vigilancia porque indican una exposición previa al virus, generalmente a VGABP, ya que en infecciones causadas por VGAAP las aves altamente susceptibles suelen sucumbir a la infección antes de desarrollar anticuerpos.

Al ser los antígenos de la NP y la proteína M similares en todos los VGA, estos son las dianas de elección de los ensayos de ELISA, de tipo indirecto o de competición, y de la técnica de inmunodifusión en gel de agar para la detección de anticuerpos frente a cualquier VGA[43]. Las técnicas ELISA son las empleadas de forma mayoritaria ya que son muy sensibles y baratas, y permiten analizar gran cantidad de muestras en poco tiempo (3-4 horas)[61]. Además, los ensayos tipo ELISA para diferenciar entre animales vacunados e infectados (ensayos DIVA *[differentiating infected from vaccinated animals]*; véase el apartado 8.7 Prevención y control) son de gran utilidad en caso de que la vacunación se emplee como parte de los programas de control frente a la gripe aviar[43,45,62,63]. Es importante tener en cuenta que, sea cual sea el método de diagnóstico serológico seleccionado, debe estar validado para la especie aviar que se va a

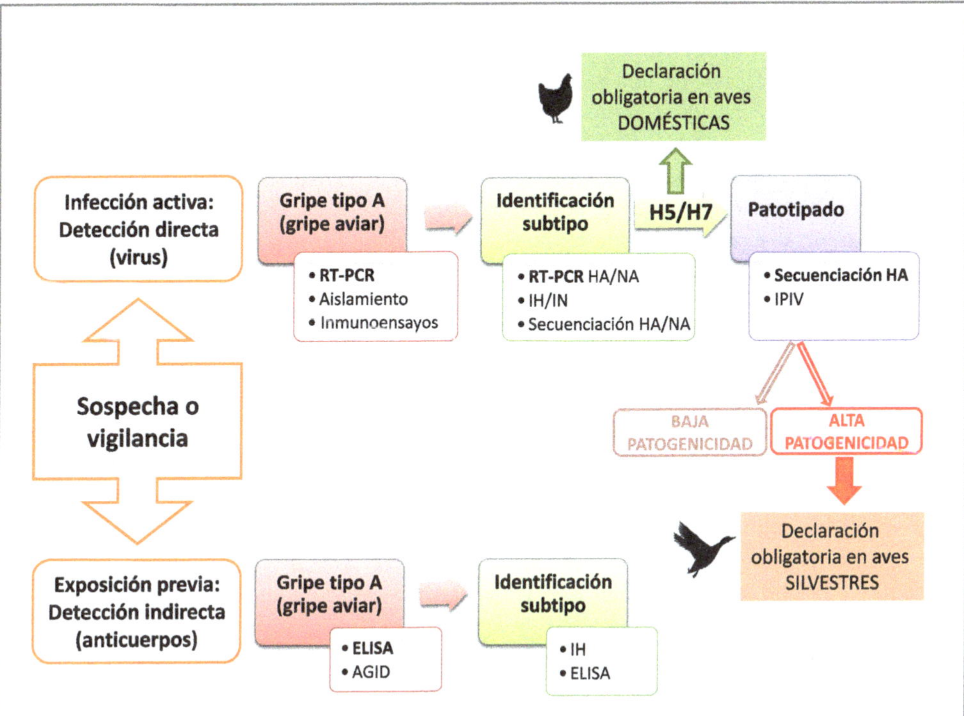

Figura 8.7 Diagrama general del diagnóstico de gripe aviar. (Adaptada de Swayne y Spackman[61]). AGID: inmunodifusión en gel de agar; ELISA: ensayo de inmunoabsorción ligado a enzimas; HA: hemaglutinina; IH: inhibición de la hemaglutinación; IN: inhibición de la neuraminidasa; IPIV: índice de patogenicidad intravenoso; NA: neuraminidasa; RT-PCR: reacción en cadena de la polimerasa con transcripción reversa.

analizar, puesto que los métodos que son fiables en aves de producción, como gallinas y pavos, pueden no funcionar en otras especies. Esto es especialmente relevante en el caso de la vigilancia de los VGA en aves silvestres, en las que se emplean mayoritariamente ELISAs de competición, que pueden ser aplicados a cualquier especie.

Tal como se muestra en la Figura 8.7, la tipificación posterior de los sueros positivos se realiza tradicionalmente mediante ensayos de inhibición de la hemaglutinación (comúnmente para H5 y H7), aunque ya se encuentran en el mercado kits de ELISA específicos de los subtipos principales (H5, H7 y N1)[43].

8.6.3 Avances en el diagnóstico

Debido a la relevancia sanitaria que tuvo la emergencia de la cepa H5N1 hace unos años y en fechas más recientes la de los subtipos H7N9 y H5N8, se han desarrollado otros métodos de diagnóstico basados en tecnologías más avanzadas, principalmente de detección molecular[61]. Algunos de estos métodos se han diseñado para ser utilizados de forma rápida en el campo o en laboratorios básicos como herramientas de primera línea. Es el caso de las técnicas de amplificación isotérmica de ADN, como LAMP (*loop mediated-isothermal amplification*), que se emplean en algunos países asiáticos[64-66], y más recientemente las técnicas RPA (*recombinase polymerase amplification*)[67].

Por otro lado, se han desarrollado sistemas para realizar una identificación completa del virus en un único ensayo de alta precisión, como son los *microarrays,* los biosensores y los ensayos basados en microesferas[68-70]. Sin embargo, la ausencia de estudios de validación completa y el alto coste de algunos de ellos hacen que su uso se reserve para estudios concretos o situaciones de especial gravedad.

8.7 Prevención y control

El control de las infecciones producidas por VGA de los subtipos H5 y H7 se ha convertido actualmente en una cuestión muy compleja. El aumento en el número de casos en el mundo, con las consiguientes implicaciones para la salud animal y pública, y los problemas éticos, ecológicos y económicos generados por la aplicación masiva de la política de erradicación, han hecho más acuciante la necesidad de desarrollar estrategias de control que complementen las medidas de sacrificio tradicionalmente utilizadas para erradicar esta enfermedad. La vacunación se considera, por tanto, una herramienta de lucha muy útil contra la gripe aviar, con el objetivo principal de reducir la replicación y la excreción del virus. Sin embargo, la vacunación tendrá que formar parte de una estrategia de prevención y control combinada que incluya también vigilancia epidemiológica, bioseguridad, vaciado sanitario y restricción de movimientos.

8.7.1 Vigilancia epidemiológica

Los planes de vigilancia de la gripe aviar son fundamentales tanto en el reservorio silvestre como en las aves domésticas, ya que ofrecen información muy relevante sobre los subtipos que están circulando en el campo y permiten detectar de forma precoz la emergencia de la enfermedad, lo cual es fundamental para establecer de forma rápida y eficaz las estrategias de control y erradicación.

Los planes de vigilancia deben incluir no solo las explotaciones avícolas industriales, sino también las pequeñas explotaciones, las aves de traspatio, las colecciones zoológicas, los centros de recuperación de fauna, etc. El sistema de vigilancia puede ser activo, con recogida de muestras en animales vivos, o pasivo mediante el muestreo de aves enfermas o muertas[71].

En el caso de las aves silvestres, es necesario desarrollar sistemas de vigilancia adaptados y orientados a las zonas y épocas en las que se producen concentraciones de aves acuáticas migratorias, en particular cuando sean especies de alto riesgo.

En las aves de corral, el sistema de vigilancia se basa en la clasificación de las zonas según el riesgo, dependiendo de la abundancia de aves silvestres o de pasos migratorios, la densidad de explotaciones avícolas, la presencia de explotaciones al aire libre, la vida media de las aves, la presencia de más de una especie aviar, las dificultades para lograr el correcto aislamiento entre explotaciones, etc. El muestreo puede ser virológico o serológico, dependiendo de la situación epidemiológica, la cepa viral y la especie aviar[71].

8.7.2 Bioseguridad

Un aspecto clave para evitar la introducción y la diseminación de la gripe aviar en una explotación avícola es seguir rigurosamente una serie de medidas de bioseguridad, que incluyen tanto medidas estructurales de la explotación como aspectos del manejo orientados a proteger a los animales de la entrada y la difusión del virus.

De forma muy general, estas medidas se basarán principalmente en la presencia de barreras sanitarias físicas, formación del personal, gestión de procesos, planes de limpieza, desinfección y desinsectación, gestión de cadáveres y deyecciones al final del ciclo, y control de accesos a las explotaciones[72].

8.7.3 Vaciado sanitario

La legislación europea establece que el control de las infecciones causadas por los subtipos H5 y H7 deberá realizarse mediante una política de erradicación[73] que se basa en el sacrificio inmediato de todas las aves de la explotación y su posterior eliminación. El procedimiento debe respetar las disposiciones legales en vigor sobre la protección de los animales en el momento de su sacrificio[74,75], usando un método que tiene que ser indoloro, que asegure un efecto rápido e irreversible, que reduzca al mínimo el estrés y que garantice la seguridad de los operarios. El vaciado sanitario de la explotación deberá realizarse lo más rápidamente posible (24-48 horas) tras la confirmación de la enfermedad, con el fin de detener la replicación del virus y prevenir su propagación.

8.7.4 Vacunas

Una vacuna ideal debe reunir los siguientes requisitos: ser efectiva, segura, estable a temperatura ambiente, barata, administrable en dosis única y compatible con la estrategia DIVA que permite la diferenciación entre animales vacunados y animales infectados. Desafortunadamente, ninguna de las vacunas comercializadas en la actualidad frente a la gripe aviar presenta todas estas características. En la actualidad existen dos tipos de vacunas en uso: inactivadas y vivas recombinantes.

8.7.4.1 Vacunas inactivadas

Las vacunas inactivadas contienen el virus completo, que puede ser de campo u obtenido con técnicas de genética reversa.

Pueden ser monovalentes, si incluyen virus de los subtipos H5 o H7, o bivalentes, si incluyen ambos. Todas las vacunas monovalentes y bivalentes pueden ser homólogas, preparadas a partir de la misma cepa que produce la infección en el campo, o heterólogas, si utilizan una cepa con la misma HA que el virus de campo, pero con una NA diferente.

8.7.4.2 Vacunas vivas recombinantes

Se basan en la utilización de un microorganismo vector para expresar proteínas de los VGA. La mayoría de las vacunas recombinantes utilizan un vector viral con un genoma de alto peso molecular, como por ejemplo el virus de la viruela aviar que expresa la proteína H5, o el virus herpes del pavo que expresa la proteína H5 o la H7. En menor grado se han utilizado otros vectores para obtener antígenos H5 o H7, como el virus de la enfermedad de Newcastle, el virus de la laringotraqueítis infecciosa y el virus de la enteritis viral del pato[76].

Existe otro tipo de vacunas recombinantes basadas en la tecnología VLP (*virus like particles*)[77], que consiste en la obtención de partículas virales vacías que carecen de material genético, pero que contienen las proteínas estructurales del virus. Estas estructuras son inmunogénicamente idénticas a un virus vivo, pero representan el máximo grado de bioseguridad al no portar el genoma infectivo. Recientemente se ha desarrollado una vacuna recombinante usando VLP que contiene las proteínas H5/H7/H9/N1 y se ha comprobado que induce protección frente a virus heterólogos de la gripe aviar[77].

8.7.4.3 Estrategias de vacunación

Uno de los aspectos fundamentales que hay que tener en cuenta antes de establecer una estrategia de vacunación es el objetivo final de la campaña, y este siempre dependerá de la situación epidemiológica. La vacunación puede ser masiva, si se vacunan todas las aves susceptibles, o selectiva si se aplica a categorías de aves definidas.

Según la finalidad de la vacunación, podemos distinguir:

- Vacunación de emergencia: se aplica cuando existe un alto riesgo de propagación masiva de la infección (epidemias). En este caso, se puede efectuar una vacunación en anillo que se practica en una zona definida alrededor de un foco[43,73,78]. Puede llevarse a cabo de forma eliminatoria (vacuna con sacrificio) si va acompañada de una política de erradicación, como ocurre en Europa, o de forma protectora (vacuna sin sacrificio) como se hace en países que no aplican políticas de erradicación.

- Vacunación preventiva para los subtipos H5 y H7: es una medida a largo plazo que se aplica cuando se considera que en un país o una zona existe un claro riesgo de entrada del virus y que otras medidas de prevención pueden ser insuficientes.

- Vacunación sistemática: puede ser útil en zonas endémicas cuando las condiciones locales lo exigen, por ejemplo por carencia de medios económicos, medidas de contención insuficientes o imposibilidad de aplicar eficazmente una estrategia DIVA.

Las vacunas recombinantes son útiles en las estrategias DIVA porque están formadas solo por la HA del virus de campo y, por tanto, los animales vacunados no presentarán anticuerpos frente a las otras proteínas del virus. En este caso, la aplicación conjunta de un ELISA para detectar anticuerpos frente a la NP y una técnica de inhibición de la hemaglutinación o un ELISA para detectar anticuerpos anti-HA será suficiente para di-

ferenciar entre animales infectados y vacunados. Los animales vacunados solo presentarán anticuerpos anti-HA, mientras que los infectados desarrollarán anticuerpos frente a todas las proteínas del virus y, por tanto, se obtendrán resultados positivos en los dos ensayos.

Con las vacunas de virus completo inactivado solo es posible la estrategia DIVA cuando se usan vacunas heterólogas con una cepa vacunal que presenta la misma HA que el virus de campo, pero diferente NA. La protección está asegurada por la respuesta frente a la HA, y la diferenciación entre vacunados e infectados se realiza mediante la detección de anticuerpos anti-NA. Esta estrategia se utilizó con éxito en Italia durante las epidemias por H7N1 y H7N3 en los años 2000 y 2002-2004. En el primer caso se aplicó una vacuna H7N3, y en el segundo se usó una vacuna H7N1. En ambas epidemias se utilizaron ensayos de inmunofluorescencia indirecta y ELISA para la detección de anticuerpos anti-N1 o anti-N3[63,79].

Bibliografía

1. Chen R, Holmes EC. Avian influenza virus exhibits rapid evolutionary dynamics. Mol Biol Evol 2006;23:2336-41.

2. Swayne DE. Avian Influenza. Oxford: Blackwell Publishing; 2008.

3. Webster RG, Bean WJ, Gorman OT, Chambers TM, Kawaoka Y. Evolution and ecology of influenza A viruses. Microbiol Rev 1992;56:152-79.

4. Kaleta EF, Hergarten G, Yilmaz A. Avian influenza A viruses in birds — an ecological, ornithological and virological view. Dtsch Tierarztl Wochenschr. 2005;112:448-56.

5. Munster VJ, Baas C, Lexmond P, Waldenström J, Wallensten A, Fransson T, et al. Spatial, temporal, and species variation in prevalence of influenza A viruses in wild migratory birds. PLoS Pathog. 2007;3:e61.

6. Pérez-Ramírez E, Gerrikagoitia X, Barral M, Höfle U. Detection of low pathogenic avian influenza viruses in wild birds in Castilla-La Mancha (south central Spain). Vet Microbiol. 2010;146:200-8.

7. Perez DR, Webby RJ, Hoffmann E, Webster RG. Land-based birds as potential disseminators of avian/mammalian reassortant Influenza A viruses. Avian Dis. 2003;47:1114-7.

8. Stallknecht DE, Shane SM. Host range of avian influenza virus in free-living birds. Vet Res Commun. 1988;12:125-41.

9. Hurt AC, Vijaykrishna D, Butler J, Baas C, Maurer-Stroh S, Silva-de-la-Fuente MC, et al. Detection of evolutionarily distinct avian Influenza A viruses in Antarctica. mBio. 2014;5:e01098-14.

10. Olsen B, Munster VJ, Wallensten A, Waldenstrom J, Osterhaus ADME, Fouchier RAM. Global patterns of influenza A virus in wild birds. Science. 2006;312:384-8.

11. van Riel D, Munster VJ, de Wit E, Rimmelzwaan GF, Fouchier RAM, Osterhaus ADME, et al. H5N1 virus attachment to lower respiratory tract. Science. 2006;312:399.

12. Sturm-Ramírez KM, Hulse-Post DJ, Govorkova EA, Humberd J, Seiler P, Puthavathana P, et al. Are ducks contributing to the endemicity of highly pathogenic H5N1 Influenza virus in Asia? J Virol 2005;79:11269-79.

13. Brown JD, Goekjian G, Poulson R, Valeika S, Stallknecht DE. Avian influenza virus in water: infectivity is dependent on pH, salinity and temperature. Vet Microbiol. 2009;136:20-6.

14. Terregino C, De Nardi R, Guberti V, Scremin M, Raffini E, Martin AM, et al. Active surveillance for avian influenza viruses in wild birds and backyard flocks in Northern Italy during 2004 to 2006. Avian Pathol. 2007;36:337-44.

15. Kung NY, Guan Y, Perkins NR, Bissett L, Ellis T, Sims L, et al. The impact of a monthly rest day on avian Influenza virus isolation rates in retail live poultry markets in Hong Kong. Avian Dis. 2003;47:1037-41.

16. van Gils JA, Munster VJ, Radersma R, Liefhebber D, Fouchier RAM, Klaassen M. Hampered foraging and migratory performance in swans infected with low-pathogenic avian influenza A virus. PLoS One. 2007;2:1-6.

17. Latorre-Margalef N, Gunnarsson G, Munster VJ, Fouchier RAM, Osterhaus ADME, Elmberg J, et al. Effects of influenza A virus infection on migrating mallard ducks. Proc R Soc B Biol Sci. 2009;276:1029-36.

18. Jourdain E, Gunnarsson G, Wahlgren J, Latorre-Margalef N, Bröjer C, Sahlin S, et al. Influenza virus in a natural host, the mallard: experimental infection data. PLoS One. 2010;5:e8935.

19. Becker WB. The isolation and classification of Tern virus: influenza virus A/Tern/South Africa/1961. J Hyg (Lond). 1966;64:309-20.

20. Napp S, Majó N, Sánchez-Gónzalez R, Vergara-Alert J. Emergence

and spread of highly pathogenic avian influenza A(H5N8) in Europe in 2016-2017. Transbound Emerg Dis. 2018;65:1217-26.

21. Pantin-Jackwood MJ, Swayne DE. Pathogenesis and pathobiology of avian influenza virus infection in birds. Rev Sci Tech. 2009;28:113-36.

22. Perkins LEL, Swayne DE. Comparative susceptibility of selected avian and mammalian species to a Hong Kong-origin H5N1 high-pathogenicity avian influenza virus. Avian Dis. 2003;47:956-67.

23. Chatziprodromidou IP, Arvanitidou M, Guitian J, Apostolou T, Vantarakis G, Vantarakis A. Global avian influenza outbreaks 2010-2016: a systematic review of their distribution, avian species and virus subtype. Syst Rev. 2018;7:1-12.

24. Elbers AR, Fabri TH, de Vries TS, de Wit JJ, Pijpers A, Koch G. The highly pathogenic avian influenza A (H7N7) virus epidemic in the Netherlands in 2003 — Lessons learned from the first five outbreaks. Avian Dis. 2004;48:691-705.

25. Capua I, Marangon S. The avian influenza epidemic in Italy, 1999-2000: a review. Avian Pathol. 2010;29:37-41.

26. Alexander DJ, Capua I. Avian influenza in poultry. Worlds Poult Sci J. 2008;64:513-31.

27. Bui C, Bethmont A, Chughtai AA, Gardner L, Sarkar S, Hassan S, et al. A systematic review of the comparative epidemiology of avian and human influenza A H5N1 and H7N9 — lessons and unanswered questions. Transbound Emerg Dis. 2016;63:602-20.

28. Arzey GG, Kirkland PD, Arzey KE, Frost M, Maywood P, Conaty S, et al. Influenza virus A (H10N7) in chickens and poultry abattoir workers, Australia. Emerg Infect Dis. 2012;18:814-6.

29. Pérez-Ramírez E, Lebarbenchon C, Feare C. Avian influenza in wild birds in Europe, Asia and Africa. En: Pandemic influenza viruses: science, surveillance and public health. The Pennsylvania Academy of Science; 2011. p. 112-29.

30. To KKW, Chan JFW, Chen H, Li L, Yuen KY. The emergence of influenza A H7N9 in human beings 16 years after influenza A H5N1: a tale of two cities. Lancet Infect Dis. 2013;13:809-21.

31. Chen H, Smith G, Zhang S, Qin K, Wang J, Li K, et al. H5N1 virus outbreak in migratory waterfowl. Nature. 2005;436:191-2.

32. Swayne DE. Understanding the complex pathobiology of high pathogenicity avian influenza viruses in birds. Avian Dis. 2007;51:242-9.

33. Lee DH, Bertran K, Kwon JH, Swayne DE. Evolution, global spread, and pathogenicity of highly pathogenic avian influenza H5Nx clade 2.3.4.4. J Vet Sci. 2017;18:269-80.

34. World Health Organization. Cumulative number of confirmed human cases for avian influenza A (H5N1) reported to WHO, 2003-2019. Disponible en: https://www.who.int/influenza/human_animal_interface/2019_01_21_table-H5N1.pdf?ua=1

35. Ungchusak K, Auewarakul P, Dowell SF, Kitphati R, Auwanit W, Puthavathana P, et al. Probable person-to-person trans-

mission of avian Influenza A (H5N1). N Engl J Med. 2005;352:333-40.

36. Feare CJ. The role of wild birds in the spread of HPAI H5N1. Avian Dis. 2007;51:440-7.

37. Gauthier-Clerc M, Lebarbenchon C, Thomas F. Recent expansion of highly pathogenic avian influenza H5N1: a critical review. Ibis. 2007;149:202-14.

38. Van Borm S, Thomas I, Hanquet G, Lambrecht B, Boschmans M, Dupont G, et al. Highly pathogenic H5N1 influenza virus in smuggled eagles, Belgium. Emerg Infect Dis. 2005;11:702-5.

39. Food and Agriculture Organization (FAO). H7N9 situation update. 2019. Disponible en: http://www.fao.org/ag/againfo/programmes/en/empres/h7n9/situation_update.html. Consultado el 6 de febrero de 2019.

40. Poovorawan Y, Pyungporn S, Prachayangprecha S, Makkoch J. Global alert to avian influenza virus infection: from H5N1 to H7N9. Pathog Glob Health. 2013;107:217-23.

41. Trombetta C, Piccirella S, Perini D, Kistner O, Montomoli E. Emerging influenza strains in the last two decades: a threat of a new pandemic? Vaccines. 2015;3:172-85.

42. Fouchier RAM, Schneeberger PM, Rozendaal FW, Broekman JM, Kemink SA, Munster V, et al. Avian influenza A virus (H7N7) associated with human conjunctivitis and a fatal case of acute respiratory distress syndrome. Proc Natl Acad Sci U S A. 2004;101:1356-61.

43. Organización Mundial de Sanidad Animal (OIE). Manual de las pruebas de diagnóstico y de las vacunas para los animales terrestres. Capítulo 2.3.4: Influenza aviar (infección por los virus de la Influenza aviar) 2015. p. 1-25. Disponible en: http://www.oie.int/fileadmin/Home/esp/Health_standards/tahm/2.03.04_AI.pdf

44. Decisión de ejecución de la Comisión de 27 de noviembre de 2012 (2012/737/UE) por la que se modifican los anexos I y II de la Directiva 82/894/CEE del Consejo relativa a la notificación de las enfermedades de los animales en la Unión. Diario Oficial de la Unión Europea. 2012;19-22. Disponible en: https://www.boe.es/doue/2012/329/L00019-00022.pdf

45. Decisión de la Comisión de 4 de agosto de 2006 por la que se aprueba un manual de diagnóstico de la gripe aviar, conforme a lo dispuesto en la Directiva 2005/94/CE del Consejo. Diario Oficial de la Unión Europea. 2006:1-27. Disponible en: https://publications.europa.eu/es/publication-detail/-/publication/a5511c6a-d9d7-4507-a9af-3bb5366ba5d9/language-es

46. Killian M. Avian influenza virus sample types, collection, and handling. En: Spackman E, editor. Animal influenza virus. Methods in molecular biology (methods and protocols). New York: Humana Press; 2014. p. 83-91.

47. Slomka MJ, To TL, Tong HH, Coward VJ, Mawhinney IC, Banks J, et al. Evaluation of lateral flow devices for identification of infected poultry by testing swab and feather specimens during H5N1 highly pathogenic avian influenza outbreaks in Vietnam. Influenza Other Respi Viruses. 2012;6:318-27.

48. Okamatsu M, Hiono T, Kida H, Sakoda Y. Recent developments in the diagnosis of avian influenza. Vet J. 2016;215:82-6.

49. Fouchier RAM, Bestebroer TM, Herfst S, Van der Kemp L, Rimmelzwaan GF, Osterhaus ADME. Detection of influenza A viruses from different species by PCR amplification of conserved sequences in the Matrix gene. J Clin Microbiol. 2000;38:4096-101.

50. Spackman E, Senne DA, Myers TJ, Bulaga LL, Garber L, Perdue ML, et al. Development of a real-time reverse transcriptase PCR assay for type A influenza virus and the avian H5 and H7 hemagglutinin subtypes. J Clin Microbiol. 2002;40:3256-60.

51. Agüero M, San Miguel E, Sánchez A, Gómez-Tejedor C, Jiménez-Clavero MA. A fully automated procedure for the high-throughput detection of avian Influenza virus by real-time reverse transcription-polymerase chain reaction. Avian Dis. 2007;51:235-41.

52. Slomka MJ, Coward VJ, Banks J, Löndt BZ, Brown IH, Voermans J, et al. Identification of sensitive and specific avian Influenza polymerase chain reaction methods through blind ring trials trganized in the European Union. Avian Dis. 2007;51:227-34.

53. Woolcock PR, Cardona CJ. Commercial immunoassay kits for the detection of influenza virus type A: evaluation of their use with poultry. Avian Dis. 2005;49:477-81.

54. Chua T-H, Ellis TM, Wong CW, Guan Y, Ge SX, Peng G, et al. Performance evaluation of five detection tests for avian influenza antigen with various avian samples. Avian Dis. 2007;51:96-105.

55. Marché S, van den Berg T. Evaluation of rapid antigen detection kits for the diagnosis of highly pathogenic avian influenza H5N1 infection. Avian Dis. 2010;54:650-4.

56. Slomka MJ, Pavlidis T, Banks J, Shell W, McNally A, Essen S, et al. Validated H5 Eurasian real-time reverse transcriptase-polymerase chain reaction and its application in H5N1 outbreaks in 2005-2006. Avian Dis. 2007;51:373-7.

57. Gall A, Hoffmann B, Harder T, Grund C, Beer M. Universal primer set for amplification and sequencing of HA0 cleavage sites of all influenza A viruses. J Clin Microbiol. 2008;46:2561-7.

58. Monne I, Ormelli S, Salviato A, De Battisti C, Bettini F, Salomoni A, et al. Development and validation of a one-step real-time PCR assay for simultaneous detection of subtype H5, H7, and H9 avian influenza viruses. J Clin Microbiol. 2008;46:1769-73.

59. Tsukamoto K, Panei CJ, Javier PC, Shishido M, Noguchi D, Pearce J, et al. SYBR green-based real-time reverse transcription-PCR for typing and subtyping of all hemagglutinin and neuraminidase genes of avian influenza viruses and comparison to standard serological subtyping tests. J Clin Microbiol. 2012;50:37-45.

60. Elizalde M, Agüero M, Buitrago D, Yuste M, Arias ML, Muñoz MJ, et al. Rapid molecular haemagglutinin subtyping of avian influenza isolates by specific real-time RT-PCR tests. J Virol Methods. 2013;196:71-81.

61. Swayne DE, Spackman E. Current status and future needs in diagnostics and vaccines for high pathogenicity avian influenza. Dev Biol (Basel). 2013;135:79-94.

62. Capua I, Terregino C, Cattoli G, Mutinelli F, Rodriguez JF. Development of a DIVA (Differentiating Infected from Vaccinated Animals) strategy using a vaccine containing a heterologous neuraminidase for the control of avian influenza. Avian Pathol. 2003;32:47-55.

63. Moreno A, Brocchi E, Lelli D, Gamba D, Tranquillo M, Cordioli P. Monoclonal antibody based ELISA tests to detect antibodies against neuraminidase subtypes 1, 2 and 3 of avian influenza viruses in avian sera. Vaccine. 2009;27:4967-74.

64. Postel A, Letzel T, Frischmann S, Grund C, Beer M, Harder T. Evaluation of two commercial loop-mediated isothermal amplification assays for detection of avian influenza H5 and H7 hemagglutinin genes. J Vet Diagn Invest. 2010;22:61-6.

65. Liu J, Nian Q-G, Li J, Hu Y, Li X-F, Zhang Y, et al. Development of reverse-transcription loop-mediated isothermal amplification assay for rapid detection of novel avian influenza A (H7N9) virus. BMC Microbiol. 2014;14:271.

66. Wang L-C, Huang D, Chen H-W. Simultaneous subtyping and pathotyping of avian influenza viruses in chickens in Taiwan using reverse transcription loop-mediated isothermal amplification and microarray. J Vet Med Sci. 2016;78:1223-8.

67. Abd El Wahed A, Weidmann M, Hufert FT. Diagnostics-in-a-Suitcase: development of a portable and rapid assay for the detection of the emerging avian influenza A (H7N9) virus. J Clin Virol. 2015;69:16-21.

68. Metzgar D, Myers CA, Russell KL, Faix D, Blair PJ, Brown J, et al. Single assay for simultaneous detection and differential identification of human and avian influenza virus types, subtypes, and emergent variants. PLoS One. 2010;5:e8995.

69. Kuriakose T, Hilt DA, Jackwood MW. Detection of avian influenza viruses and differentiation of H5, H7, N1, and N2 subtypes using a multiplex microsphere assay. Avian Dis. 2012;56:90-6.

70. Lin J, Wang R, Jiao P, Li Y, Li Y, Liao M, et al. An impedance immunosensor based on low-cost microelectrodes and specific monoclonal antibodies for rapid detection of avian influenza virus H5N1 in chicken swabs. Biosens Bioelectron. 2015;67:546-52.

71. Decisión de la Comisión de 25 de junio de 2010 (2010/367/UE) relativa a la aplicación por los Estados miembros de los programas de vigilancia de la influenza aviar en las aves de corral y aves silvestres. Diario Oficial de la Unión Europea. 2010;22-32. Disponible en: https://eur-lex.europa.eu/legal-content/ES/TXT/PDF/?uri=CELEX:32010D0367&from=ES

72. Organización Mundial de Sanidad Animal (OIE). Código sanitario para los animales terrestres. Capítulo 6.4: Medidas de bioseguridad aplicables a la producción avícola. p.1-6. 2017; Disponible en: http://www.oie.int/fileadmin/Home/esp/Health_standards/tahc/current/chapitre_biosecu_poul_production.pdf

73. Directiva 2005/94/CE del Consejo de 20 de diciembre de 2005 relativa a medidas comunitarias de lucha contra la influenza aviar y por la que se deroga la Directiva 92/40/CEE. Diario Oficial

de la Unión Europea. 2006;16-63. Disponible en: https://eur-lex.europa.eu/legal-content/ES/TXT/PDF/?uri=CELEX:32005L0094&from=EN

74. Reglamento (CE) N.º 1099/2009 del Consejo de 24 de septiembre de 2009 relativo a la protección de los animales en el momento de la matanza. Diario Oficial de la Unión Europea. 2009;1-30. Disponible en: https://eur-lex.europa.eu/legal-content/ES/TXT/PDF/?uri=CELEX:32009R1099&from=EN

75. Organización Mundial de Sanidad Animal (OIE). Código sanitario para los animales terrestres. Capítulo 7.6: Matanza de animales con fines profilácticos. p. 1–22. 2017. Disponible en: http://www.oie.int/fileadmin/Home/esp/Health_standards/tahc/current/chapitre_aw_killing.pdf

76. Suarez D, Pantin-Jackwood M. Recombinant viral-vectored vaccines for the control of avian influenza in poultry. Vet Microbiol. 2017;206:144-51.

77. Pushko P, Tretyakova I, Hidajat R, Zsak A, Chrzastek K, Tumpey TM, et al. Virus-like particles displaying H5, H7, H9 hemagglutinins and N1 neuraminidase elicit protective immunity to heterologous avian influenza viruses in chickens. Virology. 2017;501:176-82.

78. Peyre M, Fusheng G, Desvaux S, Roger F. Avian influenza vaccines: a practical review in relation to their application in the field with a focus on the Asian experience. Epidemiol Infect. 2009;137:1-21.

79. Capua I, Alexander DJ. Avian influenza: recent developments. Avian Pathol. 2004;33:393-404.

VIRUS DE LA GRIPE PORCINA

Elías F. Rodríguez Ferri, David Rodríguez Lázaro

VIRUS DE LA GRIPE PORCINA

Elías F. Rodríguez Ferri, David Rodríguez Lázaro

9.1 Introducción

Después de la gripe aviar, en la que coinciden características de reservorio ancestral, la gripe de los cerdos y sus parientes salvajes es la que merece mayor interés entre los animales, por la epidemiología o la clínica y sus relaciones con el hombre, y representa un papel clave en la ecología de los virus de la gripe A. En ellos, la diversidad de sus receptores celulares adquiere gran importancia en relación con la capacidad de infección por subtipos diversos y la aparición de otros nuevos con repercusiones en salud pública, un hecho que se une a otras características.

Los términos «gripe» e «influenza» provienen del francés y del italiano, respectivamente, y ambos dan a entender la implicación productiva del aparato respiratorio o la posible influencia de los astros en su origen. Aquí nos referimos a la enfermedad en los cerdos bajo la denominación de «gripe porcina».

La gripe porcina, debida al virus de la gripe A[1], es también un componente principal del complejo respiratorio porcino en cuya etiología se integran un importante número de virus y bacterias. La enfermedad, que es causa de importantes pérdidas económicas en el sector, suma también su probado componente zoonósico, del que deriva su interés en salud pública, y por ello representa un buen ejemplo de los beneficios que en su control puede derivar la aplicación de «una sola salud». Se caracteriza por un cuadro respiratorio agudo, con fiebre elevada, descarga nasal, tos, anorexia y letargo[2], con repercusión negativa[3] sobre el crecimiento de los animales.

Históricamente, la primera descripción como una enfermedad independiente se produjo en 1918[4], coincidiendo con la pandemia humana de «gripe española», y el agente se aisló por primera vez en 1930[5]. Desde entonces se ha descrito en todo el mundo sola o como parte del complejo respiratorio porcino, con el interés añadido que supone ser considerada fuente de virus para otras especies animales y para el hombre.

9.2 El virus de la gripe porcina

Como el de la gripe aviar y otros virus de la gripe A (en el cerdo también gripe C), el de la gripe porcina es un *Orthomyxovirus* típico, envuelto, con un genoma de ARN-mc, de polaridad negativa y fragmentado en ocho segmentos que codifican, al menos, para 12 proteínas, tres dispuestas en la envoltura (hemaglutinina [HA], neuraminidasa [NA] y proteína de la matriz 2 [M2]) y el resto internas o no estructurales (polimerasa ácida [PA], polimerasas básicas 1 y 2 [PB1 y PB2], nucleoproteína [NP], proteínas no estructurales 1 y 2 [NS1 y NS2] y proteína de la matriz [M1]). Varias son glucoproteínas, y la HA y la NA, con este carácter, se proyectan fuera desempeñando importantes papeles en el ciclo biológico, además de ser asiento de antígenos principales y diana de cambios trascendentes.

La HA es la proteína más abundante de la envoltura (alcanza tasas del 80%[6] y el 25% del total de las proteínas del virus). Es la encargada de la unión al receptor celular, de ácido siálico, en el epitelio intestinal o respiratorio, uno de los aspectos de más interés y que condiciona el tipo de hospedador susceptible. Mediante la HA, los virus de la gripe A relacionados con el hombre o el ganado porcino se unen con preferencia a receptores con enlaces α-2,6 con la galactosa, mientras que los de la gripe aviar prefieren enlaces α-2,3[7]. En el hombre, la mayoría de los receptores en el epitelio respiratorio son α-2,6, mientras que en el cerdo están presentes ambos tipos (α-2,6 y α-2,3)[8]. Induce anticuerpos neutralizantes y se han descrito 18 subtipos (del 1 al 16 en aves y otras especies, y el 17 y el 18 solo en murciélagos).

La HA se sintetiza en el retículo endoplásmico como HA_0, un polipéptido precursor sencillo que se ensambla como un homotrímero y se exporta después a la superficie celular por vía del aparato de Golgi. En la superficie, postraduccionalmente, la HA_0 es escindida por proteasas del hospedador, como la triptasa Clara[9], en dos subunidades, HA_1 y HA_2, que se mantienen unidas por puentes disulfuro. La HA_1 es la fracción que se une al receptor celular y comporta la mayoría de antígenos; la HA_2 media en la fusión de la envoltura a la membrana del fagosoma en el ciclo celular[10].

En la mayoría de las HA, el sitio específico de escisión y la distribución restringida de las proteasas necesarias reduce la infección, en los mamíferos, al tejido pulmonar. En algunos subtipos relacionados con la gripe aviar (H5 y H7), la existencia de una secuencia de múltiples aminoácidos polibásicos (histidina, lisina o arginina) amplía la susceptibilidad a otras proteasas celulares y, en consecuencia, a otros órganos.

La NA supone el 5% del total de las proteínas del virus y su función es escindir la unión con el ácido siálico, además de permitir la liberación al exterior de los viriones recién formados, igual que su difusión, al degradar la capa de moco del epitelio. También es asiento de antígenos principales e induce la formación de anticuerpos neutralizantes protectores. Se han descrito 11 subtipos (del 1 al 11, los dos últimos solo en murciélagos).

La M2 es integral y funcionalmente actúa como canal iónico transmembrana, que interviene en el ciclo celular permitiendo el desprendimiento de la cubierta al acidificar el núcleo viral después de la entrada en la célula, lo que hace que los complejos de ribonucleoproteína se liberen en el citoplasma.

La M1 forma la matriz interna del virión y le proporciona estabilidad; es una proteína mayoritaria (hasta el 37% del total). Ejerce su función principal en el ensamblaje y la gemación del virus nuevo. Los complejos de ribonucleoproteína unidos a la matriz están formados por ARN viral rodeado por NP y se asocian con el complejo polimerasa, formado por las PA, PB1 y PB2.

9.3 Caracteres genéticos del virus de la gripe porcina. Diversidad y linajes

La posibilidad de que las células epiteliales del cerdo puedan permitir la unión de virus de procedencia aviar, humana o porcina, debido al tipo de receptor, ha condicionado dinámicas evolutivas peculiares de los virus gripales adaptados al cerdo, en las que se alternan con rapidez periodos de cambios genéticos y antigénicos con otros de cierta estabilidad relativa[11].

Como sucede con otros virus de la gripe, los subtipos descritos en el cerdo están sometidos a cambios por mutaciones puntuales *(drift)* propiciadas por el complejo polimerasa, como sustituciones, inserciones o deleciones de nucleótidos que pueden afectar a cualquiera de los segmentos del ARN, produciendo una deriva genética. Otros cambios más drásticos se deben al reordenamiento de genes *(shift)* como consecuencia de la coinfección celular por dos o más tipos de virus distintos y la consiguiente mezcla de segmentos en la progenie, lo que se ve facilitado por la permisividad del receptor. Aunque con menos frecuencia, durante la coinfección también puede producirse una recombinación homóloga de secuencias de nucleótidos de los virus coinfectantes. Uno y otro aspecto contribuyen a la evolución de los subtipos de HA y NA, y a la formación de linajes de todos los segmentos del genoma[12] cuya evolución, a su vez, está condicionada por la barrera de especie y el aislamiento geográfico[13]. Como quiera que sea, la diversidad de las cepas no asienta solo en los genes de las dos proteínas principales (HA y NA), sino también en el resto de los segmentos del genoma, un hecho al que cada vez se presta más atención.

Un linaje representa una estirpe adaptada a una especie particular o a una región geográfica determinada, y permanece estable desde el punto de vista evolutivo; de hecho, tanto la barrera de especie como el aislamiento geográfico son factores determinantes en la evolución[13]. En un linaje, los virus se caracterizan por la adaptación a su especie hospedadora después de haberse producido el salto desde el hospedador reservorio y el proceso evolutivo correspondiente basado en cambios genéticos, lo que permite, al final, la transmisión horizontal intraespecie. Ocasionalmente pueden producirse saltos de la barrera de especie, pero sin adaptación posterior, en cuyo caso el virus tiene dificultades para replicarse y, en general, después de algunas generaciones la cadena de infección se rompe.

Por debajo del nivel estable que define el linaje genético, como una parte del proceso de adaptación, aunque todavía insuficiente, se producen cambios de menor envergadura en los segmentos genómicos, que pueden definirse como sublinajes o clados (y subclados), y que también pueden representarse como diferentes niveles de organización filogenética. Por ejemplo, de los 16 tipos de HA descritos hasta ahora (excluidos los dos que se encuentran en murciélagos) se han identificado nada menos que 69 linajes genéticos, y 46 de los 9 tipos de NA (excluidos los dos de murciélagos)[14]; de cada uno del resto de los segmentos genómicos se han descrito entre 7 y 11 linajes. En el desarrollo de los linajes se ha demostrado repetidamente[15] el papel de las aves migratorias en la evolución de los genes de los linajes de América y de Europa-Asia, así como la frecuencia de los saltos de la barrera de especie, pese a las dificultades que entraña[16].

Otra consecuencia de la dinámica evolutiva, que se observa con cierta frecuencia, es que la emergencia de linajes o de subtipos nuevos puede llevar a la extinción de otros previamente circulantes, como ocurrió en el caso del H1N1-c, sustituido en Europa por un H1N1 de tipo (similar) aviar, cuya explicación todavía no se conoce.

La gripe porcina se describió por primera vez en los Estados Unidos en el otoño de 1918[4], coincidiendo con la segunda ola de la pandemia de «gripe española» producida por un virus H1N1. Años después se confirmó, mediante análisis serológicos, la identidad del virus de la gripe A implicado tanto en la enfermedad humana como en la porcina, que también se había señalado clínicamente, reconociéndose que el virus causante de la gripe porcina fue el mismo que el de la pandemia humana que se había propagado del hombre a los cerdos después de la primera ola en aquel año[17]. Entre finales de 1918 y comienzos de 1919 se notificaron numerosos brotes de gripe porcina, y en los años siguientes se continuó describiendo la enfermedad, aunque el virus no se identificó hasta 1930[5]y se le designó A/swine/Iowa/30, 3 años antes del aislamiento del primer virus de la gripe humana.

A partir de la pandemia de 1918 se establecieron, en el hombre y el cerdo, dos líneas de infección que condujeron a dos linajes estables: en el hombre, el subtipo estacional H1N1 (en América, y después se difundió a todo el mundo), y en el cerdo, el H1N1 porcino clásico (H1N1-c, después de su salto probable desde el hombre). Hasta 1975 la enfermedad permaneció estable, limitándose a los Estados del Norte y Medio Oeste de los Estados unidos, y a partir de esa fecha, en varias ondas sucesivas, se diagnosticó en otros Estados[18] y también en Canadá, Cuba, México, Sudamérica y algunos países asiáticos y africanos[19].

Kaplan y Payne[20], refirieron la implicación de un H2N2 en la gripe porcina, a lo que siguió el aislamiento en Hong Kong (1970) de una cepa H3N2 de cerdos procedentes de Taiwán[21]. Hasta 1984 solo se habían descrito casos aislados de virus humanos relacionados con enfermedad clínica en cerdos, pero a partir de ese año se describieron varios brotes por H3N2 de origen humano en cerdos, en diversos países europeos, particularmente en Francia y Bélgica. Entre 1984 y 1986 se notificaron en Europa 21 brotes por H3N2 relacionados con la cepa humana A/Port Chalmers/1/73, admitiéndose su circulación en cerdos desde 1974[22,23].

En América del Norte, en 1997-1998 se identificó un virus H3N2 triple reordenado (TR, *triple ressortant*) que se extendió y estabilizó rápidamente entre la población porcina[24]. El virus contenía genes del H1N1-c (NP, M y NS), de un virus estacional humano H3N2 (HA, NA y PB1) y de virus aviares (PB2 y PA)[1]. Más tarde, estos virus (H3N2-TR) se mezclaron nuevamente con otros H1N1-c, originando nuevos genotipos reordenados, los subtipos H1N1 y H1N2, que fueron la causa de casos aislados en humanos desde 2005[25]. La mayoría de los eventos de reordenamiento implicaron solo a los segmentos de H1 o N1, conservando la denominada «constelación de genes internos triple reordenada» (TRIG) integrada por los genes M, NP y NS de origen porcino, los segmentos PB2 y PA de origen aviar, y el gen PB1 de origen humano[25]. Además de estos reordenamientos, también se acumularon diversas mutaciones puntuales que produjeron una deriva antigénica en las proteínas de la superficie del virus[1].

Con el comienzo del siglo XXI se detectaron por primera vez entre la población porcina americana virus H1N1 y H1N2 con uno o ambos segmentos (HA o NA) derivados de un virus de la gripe estacional humana. La HA era genéticamente y antigénicamente diferente de la de los virus H1 del linaje «clásico», pero sus genes TRIG eran semejantes a los de los virus contemporáneos, lo que permitió desarrollar y aplicar una terminología de *cluster* (los virus con genes HA similares a los humanos H1 estacionales, circulantes a comienzos de los 2000, se denominaron *cluster* δ (diversificados después en δ-1 y δ-2), y los similares al H1N1-c se denominaron *clusters* α, β o γ[27]). Estos linajes HA se combinaron con el gen NA N2 (derivado de un linaje porcino clásico o humano estacional) o con el gen N1 (bien como linaje porcino clásico, linaje humano estacional o linaje pandémico)[1].

En primavera del año 2009, desde marzo hasta las primeras semanas de abril, emergió en los humanos, en México y en los Estados Unidos, un nuevo virus H1N1 que poco después fue el causante de la primera pandemia del siglo XXI. El virus (H1N1-pdm09) derivó de varios virus circulantes entre el ganado porcino[28]. Mediante análisis filogenético se reconstruyó su proceso de reordenamiento genómico y se comprobó que cada segmento de ARN se correspondía con un linaje circulante entre la población porcina, al menos 10 años antes de que se produjera la emergencia en el hombre, aunque también hubo algunos casos aislados de transmisión a pavos. La conclusión fue que los genes del complejo polimerasa (PA, PB1 y PB2) más los correspondientes a HA, NP y NS emergieron a partir del triple reordenado (H3N2-TR) que circulaba entre los cerdos americanos, antes referido, con la salvedad de que los segmentos genómicos NA y M eran originarios de un virus porcino euroasiático (H1N1 EA tipo aviar)[28]. Como es conocido, el H1N1-pdm09 se distribuyó por todo el mundo.

Después de la pandemia continuaron describiéndose en la población porcina mundial reordenados derivados del H1N1-pdm09 y de otros virus de la gripe porcina, además de infecciones ocasionales en el hombre por H1N1 EA tipo aviar y reordenados de estas cepas y la pandémica, igual que otras, entre las que se identificaron variantes porcinas del H3N2 (H3N2v) y reordenados también con la cepa pandémica, en las que se identificó su segmento M característico.

En total, el proceso de deriva y cambio antigénico en América del Norte ha implicado al menos diez *clusters* genéticos de HA[1], genéticamente y antigénicamente distintos, entre los virus gripales que cocirculan en las poblaciones porcinas: tres linajes clásicos (H1α, H1β y H1γ), dos derivados de virus humanos estacionales (H1δ1 y H1δ2), el virus pandémico de 2009 (H1-pdm09) y el *cluster* H3 (integrado por virus I-IV)[29].

En Europa, los primeros aislamientos del virus H1N1-c se realizaron en el Reino Unido y en Checoslovaquia entre 1941 y 1950, e indirectamente, mediante serología, se detectaron casos en Alemania a finales de los años 1950[19]. Entre 1971 y 1976, Europa permaneció libre de gripe porcina, hasta que tuvo lugar un brote en el norte de Italia en 1976 debido probablemente a una partida de cerdos importada de los Estados Unidos[30], que no fue erradicado hasta 1979, y se difundió a otros países. Aunque hubo una intensa circulación del H1N1-c EA a mediados del siglo XX, en 1979 se produjo su desplazamiento y su sustitución progresiva por la aparición, inicialmente en Bélgica y Alemania[31], de un H1N1 tipo aviar (también denominado $H1_{av}N1$ o *avian-like swine* H1N1) originario de aves salvajes acuáticas que desde entonces se mantuvo estable. Sin embargo, a mediados de los años 1980 se produjeron reordenados del H1N1 tipo aviar con un H3N2 humano de linaje pandémico (A/Hong Kong/1/69), originario de la pandemia de gripe asiática de 1968 y divergente de los H3N2 contemporáneos americanos (H3N2 TR)[32], adquiriendo su casete génico interno[33]. Los nuevos reordenados, que son ahora el genotipo H3N2 dominante en los cerdos europeos, contribuyeron con sus segmentos M y NA a la generación del H1N1-pdm09[28].

En el Reino Unido se describió, en 1994, un nuevo reordenado H1N2 que contenía el gen de la HA de un virus H1N1 humano de 1980, la NA de otro virus humano genéticamente distinto del reordenado H3N2 emergente en los años 1970[33], y el resto de los genes procedentes del H3N2 porcino que por entonces circulaba intensamente y que se difundió por toda Europa[35]; este reordenado H1N2 es el que predomina ahora dentro del subtipo.

Desaparecido, por tanto, el H1N1-c EA a finales de los años 1970, estos tres linajes (el H1N1 EA similar al aviar, el H3N2 similar al humano y el H1N2 también similar al humano)[36] han sido detectados en Europa en los últimos años, y como el primero (H1N1-c), han sido causa de una de las enfermedades respiratorias porcinas más prevalentes y endémicas en la cabaña europea, ocasionalmente epidémica cuando la población diana carece de experiencia inmunitaria o si concurren factores favorecedores de manejo, infecciones secundarias o bajas temperaturas ambientales[35]. Los tres comparten genes de proteínas internas, pero poseen HA claramente diferentes. Los tres subtipos fueron detectados en un estudio realizado en Bélgica, Italia y España[37], pero solo los H1N1 y H1N2 se describieron en el Reino Unido y el noroeste de Francia. En un estudio realizado en España[38] se puso de manifiesto, por serología, que el 83% de las explotaciones y el 76% de los animales objeto de estudio eran positivos a uno o más de los tres tipos de virus (H1N1, H1N2 y H3N2).

Además, el H1N1-pdm09 ha proporcionado oportunidades para posteriores derivas y cambios antigénicos; de hecho, después del brote pandémico de 2009 en el hombre continuaron detectándose en los cerdos reordenados derivados de esta cepa y de virus euroasiáticos (H1N1-EA), así como infecciones humanas ocasionales por virus H1N1 porcinos, de tipo aviar (los surgidos en 1979) y con reordenados de este y el virus pandémico, e incluso brotes y casos con variantes del H3N2 porcino (H3N2v) y reordenados H3N2 porcinos que contienen el segmento M del H1N1-pdm09. En suma, la circulación de estos virus en Europa continúa, incorporando a los subtipos principales nuevos reordenados de primera y segunda generación (H1N2 con H1 de tipo aviar y H1N1 con H1 tipo humano, derivado del H1N2)[1] (Figura 9.1), todo lo cual demuestra el importante papel que desempeña el cerdo como generador de reordenados patógenos para él mismo y potencialmente capaces de infectar al hombre.

Igual que ocurrió en América, Europa y Asia, la mayor parte de la diversidad genética de los virus de la gripe porcina es el resultado de la transmisión bidireccional cerdo-hombre[39], seguido de periodos de deriva y salto o cambio genético. Esta dinámica ha contribuido a la formación de una población diversa de subtipos y linajes humanos, aviares y porcinos clásicos circulantes en Europa y Asia[1], cuya consecuencia es aparente en la pandemia de origen porcino de 2009 y, más recientemente (2012), en la emergencia de una variante H3N2 de un virus en los Estados Unidos[40]; tanto en un caso como en otro existe relación con los sistemas de producción animal, las prácticas antropogénicas y la ecología del virus. En conjunto, por tanto, se puede concluir que en Europa existen al menos tres linajes de virus contemporáneos principales distintos de los linajes americanos (Tabla 9.1).

En Asia, los virus de la gripe porcina siguen patrones de diversidad semejantes a los europeos y en grado menor a los de América. En el sudeste asiático, el ecosistema porcino es extremadamente diverso y cocirculan los subtipos H1N1, H1N2 y H2N2, con incorporaciones esporádicas de otros subtipos que permiten la emergencia de nuevos reordenados.

Los virus H1N1-c son endémicos en China, Japón, Vietnam y Tailandia, con numerosas introducciones de virus de linaje aviar o humano, lo que da lugar, a su vez, a linajes múltiples, genéticamente distintos, que suelen circular a la vez. A partir del año 2000 se describieron en Asia los virus H1N1 de origen aviar y los H1N2 de origen humano, y desde entonces cocirculan con los H1N1-c, apareciendo constantemente nuevos reordenados que reflejan, como se ha dicho, la

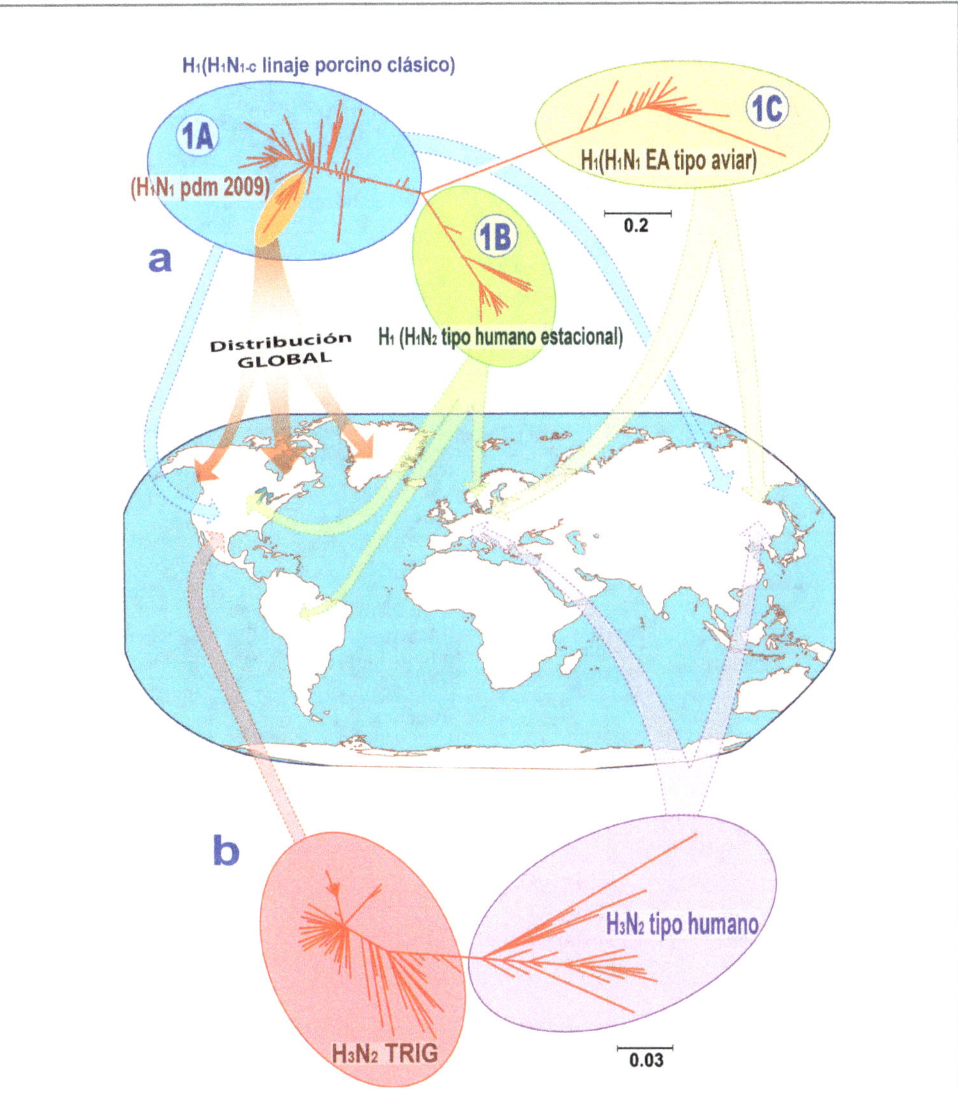

Figura 9.1 Principales linajes H1 y H3 en el cerdo y su distribución geográfica. En la parte superior, relación filogenética de secuencias de H1, y en la parte inferior, de H3. Los datos genéticos sugieren que los subtipos de virus de la gripe A del cerdo de América del Norte derivan del linaje clásico (azul), del H3N2 TR (rosa) o de un H1 humano estacional (verde), dando lugar a 10 linajes genéticos distintos (H1α, H1β, H1γ, H1δ1, H1δ2, H1pdm09 y los *cluster* H3 I a IV). En Europa existen tres linajes genéticos cocirculantes, con virus derivados del H1N EA tipo aviar (amarillo), del H3N2 tipo humano (púrpura) o del H1N2 tipo humano (verde). En Asia, los linajes genéticos predominantes reflejan la dinámica observada en América y en Europa, con virus cocirculantes clasificados como linaje porcino clásico, H3N2 tipo humano o H1N1 EA tipo aviar. El H1N1-pdm09 surgió del linaje H1 porcino clásico (sepia) sometido a la diseminación global a través de la transmisión hombre-cerdo. (Dibujo cortesía del Dr. Luis A. Calvo Sáez, modificado[1]).

Tabla 9.1 Linajes del virus de la gripe porcina en América del Norte y Europa.

Fecha Introducción/descripción	Continente	Subtipo/linaje	Origen de los genes	Observaciones
1918	América	H1N1-c (clado α)	H1N1 pandémico, 1918	
1979	Europa	H1N1 tipo aviar	Los ocho genes semejantes a aviar	
1984	Europa	H3N2	HA y NA humanas y genes internos de un H1N1 porcino tipo aviar	Humano total, el A/Hong Kong/68 fue reportado en cerdos desde los años 1970 y se reordenó con un H1N1 tipo aviar en 1984
1994	Europa	H1N2	HA humano (A/Chile/1/83) y otros genes de un H3N2 porcino	
1998	América	Triple reordenado H3N2	HA, NA y PB1 humanos (A/Sydney/97); M, NP y NS de un H1N1-c; PA y PB2 de un virus aviar de América	Se han descrito cuatro clados filogenéticos (I a IV)
2000-2002	América	Reordenado H1N1 y H1N2 (clados β y γ)	HA y NA de un H1N1-c y genes TRIG del H3N2 TR	Los clados β y γ son clusters genéticamente y antigénicamente distintos de la HA del H1N1-c
2003-2005	América	H1N1 tipo humano y H1N2 (clado δ)	HA y NA de un H1N1 o H1N2 humano estacional; el resto de genes del H3N2 TR	Dos subclados: δ1 y δ2
2009	América y Europa	H1N1 pdm09	NA y M de un H1N1 EA tipo aviar; resto de genes del clado γ del H1N2 porcino	

HA: hemaglutinina; M: proteína de la matriz; NA: neuraminidasa; NP: nucleoproteína;

PA: polimerasa ácida; PB: polimerasa básica.

Modificada de Van Reeth y Ma (2013)[41]

intensa actividad en aquella zona. Existen evidencias de la circulación en China de los virus H1N1-c junto con H1N2 que portan una NA de origen humano contemporáneo, de virus H3N2 de origen humano, de H1N1 EA tipo aviar y también del triple reordenado americano H3N2[42]. En los últimos años, la diversidad genética de las poblaciones de cerdos en China se ha incrementado todavía más a consecuencia del movimiento intercontinental de estos animales y de sus virus, lo que ha permitido la introducción, la circulación y el mantenimiento del H3N2 europeo y de los virus H1N1 en 1999 y 2001, respectivamente, junto con virus TRIG americanos en 2002.

El H1N1-pdm09 también se introdujo en Asia y se reordenó con subtipos endémicos chinos, japoneses y tailandeses; por ejemplo, en Tailandia se ha descrito un H1N2 desde la década de 1980. Aunque raras veces, también se han detectado otros reordenados adicionales, como un H1N1 o un H1 de tipo aviar y un H1N2 con un H1 similar al humano con el resto de los genes parecidos al H1N2 prototípico europeo.

9.4 Epidemiología

El virus de la gripe porcina aparece en las explotaciones de forma súbita y se transmite rápido, difundiéndose entre los animales por vía nasofaríngea mediante los aerosoles producidos en toses o estornudos, o por la propia respiración. En diferentes estudios de la enfermedad natural y experimental se ha comprobado que la eliminación de virus en las secreciones nasales se mantiene entre 3 y 5 días, dependiendo de si la vía de inoculación es intranasal o intratraqueal[43].

Es indudable que el ganado porcino desempeña un importante papel en la ecología de estos virus y su interacción con el hombre, al representar nichos específicos sin interferencia de virus procedentes de las aves acuáticas salvajes (Figura 9.2). La transmisión zoonósica al hombre de virus adaptados al cerdo, que se conoce desde 1918, origina un cuadro similar al de la gripe estacional, con escasa evidencia de transmisión interhumana. La excepción más dramática fue la pandemia de 2009 por el virus H1N1-pdm09.

Alternativamente hay otros hospedadores, como los pavos, en los que estos virus pueden inducir un cuadro clínico respirato-

rio con descenso de la producción de huevos o deformidades. También se han descrito en anátidas y otras aves salvajes, fuente potencial de virus en el proceso evolutivo, relacionándose con casos de transmisión o salto de especie entre aves y cerdos, al menos en el caso del virus H1N1. Un interés especial merecen los jabalíes, que se han señalado como el segundo reservorio natural más común de virus de gripe porcina y sobre los que se vienen realizando estudios, principalmente serológicos, desde hace años. En uno de estos estudios, llevado a cabo en el norte de Alemania con 1245 muestras de suero utilizando HI (hemaglutinación-inhibición), se halló una prevalencia media del 5,2% para los subtipos H1N1 y H3N2, con un porcentaje de aislamiento del 0,8% (dos muestras positivas para H3N2 de 242)[44]. Posteriormente se han publicado otros estudios con resultados diversos: un 18,7% de prevalencia de anticuerpos en Rumanía en 2013-2014[45] o un 3,4% de 2000 muestras estudiadas en el norte de Italia y varios aislamientos[46]. Finalmente, en 2017 se publicaron también los resultados de estudios realizados en Ucrania[47] y Japón[48], que hallaron prevalencias por serología que alcanzaron hasta el 22,5% en Ucrania y que fueron más bajas, del 3,4%, en Japón, destacando en todos los casos su importancia epidemiológica como fuente de contagio para los cerdos y los humanos.

Los casos esporádicos de infección humana que se producen por virus que circulan normalmente entre los cerdos se denominan «variantes» y se identifican añadiendo la letra «v» a la designación del subtipo; por ejemplo, H1N1v, H3N2v o H1N2v. Habitualmente se producen en grupos de riesgo (ganaderos, veterinarios o empleados de la industria porcina) que trabajan en proximidad de animales infectados y que se contagian por vía respiratoria (gotitas de la tos o estornudos) u oral (manos que contactan con materiales donde se ha depositado el virus y luego se llevan a la nariz o la

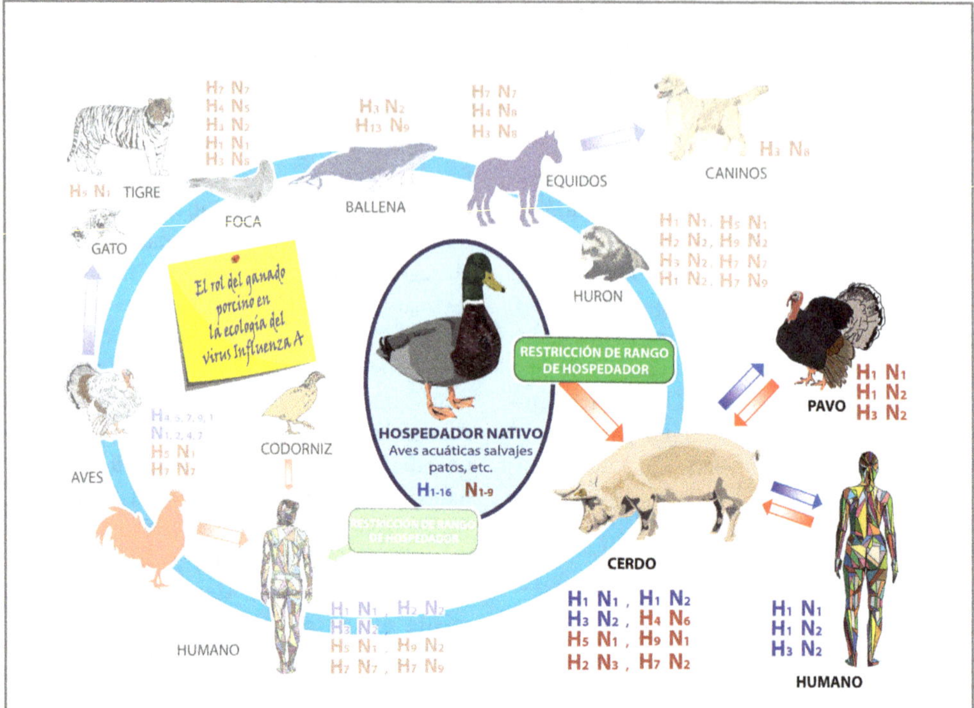

Figura 9.2 Ecología del virus de la gripe A del cerdo. Aunque el cerdo puede estar infectado esporádicamente con subtipos de virus H1N1, H1N2 y H3N2, estos se comparten con cierta frecuencia entre poblaciones de cerdos y de humanos, y entre poblaciones de cerdos y de pavos. Las incursiones repetidas de virus humanos pandémicos o estacionales han incrementado la diversidad genética del virus de la gripe A en las poblaciones porcinas de todo el mundo. (Dibujo cortesía del Dr. Luis A. Calvo Sáez, modificado[1])

boca). No se ha demostrado que los virus se transmitan a través de los alimentos. La gran mayoría de estos casos no se transmiten horizontalmente. Las infecciones son benignas, con síntomas similares a los de la gripe estacional, aunque ha habido casos graves con hospitalización e incluso muerte, por lo general por cepas de H1N1-c, sobre lo que se han publicado excelentes revisiones[49]. En España, un estudio de 2008 refirió el caso de un paciente en Aragón con antecedentes de contacto con cerdos por su profesión de ganadero, infectado por un virus H1N1 tipo aviar relacionado filogenéticamente con la cepa A/Switzerland/8808/2002 de origen porcino[50]. En 2012 hubo un brote importante en los Estados Unidos, donde se contabilizaron 309 casos por H3N2v, de los que 16 pacientes requirieron ingreso hospitalario y uno falleció (una persona de alto riesgo por edad). Más del 95% refirió contacto con cerdos antes de la aparición de los síntomas[51]. En Europa, la prevalencia de estos contagios es poco conocida; en un estudio llevado a cabo en Alemania se señaló que el 15% de los sueros de individuos con riesgo por su trabajo presentaban anticuerpos[52].

Las pérdidas económicas debidas a la gripe porcina son importantes. Para algunos autores, en ciertas regiones puede situarse entre los tres problemas de mayor repercusión negativa en la explotación porcina y la industria derivada[53].

9.5 Patogénesis y cuadro clínico

Después de la entrada del virus, habitualmente por vía intranasal, mediante aerosol, se une a los cilios y se adsorbe en las células de la mucosa nasal, traqueal y bronquial, además de en las tonsilas y los pulmones, en 2-4 horas, y se replica en ellas. Entre 1 y 3 días después, el virus se difunde en las vías respiratorias y aparecen áreas de necrosis celular, que coinciden con signos más graves, con hiperemia y consolidación pulmonar, atelectasias, enfisema y necrosis focal del epitelio bronquial; también pueden observarse adelgazamiento de los septos alveolares, neumonía intersticial e hiperplasia del epitelio, muy evidente cuando comienza la declinación del cuadro clínico, hacia el quinto día posinfección, y más al final del cuadro[54]. La excreción y la transmisión son exclusivamente por vía respiratoria, y el virus puede aislarse de los lugares de replicación entre el primero y el séptimo días. Normalmente no se produce viremia. La carga viral en los pulmones es proporcional a los títulos de interferón alfa y gamma, de factor de necrosis tumoral alfa y de interleucinas 1, 6 y 12, que son más altos en la infección por vía intratraqueal que intranasal, en condiciones experimentales[41].

Normalmente, 24-48 horas después de la exposición se produce el pico de fiebre, y el curso clínico se prolonga entre 2 y 7 días; este puede ser asintomático en animales jóvenes (lechones o primeras fases de recría o cebo), con eliminación del virus, sobre todo, en el primer tercio, y aclaramiento en 1 semana. A los 10-14 días ya se detectan anticuerpos específicos.

Los cuadros habituales incluyen fiebre alta, letargo, inactividad, apatía, postración, pérdida del apetito, conjuntivitis y descarga nasal, respiración abdominal con dificultad y tos, incluso paroxística[55]; un cuadro, por lo demás, muy similar al que sufre el hombre. Es habitual que la temperatura alcance 41-42,5 °C, y los animales tienden a aislarse juntos en grupos que permanecen tumbados en el suelo con ruidos bronquiales en la espiración[19]. Se observa debilidad muscular y dolor, con pérdida de peso. En las hembras gestantes, la gripe se asocia ocasionalmente con aborto, infertilidad, muerte fetal, disminución del peso y del tamaño de la camada, y mortalidad perinatal, en lo que se ha implicado el efecto de la fiebre elevada[19]. La variabilidad del cuadro clínico (de asintomático a grave) está influenciada por la situación inmunitaria de los animales, las propiedades del virus y otros factores relacionados con la condición de salud y con factores ambientales. El cuadro clínico puede modificarse, incluso en gravedad, debido a coinfecciones por otros patógenos en el complejo respiratorio porcino. Aunque la morbilidad puede llegar al 100% de los animales, la tasa de mortalidad es baja (inferior incluso al 1%) y la mayoría de los animales sobreviven, aunque la pérdida de peso puede ser importante.

Las lesiones más graves se observan en los pulmones, en los lóbulos apical y cardiaco, aunque puede estar afectada la mayor parte del órgano, con zonas consolidadas de multifocales a coalescentes, de color rojo oscuro o rojo púrpura[19]. Se observan hiperemia y exudados, con bronquios dilatados repletos de exudado, y los nódulos linfáticos bronquiales y mediastínicos están hiperémicos y aumentados de tamaño[54], junto con atelectasias alveolares, neumonía intersticial y enfisema, con infiltración peribronquial y perivascular.

Las dianas para el virus de la gripe porcina son las células epiteliales de la mucosa nasal, las tonsilas, la tráquea y los pulmones; pueden estar muy afectadas las células de los bronquios, los bronquiolos y los alvéolos, con reclutamiento de neutrófilos y de otras células inflamatorias, con necrosis y obstrucción de la circulación aérea.

La gripe porcina por el tipo clásico (H1N1-c) se presentaba, tradicionalmente, con carácter estacional, en especial en lechones, al descender la inmunidad maternal, aunque en la actualidad los picos se asocian más con fluctuaciones en la temperatura y un mal manejo (ventilación deficiente).

9.6 Antígenos principales y respuesta inmunitaria

Se ha referido ya la condición de antígenos principales de las proteínas estructurales (HA, NA y M1-2) y la NP, aunque solo se consideran protectores los anticuerpos inducidos frente a la HA, bloqueando la unión del virus al receptor. Los anticuerpos frente a la NA también son neutralizantes al inhibir su actividad y la liberación de los viriones. Los anticuerpos frente a las proteínas M y NP pueden contribuir a la eliminación de las células infectadas mediante citotoxicidad dependiente de anticuerpos, pero no son neutralizantes[55]. Frente a los antígenos internos, conservados, la respuesta de células T es más activa, sea Th1 o Th2, para la diferenciación de las células B en plasmáticas o en linfocitos T citotóxicos. Esta última respuesta se dirige principalmente frente a epítopos de la NP[56] que han de ser degradados en pequeños péptidos y presentados en el complejo principal de histocompatibilidad de clase I.

Después de la infección, la respuesta inmunitaria se inicia en el tejido linfoide, en la submucosa del epitelio respiratorio, a cargo de células dendríticas y macrófagos que captan y procesan las partículas virales para presentarlas en unión del complejo principal de histocompatibilidad a las células B y los linfocitos T. Antes de que esto suceda se pone en movimiento la maquinaria celular de la respuesta innata, en la que las células de la defensa inespecífica mediante receptores dispuestos en la membrana de endo-

somas (TLR 7 en el hombre) reconocen patrones asociados al virus, en particular el ARNmc, iniciando una cascada de transducción de señales que activa la transcripción de genes de la inflamación y permite iniciar la respuesta inmunitaria adaptativa. Entre los primeros se producen interferón de tipo 1 (alfa y beta) con propiedades antivirales, que inhiben la replicación de los virus de la gripe, aunque la proteína NS1 puede inhibirlo[57]. Además, las células *natural killer* actúan también en la inmunidad innata frente a estos virus[58].

La respuesta inmunitaria adaptativa es rápida y eficiente, y el virus se elimina en una semana o menos. Los títulos de anticuerpos y las células sensibilizadas descienden con el tiempo, aunque se generan poblaciones de memoria que permanecen en el tejido linfoide y las vías respiratorias, y que intervienen rápidamente en un segundo contacto. En el cerdo se detectan anticuerpos séricos (inmunoglobulinas [Ig] M y G) por HI o VN (virus neutralización) frente a la HA en una semana, con un pico máximo a las 2 semanas[55], y con títulos moderados de anticuerpos frente a M1 y bajos frente a M2. En el líquido de lavado pulmonar y de fosas nasales se detectan anticuerpos IgA frente a la NP.

Los anticuerpos de origen materno de isotipos IgG, IgM e IgA frente al virus de la gripe porcina, igual que los linfocitos, otras células y factores inmunomoduladores, se transfieren a los recién nacidos mediante el calostro en las primeras 36 horas de vida[59], incluso hasta el destete en el caso de la IgA[60], lo que protege a los animales durante las primeras 6 semanas de vida, una circunstancia que se aprovecha en la práctica mediante la vacunación de las hembras gestantes. La inmunidad maternal de los lechones interfiere con el desarrollo de la inmunidad activa por vacunación, que debe retrasarse hasta pasado ese tiempo. No obstante, aunque los animales permanecen protegidos de signos clínicos, pueden infectarse y eliminar virus, y actuar como fuente de infección, especialmente con títulos bajos de anticuerpos[60].

9.7 Diagnóstico. Detección y caracterización

En regiones endémicas, la serología posee un valor limitado, pero tiene utilidad en programas de vigilancia. Por lo general se utiliza una prueba de inhibición de la hemaglutinación, que la Organización Mundial de Sanidad Animal (OIE, por su antigua denominación: Office International des Epizooties) considera el método de referencia para la detección de anticuerpos y que se correlaciona con la protección por la vacunación (vacunas inactivadas)[61]. Se dispone también de un método ELISA *(Enzyme-Linked ImmunoSorbent Assay)*[62,63] para identificar las explotaciones positivas sobre las que ejercer una vigilancia más activa, e incluso existen kits para la subtipificación[64]; en general utilizan diferentes antígenos, incluyendo la NP, procedentes de aislamientos porcinos y aviares que proporcionan un amplio espectro de detección. En cualquier caso, debe tenerse en cuenta que los cambios genéticos que producen cepas emergentes pueden convertir estas determinaciones en ineficaces. También puede haber reacciones cruzadas, sobre todo en cerdos que se han expuesto a diversos subtipos y variantes, o con títulos de anticuerpos muy elevados.

Aunque la serología tiene aplicación para cuestiones específicas, los métodos de estudio directo, como el aislamiento del virus (en cultivo celular, células MDCK o cultivos primarios de riñón porcino, o embriones de pollo), las pruebas de reacción en cadena de la polimerasa con transcriptasa inversa (RT-PCR) con muestras de pulmón o escobillones nasales, y la secuenciación, son esenciales[65]. Y los recursos aún pueden ampliarse a más determinaciones, como la inmunofluorescencia, la inmunohistoquímica y otras[60].

La infección activa se detecta de forma eficaz mediante muestras tomadas en el momento de la replicación del virus (al principio, incluso antes de la aparición de síntomas) o cuando ha tenido lugar la respuesta inmunitaria, y mejor aplicando una combinación de determinaciones[1] en muestras de sangre-suero, escobillones nasales o fluidos orales, recogidas de animales con un cuadro de enfermedad respiratoria con fiebre. Las muestras *post mortem* (animales fallecidos recientemente o sacrificados) también deben incluir escobillones traqueales y muestras de tejido pulmonar. Los cerdos comienzan a eliminar virus a partir de las 24-48 horas posexposición y continúan hasta 1 semana después. El pico de fiebre normalmente coincide con la eliminación de virus, y siempre es un indicador excelente de la infección activa, aunque no todos los animales muestran esa respuesta.

El antígeno viral puede detectarse por inmunohistoquímica sobre cortes de tejido pulmonar fijado u otras pruebas de desarrollo rápido. El ARN para RT-PCR puede extraerse de homogenizados de tejido pulmonar fresco o congelado, de escobillones y de fluidos respiratorios (incluyendo lavados pulmonares), e igual sucede en el caso del aislamiento del virus.

9.8 Vigilancia

Es evidente que la facilidad de los virus gripales que afectan al cerdo para originar nuevos subtipos como consecuencia de la deriva o el cambio genético-antigénico aconseja poner en práctica programas de vigilancia que alerten de cambios en las cepas circulantes, una estrategia que está siendo aplicada en los Estados Unidos por el Swine Influenza Surveillance, que comenzó a funcionar en 2010 y que se puede consultar en su página web[66]. Sus objetivos se resumen en tres puntos: 1) vigilar la evolución genética de la gripe endémica en el cerdo para mejorar el conocimiento de la ecología endémica y emergente del virus; 2) poner a disposición de los investigadores aislamientos del virus de la gripe porcina, establecer una base de datos para su análisis genético y generar información relacionada; y 3) seleccionar aislamientos para el desarrollo de reactivos para diagnóstico, actualizar y mejorar los métodos, y generar un *stock* de cepas vacunales (cepas semilla para la elaboración de vacunas). En Europa, la European Surveillance Network for Influenza in Pigs[67] se plantea como propósito fundamental garantizar que las autoridades mantengan el control de la enfermedad, para lo cual, después de estandarizar programas de vigilancia, protocolos de obtención de información y métodos de prueba, organizó una base de datos genéticos sobre aislamientos del virus que ha servido para desarrollar mapas de diversidad genética del virus de la gripe porcina en Europa. El proyecto, bajo los auspicios del Programa FP7-KBBE, con una duración de noviembre de 2010 a octubre de 2013, contó con un total de 16 socios iniciales, en 17 países, incluyendo España[68].

En sus primeras aportaciones ha señalado que más del 30% de las explotaciones estaban infectadas y que las diferencias genéticas entre países eran escasas, aunque muy claras respecto a las cepas utilizadas para la elaboración de las vacunas inactivadas en uso. El último informe recoge información del periodo 2010-2013 de 9.025 explotaciones investigadas, con un 31% de ellas positivas y 1.887 virus subtipificados. En España se investigaron 371 explotaciones, de las que el 22% resultaron positivas, y se subtipificaron 27 cepas de virus[68].

9.9 Control. Vacunas

Las vacunas se utilizan primariamente en adultos (crecimiento y cebo) y sobre todo en hembras gestantes para proteger a los lechones. Debe tenerse en cuenta que los anticuerpos maternos interfieren con los antígenos vacunales, sobre todo cuando se trata de vacunas inactivadas (las únicas comercializadas por ahora, con la excepción de una vacuna de ARN en América), todas de virus completo con adyuvantes. Por lo general, se administran por vía intramuscular profunda en las tablas del cuello y solo inducen respuesta humoral.

En España se comercializan dos productos de este tipo que incorporan cepas de los subtipos H3N2, H1N1 y H1N2, que también es lo habitual en otros países (Tabla 9.2), una con un adyuvante oleoso y la otra con carbómero[69]. En cualquier caso, este tipo de vacunas, a las que pueden añadirse también las vacunas autógenas, confieren escasa o ninguna protección cruzada y tampoco reducen la eliminación del virus, además de que carecen de capacidad para inducir una buena respuesta de mucosas y de tipo celular[70]. Por esta razón, se ha planteado la necesidad de alternativas para mejorar la protección, en particular frente a subtipos heterólogos[1]. En esta línea, existe una larga lista de vacunas experimentales que incluyen proteínas recombinantes, vacunas vectorizadas, vacunas atenuadas por ingeniería genética y otras tecnologías actuales, aunque hasta la fecha ninguna de ellas se ha registrado y, en consecuencia, no se ha autorizado su uso.

9.10 Agradecimientos

El autor desea dejar constancia de su agradecimiento al Dr. Luis A. Calvo Sáez, de la Academia de Ciencias Veterinarias de Castilla y León, por los dibujos de las Figuras 9.1 y 9.2, adaptaciones de Vincent *et al.*

Tabla 9.2 Vacunas inactivadas registradas y disponibles en la Unión Europea y en los Estados Unidos frente a la gripe porcina en 2011.

Fabricante	Cepas de virus	Composición por dosis	Adyuvante
Hipra, UE (Gripork®)	Sw/Olot/84 (H1N1) A/Port Chalmers/1/73 (H3N2)	H1N1: 3×10^7 DIE$_{50}$ H3N2: $2,5 \times 10^7$ DIE$_{50}$	Oleoso
Impfsstoffwerk, UE (Respiporc Flu3®)	Sw/Haselunne/2617/03 (H1N1) Sw/Bakum/1769/03 (H3N2) Sw/Bakum/1832/00 (H1N2)	H1N1: $\geq 10^7$ DICC$_{50}$ H3N2: $\geq 10^7$ DICC$_{50}$ H1N2: $\geq 10^7$ DICC$_{50}$	Carbómero
Merck Animal Health, EE.UU. (Maxi Vac Excell 5.0®)	Cluster β H1N1 Cluster γ H1N1 Cluster δ H1N1 Cluster I H3N2 Cluster IV H3N2	-----------	Emunade
Harrisvaccines-Merck, EE.UU. (Swine Influenza Vaccine RNA®)	RNA. Cluster IV H3N2	-------	No
Boehringer Ingelheim	A/New Jersey/8/76 (H1N1) A/Port Chalmers/1/73 (H3N2)	H1N1: $\geq 1,7$ UIH H3N2: $\geq 2,2$ HIU	Oleoso
Novartis, UE (Pneumo-Star SIV®)	Cluster α H1N1 Cluster I H3N2	Immunstar	
Zoetis, (FluSure XP®)	Cluster δ-1 H1N2 Sw/Oklahoma/0726G/2008 (H1N2) Cluster δ-2 H1N1 Sw/North Carolina/031/2005 (H1N1) Cluster γ H1N1 Sw/Iowa/110600/2000 (H1N1) Cluster IV H3N2 Sw/Missouri/069/2005 (H3N2)	--------	Amphigen
Zoetis, EE.UU. (FluSure Pandemic®)	Pandemic H1N1 California/04/2009 H1N1	--------	Amphigen

DIE^{50}: dosis infecciosa embrión de pollo 50 % antes de la inactivación

DICC^{50}: dosis infecciosa cultivo celular 50 % antes de la inactivación[41]

Bibliografía

1. Vincent AL, Lager KM and Anderson TK. A brief introduction to influenza A virus in swine. In Erica Spackman (ed.) "Animal Influenza Virus. Methods in Molecular Biology". Chapt 20. Springer Science. Business Media. New York, 2014, pg. 243-259

2. Ohen, CW, Brown, BI, Easterday BC, Van Peeth K. Swine influenza. In Straw DJ, Zimmerman JJ, d'Alaaire S, Taylor DJ. Edit. Diseases of swine 8th ed. Oxford Blackwell Publish. 2006

3. Pappaioanou M, Gramer M. Lessons from pandemic H1N1 2009 to improve prevention, detection and response to influenza pandemics from One Health perspective. *ILAR J*. 2010, 51: 268-280

4. Koen JS. A practical method for field diagnosis of swine diseases. Am J Vet Med. 1919; 14: 468

5. Shope RE. Swine influenza, I. Experimental transmission and pathology. II. Filtration, experiments and etiology. J Exp Med. 1931; 54: 349-359 and 373-385

6. Samji T. Influenza A: understanding the viral life cycle. Yale J Biol Med. 2009; 82:153-159

7. Wilks S, de Graaf M, Smith DJ, Burke DF. A review of influenza haemagglutinin receptor binding as it relates to pandemic properties. Vaccine. 2012; 30: 4369-4376

8. Skehel JJ, Wiley DC. Receptor binding and membrane fusion in virus entry: the influenza haemagglutinin. Annu Rev Biochem.2000; 69: 531-569

9. Kido H, Yokogoshi Y, Sakai K, Tashiro M, Fukutomi A, Katunuma N. Isolation and characterisation of a novel trypsin-like protease found in rat bronchiolar epitelial Clara cells: posible activator of the viral fusión glycoprotein. J Biol Chem. 1992; 267:13573-79

10. Badman M, Rossman J. Filamentous influenza viruses. Current Clin Microbiol Reports. 2016; 3(3): 155-161

11. Ma W, Lager KM, Vincent AL, Janke BH, Gramer MR, Richt JA. The role of swine in the generation of novel influenza viruses. Zoonoses Publ Health. 2009; 56: 6-7, 326-337

12. Webster RG, Bean WJ, Gorman OT, Chambers TM, Kawaoka Y. Evolution and ecology of influenza A viruses. Microbiol Rev. 2013; 56:1, 152-179

13. Kuiken T, Homes, EC, McCauley J, Rimmelzwaan GF, Williams CS, Grenfell BT. Host species barriers to influenza virus infections. Science.2006;312:394-397

14. Lu G, Rowley T, Garten R and Donis RO. FluGenome: a web tool for genotyping influenza A virus. Nucleic Acid Res. 2007; 35:W275-W279

15. Zu Dohna H, Li J, Cardona CJ, Miller J. Carpenter TE. Invasions by Eurasian avian influenza H6 genes and replacement of the virus'North American clade. Emerg Inf Dis. 2009; 15: 1040-1045

16. Rodriguez Ferri EF. Patógenos específicos y de multihospedadores. El salto de la barrera de especie en la emergencia creciente de zoonosis. Sesión científica en la Real Academia Nacional de Medicina de España. Abril de 2018

17. Kaplan MM, Webster RG. The epidemiology of influenza. Sci Am. 1977; 237:88-105

18. Easterdau BC. Swine influenza. In "HW Dunne, AD Leman (Eds). Diseases of Swine, 4th ed., Chapter 6. 1975. Iowa State University Press. Ames, Iowa, USA, P. 151-167

19. Bachmann PA. Swine influenza virus. In "Virus Infections of vertebrates. Series Editor Marian C. Horzinek. Vol. 2. Virus Infections of Porcines. Edit. MB Pensaert. Chapter 14. P. 193-207. Elsevier, 1989

20. Kaplan MM, Payne AMM. Serological survey in animals for type A Influenza y relation to the 1957 pandemic. Bull WHO 1959; 20: 465-488

21. Kundin WD. Hong Kong A 2 influenza virus infection among swine during a human epidemic in Taiwan. Nature. 1970; 228:857

22. Aymard M, Gourreau JM, Kaiser C, Fontaine M, Madec F, Tillon JP. Les marqueurs immunovirologiques du risqué d'influenza A H3N2 chez les porcs. Rev Epidemiol Med Soc Santé Publique. 1985; 33: 283-291

23. Haesebrouck F, Pensaert M. Influenza in swine in Belgium (1969-1986): epizootiologic aspects. Comp Immunol Microbiol Infect Dis. 1988; 11:3-4, 215-222

24. Newman AP, Reisdorf E, Beinemann J, Uyeki TM, Balish A, Shu B, Lindstrom S. et al. Human case of swine infuenza A (H1N1) triple reassortant virus infection. Wisconsin. Emerg Infect Dis. 2008; 14:1470-1472

25. Sinde V, Bridges CB, Uyeki TM, Shu B, Balish A, Xu X. et al. Triple-reassortant swine influenza A (H1) in humans in the United States 2005-2009. N Engl J Med. Doi: 10.156/NEJMoa0903812

26. Vincent AL, Ma W, Lager KM, Janger BH, Richt JA. Swine influenza viruses a North American Perspective. Adv Virus Res. 2008; 72: 127-154

27. Vincent AL, Ma W, Lager KM, Gramer MR, Rich JA, Janke BH. Characterization of a newly emerged genetic cluster of H1N1 and H1N2 swine influenza virus in the United States. Virus Genes. 2009; 39: 176-185

28. Smith GJD, Vijaykrishna D, Bahl J, Lycett SJ, Worobey M, Pybus OG, et al. Origins and evolutionary genomics of the 2009 swine-origin H1N1 influenza A epidemic. Nature. 2009; 459: 1122-1126, doi: 10.1038/nature 08182

29. Lorusso A, Vincent AL, Gramer ME, Lager KM, Ciacci-Zanella JR. Contemporary epidemiology of North American lineage triple reassortant influenza A viruses in pigs. Curr Top Microbiol Immunol. 2013; 370:113-132

30. Nardelli L., Pascucci S, Gualandi GL and Loda P. Outbreaks of classical swine Influenza in Italy in 1976. 1978; Zentralbl Veterinaermed Beih. 1978; 25: 853-857

31. Pensaert M, Ottis K, Vanderputte J. Kaplan MM, Bachmann PA. Evidence for the natural transmission of influenza A virus from wild ducks to swine and its potential for man. Bull World Health Organ. 1981; 59: 75-78

32. Zell R, Scholtissek Ch, Ludwing S. Genetic, evolution and the zoonotic capacity of European Swine Influenza Viruses. Current topic Microbiol Immunol. 2013; 370: 29-55

33. Castrucci MR, Donatelli I, Sidoli L. Barigazzi G,Kawaoka Y, Webster RG.

Genetic reassortment between avian and human influenza A viruses in italian pigs. Virology. 1993; 193: 503-506

34. Zell R, Bergmann S, Krumbholz A, Wutzler P, Durrwald R. Ongoing evolution of swine influenza viruses: a novel reassortant. Arch Virol. 2008; 153:2085-2092

35. Brown IH. History and epidemiology of swine influenza in Europe. Current Topics in Microbiol Immunol. 2013; 370: 133-146

36. Vincent A, Awada L, Brown I, Chen H, Claes F, Dauphin G, et al. Review of influenza a virus in swine world-wide: A call for increased surveillance and research. Zoonoses Public Health. 2014; 61:4-17

37. Kyriakis CS, Brown IH, Foni E, Kuntz-Simon G, Maldonado J, Madec F, et al., Virological surveillance and preliminary antihenic characterization of influenza viruses in pigs in five European countries from 2006 to 2008. Zoonoses Public Health. 2011; 58: 93-101

38. Maldonado J, Van Reeth K, Riera P, Sitja M, Saubi N, Espuña N, et al. Evidence of the concurrent circulation of H1N2, H1N1 and H3N2 influenza A viruses in densily population pig aerea in Spain. Vet J. 2006; 172(2): 377-381

39. Nelson MI, Vincent AL, Kitikoon P, Holmes EC, Gramer MR. Evolution of novel reassortant A/H3N2 influenza viruses in North American swine and humans, 2009-2011. J Virol. 2012; 86:8872-8878

40. Epperson S, Jhung M, Richards S, Quinlisk P, Ball L, Moll M, et al. Human infections with influenza A (H3N2) variant virus in the United States, 2011-2012. Clin Infec Dis. 2013; 57 (Suppl 1): S4-S11

41. Van Reeth K, Ma W. Swine influenza virus vaccines: to change or not to change-That's the Question. Curr Top Microbiol Immunol 2013; 370:173-200

42. Jung K and Song DS, Evidence of the cocirculation of influenza H1N1, H1N2 and H3N2 viruses in the pig population of Korea. Vet Rec. 2007; 161: 104-105

43. De Vleeschauwer A, Atanasova, K, Van Borm S, Van den Berg T, Bruun Rasmussen T, Uttenthal A, et al. Comparative pathogenesis of an avian H5N2 and a Swine H1N1 influenza virus in pigs. PLoS One. 2009; 4 e6662

44. Kaden V, Lantge E, Starick E, Bajoni L, Zanni I, Cordioli P, et al. Epidemiological survey of swine i nfluenza A virus in selected wild boar populations in Germany. Vet Microbiol. 2008; 131(1-2):123-132

45. Grema C, Hotea I, Imre M Vallee I, Davoust B. Seroprevalence of Toxoplasmosis and Swine influenza in wild boars. Sci Parasitol. 2015; 16 (1-2), 20-27

46. Foni E, Garbgarino Ch, Chiapponi Ch, Baioni L, Zanni I. Epidemiological survey of swine influenza A virus in the wild boar population of two Italian provinces. www.influenzajournal.com 2013, 16-20, doi: 10.111/irv.12198.

47. Kovalenko G, Molozhanova A, Halka I, Nychyk S. Antibody prevalence to influenza type A in wild boar of Northern Ukraine. Vector Borne Zoonotic Dis. 2017; 17(12): 836-839

48. Shimoda H, Van Nguyen D, Yonemitsu K, Minani S, Nagata N, Hara N. et al.

Influenza A virus infection in japanese wild boars (*Sus scrofa leucomystax*). J Vet Med Sci. 2017; 79 (5): 848-851

49. Myers KP, Olsen CW, Gray GC. Cases of swine influenza in humans: a review of the literature. Clin Infect Dis. 2007; 44: 1084-88

50. Adiego Sancho B, Omenaca Teres M, Martinez Cuenca S, Rodrigo Val P, Sanchez Villanueva P, Casas I. et al. Human case of swine influenza A (H1N1), Aragon, Spain. November 2008. Eurosurveillance. 2009; 14: 1-2

51. Jhung MA, Epperson S, Biggerstaff M, Allen D, Balish A, Barnes N, et al. Outbreak of variant influenza A (H3N2) virus in the United States. Clin Infect Dis. 2013; 57(12): 1703-12

52. Krumbholz A, Lange J, Dürrewald R, Walther M, Muller TH, Kuhnel D, et al. Prevalence of antibodies to swine influenza viruses in humans with occupational exposure to pigs, Thuringia, Germany, 2008-09. J Med Virol. 2010; 82: 1617-1625

53. Vincent AL, Perez DR, Rajao D, Anderson TK, Abente EJ, Walia RR, et al. Influenza A virus vaccines for swine. Vet Microbiol. 2017; 206:35-44

54. Urman HK, Underdahl NR and Young GA. Comparative histology of experimental swine influenza virus pneumonia of pigs in disease free, antibody-devoid pigs. Am J Vet Res. 1958; 19: 913-917

55. Van Reeth K, Brown LH, Olsen CW. Swine influenza. In Zimmerman JJ (Edit). Diseases of Swine. Wiley-Blackwell. Chichester West Sussex. 2012.

56. Bui HH, Peters B, Assarsson E, Mbawvike I, Sette A. A band T cell epitopes of

influenza A virus, knowledge and opoortunities.. Proc Nat. Acad. Sci. USA. 2007; 104: 246-251

57. Vincent AL, Ma W, Lager KM, Janke BH, Webby RJ, García Sastre A, et al. Efficacy of intranasal administration of a truncated NS1 modified live vaccine in swine. Vaccine. 2007; 25: 7999-8009

58. Achdout H, Meningher T, Hirsh S, et al. Killing of avian and swine influenza virus by natural killer cells. J Virol. 2010; 84: 3993-4001

59. Salmon H, Berri M, Gerds V, Meurens F. Humoral and cellular factors of maternal immunity in swine. Dev Comp Immunol. 2009; 33: 384-393

60. Sandbulte MR, Spickler AR, Zaabel PK, Roth JA. Optimal use of vaccines for control of influenza A virus in swine. Vaccines. 2015; 3: 22-73

61. Swine Influenza. In Manual of Diagnostic Tests and Vaccines for Terrestrial Animals. World Organisation for Animal Health (OIE). Paris. France, 2013, P. 1-11

62. Ciacci-Zanella JR, Vincent AL, Prickett JR, et al. Detection of anti-influenza A nucleoprotein antibodies in pigs using a commercial influenza epitope-blocking enzyme linked immunosorbent assay developed for avian species. J Vet Diagn Invest 2010; 22:3-9

63. Lee BW, Bey RF, Baarsch MJ, Emery DA. Subtype specific ELISA for the detection of antibodies against influenza A H1N1 and H3N2 in swine. J Virol Methods. 1993; 45: 121-136

64. Barbe F, Labarque G, Pensaert M, Van Reeth K. Performance of a commercial

swine influenza virus H1N1 and H3N2 antibody enzyme-linked immunosorbent assay in pigs experimentally infected with European influenza viruses. J Vet Diagn Investig. 2009; 21: 88-96

65. OFFLU strategic document for surveillance and monitoring of influenzas in animals. http://www.offlu.net/fileadmin/home/en/publications/pdf/OFFLUsurveillance.pdf 2013 (accedido 7 julio 2018)

66. USDA Swine Influenza Surveillance Update; USDA Animal and Plant Health Inspection Service. Disponible on line: http://www.aphis.usda.gov/wps/portal/aphis/ourfocus/animalhealth/sa_animal_disease_information/sa_swine_health/ct_siv_surveillance/ (accedido 25 julio 2018)

67. https://www.wur.nl/en/show/ES-NIP-3-European-surveillance-network-for-influenza-in-pigs-3.htm (accedido 25 julio 2018)

68. Simon G, Larsen LE, Dürrwald R, Foni E, Harder T, Van Reeth K, et al. European Surveillance Network for Influenza in Pigs: Surveillance Programs, Diagnostic Tools and Swine Influenza virus Subtypes Identified in 14 European Countries from 2010 to 2013. PLOS One. 2014; DOI: 10.13711/journal.pone.0115815

69. Veterindustria. Guiavet. Guia de productos zoosanitarios para animales de producción 15ª edit. 2017-2018. Grupo Asis

70. Loving CL, Lager KM, Vincent AL, Brocmeier SL, Gauger PC, Anderson TK, et al., Efficacy in pigs of inactivated and live attenuated influenza virus vaccines against infection and transmission of an emerging H3N2 similar to the 2011-2012 H3N2v. J Virol. 2013; 87: 9895-9903

EPIDEMIOLOGÍA Y VIGILANCIA DE LA GRIPE Y DE LOS VIRUS GRIPALES

Tomás Vega Alonso, José Eugenio Lozano Alonso

EPIDEMIOLOGÍA Y VIGILANCIA DE LA GRIPE Y DE LOS VIRUS GRIPALES

Tomás Vega Alonso, José Eugenio Lozano Alonso

10.1 Introducción

La vigilancia epidemiológica moderna, entendida como la recopilación, el análisis y la interpretación sistemática de datos específicos sobre resultados en salud para utilizarlos en la planificación, la ejecución y la evaluación de la práctica de la salud pública[1], cobra mayor relevancia en el caso de la gripe por la necesidad de monitorizar los virus circulantes que son usados en el desarrollo y la producción de las vacunas estacionales en ambos hemisferios[2].

Desde hace más de 50 años, la cooperación internacional promovida por la Organización Mundial de la Salud (OMS) ha posibilitado una vigilancia global y el intercambio de información y de cepas de virus gripales que han permitido conocer la epidemiología de la gripe e instaurar medidas de control en todo el mundo.

En las últimas décadas, la emergencia de nuevas cepas de virus de la gripe A con potencial pandémico ha propiciado un mayor esfuerzo de coordinación internacional y la preparación de planes globales para hacer frente a una pandemia[3].

De esta manera, a los objetivos tradicionales de selección de tipos, subtipos y cepas de virus gripales para la producción de vacunas se han añadido el estudio de la resistencia a los antivirales, la estacionalidad, el impacto, la carga de enfermedad, los factores de riesgo de enfermedad grave y el apoyo a los sistemas de detección precoz o de alarma de una potencial pandemia.

10.2 Características epidemiológicas de la gripe y patrones epidémicos

La gripe es una enfermedad causada por un virus ARN de la familia *Orthomyxoviridae* del que se conocen tres tipos, denominados de la gripe A, B y C. Dentro del virus de la gripe tipo A podemos distinguir varios subtipos atendiendo a dos glucoproteínas de la cápsula: la hemaglutinina (18 subtipos conocidos) y la neuraminidasa (11 subtipos conocidos).

Los virus causantes de las actuales epidemias anuales en humanos son los del tipo A(H1N1), los del tipo A(H3N2) y los del tipo B. Los virus del tipo C causan infección en humanos, pero no ocasionan epidemias estacionales.

El virus de la gripe tiene una gran capacidad para transmitirse y provocar infecciones en el tracto respiratorio de las personas. Las vías principales de contagio son:

- Aérea, a través de la inhalación de aerosoles (gotas de Flügge y núcleos goticulares de Wells) generados por una persona infectada cuando habla, tose o estornuda.

- Contacto directo con una persona infectada.

- Contacto con objetos contaminados, como juguetes, pomos de puertas, etcétera.

El periodo de incubación es de 1 a 4 días. Los síntomas clásicos aparecen de forma súbita y con una duración (mayor en los niños) e intensidad variables. Aunque existen infecciones subclínicas, de extrema importancia para el mantenimiento del virus en los periodos no epidémicos, aproximadamente dos de cada tres infectados presentan síntomas de la enfermedad.

El periodo de contagiosidad de una persona infectada abarca desde un día antes de la aparición de los síntomas hasta la resolución del proceso a los 5-7 días, aunque puede llegar a 2 semanas. Los niños tienen mayor contagiosidad que los adultos.

Se calcula que cada persona infectada o enferma transmite la gripe estacional a entre 1 y 1,5 personas, aunque esta cifra varía dependiendo del tipo de virus y de la susceptibilidad de la población, así como de la mayor o menor correspondencia de las cepas circulantes con las incluidas en la vacuna de la temporada. Este número R de reproducción aumenta en las pandemias, en las que su valor se estima entre 1,5 y 2 personas[4,5,6].

Debido a la capacidad de estos virus de modificar sus características antigénicas, las variaciones en la susceptibilidad de la población y la circulación por los reservorios animales, la gripe tiene la peculiaridad de ocasionar epidemias anuales. Estas epidemias, de impredecible comienzo, duración e intensidad, aparecen en los meses de otoño e invierno en Europa, Asia y Norteamérica, y en el invierno austral en las regiones del hemisferio sur de Sudamérica, Sudáfrica, Australia y Nueva Zelanda. En los países tropicales, la presentación de la gripe es más heterogénea, con un patrón de dos epidemias anuales, generalmente causadas por distintos tipos de virus, un patrón alternante de una o dos epidemias anuales o un patrón endémico en el que los virus de la gripe están circulando todo el año y no se evidencian periodos de mayor actividad. Las cepas con capacidad pandémica pueden aparecer en cualquier momento del año[7,8].

Durante las epidemias anuales, un alto porcentaje de la población es infectada y enferma de gripe. La incidencia de la enfermedad suele variar de unas temporadas a otras. Una temporada de gripe estacional normal ocasiona una incidencia acumulada de entre el 2% y el 10%, aunque no todos los infectados o enfermos acuden al sistema sanitario y pueden ser contabilizados. Esta variación depende de la susceptibilidad poblacional y de los virus circulantes en esa área geográfica. En España, las tasas acumuladas estimadas por el sistema de redes centinela en los últimos 10 años varían del 1,6% en la temporada 2016-2017 al 2,7% en la temporada 2009-2010.

En las últimas temporadas se ha estimado una incidencia acumulada en Castilla y León entre el 2% y el 4% de la población, aunque en 1998-1999 la gripe afectó al 6,2% de la población, lo que supuso más de 150.000 personas que consultaron por un cuadro gripal en dicha comunidad autónoma. Por el contrario, en la temporada 2000-2001 no hubo prácticamente actividad gripal y la tasa global fue del 0,7%. La Tabla 10.1 muestra las tasas estimadas de incidencia acumuladas en cada temporada en Castilla y León desde 1996.

Tabla 10.1 Tasas estimadas de incidencia acumulada de gripe en Castilla y León, temporadas 1996-1997 a 2017-2018.

Temporada	Tasa acumulada (%) estacional estimada en Castilla y León
1996/1997	3,2
1997/1998	3,2
1998/1999	6,5
1999/2000	4,1
2000/2001	0,7
2001/2002	2,9
2002/2003	1,6
2003/2004	1,8
2004/2005	3,1
2005/2006	1,4
2006/2007	2,0
2007/2008	1,9
2008/2009	2,0
2009/2010	2,4
2010/2011	1,6
2011/2012	1,8
2012/2013	1,7
2013/2014	1,5
2014/2015	2,3
2015/2016	1,7
2016/2017	2,3
2017/2018	2,4

Fuente: Red Centinela Sanitaria de Castilla y León. Elaboración propia.

La duración de las epidemias también es variable; se observan curvas epidémicas más agudas (con tasas de incidencia semanal más elevadas) y otras más suaves, e incluso pueden ser bimodales, como la de la temporada 1996-1997 (Figura 10.1). Se ha estimado que el periodo epidémico tiene una duración media de alrededor de 11 semanas en el hemisferio norte.

El patrón clásico de una epidemia estacional de gripe es un ascenso de la actividad durante 4 o 5 semanas y un descenso ligeramente más largo. La incidencia semanal máxima alcanzada desde que se vigila con la Red Centinela Sanitaria se produjo en la semana 3 de 1999, con 981 casos por 100.000 personas, en la que circularon virus de los tipos A y B.

La población afectada por la gripe puede variar de unas epidemias a otras. En general, los niños, los adolescentes y los adultos jóvenes son los más susceptibles a la infección y a enfermar, mientras que la población adulta y los ancianos están más protegidos por la inmunidad natural adquirida por infecciones previas y por la vacunación, aunque las personas de edad avanzada son las más vulnerables a las complicaciones y tienen un mayor riesgo de mortalidad. Sin embargo, el tipo de cepa circulante y el mayor impacto de unos años con respecto a otros pueden modificar significativamente la susceptibilidad de la población y observarse importantes variaciones en la distribución de casos por grupos de edad. La Figura 10.2 muestra cómo en años diferentes la pirámide de edad de los afectados se ve muy alterada. En los datos de la Red Centinela Sanitaria de Castilla y León se ha observado que la actividad gripal es mucho mayor (la incidencia acumulada y los picos de la incidencia semanal) cuando se ve afectada la población adulta (temporadas 1998-1990, 2001-2002) y no solo los niños y adolescentes, como en la temporada 2016-2017. La pirámide de afectados durante la pandemia de 2009-2010 mostraba un patrón claramente infantojuvenil.

No se han evidenciado diferencias en la incidencia por sexo ni por otras características personales, laborales o socioeconómicas, y cuando se observa una mayor notificación de casos en hombres se debe a motivos administrativos derivados de las bajas laborales en las epidemias con gran afectación de adultos.

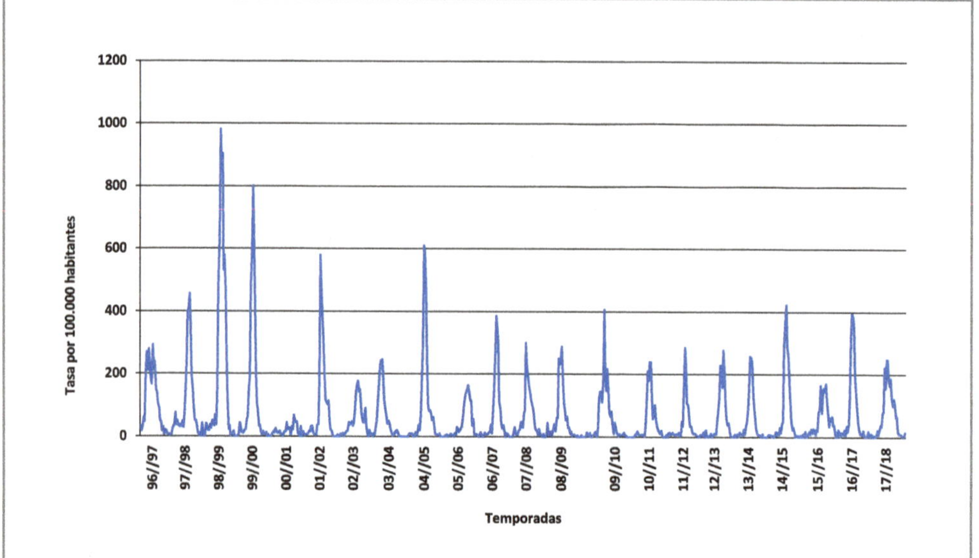

Figura 10.1 Tasas estimadas de incidencia semanal de gripe en Castilla y León, temporadas 1996-1997 a 2017-2018.

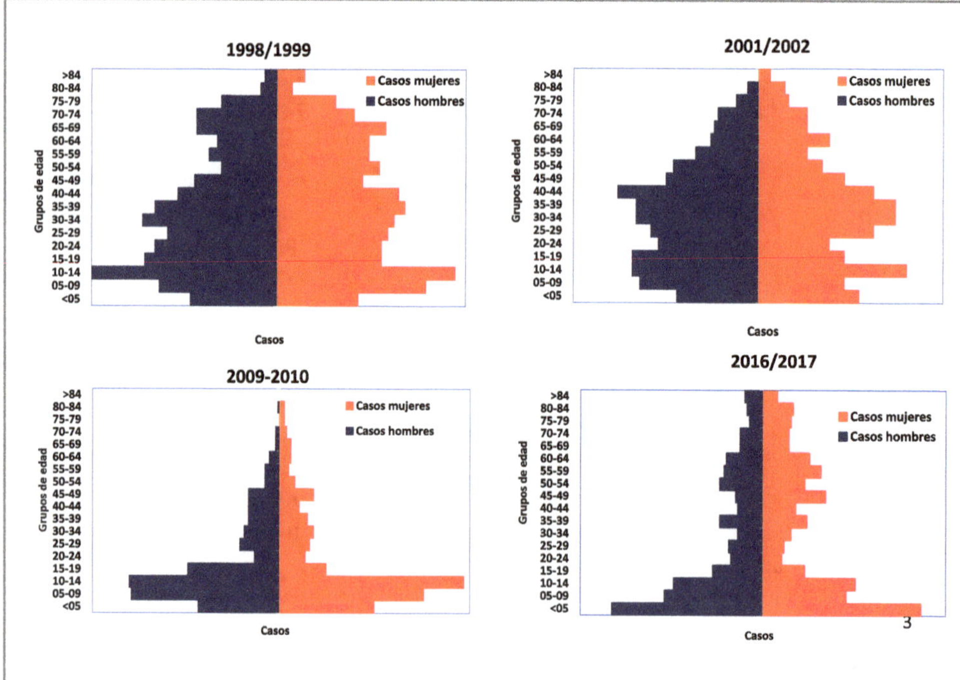

Figura 10.2 Distribución por edad y sexo de los casos de gripe en diferentes temporadas en Castilla y León. Fuente: Red Centinela Sanitaria de Castilla y León. Elaboración propia.

El exceso de mortalidad asociado a la gripe varía de 0,1 a 6,4 por 100.000 en las personas menores de 65 años, entre 2,9 y 44,0 por 100.000 en las de 65 a 74 años, y entre 17,9 y 223,5 por 100.000 en las mayores de 75 años[9]. Se estima que entre 300.000 y 650.000 personas mueren cada año a causa de la gripe estacional, de las que entre 10.000 y 100.000 son menores de 5 años, con especial impacto en los países menos desarrollados. Sin embargo, estas cifras sufren importantes incrementos cuando nos enfrentamos a una epidemia originada por un nuevo subtipo de virus o una cepa altamente patógena, que dan lugar a pandemias de gran difusión y morbilidad o a brotes más localizados con una alta letalidad[10]. En España y en otros países europeos se monitoriza anualmente el exceso de mortalidad ocasionado por la gripe estacional. El proyecto EUROMOMO[11] ofrece información semanal de 24 países y regiones europeas, y permite comparar la diferente mortalidad entre temporadas y entre los países participantes.

La letalidad global de la gripe, un indicador muy ligado también a las variaciones temporales, se ha estimado en menos de 1 por 1000 enfermos en una epidemia estacional normal. La letalidad estimada de la pandemia de 2009 se situó en torno al 0,5 por 1000[12].

En los últimos 100 años se han identificado cuatro pandemias de gripe que, aunque con diferente impacto, presentaban las características de pandemia por su extensión universal, altas tasas de incidencia, mayor patogenicidad del virus y aparición extemporánea en algún caso. Con anterioridad a la gripe de 1918 hubo otra gran epidemia en 1889-1891 que afectó a Siberia, Europa y América, causada por un virus A(H2N2), pero otras fuentes sugieren la implicación de un virus del subtipo H3N8 que estuvo circulando en torno a 1900 según investigaciones serológicas realizadas en ancianos.

10.3 Vigilancia epidemiológica de la gripe y de los virus gripales

10.3.1 Objetivos de la vigilancia

El objetivo general de la vigilancia de la gripe es ofrecer a las autoridades de salud pública y a los sistemas de salud información útil para minimizar el impacto de las epidemias estacionales de gripe[13], así como detectar la aparición de virus con potencial pandémico.

Básicamente, un sistema de vigilancia de la gripe debe atender las siguientes necesidades de información:

- Detectar la aparición de las epidemias estacionales de gripe.

- Estimar la gravedad de las pandemias de gripe a través de los indicadores recogidos por la OMS (*Pandemic Influenza Severity Assesment* [PISA][14]):

  - Transmisibilidad.
  - Gravedad de la enfermedad.
  - Impacto.

- Determinar la estacionalidad: modelos de una onda, dos ondas, alternancia y cocirculación de virus gripales diferentes.

- Caracterizar los tipos, subtipos, linajes y cepas circulantes:

  - Caracterizar las epidemias estacionales.
  - Recomendaciones para la composición de la vacuna antigripal.

- Estudiar la sensibilidad y la resistencia a los antivirales.

- Estudiar la efectividad de la vacuna antigripal.

- Alertar de la circulación de virus con potencial pandémico.

Derivados de estas necesidades, la OMS formula 11 objetivos de los sistemas de vigilancia:

- Describir la estacionalidad.

- Describir el inicio y el fin de las epidemias anuales.

- Proporcionar virus candidatos para la producción de vacunas.

- Describir las características antigénicas y genéticas de los virus circulantes.

- Identificar y supervisar a los grupos de alto riesgo de enfermedad grave o mortalidad.

- Establecer niveles basales y de intensidad de la incidencia de la gripe y de los casos graves para evaluar el impacto y la gravedad de las epidemias y de las futuras pandemias.

- Generar datos para el cálculo de la carga de enfermedad y establecer prioridades de intervención.

- Comparar patrones de circulación local, regional y global de tipos y subtipos de virus de la gripe.

- Estudiar la relación entre tipos, subtipos y cepas de virus de la gripe y la gravedad de los casos.

- Supervisar la sensibilidad a los antivirales.

- Detectar eventos inusuales o inesperados, como brotes fuera de temporada, casos graves de trabajadores sanitarios o bolsas de casos vacunados, que podrían ser indicios de un riesgo pandémico.

10.3.2 Niveles de vigilancia

Los sistemas de vigilancia de la gripe se articulan en torno a fuentes de información de los cuatro niveles básicos de información epidemiológica:

- Nivel poblacional: estudios de seroprevalencia, seroconversión y cobertura vacunal principalmente.

- Nivel de atención primaria: casos de síndromes gripales, confirmados o no, que consultan a su médico de familia o pediatra.

- Nivel hospitalario: casos de infección respiratoria aguda o síndrome gripal que precisan ingreso hospitalario o ingreso en unidades de cuidados intensivos por su gravedad clínica.

- Registros de mortalidad por todas las causas (estudios de mortalidad atribuida a la gripe) o de mortalidad específica por gripe.

Otras fuentes de información, que en ocasiones comparten niveles, complementan y contribuyen a la vigilancia de la gripe, son los registros de absentismo laboral y escolar, los análisis de predicción inmediata *nowcasting* a través de *Google trends*[15] y los sistemas de autonotificación, como el *Flutracking*, un sistema de vigilancia en línea de la salud cuyo objetivo es detectar las epidemias de gripe[16].

10.3.3 Sistemas de vigilancia de la gripe

Con el desarrollo de los planes de preparación para una pandemia de gripe se han establecido sistemas de detección precoz y de alarma de la transmisión interhumana de una cepa de virus gripal con potencial pandémico. En el marco del Programa Global de Gripe de la OMS (*Global Influenza Programe* [GIP]), el sistema de vigilancia y respuesta global frente a la gripe (*Global Influenza Surveillance and Response System* [GISRS]) es el encargado de hacer el seguimiento de los virus de la gripe, elaborar recomendaciones para la detección y el aislamiento de virus, determinar la composición de la vacuna, determinar la resistencia a los antivirales y evaluar los riesgos de emergencia de cepas pandémicas[17]. Los sistemas de alerta de las cepas emergentes con potencial pandémico, cuya circulación es esporádica o localizada, y la evaluación inmediata del riesgo pandémico y su gestión, se salen del ámbito de este capítulo, por lo que nos centraremos en la descripción de la estructura y del funcionamiento de un sistema de vigilancia integrado de la gripe y las correspondientes conexiones con los sistemas nacionales y supranacionales.

La OMS recomienda los sistemas centinela para la vigilancia de la gripe, en la que se liga la información epidemiológica de síndromes gripales o infecciones respiratorias agudas con la información microbiológica (detección, aislamiento, tipificación, subtipificación y caracterización antigénica y molecular de virus de la gripe). Una vigilancia centinela en atención primaria debe ser complementada con una vigilancia de la gravedad de la enfermedad y del impacto en esa población. Los sistemas centinela son sistemas de vigilancia activos que se caracterizan por su flexibilidad, sensibilidad, especificidad y oportunidad, lo que les confiere una calidad inigualable para estimar indicadores de actividad gripal y ofrecer esta información semanalmente a través de las actuales tecnologías de la información. Su utilidad se puso de manifiesto durante la pandemia por el virus gripal A(H1N1) pdm09 en 2009, al ofrecer información puntual y fiable. Sin embargo, al ser sistemas muestrales presentan grandes limitaciones para la detección de brotes locales o de la emergencia de cepas con potencial pandémico en las primeras fases de una amenaza pandémica.

En nuestro país, las comunidades autónomas son las responsables de los sistemas de vigilancia de la gripe e informan de la situación semanal al Centro Nacional de Epidemiología del Instituto de Salud Carlos III, en Madrid, que a su vez transmite los datos nacionales al Centro Europeo para la Prevención y el Control de Enfermedades (ECDC) y a la Oficina Regional de la OMS en Europa.

Como ejemplo de sistema de vigilancia centinela en España describimos el Programa de Vigilancia Integrada de la Gripe en Castilla y León, uno de los primeros en crearse en nuestro país en 1996, en el que colaboraron el Centro Nacional de Gripe de Valladolid y la Red Centinela Sanitaria de Castilla y León, que había iniciado su actividad en 1989, siendo pionera en nuestro país.

10.3.3.1 Programa de vigilancia integrada de la gripe en Castilla y León

La Red Centinela Sanitaria se rige por unos objetivos, principios y métodos que están regulados en una Orden de la Consejería de Sanidad de la Junta de Castilla y León[18,19]. En el Programa de Vigilancia Integrada de la Gripe en Castilla y León participan de manera voluntaria entre 40 y 50 médicos de familia y pediatras de atención primaria que vigilan semanalmente unas 30.000 personas representativas de la población regional.

El programa recoge 10 objetivos adaptados a las necesidades locales de información, a la realidad de la atención sanitaria en la comunidad y al sistema de vigilancia, en consonancia con los objetivos de vigilancia nacionales e internacionales (Tabla 10.2).

Los médicos centinela son los responsables de la recogida sistemática y ajustada al protocolo de la información epidemiológica y de los especímenes (frotis faríngeos y nasofaríngeos) de la población que atienden durante el periodo comprendido entre la semana 40 (comienzos de octubre) y la semana 20 del siguiente año (finales de mayo). En un formulario específico se anota la información epidemiológica y clínica de los pacientes que cumplen con la definición del ECDC, incluidos los síntomas, las enfermedades de base y las complicaciones. Complementariamente recogen muestras de suero prevacunal y posvacunal de la población a su cargo. El Centro Nacional de Gripe de Valladolid es el encargado de realizar los análisis virológicos y serológicos con el objetivo de conseguir detecciones y aislamientos precoces en la temporada gripal, alcanzar la mayor eficacia diagnóstica y estudiar la eficacia inmunógena de la vacuna. Además de los virus de la gripe, el panel virológico del que dispone incluye el virus respiratorio sincitial, los virus parainfluenza 1, 2, 3 y 4, adenovirus, coronavirus 229E, HKU1, OC43 y NL63, bocavirus, enterovirus, rinovirus y metaneumovirus.

Semanalmente se elabora un informe que describe la cobertura de la Red, estima la tasa de incidencia semanal y señala el inicio de la epidemia estacional y el nivel de intensidad alcanzado según el método de las epidemias móviles[20,21]. También se informa sobre las detecciones de virus de la gripe en las muestras remitidas al laboratorio de referencia, y se describe la distribución de los casos por grupo de edad y estado vacunal (Figura 10.3).

La vigilancia de la gripe en Castilla y León recoge igualmente la información procedente de las enfermedades de declaración obligatoria extraídas de la historia clínica electrónica, de la vigilancia de casos graves de gripe de dos hospitales de primer nivel en las provincias de Valladolid y Burgos, de los positivos a virus respiratorio sincitial que notifica el Centro Nacional de Gripe de Valladolid y del número de urgencias hospitalarias globales y por gripe en todos los hospitales de la comunidad.

Por último, se recopila información sobre la cobertura vacunal y se estudian las sospechas de brotes de infección respiratoria aguda, especialmente dentro de instituciones para personas mayores, centros sanitarios, etc., en periodos de vigilancia de la gripe. El portal de salud de la Consejería de Sanidad de la Junta de Castilla y León ofrece información semanal sobre la situación de la gripe en la comunidad autónoma[22,23].

Tabla 10.2 Objetivos del Programa de Vigilancia Integrada de la Gripe en Castilla y León.

1.	Estimar la incidencia semanal durante la temporada de gripe, detectar y reconocer precozmente la epidemia y describir la distribución por edad, sexo, estado vacunal y otras variables de interés.
2.	Caracterizar los virus en cada temporada gripal y zona geográfica.
3.	Vigilar las instituciones y residencias de personas mayores.
4.	Vigilar otros síndromes respiratorios que complementen el estudio de la gripe.
5.	Describir el impacto de las epidemias en la población: complicaciones, asistencia urgente, mortalidad, etcétera.
6.	Estudiar la eficacia inmunógena de la vacuna.
7.	Estudiar la efectividad vacunal en cada temporada.
8.	Participar en el intercambio de esta información integrada tanto en el ámbito nacional como en el europeo.
9.	Formular recomendaciones que ayuden a una vigilancia de la enfermedad en situaciones de amenaza de pandemia.
10.	Diseñar y planificar otros estudios de vigilancia de la gripe.

Fuente: Red Centinela Sanitaria de Castilla y León. Elaboración propia.

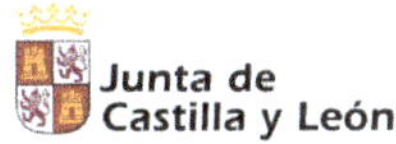

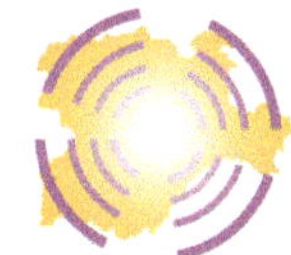

PROGRAMA DE VIGILANCIA DE LA GRIPE

Dirección General de Salud Pública

Red Centinela Sanitaria de Castilla y León

Centro de Gripe de Valladolid

http://www.salud.jcyl.es/centinelas

FORMA DE CONTACTO

Red Centinela Sanitaria de Castilla y León	Dirección General de Salud Pública
Teléfono: (+34) 983413600x806358 Fax: (+34) 983413730	CorreoE: pvig@jcyl.es

INFORMACIÓN DE LA SEMANA   07/01/2019 al 13/01/2019

Número de casos	39
Número de médicos declarantes	40
Población cubierta	39.407
Tasa de incidencia semanal por 100.000 hab.(1)	80,74
Tasa estandarizada semanal por 100.000 hab. (2)	87,2

DATOS VIROLÓGICOS ACUMULADOS EN LA TEMPORADA

Número de frotis faríngeos de la Red Centinela Sanitaria procesados	72
Número de detecciones en la Red Centinela Sanitaria	10

TASA DE INCIDENCIA SEMANAL Y AISLAMIENTOS VIRALES

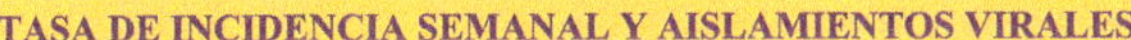

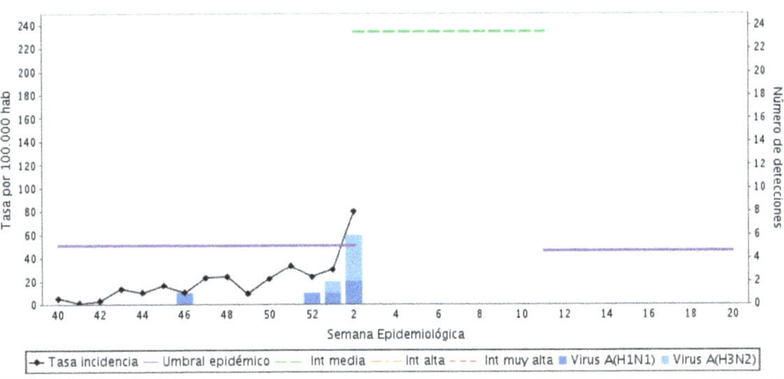

COMENTARIO

En la pasada semana 2/2019 la actividad gripal en Castilla y León se situó en el nivel epidémico de intensidad baja, con una tasa estimada de 80,74 casos por 100.000 habitantes. Los virus de la gripe que están circulando presentan similar proporción de AH1N1pdm09 y de AH3N2. No se han detectado hasta ahora virus del tipo B en muestras centinelas. El porcentaje de detecciones de virus respiratorio sincitial sigue en niveles elevados.

CASOS ACUMULADOS DE GRIPE POR EDAD Y ESTADO VACUNAL

	00-04	05-14	15-24	25-44	45-64	65-74	75-99	NC	Total
Vacunados	3	0	0	1	0	3	1	0	**8**
No vacunados	40	33	9	26	24	2	1	0	**135**
Total	**43**	**33**	**9**	**27**	**24**	**5**	**2**	**0**	**143**

TASA DE INCIDENCIA ACUMULADA POR EDAD (por 100.000 habitantes)

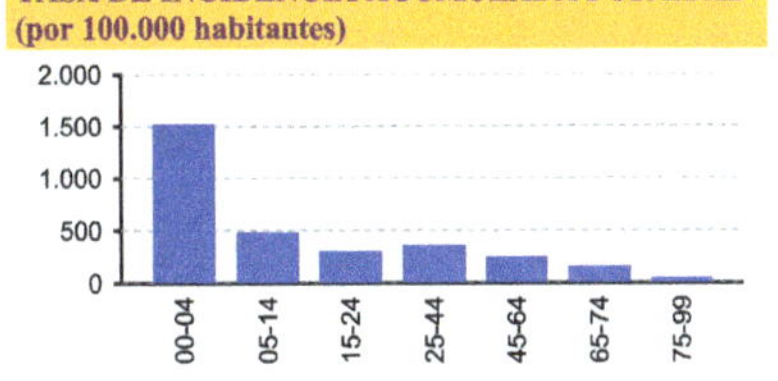

Valladolid, miércoles 16 de enero de 2019

(1) Tasa estimada para Castilla y León
(2) Tasa ajustada por la población española del padrón municipal de habitantes.
(3) Los datos semanales se actualizan con las declaraciones recibidas después del cierre de la semana actual. Asimismo, los aislamientos notificados se actualizan en la semana correspondiente a la toma de frotis.

Figura 10.3 Informe semanal de la actividad gripal en Castilla y León.

Fuente: https://www.saludcastillayleon.es/es/enfermedades-problemas-salud/gripe/informacion-semanal-gripe

10.4 La vigilancia de la gripe en España

El Sistema de Vigilancia de la Gripe en España se articula a través de los sistemas establecidos en las diferentes comunidades autónomas, que son las que tienen la competencia en la organización de la vigilancia epidemiológica en su ámbito territorial[24].

Engloba a los sistemas centinela de vigilancia de gripe, la vigilancia de casos graves hospitalizados confirmados de gripe, la notificación de brotes de gripe y la monitorización de la mortalidad relacionada con gripe. Complementariamente, realiza la vigilancia de virus respiratorio sincitial y es responsable de las actividades de vigilancia internacional.

La red de vigilancia nacional la componen 17 redes centinela de 15 comunidades autónomas más las ciudades autónomas de Ceuta y Melilla. En 2018, solo Galicia y Murcia no disponían de red centinela de vigilancia de la gripe. El Centro Nacional de Referencia de Gripe es el Centro Nacional de Microbiología, uno de los tres centros nacionales de gripe de la OMS, junto al del Hospital Clínic de Barcelona y el Centro de Gripe de Valladolid en la Facultad de Medicina y el Hospital Clínico Universitario. En conjunto, existen en España 20 laboratorios con capacidad de detección y aislamiento de virus gripales que conforman la Red de Laboratorios de Gripe en España.

Las unidades administrativas e institutos de salud pública coordinadores de las redes autonómicas centinela de vigilancia transmiten la información al Centro Nacional de Gripe del Instituto de Salud Carlos III, que es el responsable de la integración de los datos, del análisis nacional y de la comunicación a las agencias y los institutos internacionales.

Los informes semanales elaborados durante el periodo de vigilancia estacional (de octubre a mayo) y el informe anual ofrecen los siguientes indicadores de actividad gripal en nuestro país[25]:

- Tasas de incidencia semanal de gripe global y por grupos de edad.

- Tasas de incidencia acumulada de gripe global y por grupos de edad.

- Tasas de incidencia semanal de gripe por comunidades autónomas (brutas y ajustadas por grupo de edad).

- Porcentaje de toma de muestra por grupo de edad.

- Porcentaje semanal de muestras positivas (tasa de detección viral) global y por tipo/subtipo.

- Distribución semanal de virus gripales por tipo/subtipo y grupo de edad.

- Cepas de virus gripales caracterizadas genéticamente o antigénicamente.

- Presencia de mutaciones o de resistencia a antivirales.

También se calculan indicadores y se ofrece información sobre casos graves, mortalidad, brotes, efectividad vacunal y circulación de virus respiratorio sincitial.

10.5 Vigilancia internacional de la gripe

La gripe es una de las enfermedades infecciosas más globalizadas que existen. Ningún territorio está libre de la circulación de virus de la gripe, y la incidencia de la enfermedad y las cepas virales en los diferentes países y áreas geográficas están estrechamente relacionadas. Esto ha originado que la gripe sea quizás la enfermedad más vigilada en todo el mundo y una de las primeras que fue objeto de monitorización permanente por parte de la OMS.

La coordinación de la vigilancia de la gripe en los países de la Unión Europea, la Asociación Europea de Libre Comercio y el Espacio Económico Europeo corresponde al ECDC. En Europa existe una estrecha colaboración entre la Red Europea de Vigilancia de la Gripe *(European Influenza Surveillance Network)* del ECDC y la Oficina Regional para Europa de la OMS, de tal manera que las bases de datos de ambas instituciones están conectadas y editan el *Flu News Europe,* un informe único semanal de la actividad gripal[26].

La OMS articula sus actividades de vigilancia y control de la gripe en el mundo a través del GIP, que ofrece a los Estados miembros guías estratégicas, soporte técnico y la coordinación de actividades para que los sistemas de salud estén mejor preparados frente a la gripe estacional, las pandemias y las zoonosis gripales que causen brotes epidémicos.

El GISRS de la OMS nació en 1952 para recoger, analizar y distribuir información de la aparición, la epidemiología y los hallazgos virológicos sobre la gripe. Los centros nacionales de la gripe (*National Influenza Centres* [NIC]) son la columna vertebral de la vigilancia virológica. Distribuidos por países de los cinco continentes, remiten especímenes y cepas de virus aislados en los territorios que cubren a los seis centros colaboradores de la OMS (uno en Australia, China, Japón y el Reino Unido, y dos en los Estados Unidos), para la caracterización antigénica y genética que permite establecer las recomendaciones para la composición de las vacunas dos veces al año, una para cada hemisferio. El GISRS incluye además cuatro laboratorios básicos de regulación *(Essential Regulatory Laboratories)* en Australia, Japón, el Reino Unido y los Estados Unidos, cuya misión es coordinar las actividades de vigilancia y valoración del riesgo a través de la respuesta vacunal y el desarrollo, la normalización y la regulación de las vacunas frente a la gripe. Por último,

13 laboratorios, también distribuidos por todos los continentes, componen el grupo de laboratorios de referencia H5, cuya misión es dar respuesta a la amenaza de los virus aviares emergentes, como el H5N1, el H7N7 y el H9N2, que pueden ocasionar brotes graves o riesgo de pandemias.

Este sistema trabaja en tiempo real con 113 países y 143 instituciones, y a lo largo de estos años ha puesto en marcha varias iniciativas que integran las actividades de vigilancia del GIP y dan soporte al plan de preparación frente a una pandemia de gripe *(Pandemic Influenza Preparedness* [PIP]):

- FluNet es la base de datos de vigilancia virológica de la gripe que contiene los virus detectados, por tipo y subtipo, notificados por los centros nacionales de gripe y por otros laboratorios colaboradores o de referencia. Estos datos permiten a la OMS el seguimiento de la circulación de los virus en todo el mundo y de los cambios o derivas antigénicas que se utilizan para proponer las cepas vacunales.

- FluID es una plataforma dependiente de la OMS cuyo fin es recopilar datos epidemiológicos globales, uniendo la información de las diferentes bases de datos regionales (Tessy/EuroFlu del ECDC/OMS Euro, OPS, Afro Database) y la que aportan directamente los países miembros. La plataforma ofrece información cualitativa y cuantitativa para evaluar la tendencia, la diseminación, la intensidad y el impacto de la gripe en el mundo.

- FluMart es una nueva plataforma desarrollada por la OMS para asegurar la armonización y la integración de la información de las bases de datos existentes (FluNet y FluID), y permitir el análisis y la elaboración de informes integrales. Recoge también información sobre la gravedad de las pandemias y las epidemias estacionales de gripe, y sobre la circulación del virus respiratorio sincitial (Figura 10.4).

- PISA es el acrónimo en inglés de *Pandemic Influenza Severity Assessment,* una herramienta desarrollada por la OMS para medir la gravedad de las pandemias de gripe a través de los indicadores de transmisibilidad, gravedad clínica e impacto que presentan en comparación con los valores históricos. Aunque en principio estaba destinado a evaluar las pandemias, se utiliza sistemáticamente para comparar la gravedad de las epidemias estacionales y para tener una referencia.

- GISAID[27], acrónimo de *Global Initiative on Sharing Avian Influenza Data,* es una plataforma para compartir información clínica, epidemiológica y genética de los virus de la gripe humana o que afectan a aves u otros animales y que pueden tener potencial pandémico.

- Por último, a raíz de la escasa coordinación y normalización de los estudios seroepidemiológicos que se realizaron durante la pandemia de 2009-2010 y que dificultaron enormemente la comparación y la interpretación de indicadores, nació una iniciativa global denominada *Consortium for the Standardization of Influenza Seroepidemiology* (CONSISE)[28], cuyo fin era desarrollar estándares de análisis serológicos de la gripe y protocolos de investigación que permitan una mayor comprensión y que sean útiles en la toma de decisiones de salud pública.

10.6 El futuro de la vigilancia de la gripe y de los virus gripales

La vigilancia global de la gripe ha cumplido 70 años, durante los cuales la colaboración internacional bajo la coordinación y supervisión de la OMS ha permitido avanzar en el conocimiento de la enfermedad y de los patrones de circulación de los virus de la gripe. Asimismo, se han establecido las bases del control de la enfermedad mediante los programas de vacunación anual.

Los retos actuales del control de la gripe pasan por un mejor conocimiento de la estructura de los virus con el fin de conseguir una vacuna universal y la accesibilidad a la vacuna estacional de la población de los países económicamente más desfavorecidos. La vigilancia y la investigación epidemiológicas son herramientas fundamentales para la consecución de estos objetivos.

El intercambio de información virológica a través de los sistemas y plataformas, y la colaboración de las instituciones públicas con los productores de vacunas, son esenciales. Igualmente, es imprescindible una normalización de las definiciones y de los procedimientos de vigilancia que permitan la comparabilidad y la evaluación de la gravedad de las epidemias anuales o la valoración temprana de la transmisibilidad, la gravedad de la enfermedad y el impacto en un escenario pandémico.

La vigilancia de la gripe no debe limitarse al recuento de casos y las detecciones de virus. La medición de la efectividad vacunal sigue siendo un desafío no resuelto en su totalidad. Los sistemas de alerta temprana de infecciones respiratorias agudas graves deben contemplar la vigilancia integrada de los virus de la gripe, tanto de origen humano como aviar, pero también otros virus con actividad concomitante que pueden ocasionar brotes de extrema gravedad. En consecuencia, es preciso adoptar una visión integral y global de la vigilancia epidemiológica que comprenda todos estos objetivos y que aporte la metodología y las herramientas adecuadas para la toma de decisiones de salud pública.

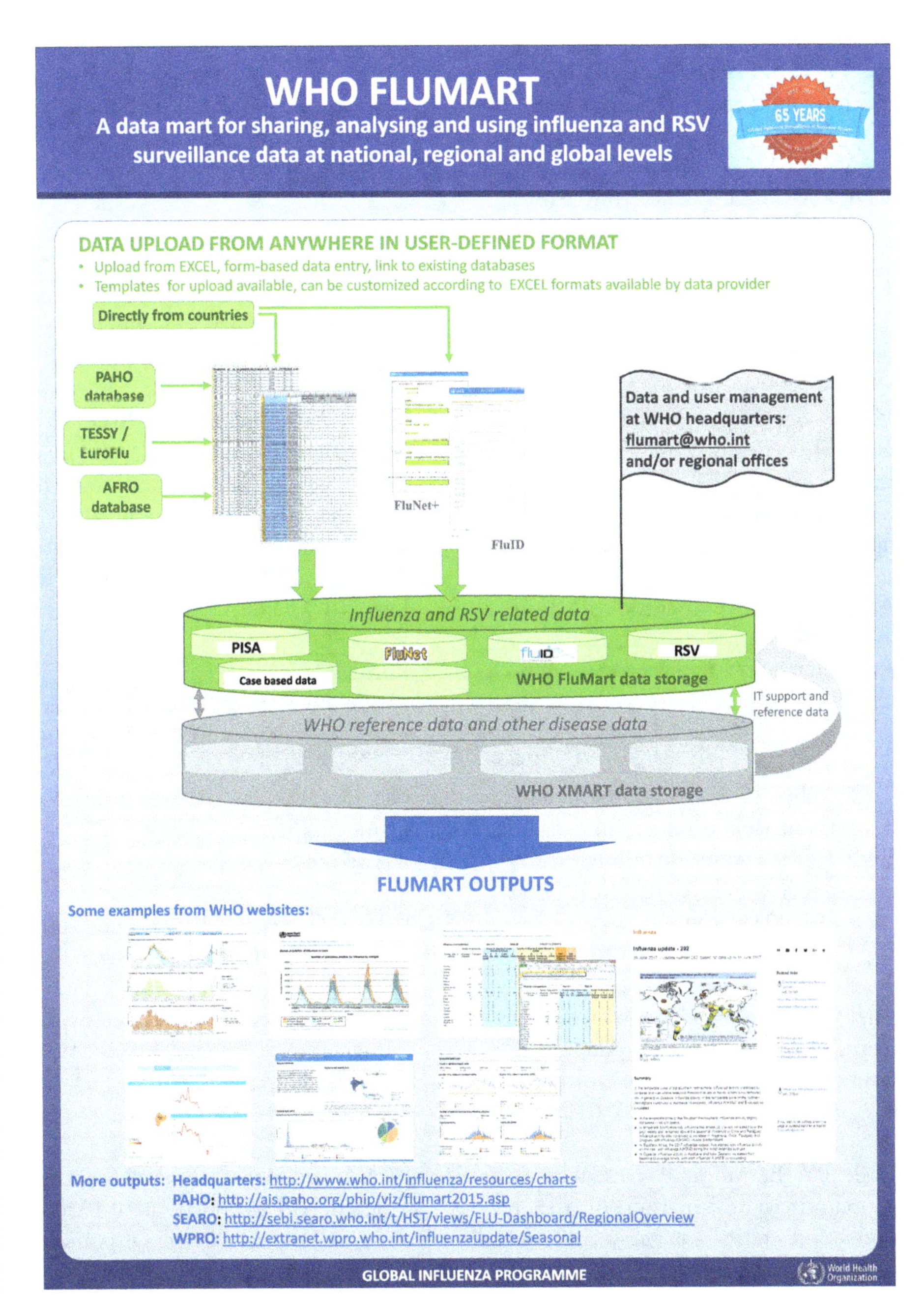

Figura 10.4 Estructura de la plataforma FLUMART de la OMS (http://www.who.int/influenza/resources/flumart/en/).

Bibliografía

1. Thacker SB, Berkelman RL. Public health surveillance in United States. Epidemiol Rev. 1988;10:164-90.

2. WHO Regional Office for Europe. Guidance for sentinel influenza surveillance in humans. [Internet] [Accedido el 30 de julio de 2018]. Disponible en: http://www.euro.who.int/__data/assets/pdf_file/0020/90443/E92738.pdf

3. WHO. Sixty-Fourth World Health Assembly. Resolution WHA 64.5 Agenda item 13.1 24 May 2011. Pandemic influenza preparedness: sharing of influenza viruses and access to vaccines and other benefits. [Internet] [Accedido el 30 de julio de 2018]. Disponible en: http://apps.who.int/gb/ebwha/pdf_files/WHA64-REC1/A64_REC1-en.pdf

4. Biggerstaff M, Cauchemez S, Reed C, Gambhir M, Finelli L. Estimates of the reproduction number for seasonal, pandemic, and zoonotic influenza: a systematic review of the literature. BMC Infect Dis. 2014;14:480.

5. Fraser C, Donnelly CA, Cauchemez S, Hanage WP, Van Kerkhove MD, Hollingsworth TD, et al. Pandemic potential of a strain of influenza A (H1N1): early findings. Science. 2009;324:1557-61.

6. Boëlle PY, Bernillon P, Desenclos JC. A preliminary estimation of the reproduction ratio for new influenza A(H1N1) from the outbreak in Mexico, March-April 2009. Euro Surveill. 2009;14:pii=19205.

7. Viboud C, Alonso WJ, Simonsen L. Influenza in tropical regions. PLoS Med. 2006;3:468-71.

8. Tamerius JD, Shaman J, Alonso WJ, Bloom-Feshbach K, Uejio CK, Comrie A, et al. Environmental predictors of seasonal influenza epidemics across temperate and tropical climates. PLoS Pathog. 2013;9:e1003194.

9. Iuliano AD, Roguski KM, Chang HH, Muscatello DJ, Palekar R, Tempia S, et al. Estimates of global seasonal influenza-associated respiratory mortality: a modelling study. Lancet. 2017;6736:1-16.

10. Dawood FS, Iuliano AD, Reed, C Shay DK, Cheng PY, Bandaranayake D, et al. Estimated global mortality associated with the first 12 months of 2009 pandemic influenza A H1N1 virus circulation: a modelling study. Lancet Infect Dis. 2012;12:687-95.

11. EuroMOMO. [Internet] [Accedido el 30 de julio de 2018]. Disponible en: http://www.euromomo.eu/index.html

12. Nishiura H. Case fatality ratio of pandemic influenza. Lancet Infect Dis. 2010;10:443-4.

13. WHO. Global epidemiological surveillance standards for influenza. [Internet] [Accedido el 30 de julio de 2018]. Disponible en: http://www.who.int/influenza/resources/documents/WHO_Epidemiological_Influenza_Surveillance_Standards_2014.pdf

14. WHO. Pandemic Influenza Severity Assessment (PISA). [Internet] [Accedido el 30 de julio de 2018]. Disponible en: http://www.who.int/influenza/surveillance_monitoring/pisa/guidance/en/

15. Lampos V, Miller AC, Crossan S, Stefansen C. Advances in nowcasting influenza-like illness rates using search query logs. Sci Rep. 2015;5:12760.

16. Dalton C, Carlson S, Butler M, Cassano D, Clarke S, Fejsa J, et al. Insights from flutracking: thirteen tips to growing a web-based participatory surveillance system. JMIR Public Health Surveill. 2017;3:e48.

17. WHO. Pandemic Influenza Risk Management. WHO Guidance. [Internet] [Accedido el 30 de julio de 2018]. Disponible en: http://www.who.int/influenza/preparedness/pandemic/influenza_risk_management_update2017/en/

18. Portal de Salud de la Junta de Castilla y León. [Internet] [Accedido el 30 de julio de 2018]. Disponible en: https://www.saludcastillayleon.es/profesionales/es/centinelas

19. Orden SAN/620/2016, de 30 de junio, por la que se regula la organización y funcionamiento de la Red Centinela Sanitaria de Castilla y León. BOCYL número 132, del 11 de julio de 2016.

20. Vega T, Lozano JE, Meerhoff T, Snacken R, Mott J, Ortiz de Lejarazu R, et al. Influenza surveillance in Europe: establishing epidemic thresholds by the moving epidemic method. Influenza Other Respir Viruses. 2013;7:546-58.

21. Vega T, Lozano JE, Meerhoff T, Snacken R, Beauté J, Jorgensen P, et al. Influenza surveillance in Europe: comparing intensity levels calculated using the moving epidemic method. Influenza Other Respir Viruses. 2015;9:234-46.

22. Consejería de Sanidad. Información semanal sobre la gripe. [Internet] [Accedido el 30 de julio de 2018]. Disponible en: https://www.saludcastillayleon.es/profesionales/es/centinelas/informacion-semanal-gripe

23. Consejería de Sanidad. Informes de gripe grave. [Internet] [Accedido el 30 de julio de 2018]. Disponible en: https://www.saludcastillayleon.es//profesionales/es/inf-epidemiologicos/informes-epidemiologicos-castilla-leon/informes-gripe-grave

24. Real Decreto 2210/1995, de 28 de diciembre, por el que se crea la Red Nacional de Vigilancia Epidemiológica. BOE número 21, del 24 de enero de 1996.

25. Centro Nacional de Epidemiología. Sistema de Vigilancia de la Gripe en España. [Internet] [Accedido el 30 de julio de 2018]. Disponible en: http://vgripe.isciii.es/gripe/inicio.do

26. ECDC and WHO EURO. Flu News Europe. Joint ECDC-WHO/Europe weekly influenza update. [Internet] [Accedido el 30 de julio de 2018]. Disponible en: https://flunewseurope.org/

27. Global Initiative on Sharing Avian Influenza Data. [Internet] [Accedido el 30 de julio de 2018]. Disponible en: https://www.gisaid.org/

28. Consortium for the Standardization of Influenza Seroepidemiology. [Internet] [Accedido el 30 de julio de 2018]. Disponible en: https://consise.tghn.org/

MÉTODOS ESTADÍSTICOS DE VIGILANCIA PROSPECTIVA DE LA GRIPE

José Eugenio Lozano Alonso, Tomás Vega Alonso

MÉTODOS ESTADÍSTICOS DE VIGILANCIA PROSPECTIVA DE LA GRIPE

José Eugenio Lozano Alonso, Tomás Vega Alonso

11.1 Introducción

Uno de los retos más importantes en el ámbito de la salud pública es proveer de herramientas que permitan detectar a tiempo cierto tipo de eventos relacionados con la salud para poner en marcha planes dedicados a la prevención. Los beneficios se manifiestan en dos ámbitos: el particular, en la eficiencia del diagnóstico de los individuos afectados, y el colectivo, para evitar la propagación de las enfermedades. Además, contribuye enormemente a la reducción de los costes asociados al tratamiento.

La vigilancia en salud pública se define como la recolección sistemática y continua, el análisis y la interpretación de datos específicos esenciales para la planificación, la implementación y la evaluación de programas de salud pública. Así es como surgen los sistemas de vigilancia, que recopilan grandes cantidades de información que en algún momento debe ser analizada.

Al analizar los datos que provienen de los sistemas de vigilancia deben tenerse en cuenta los objetivos. Los estudios retrospectivos tratan de calcular estimadores o establecer causas, tomando la información como una imagen fija de lo que ha ocurrido en un pasado que tratan de describir. Los estudios prospectivos se basan en la recolección continua de datos con el fin de tomar decisiones usando la información recopilada hasta la fecha y evaluada en cada momento.

El interés inmediato de los sistemas de vigilancia de la gripe son los estudios prospectivos: realizar una monitorización continua de la situación actual para conocer cuándo comienza una epidemia y cuál es su estado.

11.2 Vigilancia estadística prospectiva

La investigación en el ámbito de la metodología de la detección prospectiva de brotes de enfermedades infecciosas ha experimentado un auge en los últimos años, lo cual puede deberse a dos hechos: por un lado, la amenaza del bioterrorismo[1], y por otro, un incremento del interés tanto de la población general como de los medios de comunicación por las enfermedades emergentes.

Se entiende por «detección prospectiva» el descubrimiento de los brotes en el momento en que se producen con un retardo tan pequeño como sea posible, de modo que puedan ponerse en marcha las medidas de control necesarias para paliar sus efectos.

Dado que la herramienta necesaria para la detección prospectiva es la vigilancia, y que los métodos que se utilizan están basados en la estadística, llegamos al término «vigilancia estadística prospectiva», aunque otros autores se refieren a ella como «biovigilancia»[2].

Aunque la investigación de brotes se remonta al siglo XIX, en sus orígenes la estadística solo tenía cabida para intentar establecer las causas de estos (estadística retrospectiva). No es hasta finales del siglo XX cuando surgen los primeros intentos de aplicar la estadística a la identificación de los brotes[3], impulsados por el desarrollo de las herramientas informáticas que facilitan el almacenamiento de datos en los años 1990.

Uno de los campos en los que toma más relevancia la detección prospectiva es la vigilancia sindrómica[4], con la que se intenta conseguir un diagnóstico correcto a partir de los síntomas y los rasgos de una determinada situación, condición o padecimiento. Por naturaleza, estos sistemas son menos específicos que las herramientas de diagnóstico, por lo que se requieren algoritmos de detección de brotes que analicen señales no específicas usando cuanta más información mejor para evitar las falsas alertas y disminuir el retraso en la señal.

11.3 Métodos estadísticos de vigilancia prospectiva

En el proceso de la vigilancia prospectiva se cuenta con una serie de centros de notificación que aportan información al sistema de manera sistemática. Con estos datos, el centro coordinador monitoriza en tiempo real una determinada variable Y a lo largo del tiempo:

$$Y = \{Y_t; t = 1, 2, \cdots\}$$

Esta variable suele ser un estadístico que estima la incidencia de una cierta enfermedad en la población: número de casos, tasas por 100.000 habitantes, porcentaje de casos en las consultas, casos confirmados por laboratorio o porcentaje de muestras positivas.

Se conoce que la variable tiene una determinada distribución conocida y se pretende detectar un cambio importante en el proceso en un momento del tiempo desconocido, con la mayor rapidez y precisión posibles.

El periodo de notificación varía; para la gripe suele ser semanal, pero en otros casos puede ser diaria o mensual, dependiendo en general de la capacidad del sistema.

En cada momento del tiempo t se requiere poder discriminar entre los estados «no epidémico» (bajo control) o «epidémico» (fuera de control), y para ello se calcula una función que se basa en la información previa al momento actual y un límite de control, de modo que si la función excede el límite se salta de un estado a otro y se da la alarma.

Cómo se calcula esa función depende de los objetivos que se persigan con la vigilancia, pero como norma general los sistemas tienden a intentar reducir la probabilidad de una falsa alerta (sobrepasar el límite sin que el proceso cambie de estado) y minimizar el tiempo de retraso de la alerta (tiempo que se tarda desde que el proceso cambia de estado hasta que finalmente se da la alerta).

Estos dos objetivos entran conflicto (el primero está relacionado con la especificidad y el segundo con la sensibilidad); cuanto más rápida es la señal, mayor es la probabilidad de una falsa alerta, de modo que debe alcanzarse un compromiso entre ambos.

Debido al gran número de métodos que se han desarrollado para la vigilancia prospectiva, algunos autores han tratado de resumirlos en diferentes revisiones[2,5-8], de las cuales la más estructurada divide los métodos en función de las herramientas estadísticas que utilizan[9].

11.3.1 Métodos basados en el control de calidad

Los primeros métodos que se utilizaron para la detección de brotes provienen directamente o están basados en los métodos de control estadístico de procesos[10], y han sido ampliamente utilizados para la vigilancia en salud pública[11].

En estos métodos se calcula un estadístico que se actualiza con los nuevos datos recibidos en el periodo entre notificaciones y se representa en una gráfica de puntos. Adicionalmente, se establecen unos límites que determinan el nivel sobrepasado al cual se da la señal de alerta o el punto en que el proceso está fuera de control. A estos diagramas se les llama «gráficas de control». Las más sencillas son las tablas de Shewhart[12], en las que para cada momento t se monitorizan los valores y_t-μ de una variable $Y \sim N(\mu, \sigma^2)$. Se da la alerta cuando $|y_t$-$\mu| > k \cdot \sigma$ para un cierto k determinado con antelación, por lo que se establecen dos valores de control, uno inferior y otro superior (Figura 11.1). Sin embargo, en el caso de la vigilancia, en el que solo interesa el incremento en los valores de la serie, solo se usa el superior.

Este método es sumamente sencillo y no tiene en cuenta la información previa, por lo que se desarrollaron otros métodos, como la gráfica de sumas acumuladas CUSUM *(Cummulative Sum)* y la gráfica de medias móviles con pesos exponenciales EWMA *(Exponentially Weighted Moving Average)*.

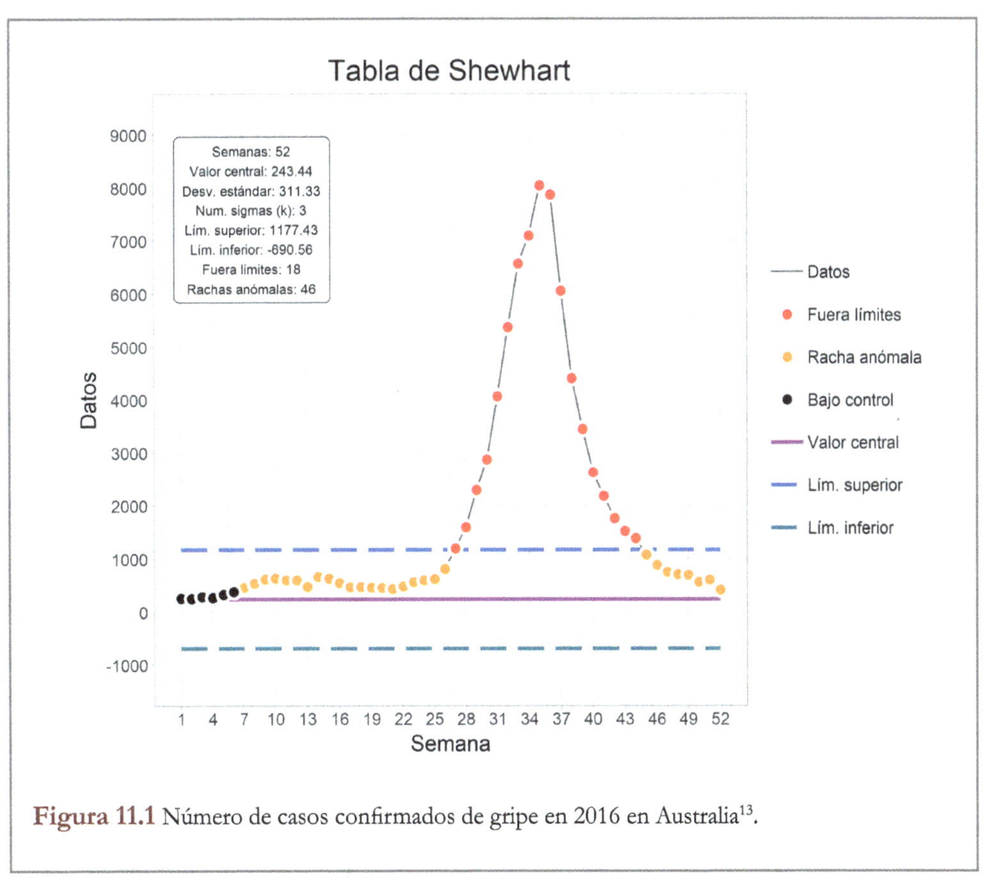

Figura 11.1 Número de casos confirmados de gripe en 2016 en Australia[13].

En la gráfica CUSUM[14] se supone la normalidad en los datos $y_t \sim N(\mu_0, \sigma^2)$ y se definen dos CUSUM (positivo y negativo) en el momento t como:

$$C_t^+ = max\left\{0, \left(\frac{y_t - \mu_0}{\sigma} - K\right) + C_{t-1}^+\right\}$$

$$C_t^- = max\left\{0, \left(-\frac{y_t - \mu_0}{\sigma} - K\right) + C_{t-1}^-\right\}$$

con $C_0^+ = C_0^- = 0$ el punto inicial y $K > 0$ una constante llamada «valor de holgura», que determina la magnitud de la variación que se va a detectar. Como ocurre con las tablas de Shewhart, la CUSUM negativa no es de interés en la vigilancia.

Tanto la actividad basal μ_0 como la desviación estándar σ se calculan a partir de periodos similares en años anteriores.

El valor de holgura se determina como el valor que está a mitad de camino entre la media y el valor de fuera de control μ_1 (incremento con respecto a la media anterior) normalizado:

$$K = \frac{\mu_1 - \mu_0 / \sigma}{2}$$

Como μ_1 puede expresarse en términos de un número δ de desviaciones estándar:

$$\mu_1 = \mu_0 + \delta \cdot \sigma$$

entonces:

$$K = \frac{\delta}{2}$$

donde δ, que suele ser 1, es el número de desviaciones estándar que se pretende detectar.

Mientras el proceso está bajo control, los C_t están cercanos a 0. Si $C_t > h$, un umbral preestablecido anteriormente llamado «umbral de decisión», el proceso se declara fuera de control y se da la alerta (Figura 11.2).

El valor más usado de h es 5, pero pueden utilizarse valores tabulados que la relacionan con el tiempo medio bajo control ARL_0 (*Average Run Length*), es decir, el tiempo medio entre alertas y cuya inversa es la probabilidad de falso positivo.

Hay ocasiones, como cuando se tienen pocos datos, en las que no es posible asumir la normalidad de los datos que estamos vigilando, lo que fuerza a usar otras distribuciones, y así surgen los CUSUM Poisson o binomial.

En la gráfica EWMA[16] se calculan los siguientes valores:

$$z_t = \lambda \cdot y_t + (1 - \lambda) \cdot z_{t-1}$$

donde $z_0 = \mu_0$ es el primer valor del gráfico y es el valor medio del proceso cuando está bajo control. El valor $0 < \gamma < 1$ es el «parámetro de suavizado», que está relacionado con el peso relativo de cada una de las observaciones anteriores. En estos gráficos, el peso decrece exponencialmente a medida que nos alejamos de la observación actual.

En los EWMA se calculan dos límites de control, uno superior (LSC) y otro inferior (LIC):

$$LSC = \mu_0 + L \cdot \sigma \cdot \sqrt{\frac{\lambda}{2 - \lambda} \cdot [1 - (1 - \lambda)^{2t}]}$$

$$LIC = \mu_0 - L \cdot \sigma \cdot \sqrt{\frac{\lambda}{2 - \lambda} \cdot [1 - (1 - \lambda)^{2t}]}$$

donde $L > 0$ es una constante predefinida que determina el ancho de los límites de control y σ es la desviación estándar de Y. Por las mismas razones que en los otros métodos, solo es de interés el límite superior. Se da la alarma cuando $z_t > LSC$ (Figura 11.3).

Al igual que los CUSUM, los EWMA tienen sus adaptaciones cuando los datos

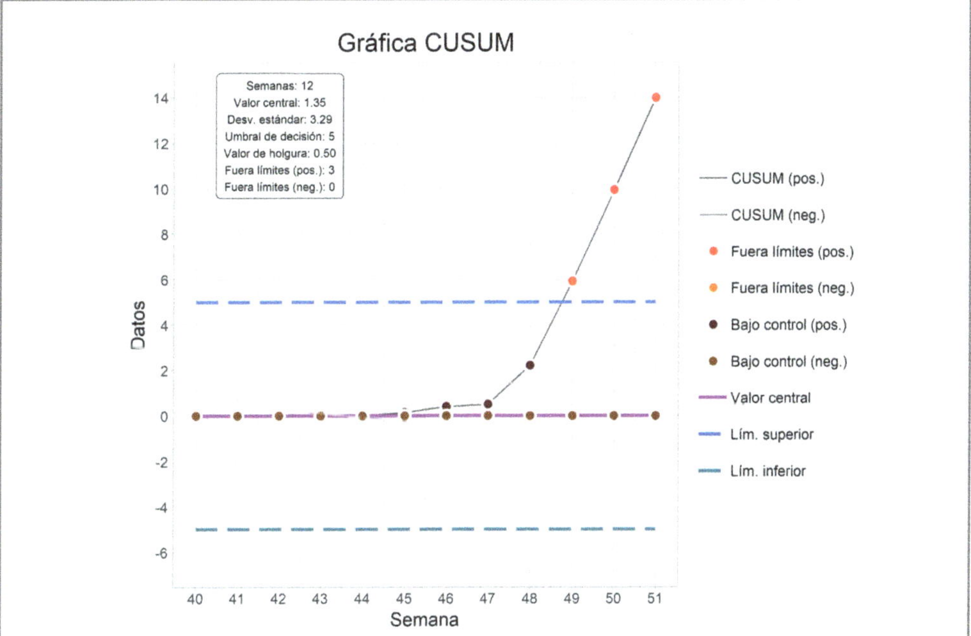

Figura 11.2 Porcentaje de muestras positivas para virus respiratorio sincitial en la temporada 2017-2018 en Castilla y León[15].

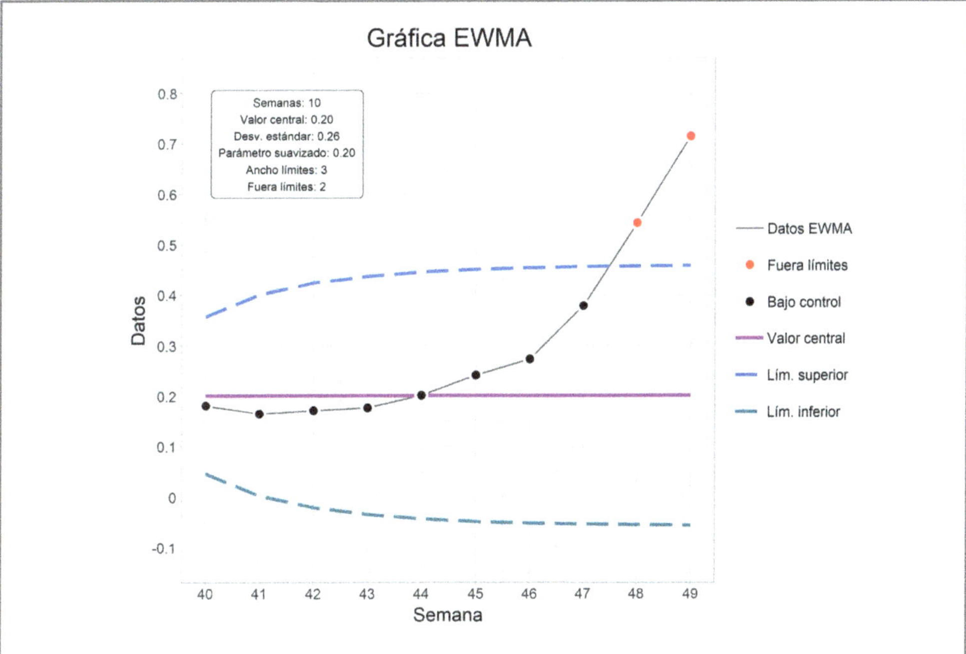

Figura 11.3 Tasa de casos confirmados de gripe por 100.000 habitantes en la temporada 2017-2018 en los Estados Unidos[17].

presentan una distribución binomial o de Poisson, y han sido estudiados en profundidad, ampliados y modificados por numerosos autores que han creado otros tantos métodos basados en ellos.

11.3.2 Métodos basados en los métodos de regresión

Los métodos de regresión son una extensión de las tablas de Shewhart en los que se permite que la media μ y la varianza σ^2 varíen con el tiempo, y que la variable Y tenga cualquier distribución.

En estos métodos se utiliza un modelo mediante el cual se obtienen unos casos esperados $E(y_t)$ y se estudia si los residuales (diferencia entre los casos esperados y los observados) son anormalmente grandes.

Uno de los más conocidos es el modelo de Serfling[18], en el que los casos esperados se modelizan con una función trigonométrica de una función lineal que incorpora la tendencia anual de la enfermedad, usando errores normales con varianza fija:

$$E(y_t) = \mu + \alpha \cdot t + \sum_{i=1}^{r} \{\beta_i \cdot sin(w_i \cdot t) + \gamma_i \cdot cos(w_i \cdot t)\}$$

Aunque se ha usado para detectar excesos de mortalidad por neumonía y gripe, también ha sido útil para detectar epidemias de gripe[19].

Sin embargo, cuando hay pocos datos, la asunción de que los errores son normales no es apropiada y deben utilizarse otras distribuciones, como la de Poisson[20], obteniendo así un modelo de Poisson. Si existe sobredispersión (que la varianza sea mayor que la media, lo que va en contra de las propiedades de la distribución de Poisson) se ajusta un modelo log-lineal[21], en el que se usa la estimación por cuasiverosimilitud y se convierte así en un modelo cuasi-Poisson.

Sin embargo, no todos los métodos son totalmente paramétricos. Existen métodos semiparamétricos[22] en los que se aplica un método de suavizado* para obtener la actividad basal (mediana de los 5 años anteriores) y su desviación estándar (los residuales suavizados). El umbral se calcula como dos veces la desviación estándar sobre la actividad basal, suponiendo errores de tipo gaussiano.

Se han utilizado modelos aditivos generalizados (GAM, *Generalized Additive Model*)[23] para ajustar por separado la media μ_t y la varianza σ_t^2. Primero se ajusta un GAM para obtener las medias esperadas $\hat{\mu}_t$, y luego otro GAM a los residuales para obtener las varianzas esperadas $\hat{\sigma}_t^2$. Los umbrales se determinan como $\hat{\mu}_t + k \cdot \hat{\sigma}_t$ para un cierto k.

Todos estos métodos presentan problemas de robustez. Cuando se producen falsas alertas se tiende a sobreestimar la media esperada, con lo que se reduce la sensibilidad. Una solución es usar una transformación de ondícula[24], funciones matemáticas que dividen los datos en diferentes componentes de frecuencia para estudiarlos por separado a una escala conveniente, para construir la actividad basal de los datos históricos que representa la tendencia a largo plazo. Entonces se sustraen estos valores de los datos originales para obtener unos residuales. La señal de alarma se da cuando esos residuales son mayores que un umbral calculado con la distribución del histórico de residuales.

También existen métodos que no calculan umbrales, sino que o bien realizan prue-

---

*Métodos que eliminan las fluctuaciones aleatorias de las series temporales utilizadas para eliminar el ruido de los datos subyacentes.

bas estadísticas acerca de si el valor actual pertenece a la misma distribución que los valores basales o bien calculan un estadístico de razón de verosimilitud[25] que contrasta si los datos tienen una media constante o esta aumenta monótonamente con el tiempo. La alerta se declara cuando este estadístico supera un determinado valor.

11.3.3 Métodos basados en series temporales

El problema de los modelos de regresión es que no tienen en cuenta la correlación que puede existir entre los datos, y por ello se comenzaron a utilizar las series temporales.

Una serie temporal es una secuencia de valores observados a lo largo del tiempo, y por tanto ordenados cronológicamente, en la que pueden existir uno o más de los siguientes componentes:

- La tendencia muestra la evolución a largo plazo de los datos independientemente de las variaciones periódicas.

- La variación estacional muestra las fluctuaciones periódicas y regulares a corto plazo.

- La variación cíclica son variaciones a largo plazo que no presentan ninguna regularidad.

- El ruido es un componente de carácter totalmente aleatorio, y por eso suele llamarse «variación aleatoria».

Una serie surge de la unión de estos cuatro componentes, y la manera en que lo hace determina el tipo de serie temporal. Se dice que el esquema es aditivo cuando los componentes se suman para obtener la serie temporal; se dice que es multiplicativo si la serie se obtiene como el producto de los componentes que la forman; y se dice que es mixto cuando algunos componentes se suman y otros se multiplican.

El método más sencillo es el suavizado exponencial simple[26], en el que se supone que no hay componente estacional ni tendencia y las predicciones se basan en la media ponderada de las observaciones pasadas, con pesos decrecientes exponencialmente a medida que nos alejamos de la observación actual (Figura 11.4). Puede escribirse, según la observación precedente, como:

$$\hat{y}_t = \hat{y}_{t-1} + \alpha \cdot e_{t-1}$$

donde α es el «parámetro de suavizado» restringido a $0 < \alpha < 1$, y puede escogerse minimizando la suma de errores al cuadrado y $e_t = y_t - \hat{y}_t$.

Se puede reescribir del siguiente modo:

$$\hat{y}_t = \beta_o \cdot y_{t-1} + \beta_1 \cdot y_{t-2} + \cdots$$

$$\beta_i = \alpha \cdot (1 - \alpha)^i, i = 0, \ldots, t - 2$$

en el que se aprecia que la predicción es una suma ponderada de los datos anteriores con pesos geométricos, dando más peso a las observaciones más recientes. Los gráficos EWMA son un caso particular de este suavizado cuando solo se tienen en cuenta las dos observaciones anteriores.

Para cada predicción $\hat{y}_t$ pueden calcularse intervalos de confianza:

$$\sigma_t^2 = \frac{\sum_{i=1}^{t}(e_i - \overline{e_t})^2}{t-1}$$

$$\overline{e_t} = \frac{\sum_{i=1}^{t} e_i}{t}$$

Una generalización de este suavizado es el método de Holt-Winters[28], en el que se añaden la tendencia y la estacionalidad. Su formulación en el caso multiplicativo (en el caso

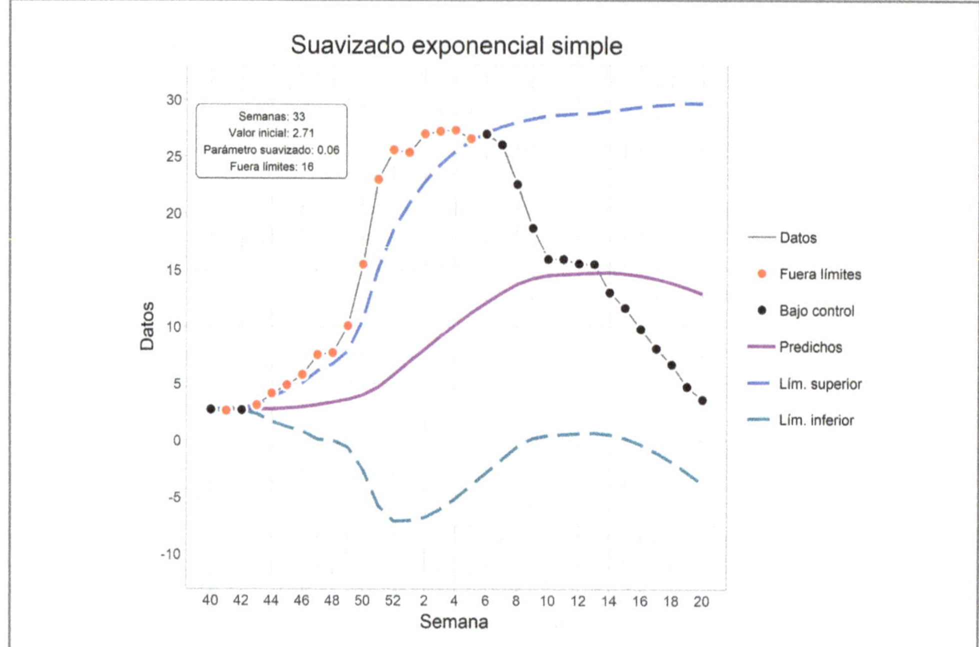

Figura 11.4 Porcentaje de muestras positivas para virus de la gripe en la temporada 2017-2018 en los Estados Unidos[27].

aditivo es parecida) se basa en determinar el nivel medio, la tendencia y la estacionalidad en cada momento utilizando, respectivamente, tres parámetros de suavizado α, γ y δ. Si p es el número de observaciones por cada ciclo, entonces:

$$L_t = \alpha \cdot {}^{y_t}\!/_{I_{t-p}} + (1-\alpha) \cdot (L_{t-1} + T_{t-1})$$

$$T_t = \gamma \cdot (L_t - L_{t-1}) + (1-\gamma) \cdot T_{t-1}$$

$$I_t = \delta \cdot {}^{X_t}\!/_{L_t} + (1-\delta) \cdot I_{t-p}$$

con $1 \leq t \leq p$.

La predicción k periodos adelante (Figura 11.5) para el momento t es:

$$\hat{y}_t(k) = (L_t + k \cdot T_t) \cdot I_{t-p+k}, \text{ con } k = 1, 2, \dots, p$$

En la práctica funciona mucho mejor que otros métodos bastante más complejos.

Los modelos autorregresivos integrados de media móvil, o modelos ARIMA[30] *(AutoRegressive Integrated Moving Average)*, se han venido usando para detectar brotes durante más de 40 años[31]. Se requiere que la serie sea estacionaria (que su media y su varianza permanezcan constantes a lo largo del tiempo) y se basan en eliminar la tendencia y el componente estacional antes de estimar la autocorrelación.

Además de otros problemas, como la falta de estacionalidad o la alta parametrización, al asumir la normalidad requieren cierta frecuencia en la aparición de la enfermedad, por lo que para la gripe y otras enfermedades con relativamente pocos eventos es mejor usar otras alternativas, como el método autorregresivo de valores enteros o modelo INAR[32] *(Integer-Valued Autoregressive)*, que en el caso más sencillo dice que el número de casos actual es la suma de los casos que había en el periodo anterior y han podido infectar a otras personas con una probabilidad α_1, más

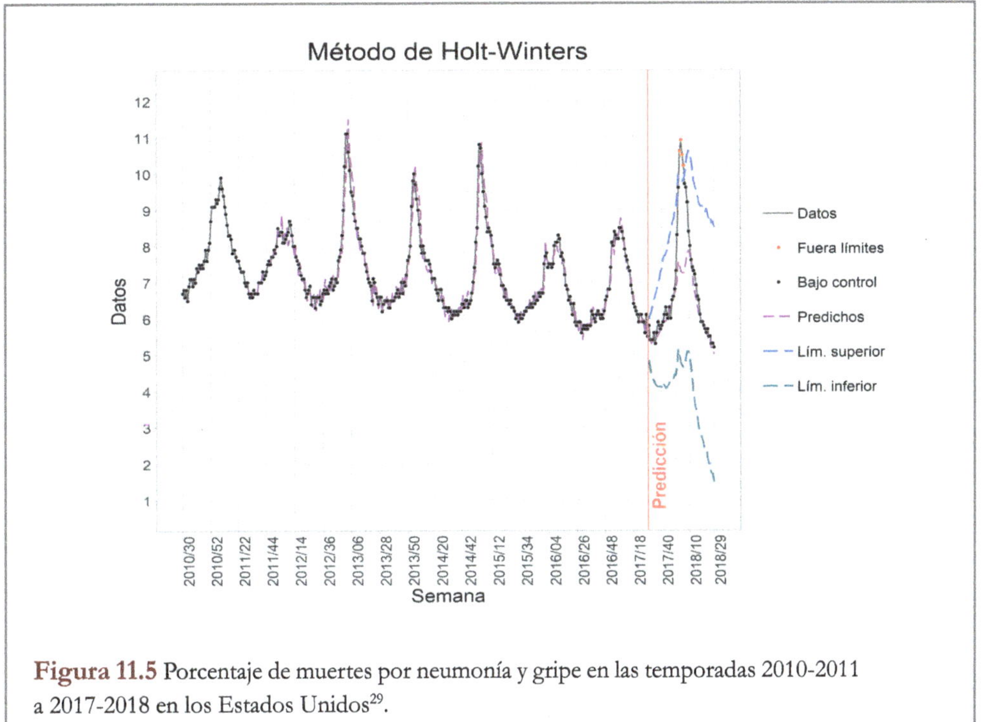

Figura 11.5 Porcentaje de muertes por neumonía y gripe en las temporadas 2010-2011 a 2017-2018 en los Estados Unidos[29].

otra serie de casos aleatoria $\in_t$ que son generados por causas externas e independientes.

Otra alternativa es el modelo de series temporales jerárquico[33], en el que los datos se distribuyen como una distribución de Poisson y existe un modelo oculto para la tendencia a lo largo del tiempo que puede ser más o menos complejo.

También se han usado modelos de cadenas de Markov ocultas[34], en los que se supone que en cada momento la serie está en un estado distinto (epidemia y no epidemia) y desconocido, lo que condiciona la distribución (condicional) de los datos con unos parámetros que deben estimarse. El estado de la serie es un proceso oculto que se modeliza con una cadena de Markov* homogénea con dos estados de orden 1 y probabilidades de transición estacionarias. Otros autores propusieron un modelo de conmutación de Markov[35] en el que las variables observadas no dependen solo del estado oculto, sino también de los valores anteriores de estas.

11.3.4 Métodos basados en otras técnicas estadísticas

Aunque los anteriores son los métodos que más se han utilizado, existen muchas otras alternativas estadísticas al problema de la vigilancia. Es el caso de los estadísticos de búsqueda, que sirven para detectar conglomerados de casos de enfermedades en un entorno temporal o espacial, o en ambos a la vez[36]. El caso más simple es contar el número de eventos en

---

*Serie discreta de eventos en que la probabilidad de que ocurra un evento depende solo del evento inmediatamente anterior.

un periodo fijo de tiempo previo más cercano. El estadístico de búsqueda se define como:

$$S_n = \sum_{t=n-L+1}^{n} y_t$$

donde L es el «periodo ventana», un valor fijo. La alerta se da cuando $S_n > h$ para un valor fijado por adelantado. Puede ser extendido asumiendo que la ventana varía entre un rango de valores.

Otro ejemplo son los métodos basados en los tiempos entre eventos, en los que en lugar de vigilar agrupaciones de casos en periodos discretos se vigilan los periodos entre eventos, por ejemplo mediante la técnica de los conjuntos[37], en la que asumiendo que los eventos son un proceso de Poisson, los tiempos entre eventos siguen una distribución exponencial. El umbral se elige de acuerdo con dos parámetros distintos (n y τ) y se da la alerta cuando el intervalo entre n+1 eventos consecutivos es menos que τ. Estos dos parámetros se eligen de

manera apropiada para tener una sensibilidad y una probabilidad de falso positivo aceptables.

11.3.5 Métodos no basados en técnicas estadísticas clásicas

Existen otros métodos en los que se utiliza una aproximación diferente al problema, se elimina el concepto de los datos como serie temporal y cada temporada es una realización distinta del proceso de interés. Estos métodos fueron creados específicamente para la gripe y no buscan la predicción, sino responder a las preguntas clásicas de la vigilancia de la gripe, por lo que no se reducen a una única técnica y utilizan diferentes métodos para diversos objetivos.

En el método de los percentiles[38] se utilizan todos los datos de la serie histórica para calcular una serie de percentiles (50, 75, 85, 95 y 99) y establecer el umbral epidémico y los de intensidad (Figura 11.6). Es muy

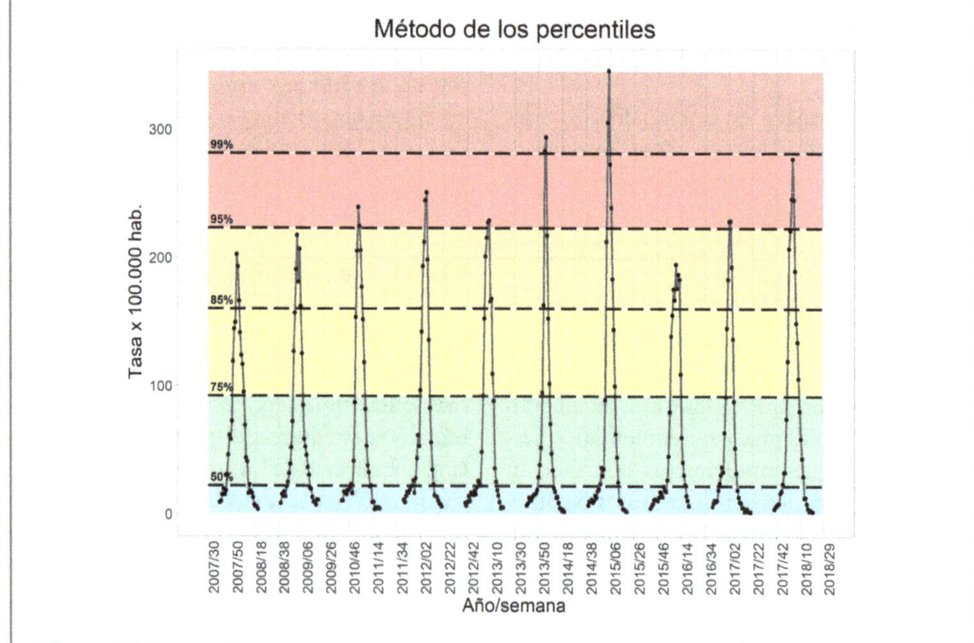

Figura 11.6 Tasas de incidencia de gripe por 100.000 habitantes en las temporadas 2007-2008 a 2017-2018 en España[39].

sencillo de calcular y de implementar, pero presenta problemas al establecer los umbrales y a veces suelen limitarse los cálculos a los periodos en los que no hay aislamientos gripales o estos se encuentran por debajo de un determinado porcentaje.

El método de las epidemias móviles, o método MEM[40,41] *(Moving Epidemics Method)*, es una herramienta de vigilancia desarrollada en la Red Centinela Sanitaria de Castilla y León creada originalmente para la vigilancia de la gripe, aunque en la actualidad se utiliza para otras enfermedades respiratorias que presentan un componente epidémico estacional. El objetivo del MEM es utilizar los datos históricos de la gripe para calcular umbrales que permitan dar la alerta en el periodo de vigilancia. El MEM identifica el periodo epidémico de cada temporada, dividiendo esta en tres partes: preepidémica, epidémica y posepidémica; después calcula un intervalo de confianza de los datos del periodo preepidémico, con cuyo límite superior establece el umbral epidémico y varios intervalos de confianza a distintos niveles con los datos del periodo epidémico, con cuyos límites superiores determina los umbrales de intensidad. Para separar la epidemia, MEM utiliza un algoritmo con el que se calcula la curva de máximos porcentajes acumulados (MAP, *Maximum Accumulated Percentage*), que representa para cada duración r el porcentaje máximo de casos o tasas que se alcanzaría si r fuese la duración real de la epidemia:

$$p^r = {y^r}/{y^S}, y^r = \max_{k=1,\dots,S-r+1}\left\{\sum_{i=k}^{k+r-1} y_i\right\}, \forall r = 1, \dots S$$

donde y_i es el i-ésimo valor de la temporada: y $y^S = \sum_{i=1}^{S} y_i$.

La pendiente de la curva MAP $\Delta^r = p^{r+1} - p^r$ representa la ganancia en el porcentaje acumulado al pasar de una epidemia de longitud r a una epidemia de longitud r+1.

El algoritmo se detiene cuando esa ganancia es menor que un valor preestablecido δ, llamado «parámetro ventana». La duración óptima de la epidemia para esa temporada es el valor de r con una ganancia más cercana mayor que el parámetro ventana:

$$r^* = \min_{r=1,\dots,S-1}\{r: \Delta^r < \delta\}$$

Con la duración óptima elegimos el inicio y el fin que maximicen el porcentaje acumulado de la curva MAP:

$$inicio \quad k^*: \sum_{i=k}^{k^*+r^*-1} y_i = \max_{k=1,\dots,S-r^*+1}\left\{\sum_{i=k}^{k+r^*-1} y_i\right\}$$
$$fin \quad k^* + r^* - 1$$

Conocidos el principio y el fin de la epidemia en cada temporada tenemos todos los periodos preepidémicos, que se unen y se calcula un intervalo de confianza a un determinado nivel:

$$(0, \bar{y} + z_{1-\alpha} \cdot S_t]$$

Siendo $\bar{y}$ el valor medio de los valores preepidémicos, $z_{1-\alpha}$ el percentil $100 \cdot \alpha\%$ de una normal estándar y S_t la desviación estándar de estos valores, el límite superior es el umbral epidémico:

$$t^* = \bar{t} + z_{1-\alpha} \cdot S_t$$

El parámetro ventana δ es el que condiciona cómo funciona el algoritmo de detección de epidemias. Este parámetro será distinto según sean el patrón de la enfermedad que estamos estudiando y la forma de la epidemia típica. Se puede optimizar automáticamente utilizando una validación cruzada para maximizar la especificidad, la sensibilidad o un estadístico resumen como el coeficiente de correlación de Mathews o el índice de Youden.

Además de los umbrales epidémicos, también se determinan los umbrales de in-

211

tensidad[42]. Se calculan intervalos de confianza a tres niveles con los datos del periodo epidémico y los límites superiores determinan los umbrales medio, alto y muy alto. Estos umbrales, junto con el epidémico, conforman cuatro umbrales que definen cinco niveles de intensidad: basal, bajo, medio, alto y muy alto (Figura 11.7).

También genera una curva epidémica típica, centrando las distintas epidemias en torno a sus respectivos periodos epidémicos y calculando la media por semana. Esa curva muestra cómo se manifiesta la epidemia típica (normal) cada año.

Este método produce una serie de estadísticos de resumen, como la longitud media de la epidemia, el porcentaje epidémico y el inicio medio, y también de la validez en la detección de las epidemias, como la sensibilidad, la especificidad, el valor predictivo positivo, el valor predictivo negativo, el porcentaje de acuerdo, el coeficiente de correlación de Mathews o el índice de Youden.

Su versatilidad radica en que permite utilizar distintos métodos para cada uno de los procedimientos que realiza. Puede usar tanto la media aritmética como la media geométrica con intervalos de confianza (de una o dos colas) basados tanto en la desviación estándar como en el error estándar, o la mediana con sus intervalos basados en métodos bootstrap o el método de Nyblom. Y esto se determina de manera independiente en el umbral epidémico, los umbrales de intensidad, las curvas medias y los estadísticos de resumen.

MEM cuenta con un paquete[44] para el lenguaje R[45], programa libre para computación estadística y la creación de gráficos. Este paquete, llamado *mem*, realiza todos los cálculos relacionados con el método y crea

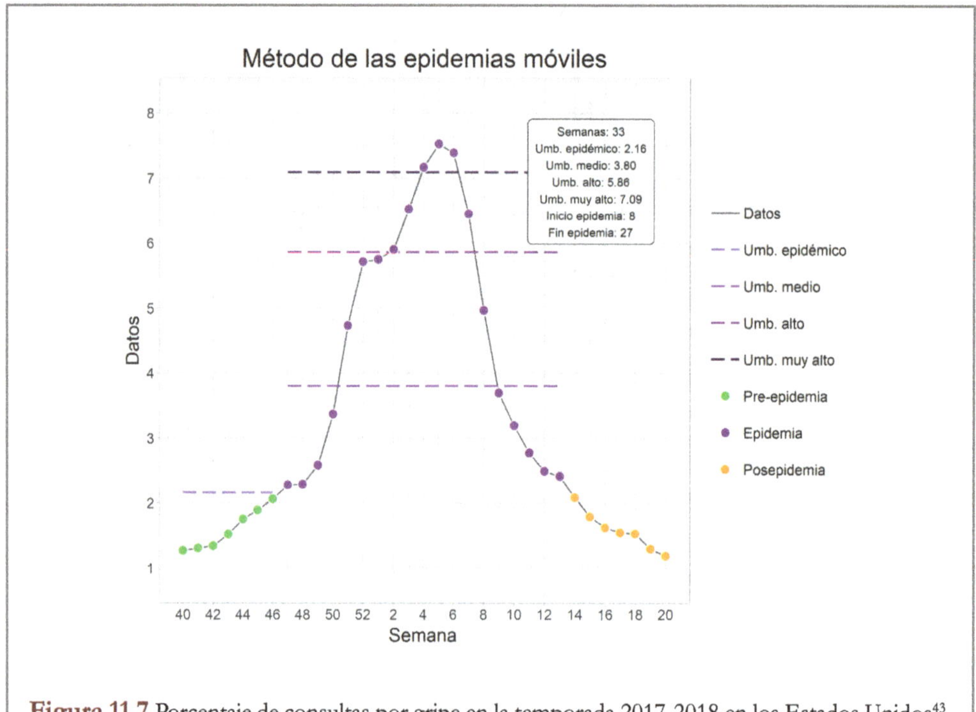

Figura 11.7 Porcentaje de consultas por gripe en la temporada 2017-2018 en los Estados Unidos[43].

los gráficos en los que se muestran los resultados. También existe otro paquete, llamado *memapp*[46], que sirve de interfaz gráfica del paquete *mem*. Ha sido programado en Shiny, un entorno de aplicaciones web para R. Este paquete crea un servidor web local con la interfaz, aunque también puede ser instalado en cualquier servidor que ejecute R. Existe un servidor oficial de la aplicación mantenida por su creador en www.memwebapp.com. Ambos paquetes están disponibles en sus versiones estables en los repositorios oficiales de R (CRAN, *The Comprehensive R Archive Network*, https://CRAN.R-project.org/package=mem y https://CRAN.R-project.org/package=memapp) y en sus versiones de desarrollo en GitHub, un repositorio de control de versiones y almacenamiento web (https://github.com/lozalojo/).

El método de la Organización Mundial de la Salud (OMS), o método WHO (*World Health Organization)*, fue propuesto en su informe de estándares para la vigilancia epidemiológica de la gripe[47]. En él se identifican los picos máximos de actividad en cada temporada y se calcula la mediana de la semana en la que ocurren. Luego se alinean cada una de las temporadas en ese punto mediano y se calcula para cada semana la media de los datos alineados. De este modo se obtienen una curva media y un intervalo de confianza del 90% cuyo límite superior servirá de señal de alerta para determinar cuándo una temporada es anormalmente alta. La obtención de umbrales epidémicos con este método presenta algunas variantes. Algunos autores[48] proponen utilizar la inspección visual para identificar los periodos epidémicos y establecer un umbral, bien de forma manual, calculando un intervalo de confianza del 95%, o calculando el percentil 95% de los datos fuera de epidemia (Figura 11.8). Otros autores sugieren[49] utilizar como umbral estacional (el

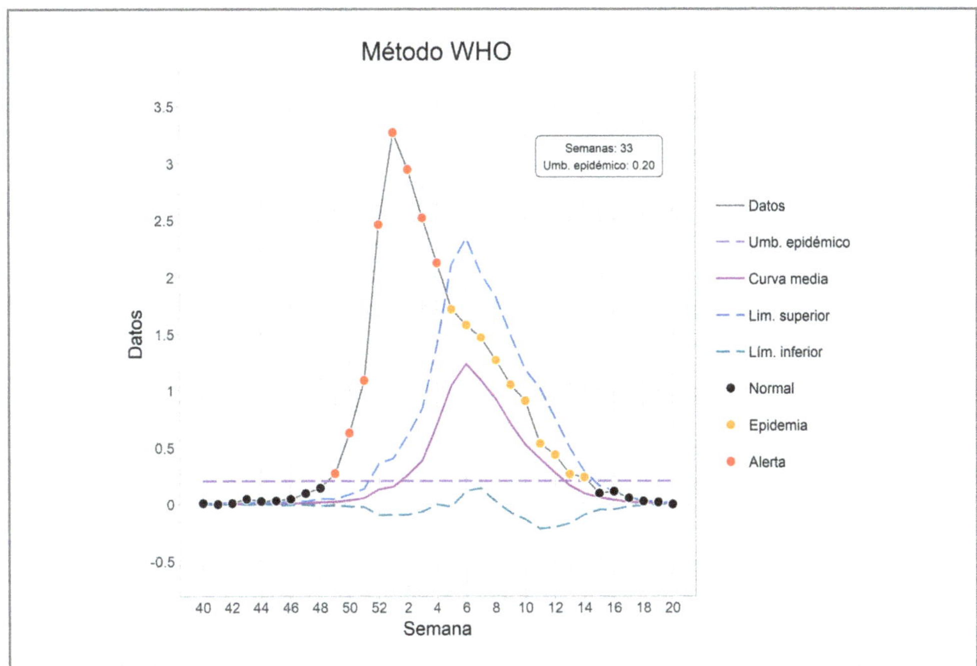

Figura 11.8 Tasas de casos graves hospitalizados confirmados de gripe por 100.000 habitantes en la temporada 2017-2018 en España[50].

umbral epidémico) la mediana de todos los valores, como umbral moderado (el umbral medio) la media de los valores epidémicos definidos como aquellos que están por encima del umbral estacional, y como umbrales alto y de alerta (el umbral muy alto) los límites superiores de dos intervalos de confianza del 90% y del 95% de los picos de cada temporada. Estos cuatro umbrales definen cinco niveles de intensidad: fuera de temporada, bajo, moderado, alto y extraordinario.

11.3.6 Extensiones de los métodos

Todos los métodos descritos son univariantes en el sentido de que utilizan una única serie de datos para realizar la vigilancia. Sin embargo, existen extensiones en las que se utiliza más información.

Con los métodos espaciales, en todo sistema de vigilancia en el que se notifica el momento en que ocurre una cierta incidencia de una enfermedad es posible obtener el lugar donde se produce. Esta información es útil para detectar brotes locales que pasarían desapercibidos de otro modo, o para conocer el patrón regional o de difusión de la enfermedad. El único requerimiento para utilizar la información espacial es conocer la distancia entre los diferentes puntos de notificación con una métrica determinada. Sin embargo, en la práctica no es tan sencillo, ya que las estimaciones en estos modelos suelen requerir altos tiempos de computación que a veces juegan en contra de la vigilancia a tiempo de ciertas enfermedades.

Por otro lado, con los métodos multivariantes, la mayoría de los sistemas de vigilancia registran de manera sistemática distintas series de datos que provienen de diferentes fuentes. Siempre que estos datos no estén relacionados es mejor analizarlos por separado con uno de los métodos univariantes ya descritos, pero si las series están relacionadas con el mismo proceso subyacente objeto del estudio, entonces los cambios que se produzcan en el proceso se verán reflejados en todas las series relacionadas y deberemos estudiarlas conjuntamente utilizando un método multivariante. De estos, unos se basan en la reducción de dimensiones, utilizando herramientas comunes como el análisis de componentes principales, para obtener una única serie en la que utilizar los métodos univariantes[51], y otros intentan realizar una modelización conjunta de las series, como el método del estadístico de búsqueda espacio-temporal multivariante[52].

11.4 La armonización de los métodos de vigilancia

Los métodos estadísticos prospectivos para la evaluación de la actividad gripal han ido ganando protagonismo en las últimas décadas en los países con sistemas de vigilancia de gripe consolidados. Las líneas o niveles basales de actividad, que fueron establecidos en el proyecto *ENS-CARE Influenza Early Warning Scheme* (1992-1995), tenían como objetivo la detección de las epidemias de gripe estacional y comparar la actividad entre países. El Plan de Vigilancia de la Gripe en Europa (EISS*, *European Influenza Surveillance Scheme*), definió los

---

*Primer intento exitoso de crear una red europea de vigilancia de enfermedades transmisibles y que se asentó en los años siguientes como referente de la vigilancia en Europa. Surgió como unión de otras redes europeas, como el ENS-CARE *Influenza Early Warning Scheme* (1992-1995) y el *Eurosentinel Scheme* (1987-1991), y tenía su centro coordinador en el NIVEL (*Netherlands Institute for Health Services Research*), en Utrecht, Países Bajos. Aunque en sus comienzos se financió con capital privado, en 1999 la Comisión Europea comenzó a financiarlo de manera oficial y más tarde, en 2006, lo hizo el ECDC para mantener la red de laboratorios. Fue absorbido por el EISN (*European Influenza Surveillance Network*).

indicadores de difusión, intensidad y evolución. Con ellos se estipulaba si un determinado país estaba o no dentro del periodo epidémico, la intensidad de la epidemia y si la tendencia era ascendente o descendente. Tanto los umbrales epidémicos como la intensidad eran valorados por los representantes nacionales con criterios principalmente subjetivos, lo que en la práctica producía una falta de concordancia no solo entre países, sino dentro del mismo país cuando el notificador variaba entre temporadas o incluso en del mismo periodo de vigilancia. Por ello, el EISS creó varios grupos de trabajo que se dedicaron a evaluar diferentes métodos estandarizados para la vigilancia de la gripe en Europa. El grupo de líneas basales centró su actividad en buscar un método global que permitiese determinar de manera autónoma el inicio de las epidemias y valorar la actividad gripal en un momento y en un territorio determinados utilizando los datos históricos.

En 2010, la Red de Vigilancia de la Gripe en Europa (EISN, *European Influenza Surveillance Network*), que 2 años antes había absorbido al EISS, decidió incorporar el MEM al Sistema Europeo de Vigilancia (TESSy, *The European Surveillance System*), una plataforma en la que se recopilaba la información de la vigilancia de la gripe del Centro de Control y Prevención de Enfermedades de Europa (ECDC, *European Center for Disease Control and Prevention*).

De manera paralela, la Oficina Regional para Europa de la OMS (WHO-E, *World Health Organization Regional Office for Europe*), actualizó su Guía de Vigilancia Europea de la Gripe en Humanos[53] incluyendo el MEM y el método WHO en sus procedimientos. Dos años más tarde, en 2012, comenzaron a pilotar el MEM, y un año más tarde lo incorporaron a su plataforma: EuroFlu.

Desde entonces, el MEM es el método utilizado por el ECDC y la WHO-E para la vigilancia de la gripe en Europa. Se ha estu-

diado su utilidad en la creación de indicadores cualitativos[54] y dentro del marco del proyecto de evaluación de la gravedad de las pandemias de gripe PISA[55] *(WHO Pandemic Influenza Severity Assessment)*, centrándose en las infecciones respiratorias agudas graves. También se están explorando variantes para poder ser utilizadas en los países tropicales y subtropicales, donde la gripe presenta patrones heterogéneos con más de una onda epidémica anual.

11.5 Un método para dominarlos a todos

La metodología relacionada con la vigilancia prospectiva de la gripe tiene una larga trayectoria, en la que se han adaptado herramientas estadísticas ya existentes y se han creado nuevas. Su objetivo es siempre el mismo, identificar brotes de enfermedades infecciosas en el momento en que se producen para permitir realizar intervenciones eficaces que palíen sus efectos.

La aproximación al problema es muy variada: desde el uso de métodos relacionados con el control de calidad que permiten distinguir variaciones significativas en la señal, hasta modelos de regresión, más dinámicos al permitir diferentes distribuciones de la variable que se estudia.

Más tarde se adoptó la metodología de Box-Jenkins, en la que se incorporaba la estructura de correlación de la serie temporal. Estos métodos se extendieron rápidamente y surgieron alternativas cada vez más complejas, hasta llegar a los modelos espaciales que incorporaban información acerca de la localización de los puntos de notificación. También se exploraron las cadenas de Markov que incorporaban un proceso oculto que nos indicaba si estábamos o no en el periodo epidémico.

Hubo otros métodos basados en metodologías complejas, como los estadísticos de búsqueda, los basados en los tiempos entre eventos y los métodos multivariantes, que permitían la incorporación de datos de distintas fuentes para obtener una mejor estimación final. Y finalmente herramientas globales como el MEM, cuya aproximación se aleja de la idea de los datos como serie temporal y se centra en encontrar las agrupaciones de casos que definan una epidemia, o el método WHO, que plantea la intervención manual de expertos que definen los periodos epidémicos.

Es en Europa donde más desarrollados y más homogéneos son los sistemas de vigilancia, y donde más se ha impulsado el uso de metodologías para la ayuda a la toma de decisiones. Desde el año 2010, el MEM es el método que utilizan el ECDC y la WHO-E tanto para la detección de las epidemias de gripe como para la determinación de la intensidad. La adopción de este método como estándar de vigilancia se debe a varios motivos:

- Es simple, sencillo de entender para los expertos en gripe sin formación estadística.

- Los umbrales epidémicos son prácticos y fácilmente interpretables.

- Los niveles de intensidad permiten determinar la actividad gripal en la que se encuentra la epidemia con respecto al histórico y compararlos con los vecinos.

- Es adaptable, pues puede utilizarse con cualquier enfermedad que presente un patrón epidémico, como todos los síndromes de interés que se manejan en la vigilancia de las enfermedades respiratorias.

- Es configurable, ya que es posible variar la metodología específica que se utiliza en cada uno de los procesos en los que participa el MEM. Permite cambiar medias por medianas, intervalos de confianza basados en la varianza por otros *bootstrap*, los niveles de los intervalos, el procedimiento de detección de la epidemia, etcétera.

- Es optimizable, al poderse adaptar a las necesidades de cada sistema de vigilancia mediante los parámetros adecuados, que pueden ser optimizados para mejorar sensibilidad, especificidad, etcétera.

- Puede evaluarse su eficiencia mediante una serie de herramientas que calculan por validación cruzada la especificidad y la sensibilidad del umbral epidémico.

- Es de fácil utilización al estar implementado en el lenguaje R mediante un paquete que puede ser utilizado por cualquier investigador, y dispone de una interfaz gráfica que no requiere conocimientos de programación.

El que distintos sistemas de vigilancia de diferentes regiones utilicen la misma metodología permite la comparación tanto temporal, porque pone en contexto las epidemias actuales de cada uno de ellos comparándolas con las anteriores, como espacial, porque al utilizar un mismo procedimiento es posible establecer comparaciones entre ellos y conocer la evolución global de la intensidad de la enfermedad. Además, permite que se utilicen distintos indicadores en diferentes sistemas, elimina el factor subjetivo asociado al notificador y asegura que las comparaciones se realicen en las mismas condiciones para todos, por lo que utilizar un único método armonizado es fundamental para una correcta vigilancia global de la gripe.

Bibliografía

1. Kaufmann AF, Meltzer MI, Schmid GP. The economic impact of a bioterrorist attack: are prevention and postattack intervention programs justifiable? Emerg Infect Dis. 1997;3(2):83-94.

2. Shmueli G, Burkom H. Statistical challenges facing early outbreak detec-

tion in biosurveillance. Technometrics. 2010;52(1):39-51.

3. Tillett HE, Spencer I-L. Influenza surveillance in England and Wales using routine statistics: development of 'CUSUM' graphs to compare 12 previous winters and to monitor the 1980/81 winter. Epidemiol Infect. 1982;88(1):83-94.

4. Mandl KD, Overhage JM, Wagner MM, Lober WB, Sebastiani P, Mostashari F, et al. Implementing syndromic surveillance: a practical guide informed by the early experience. J Am Med Inform Assoc. 2004;11(2):141-50.

5. Sonesson C, Bock D. A review and discussion of prospective statistical surveillance in public health. J R Stat Soc Ser A Stat Soc. 2003;166(1):5-21.

6. Farrington P, Andrews N. Outbreak detection: application to infectious disease surveillance. En: Monitoring the health of populations: statistical principles and methods for public health surveillance. 1st ed. New York: Oxford University Press; 2003. p. 390. [Internet]. Disponible en: DOI:10.1093/acprof:oso/9780195146493.003.0008

7. Buckeridge DL, Burkom H, Campbell M, Hogan WR, Moore AW. Algorithms for rapid outbreak detection: a research synthesis. J Biomed Inform. 2005;38(2):99-113.

8. Fienberg SE, Shmueli G. Statistical issues and challenges associated with rapid detection of bio-terrorist attacks. Stat Med. 2005;24(4):513-29.

9. Unkel S, Farrington CP, Garthwaite PH, Robertson C, Andrews N. Statistical methods for the prospective detection of infectious disease outbreaks: a review. J R Stat Soc Ser A Stat Soc. 2011;175(1):49-82.

10. Montgomery DC. Introduction to statistical quality control. Hoboken, NJ: John Wiley & Sons; 2008. 734 p.

11. Woodall WH. The use of control charts in health-care and public-health surveillance. J Qual Technol. 2006;38:89-104.

12. Shewhart WA. Economic control of quality of manufactured product. 1st ed. Milwaukee: ASQ Quality Press; 1931. 520 p.

13. National Notifiable Diseases Surveillance System. Centers for Disease Control and Prevention. [Internet]. [Accedido el el 25 de agosto de 2018]. Disponible en: https://wwwn.cdc.gov/nndss/

14. Page ES. Continuous inspection schemes. Biometrika. 1954;41(1/2):100-15.

15. Programa de Vigilancia Integral de la Gripe de Castilla y León. Red centinela sanitaria de Castilla y León. Portal de Salud de la Junta de Castilla y León. [Internet]. [Accedido el 25 de agosto de 2018]. Disponible en: https://www.saludcastillayleon.es/profesionales/es/centinelas

16. Roberts SW. Control chart tests based on geometric moving averages. Technometrics. 1959;1:239-50.

17. FluSurv-NET. The Influenza Hospitalization Surveillance Network. Centers for Disease Control and Prevention. [Internet]. [Accedido el 25 de agosto de 2018]. Disponible en: https://gis.cdc.gov/GRASP/Fluview/FluHospRates.html

18. Serfling RE. Methods for current statistical analysis of excess pneumonia-in-

fluenza deaths. Public Health Rep. 1963;78(6):494-506.

19. Costagliola D, Flahault A, Galinec D, Garnerin P, Menares J, Valleron AJ. A routine tool for detection and assessment of epidemics of influenza-like syndromes in France. Am J Public Health. 1991;81(1):97-9.

20. Parker RA. Analysis of surveillance data with poisson regression: a case study. Stat Med. 1989;8(3):285-94.

21. Farrington CP, Andrews NJ, Beale AD, Catchpole MA. A statistical algorithm for the early detection of outbreaks of infectious disease. J R Stat Soc Ser A Stat Soc. 1996;159(3):547-63.

22. Stern L, Lightfoot D. Automated outbreak detection: a quantitative retrospective analysis. Epidemiol Infect. 1999;122(1):103-10.

23. Wieland SC, Brownstein JS, Berger B, Mandl KD. Automated real time constant-specificity surveillance for disease outbreaks. BMC Med Inform Decis Mak. 2007;7(1):15.

24. Zhang J, Tsui F-C, Wagner MM, Hogan WR. Detection of outbreaks from time series data using wavelet transform. AMIA Annu Symp Proc. 2003;2003:748-52.

25. Frisén M, Andersson E. Semiparametric surveillance of monotonic changes. Seq Anal. 2009;28(4):434-54.

26. Healy MJR. A simple method for monitoring routine statistics. J R Stat Soc Ser Stat. 1983;32(3):347-9.

27. National Respiratory and Enteric Virus Surv System. Centers for Disease Control and Prevention. [Internet] [Accedido el 25 de agosto de 2018]. Disponible en: https://www.cdc.gov/surveillance/nrevss/index.html

28. Chatfield C, Yar M. Holt-winters forecasting: some practical issues. J R Stat Soc Ser Stat. 1988;37(2):129-40.

29. National Center for Health Statistics. Centers for Disease Control and Prevention. [Internet] [Accedido el 25 de agosto de 2018]. Disponible en: https://www.cdc.gov/nchs/index.htm

30. Box GEP, Jenkins GM. Time series analysis: forecasting and control. San Francisco, CA: Holden-Day; 1970. 576 p.

31. Choi K, Thacker SB. An evaluation of influenza mortality surveillance, 1962–1979: I. Time series forecasts of expected pneumonia and influenza deaths. Am J Epidemiol. 1981;113(3):215-26.

32. Weiß CH. Categorical time series analysis and applications in statistical quality control. Berlin: Dissertation Premium; 2009. 537 p.

33. Heisterkamp SH, Dekkers ALM, Heijne JCM. Automated detection of infectious disease outbreaks: hierarchical time series models. Stat Med. 2006;25(24):4179-96.

34. Strat YL, Carrat F. Monitoring epidemiologic surveillance data using hidden Markov models. Stat Med. 1999;18(24):3463-78.

35. Martínez-Beneito MA, Conesa D, López-Quílez A, López-Maside A. Bayesian Markov switching models for the early detection of influenza epidemics. Stat Med. 2008;27(22):4455-68.

36. Woodall WH, Marshall JB, Jr MDJ, Fraker SE, Abdel-Salam A-SG. On the use and evaluation of prospective scan methods for health-related surveillance. J R Stat Soc Ser A Stat Soc. 2007;171(1):223-37.

37. Chen R. A survillance system for congenital malformations. J Am Stat Assoc. 1978;73(362):323-7.

38. Fleming D, Slottje P. Percentiles-based intensity levels. EISS Annual Meeting. Malaga; 2007. [Internet] [Accedido el 25 de agosto de 2018]. Disponible en: https://www.euroflu.org/repository/documents/malaga_ 2007/1105/Epi/EISS-Malaga-2007_EPI_Pauline_Slottje_ Quantified_Intensity_1_Percentiles_EpiClin.pdf

39. Sistema Centinela de Vigilancia de la Gripe en España. Red Nacional de Vigilancia Epidemiológica. [Internet] [Accedido el 25 de agosto de 2018]. Disponible en: http://vgripe.isciii.es/inicio.do

40. Vega Alonso T, Lozano Alonso JE, Ortiz de Lejarazu R, Gutiérrez Pérez M. Modelling influenza epidemic — can we detect the beginning and predict the intensity and duration? Int Congr Ser. 2004;1263:281-3.

41. Vega T, Lozano JE, Meerhoff T, Snacken R, Mott J, Ortiz de Lejarazu R, et al. Influenza surveillance in Europe: establishing epidemic thresholds by the moving epidemic method. Influenza Other Respir Viruses. 2013;7(4):546-58.

42. Vega T, Lozano JE, Meerhoff T, Snacken R, Beauté J, Jorgensen P, et al. Influenza surveillance in Europe: comparing intensity levels calculated using the moving epidemic method. Influenza Other Respir Viruses. 2015;9(5):234-46.

43. ILINet. U.S. Outpatient Influenza-like Illness Surveillance Network. Centers for Disease Control and Prevention. [Internet] [Accedido el 25 de agosto de 2018]. Disponible en: https://gis.cdc.gov/grasp/fluview/fluportaldashboard.html

44. Lozano JE. lozalojo/mem: Second release of the MEM R library. Zenodo. 11 de noviembre de 2016. [Internet] [Accedido el 1 de febrero de 2017]. Disponible en: https://zenodo.org/record/165983

45. R Core Team. R: A language and environment for statistical computing. Vienna, Austria: R Foundation for Statistical Computing; 2017. [Internet] [Accedido el 1 de febrero de 2017]. Disponible en: https://www.R-project.org/

46. Lozano JE, Bergström J. lozalojo/memapp: Second release of the MEM Shiny Web Application R package. Zenodo; 2018. [Internet] [Accedido el 1 de febrero de 2017]. Disponible en: https://zenodo.org/record/1173518

47. WHO. WHO Global Epidemiological Surveillance Standards for Influenza. Enero de 2014. [Internet]. [Accedido el 27 de julio de 2018]. Disponible en: http://www.who.int/influenza/resources/documents/influenza_surveillance_manual/en/

48. Tay EL, Grant K, Kirk M, Mounts A, Kelly H. Exploring a proposed WHO method to determine thresholds for seasonal influenza surveillance. PLoS One. 2013;8(10):e77244.

49. Ly S, Arashiro T, Ieng V, Tsuyuoka R, Parry A, Horwood P, et al. Establishing seasonal and alert influenza thresholds in Cambodia using the WHO method: implications for effective utilization of

influenza surveillance in the tropics and subtropics. West Pac Surveill Response. 2017;8(1). [Internet] [Accedido el 12 de junio de 2018]. Disponible en: http://ojs.wpro.who.int/ojs/index.php/wpsar/article/view/518

50. CGHCG. Sistema de Vigilancia de Casos Graves Hospitalizados Confirmados de Gripe. Red Nacional de Vigilancia Epidemiológica. [Internet] [Accedido el 25 de agosto de 2018]. Disponible en: http://vgripe.isciii.es/inicio.do

51. Burkom HS, Murphy S, Coberly J, Hurt-Mullen K. Public health monitoring tools for multiple data streams. MMWR Suppl. 2005;54:55-62.

52. Kulldorff M, Mostashari F, Duczmal L, Yih WK, Kleinman K, Platt R. Multivariate scan statistics for disease surveillance. Stat Med. 2007;26(8):1824-33.

53. WHO Regional Office for Europe. Guiadance for sentinel influenza surveillance in humans (2011). Disponible en: http://www.euro.who.int/en/health-topics/communicable-diseases/influenza/publications/2011/who-regional-office-for-europe-guidance-for-sentinel-influenza-surveillance-in-humans-2011

54. Vega Alonso T, Lozano Alonso JE, Meerhoff T. Quantification of qualitative influenza indicators used in EuroFlu and TESSy. Copenhagen: WHO Regional Office for Europe (WHO/Europe); 2012 nov. (WHO Collaborative Activities). [Internet]. [Accedido el 25 de agosto de 2018]. Disponible en: https://www.saludcastillayleon.es/profesionales/es/centinelas/informe-indicadores-cualitativos-actividad-gripal

55. WHO Regional Office for Europe. Establishing thresholds and intensity levels for severe acute respiratory infections (SARI). Technical report. 2016 ene. (WHO Collaborative Activities). Disponible en: https://www.who.int/bulletin/volumes/96/8/18-211508/en/

CARGA DE ENFERMEDAD DE LA GRIPE EN ESPAÑA. MEDIDORES DEL IMPACTO SOCIOECONÓMICO

Alberto Pérez Rubio, José María Eiros Bouza

CARGA DE ENFERMEDAD DE LA GRIPE EN ESPAÑA. MEDIDORES DEL IMPACTO SOCIOECONÓMICO

Alberto Pérez Rubio, José María Eiros Bouza

12.1 Introducción

La gripe estacional es una infección viral aguda que produce epidemias cada año en todo el mundo, con una importante tasa de incidencia anual del 5-10% en los adultos y del 20-30% en los niños[1]. Puede afectar a todos los grupos de edad y causar epidemias y brotes anuales, que se presentan en diferentes patrones estacionales, dependiendo de la región del mundo. En la mayoría de los países, la duración de las epidemias ronda los 4 meses, aunque el pico de incidencia se concentra en un periodo de 1 a 2 meses. Todo ello hace de la gripe estacional un importante problema de salud pública, debido a la gravedad de la enfermedad y al número de muertes en poblaciones de alto riesgo[2].

La población incluida como grupo de riesgo de infección por gripe en la Unión Europea (UE) se estimó en el año 2006 en 223,4 millones de personas, lo que representa el 49,1% del total de la población (25 Estados miembros en el año 2006)[3]. El riesgo de muerte por gripe es 10 veces mayor en las personas mayores de 65 años en comparación con los adultos jóvenes[4]. Así pues, la población mayor de 65 años tiene la tasa más alta de muertes asociadas con la gripe en cualquiera de los grupos de alto riesgo definidos[5-10]. Las epidemias anuales provocan entre 3 y 5 millones de casos de enfermedad grave y entre 250.000 y 500.000 muertes en todo el mundo[11].

Además del impacto clínico, la gripe tiene un impacto económico para la sociedad en términos de utilización de recursos sanitarios, por la menor productividad causada por el absentismo laboral de enfermos y cuidadores, y por la congestión de los servicios sanitarios durante los picos incidencia[12]. El impacto total de una epidemia de gripe (incluidos los costes directos e indirectos) en los países industrializados puede llegar a 56,7 millones de euros por millón de habitantes[13]. En la UE-25, el coste directo de la gripe se ha estimado en 11.800 millones de euros[3].

La Organización Mundial de la Salud y el Consejo Europeo han señalado que la forma más eficaz de prevenir la enfermedad y sus consecuencias graves es la vacunación, y que esta es además una de las herramientas más coste-efectivas. De hecho, el Consejo alienta a los países de la UE a que ofrezcan una vacunación apropiada a los grupos de riesgo y consideren la inmunización más allá de la infancia y la niñez mediante la creación de programas de vacunación con un enfoque a lo largo de toda la vida. En concreto, el Centro Europeo para la Prevención y el Control de Enfermedades estableció para el año 2015 un objetivo de cobertura de vacunación frente a la gripe del 75% en los grupos recomendados[13].

12.2 Impacto clínico de la gripe en España

Para analizar el impacto clínico de la gripe en España, la primera fuente son los datos oficiales del Sistema de Vigilancia de la Gripe en España (SVGE) publicados por el Instituto de Salud Carlos III[14]. La incidencia de la gripe presenta una media anual de 2069 casos por cada 100.000 habitantes. De todos los datos publicados, en la temporada 2004-2005 se reportó el mayor número de casos (3147 por 100.000 habitantes), y en la inmediatamente posterior, 2005-2006, hubo el menor número de casos (1373 por 100.000 habitantes). En las últimas seis temporadas, la tasa media anual de incidencia acumulada de casos de gripe confirmados en todos los grupos de edad ha sido de 1942 casos por 100.000 habitantes.

Por grupos de edad, el promedio por 100.000 habitantes entre las temporadas 2011-2012 y 2016-2017 fue inversamente proporcional a la edad: 4652 para el grupo de 0-4 años, 3841 para el grupo de 5-14 años, 1605 para el grupo de 15-64 años y 794 para los mayores de 64 años. La temporada con mayor incidencia fue la de 2014-2015 para todos los grupos de edad excepto para el grupo de 0-4 años, para el que fue la temporada 2015-2016 la que tuvo un mayor número de casos (Figura 12.1).

En cuanto a los casos de gripe hospitalaria confirmada grave, se evidenció que para todas las temporadas de gripe los grupos con mayor incidencia fueron el de 0-4 años y el de mayores de 65 años[15]. Durante las últimas seis temporadas se ha registrado una media de 8,2 hospitalizaciones por 100.000 habitantes anuales, siendo la temporada 2015-2016 la que presentó el mayor número de hospitalizaciones (3101 casos, 13,85 por 100.000 habitantes) y la población de mayores de 64 años la más afectada. Por grupos de edad, al contrario de lo que ocurría con la incidencia, la tasa de hospitalizaciones aumenta con la edad, con un 47,0%, un 24,8%, un 11,8%, un 3,5% y un 12,8% para los grupos de mayores de 65 años, de 45-64 años, de 15-44 años, de 5-14 años y de 0-4 años, respectivamente.

El 34,3% de los casos de gripe hospitalaria confirmada grave de todos los grupos de edad requirieron ingreso en la unidad de cuidados intensivos (UCI) durante las últimas temporadas, y el 12,2% fallecieron, con una alta variabilidad en el número de fallecimientos dependiendo de la temporada (50 defunciones durante la temporada 2011-2012 y 464 en la temporada 2016-2017). Como en el caso de las hospitalizaciones, los mayores de 64 años concentraron el mayor porcentaje de defunciones en los casos graves hospitalizados confirmados de gripe, concretamente un 60% (Figura 12.2).

En un análisis de los informes emitidos por el SVGE, la letalidad observada en los pacientes hospitalizados por gripe confirmada en las temporadas 2010-2011, 2011-2012 y 2012-2013, fue del 12,3%, el 8,2% y el 10,4%, respectivamente. No se aprecian diferencias estadísticamente significativas entre la letalidad de los distintos tipos de virus de la gripe en los pacientes hospitalizados o ingresados en la UCI. El patrón de letalidad por grupos de edad se mantuvo similar en esas temporadas y se observa un aumento de la letalidad de la infección grave confirmada de gripe con la edad, con un máximo en los mayores de 64 años. Desde la temporada pandémica 2009-2010 se ha producido un desplazamiento progresivo de las defunciones hacia los grupos de mayor edad[16].

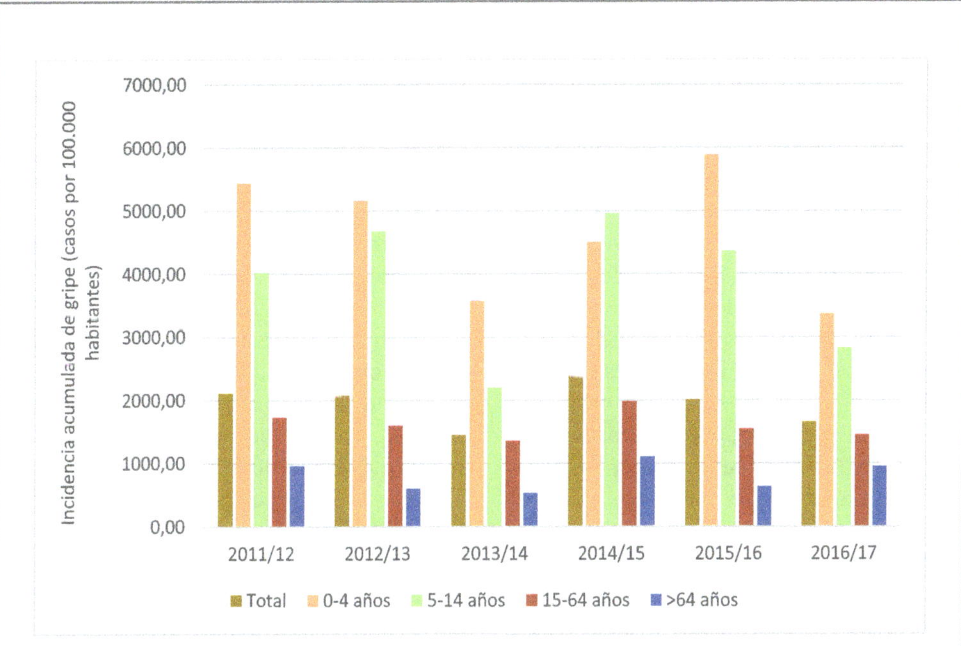

Figura 12.1 Tasa global de incidencia acumulada de gripe ajustada por edad y por grupo de edad (casos por 100.000 habitantes)[22].

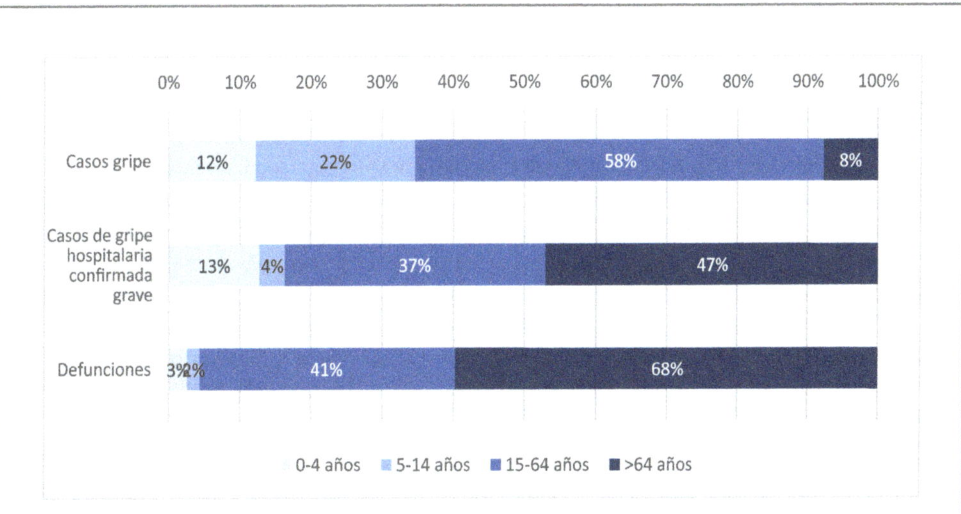

Figura 12.2 Distribución de los casos de gripe por grupos de edad, casos graves hospitalizados y defunciones (2011-2017). Elaboración propia a partir de informes del Instituto de Salud Carlos III[22].

225

Las cifras de mortalidad por gripe presentadas por el SVGE contrastan con los resultados de los estudios que investigan los excesos de defunciones por gripe. Un estudio analizó los excesos de defunciones por gripe y neumonía en España, así como los años potenciales de vida perdidos a lo largo de 28 temporadas, durante el periodo 1980-2008[17]. Durante este tiempo se produjeron 239.581 defunciones por gripe y neumonía, lo que supuso el 2,4% del total de las defunciones y el 24,1% de las defunciones por enfermedades respiratorias, si bien estos porcentajes variaron de manera significativa en las distintas temporadas. Los mayores de 64 años fueron el grupo de edad que presentó el mayor porcentaje de fallecimientos por gripe y neumonía, representando el 89,4% de las defunciones, con un rango que oscilaba entre el 82,6% y el 92,6% en las diferentes temporadas. Otros estudios realizados con una metodología similar, para temporadas posteriores, han llegado a conclusiones similares. En el trabajo de López Cuadrado et al.[19] se estimaron los excesos de mortalidad atribuible a la gripe en España por grupos de edad durante los años 1999-2005, y se halló que la temporada 2004-2005 fue la que tuvo las tasas de mortalidad más alta, con una estimación del exceso de mortalidad por gripe y neumonía, y de muertes por todas las causas, de 2,64-6,55 (lo que supondría 1130-2800 exceso de muertes por gripe y neumonía) y 23,15-74,00 muertes por cada 100.000 habitantes (lo que supondría 9920-31.700 exceso de muertes por todas las causas), respectivamente, en función del modelo de estimación utilizado[18]. Por otro lado, la temporada 2000-2001 mostró la menor tasa de exceso de mortalidad. El grupo de mayores de 64 años fue el que tuvo las mayores tasas de exceso de mortalidad[18].

Por último, en un análisis de las temporadas 2006-2007 a 2011-2012 se evidenció que en esta última temporada el exceso de muertes atribuibles a la gripe había alcanzado la cifra de 14.241, en todas las edades, y se identificó igualmente la temporada 2011-2012 como el periodo con mayor tasa de defunciones atribuibles a la gripe en mayores de 64 años, con un exceso de defunciones por gripe de 18,07 por 100.000 habitantes, lo que supone un incremento entre 2,5 y 14 veces el de las tasas de exceso de mortalidad respecto a las temporadas de gripe precedentes[19].

Además del impacto en la mortalidad, la gripe provoca una disminución relevante de la calidad de vida relacionada con la salud (CVRS). Un estudio realizado en la temporada pandémica 2009-2010, en el que se incluyeron 329 casos de pacientes con diagnóstico confirmado de gripe (184 ambulatorios y 145 con ingreso hospitalario), analizó el impacto de la gripe durante dicha temporada sobre la CVRS utilizando el cuestionario EQ-5D[20]. La disminución en la CVRS fue significativa durante el episodio de gripe, pasando de un promedio de 0,81 (intervalo de confianza del 95% [IC95%]: 0,78-0,84) y de 0,93 (IC95%: 0,91-0,96) para pacientes hospitalarios y ambulatorios, respectivamente, a 0,23 (IC95%: 0,10-0,28) y 0,50 (IC95%: 0,46-0,53), respectivamente. La pérdida media de CVRS por gripe fue de 0,58 (IC95%: 0,53-0,63) en los pacientes hospitalizados y de 0,43 (IC95%: 0,40-0,46) en los que no requirieron ingreso. Considerando los casos confirmados durante esa temporada (3025 pacientes hospitalizados y 744.795 ambulatorios), la carga global de la gripe supuso una pérdida de 94 años de vida ajustados por calidad (AVAC) en los pacientes hospitalizados y 6777 años en los pacientes ambulatorios. Para los 318 pacientes fallecidos se estimó una pérdida de 11.981 AVAC[20].

Utilizando también el cuestionario EQ-5D, se analizó la disminución de la CVRS en población en edad laboral que padeció gripe durante la temporada 2004-2005. Se estimó que la disutilidad asociada al episodio de gripe era de 0,647 (desviación típica: 0,310).

La CVRS de los pacientes una vez que se recuperaban de la gripe era de 0,941 (0,120), frente a una calidad de vida de 0,294 (0,430) mientras sufrían el proceso gripal, y eran las actividades cotidianas la dimensión que más afectada se veía[21].

En la Tabla 12.1 se muestran agregadas las principales variables empleadas para la caracterización de la carga clínica de la gripe y sus resultados en los distintos estudios.

Las epidemias de gripe continúan siendo un importante problema para la población española. De acuerdo con el SVGE, cada año más de 950.000 casos de gripe confirmada por el laboratorio son atendidos en el Sistema Nacional de Salud (SNS), y es la población hasta 14 años de edad la más afectada en cuanto a número de casos. Como regla general, la gripe es una infección viral estacional de mayor morbilidad en los niños y las personas jóvenes, y de mayor mortalidad en personas con enfermedades crónicas y ancianas[22]. Esta cifra, siendo significativa, contrasta con los datos del sistema de información de atención primaria, según el cual anualmente se producen más de 3,75 millones de consultas por gripe, es decir, que la incidencia sería cuatro veces superior a la estimada por el SVGE. Esta divergencia revela que existe un claro problema de identificación de los verdaderos casos de enfermedad causada por el virus de la gripe. Los síntomas descritos por los pacientes en la consulta hacen que los profesionales sanitarios de atención primaria codifiquen la gripe como motivo de consulta en un número de casos muy superior al de casos confirmados.

Una situación similar se presenta en los episodios de hospitalización relacionados con la gripe. La media de casos de gripe hospitalaria confirmada grave durante las últimas temporadas ha sido de 1884 episodios anuales. De acuerdo con el conjunto mínimo básico de datos de hospitalización (CMBD-H), cada año se producen 8741 ingresos hospitalarios en los

que la gripe aparece como diagnóstico principal o secundario. A diferencia de lo que sucede con la incidencia de gripe, el grupo de mayores de 64 años es el que sufre la mayoría de los casos de gripe hospitalaria confirmada grave. Estos episodios de hospitalización por gripe, además de la saturación del SNS, tienen una gravedad relativa importante, ya que uno de cada tres requiere ingreso en la UCI y el 12,2% fallecen durante el ingreso hospitalario.

La letalidad de los episodios de hospitalización general durante un periodo similar fue del 4,1% [disponible en: http://pestadistico. inteligenciadegestion.msssi.es/publicoSNS/comun/ArbolNodos.aspx?idNodo=22117], aunque las divergencias según los distintos autores son importantes. El SVGE presenta cifras de entre 50 y 464 defunciones en los casos de gripe hospitalaria confirmada grave, mientras que otros estudios que analizan los excesos de defunciones por gripe desde el año 1980 multiplican estas cifras por 20[18-20], suponiendo el 2,4% del total de las defunciones y el 24,1% de las defunciones por enfermedades respiratorias[17]. La frecuencia relativa de muertes por gripe y neumonía osciló entre el 2,0% y el 3,9%, y en relación con las enfermedades respiratorias el rango fue del 19,0% al 40,2%[18]. Las cifras de mortalidad por gripe y neumonía entre las temporadas 2006-2007 y 2011-2012 oscilan entre 7825 y 9443[20]. La tasa de exceso de defunciones por gripe en España en los mayores de 64 años fue máxima en la temporada 2011-2012, de 18,07, lo que supone un incremento entre 2,5 y 14 veces el de las tasas previas[19], con 57 muertes por 100.000 habitantes atribuibles a la gripe y la neumonía y por todas las causas[18].

La magnitud de la epidemiología de la gripe, en número de casos, está reforzada, como se ha visto, por el importante impacto que tiene sobre la calidad de vida de los pacientes durante un periodo de tiempo, que es más largo para aquellos pacientes que requieren ingreso hospitalario[20,21].

Tabla 12.1 Principales variables empleadas para la caracterización de la carga clínica de la gripe y sus resultados en los distintos estudios.

Variables, carga clínica de la gripe		Ref.
Incidencia		
Media anual	2069/100.000 habitantes	22
Rango	Máximo 3147/100.000 habitantes en 2004-2005 y mínimo 1373/100.000 habitantes en 2005-2006	22
Distribución por edades	0-4 años: 4.652/100.000; 5-14 años: 3847/100.000; 15-64 años: 1605/100.000; >64 años: 764/100.000	22
	<15 años:1395-3155/100.000; >64 años: 141-608/100.000	23
	0-4 años: 41%; 5-14años: 62%; 15-64 años: 55%; >64años: 38%	25
Casos de gripe hospitalaria confirmada grave		
Media anual	1884 casos al año	22
Tasa	18,9/100.000 habitantes >65 años	23
Rango	Máximo 3101 (13,85/100.000 habitantes) en 2015-2016 y mínimo 525 (2,58/100.000 habitantes) en 2012-2013	22
Distribución por edades	0-4 años: 18,8%; 5-14 años: 3,5%; 15-44 años: 11,8%; 45-64 años: 24,8%; >64 años: 47,10%	22
	0-4 años: 11%; 5-14 años: 3%; 15-64 años: 46%; >50%	23
	<18 años: 21,2%; 18-64 años: 22,5%; >64 años: 56,4%	28
Admisiones en unidad de cuidados intensivos		
Media anual	34,3% de los casos de gripe hospitalaria confirmada grave	22
	32% en 2010-2011; 37% en 2011-2012; 43% en 2012-2013	26
Tasa	2,6/100.000 habitantes	23
Distribución por edades	0-4 años: 9,0%; 5-14 años: 2,7%; 15-64 años: 56,8%; >64 años: 31,1%	23
Mortalidad casos de gripe hospitalaria confirmada grave	12,2% de los casos	22
	0-4 años: 1%; >65 años: 18%	23
Mortalidad		
Mortalidad media anual	239.581 fallecimientos por gripe y neumonía entre las temporadas 1980/1981 y 2007-2008	29
	7825-9443 casos	31
	8060 en >65 años	31
Tasa	2,69-6,55/100.000 habitantes en 2004-2005	30
Distribución por edades	0-4 años: 0,9%; 5-14 años: 0,8%; 15-64 años: 39,0%; >64 años: 58,1%	23
Calidad de vida		
Pérdida media de calidad de vida relacionada con la salud	Hospitalizados: 0,23; ambulatorios: 0,50	32
	0,37 - 0,65	33

12.3 Impacto económico de la gripe en España

La relevancia de la carga clínica de la gripe también tiene su reflejo sobre la carga económica que anualmente genera la epidemia de gripe. Aunque la información encontrada es parcial y restringida a temporadas concretas, incluyendo la temporada de gripe pandémica, las diversas estimaciones señalan un impacto económico de entre 250 y 1000 millones de euros anuales[23-26]. De nuevo la diferencia entre las estimaciones es amplia, si bien parece haber coincidencia en que el absentismo laboral y las hospitalizaciones ocasionadas por la gripe son los motivos principales que aparecen como causa del impacto económico[27-30], y no hay que despreciar el impacto económico que genera la gripe en número de consultas, tanto en atención primaria como en derivaciones a atención especializada, y que posiblemente hasta el momento no se le haya prestado suficiente atención[31]. En cualquier caso, estas estimaciones se encuentran lejos de la presentada por la Comisión Europea, que indica un coste anual de 56,7 millones de euros en costes directos e indirectos por millón de habitantes[13], y por lo tanto para España esto supondría más de 2500 millones de euros cada año. En este sentido, en un reciente estudio publicado se ha estimado un ahorro comprendido entre 500 y 800 millones anuales en costes directos evitados al SNS en España por la vacunación antigripal solo para población mayor de 65 años[32].

En el estudio publicado por Badía et al. 2006 se estimaron los costes de la epidemia de gripe en España desde una perspectiva social, incluyendo 662 casos consecutivos de gripe, con diagnóstico clínico, durante la temporada 1999-2000[27]. El coste de una temporada media con una incidencia de gripe del 7,9% ascendía a 1036,9 millones de euros (a precios constantes del año 2000), lo que suponía un 0,16% del producto interior bruto. Las partidas más importantes correspondían a los costes hospitalarios (47,2%) y al absentismo laboral (35,8%), seguidas por los costes del tratamiento (11,5%), los costes de atención primaria (3,1%) y los costes para el paciente (2,3%).

Otro análisis posterior estimó el impacto económico de la gripe durante la temporada de gripe pandémica 2009-2010, con una incidencia de casos confirmados de gripe del 1,3%. El impacto económico sobre los servicios de salud en España fue de 144,8 millones de euros (IC95%: 13,8-383,5); el 86% de este coste fue generado por los pacientes atendidos de forma ambulatoria, y el 14% restante sería atribuible a los pacientes hospitalizados. Si el análisis se realizaba con los casos de gripe clínica (no confirmada, incidencia del 3,1%), la carga económica social se estimaba en 256,5 millones de euros (precios constantes de 2009)[28]. Se analizaron los componentes del coste distinguiendo tres tipos de pacientes: 1) en los que requerían ingreso hospitalario e ingreso en la UCI, el 89,9% del coste total se debía al episodio de hospitalización, el 9,0% a los costes indirectos relacionados con el absentismo laboral del paciente o del cuidador, y el 1,1% a los costes ambulatorios (incluyendo visitas médicas, medicación, vacunas y pruebas diagnósticas); 2) en los pacientes que ingresaron en el hospital, pero no necesitaron ingreso en la UCI, el 63,1% del coste total se debía al episodio de hospitalización, el 30,6% a los costes indirectos y el 6,3% a los costes ambulatorios; y 3) en aquellos pacientes que resolvieron el episodio de gripe sin necesidad de ingreso en hospital, el 77,1% de los costes estaba relacionado con el absentismo laboral y el 22,9% restante con la atención ambulatoria. Hay que destacar que el mismo grupo de trabajo publicó, en una comunicación a un congreso, una comparación del coste de la gripe durante la temporada pandémica y la siguiente temporada gripal, y los resultados fueron similares en cuanto al coste de los casos con ingreso hospitalario (6028 euros en la temporada pandémica y 6939 euros en la siguiente) y el coste de los que no requirieron ingreso (749 y 421 euros, respectivamente)[29].

Otro estudio analizó los casos hospitalizados durante la temporada de gripe pandémica, entre el 1 de julio de 2009 y el 31 de diciembre de 2009, a través del CMBD del Ministerio de Sanidad. Se estimaron en 11.449 los ingresos por gripe A(H1N1) pandémica, con una incidencia de 24,9 casos por 100.000 habitantes, durante media temporada de gripe, al no incluir el periodo del año 2010. El 50,6% de los pacientes ingresados tenían otra enfermedad crónica subyacente. El coste estimado de los episodios de hospitalización ascendió a 35,4 millones de euros, siendo superior para los pacientes con comorbilidad en comparación con aquellos sin enfermedades crónicas (2152 y 1144 euros, respectivamente)[30].

Un estudio realizado con el objetivo de determinar el impacto presupuestario de la mejora de la estrategia de vacunación antigripal en los mayores de 65 años ha estimado que, en España, la vacunación antigripal supone un ahorro de más de 490 millones de euros, en su mayor parte por los costes de hospitalización evitados[32].

La información disponible en el Portal Estadístico del Área de Inteligencia de Gestión, del Ministerio de Sanidad, Servicios Sociales e Igualdad (MSSSI) (disponible en: http://pestadistico.inteligenciadegestion. msssi.es/publicoSNS/comun/ArbolNodos. aspx?idNodo=22117), señala que en el periodo comprendido entre los años 2011 y 2014 hubo una media de 3.755.849 consultas en atención primaria, codificadas de acuerdo con la Clasificación Internacional de Atención Primaria (CIAP) como R80–Gripe, que motivaron una media de 172.483 (3,5%, información disponible para los años 2013 y 2014) interconsultas con atención especializada. El coste para el SNS de estas consultas ascendió a 169,7 millones de euros, de acuerdo con los costes unitarios utilizados en uno de los artículos previamente comentados[28]. Además, con el código CIAP R74–Infección Respiratoria Aguda del Tracto Superior, anualmente se generan 41,6 millones de consultas en atención primaria y 2,1 millones de interconsultas. La gripe como diagnóstico principal o secundario (códigos 487 y 488 de la Clasificación Internacional de Enfermedades, Novena Revisión, Modificación Clínica) ocasiona anualmente 8741 episodios de hospitalización según el CMBD-H, que integra información administrativa y clínica de los pacientes ingresados en unidades de hospitalización, la cual es recogida y codificada sistemáticamente en los hospitales y remitida al MSSSI, con un coste de 42,4 millones de euros adicionales.

12.4 Evaluaciones económicas de los programas de vacunación antigripal

Frente al impacto clínico y económico de la gripe, la vacunación se ha propuesto como la medida más efectiva para su prevención[2]. Los estudios que han evaluado la eficiencia de diferentes programas de vacunación antigripal han concluido de manera reiterada que resultan eficientes para el sistema sanitario. Aunque la metodología y los programas de vacunación evaluados han sido distintos, todos los estudios identificados señalan que desde la perspectiva del SNS la vacunación antigripal, con vacuna trivalente o tetravalente, dirigida a población de cualquier edad, en edad laboral, mayores de 50 o de 65 años, tiene una razón de coste-efectividad aceptable[23-25,33-36]. Los resultados mejoran cuando la perspectiva de la evaluación se amplía a una perspectiva social, debido a la relevancia del absentismo laboral de los pacientes y los cuidadores causado por la gripe, en consonancia con los resultados antes descritos.

A pesar de que las conclusiones de todas las evaluaciones económicas son similares, los resultados también presentan una amplia variación, con estudios en los que la vacunación supone una inversión con un valor neto positivo y otros en los que el programa de vacunación supone una inversión de hasta 15.000 euros por cada AVAC adicional. Hay que señalar que la mayoría de los estudios analizados pueden estar subestimando la eficiencia de los programas de vacunación por utilizar modelos que no permiten incorporar una externalidad positiva de estos programas como es la protección que logran las personas no vacunadas por el hecho de que haya personas vacunadas *(herd effect),* y con ello disminuya la trasmisión de la enfermedad[26].

En cuanto a la eficiencia de los programas de vacunación antigripal, en una revisión de la literatura desde 1983 hasta junio del 2011 se indica que la implementación de programas de vacunación antigripal proporciona ahorros netos en la población general, en la población de 3-14 años y en la población de edad laboral, mientras que en la de 50-64 años, aunque la vacuna no lograba ahorros netos, sí era una intervención coste-efectiva[24].

En la Tabla 12.2[23-25,33-36] se muestran diversos análisis económicos y se evalúa la eficiencia de diferentes estrategias de vacunación: niños, población en edad laboral, población de 50-64 años o todos los mayores de 64 años, y población de otras edades con alto riesgo de complicaciones por gripe, con distintas intervenciones y análisis económicos (coste-beneficio o coste-utilidad).

Los análisis económicos de los programas de vacunación en España utilizando la vacuna tetravalente o tetravalente para la prevención de la gripe estacional muestran que son eficientes para los individuos de edad avanzada y para la población con riesgo de complicaciones por gripe (perspectiva

del SNS: 11.188 €/AVAC; perspectiva de la sociedad: 8748 €/AVAC)[35], y pueden evitarse 520.000 euros en consultas de atención primaria, 20,8 millones de euros en hospitalizaciones y 3,1 millones de euros por pérdidas de productividad, según estiman Uhart et al.[25] en un trabajo europeo para el contexto español.

La evaluación del impacto de un aumento en la cobertura de vacunación del grupo de 50-64 años hasta cifras similares a la de personas mayores de 65 años se considera una intervención eficiente (relación de coste-efectividad incremental desde la perspectiva de la sociedad: 4149 €/AVAC ganado; relación de coste-efectividad incremental desde la perspectiva del pagador: 14.919 €/AVAC ganado)[35].

Desde la perspectiva de la sociedad, vacunar a los trabajadores supone un ahorro de 35 € por trabajador vacunado[36], con un índice de rentabilidad de 0,80 (IC95%: 0,79-0,81; mediana: 0,74; rango intercuartílico: 0,53-1,02)[23]. En el supuesto de evitar más de 36 casos de gripe por cada 1000 vacunas, el índice de rentabilidad toma valores >1.

La vacunación universal de niños de 3-14 años presenta una razón de coste-beneficio de 1,80, y es una alternativa dominante en el plano de la eficiencia respecto a otras opciones[24].

A pesar de todos estos escenarios y análisis tan variados, los resultados y las conclusiones generales coinciden en que las diferentes estrategias de vacunación antigripal resultan eficientes, aun en el caso de que no lleguen a generar ahorro de recursos a la sociedad. El análisis desde la perspectiva de la sociedad concede más valor a los programas de vacunación antigripal debido a las pérdidas de productividad laboral por absentismo o presentismo de pacientes y cuidadores causadas por la gripe estacional.

Tabla 12.2 Resumen de las características de los estudios económicos publicados en España.

Ref.	Periodo de análisis	Objetivo	Población incluida	Tipo de evaluación económica
García et al.[31]	2012	Comparar el coste-efectividad de los programas de vacunación en España con la vacuna trivalente o tetravalente para la prevención de la gripe estacional	En personas de edad avanzada (≥65 años). Población de riesgo de complicaciones por gripe entre 3 y 64 años y todos los mayores de 64 años	Eficiencia de programa de vacunación: coste-efectividad
Badía et al.[24]	1999-2000	Evaluar los costes que representa la epidemia de la gripe para la sociedad en España	Sin limitación de edad	Impacto económico
Galante et al.[25]	2009	Estimar la utilización de recursos sanitarios en pacientes con diagnóstico confirmado de gripe A pandémica	Población >6 meses	Impacto económico
Garín et al.[26]	2009-2011	Estimar y comparar el impacto de la gripe, en términos de utilización de recursos sanitarios, absentismo laboral y costes, durante la temporada pandémica 2009-2010 y la siguiente temporada 2010-2011 en pacientes con gripe confirmada por laboratorio	-	Impacto económico
Portal Estadístico del Ministerio de Sanidad, Servicios Sociales e Igualdad[28]	2011-2014	Describir y analizar los datos oficiales de la BDCAP y del CMBD-H relacionados con la gripe en las últimas temporadas	Sin límite de edad	Impacto económico
Rodríguez-Rieiro et al.[27]	2009	Describir los datos de hospitalización, comorbilidad y mortalidad en el hospital	Sin límite de edad	Impacto económico

Diseño	Perspectiva	Horizonte temporal	Resultados
Modelo matemático, de múltiples cohortes	Social/pagador	Toda la vida	Perspectiva del Sistema Nacional de Salud: 11.188 €/AVAC Perspectiva de la sociedad: 8748 €/AVAC
Estudio epidemiológico, transversal y multicéntrico	Sociedad	1 año	Costes totales para la sociedad de 1036,9 millones de euros que se dividirían en: - Costes de tratamiento: 119,2 millones de euros (11,5%) - Costes de absentismo laboral: 371,2 millones de euros (35,8%) - Costes hospitalarios: 483 millones de euros (47,2%)
Estudio observacional, multicéntrico, longitudinal en España de casos y controles	Sociedad	4 meses	El impacto económico en España fue de 144,8 millones de euros (IC95%: 13,8-383,5). – El 86% de este coste fue en pacientes ambulatorios – El 14% restante fue atribuible los pacientes hospitalizados Si se consideran los casos de gripe clínica (no confirmada, incidencia 3,1%), la carga económica social se estimó en 256,5 millones de euros en 2009
Estudio multicéntrico, longitudinal, de pacientes con gripe confirmada por laboratorio	Sociedad	4 meses (1 de julio a 31 de diciembre)	El coste medio en la temporada pandémica fue de 6028 euros frente a 6939 euros en la siguiente temporada En los pacientes ambulatorios, el 94% (temporada pandémica) y el 82% (pospandémica) de los empleados (el 64,9% y el 68,0%, respectivamente) se ausentaron por enfermedad; la duración de la ausencia fue de 11 (12) y 7 (45) días. El coste promedio fue de 749 euros en la temporada pandémica y de 421 euros en la pospandémica
Análisis los datos oficiales de la BDCAP y el CMBD-H relacionados con la gripe, códigos CIAP R80 y CIE9-MC 487 y 488, en las últimas temporadas disponibles	Pagador	1 año	Media anual de 3.755.849 consultas en atención primaria Media anual de 172.483 interconsultas con atención especializada Media anual de 8781 hospitalizaciones (42,4 millones de euros)
Estudio retrospectivo, de análisis de la información de ingresos hospitalarios recogida en el CMBD	Hospitalario	1 de julio a 31 de diciembre	El coste total estimado de las hospitalizaciones por gripe fue de 35,4 millones de euros El coste medio por admisión de un paciente con enfermedad crónica concomitante fue de 2152,02 euros, frente a 1148,90 euros para un paciente sin enfermedad crónica

Tabla 12.2 (continuación)

Ref.	Periodo de análisis	Objetivo	Población incluida	Tipo de evaluación económica
Aballea et al.[33]	2004	Evaluar el impacto de un aumento en la cobertura de vacunación en el grupo de 50-64 años hasta cifras similares a la de personas mayores de 65 años. Intervención: vacunar a todos Control: vacunar solo a individuos de alto riesgo	Población de 50 a 64 años	Eficiencia de un programa de vacunación: coste-efectividad
De Juanes et al.[34]	2003	Evaluar la eficiencia de un programa de vacunación contra la gripe en la población laboral española	Trabajadores entre 16 y 65 años	Modelo de minimización de costes
Martín Fernández[35]		Analizar la razón coste-beneficio de una estrategia de vacunación antigripal en población trabajadora en España	Población trabajadora	Modelo de coste-beneficio
Navas et al.[36]		Evaluar la eficiencia de la vacunación universal de niños de 3-14 años con una dosis única de vacuna de gripe inactivada adyuvada	Niños de 3-14 años Intervención: vacunar Control: no vacunar	Eficiencia de un programa de vacunación: coste-efectividad y coste-beneficio
Uhart et al.[37]	2002-2012 Temporada pandémica excluida	Estimar el impacto en salud pública y económico de la vacunación antigripal utilizando vacuna tetravalente en lugar de trivalente en Europa	Mayores de 6 meses	Modelo de minimización de costes

AVAC: años de vida ajustados por calidad; BDCAP: Base de Datos Clínicos de Atención Primaria; CIAP: Clasificación Internacional de Atención Primaria; CIE9-MC: Clasificación Internacional de Enfermedades, Novena Revisión, Modificación Clínica; CMBD-H: Conjunto Mínimo Básico de Datos-Hospitalización; IC95%: intervalo de confianza del 95%.

Diseño	Perspectiva	Horizonte temporal	Resultados
Modelo analítico de decisión que considera como resultado de salud los casos de enfermedad similar a gripe. La efectividad de la vacuna se obtuvo de una revisión Cochrane	Social/pagador		Relación de coste-efectividad incremental: 4149 €/AVAC ganado (perspectiva de la sociedad) Relación de coste-efectividad incremental: 14.919 €/AVAC ganado (perspectiva del pagador)
Modelo teórico de análisis de costes y beneficios en términos de ahorro para una cohorte de 1000 trabajadores, a 1 año desde la perspectiva social Efectividad de la vacuna en un estudio en población adulta y ensayos clínicos controlados	Social/pagador		Desde la perspectiva de la sociedad, vacunar a los trabajadores supone un ahorro de 35 euros por trabajador vacunado Desde la perspectiva del sistema sanitario, la vacunación aumentaría los costes directos causados por la gripe
	Social		El coste neto de la vacunación es de 2,60 euros (IC95%: 2,51-2,70). El índice de rentabilidad tiene un valor medio de 0,80 (IC95%: 0,79- 0,81; mediana: 0,74; rango intercuartílico: 0,53-1,02). En el supuesto de evitar más de 36 casos de gripe por cada 1000 vacunas, el índice de rentabilidad toma valores >1
Evaluación económica mediante un modelo, de una cohorte teórica de 1000 niños	Proveedor de servicios sanitarios y sociedad	Horizonte temporal de 6 meses	Perspectiva del proveedor: 18,26 €/año de vida ganado Perspectiva de la sociedad dominante con un valor neto positivo de 7587 euros y una razón coste-beneficio de 1,80
Adaptación del modelo de Reed et al. Modelo estático de Markov, multicohorte, con horizonte temporal de toda la vida	Social/ Pagador		En España, la vacuna tetravalente durante 10 temporadas habría evitado: – 520.000 euros en consultas de atención primaria. – 20,8 millones de euros en hospitalizaciones – 3,1 millones de euros en pérdidas de productividad

Bibliografía

1. World Health Organization. WHO Influenza Factsheet 211: Prevention and control of influenza pandemics and annual epidemics April 2009; www.who.int/mediacentre/factsheets/fs211/en/.

2. Organización Mundial de la Salud. Gripe (estacional). Nota descriptiva. In:2018. Disponible en: http://www.who.int/es/news-room/fact-sheets/detail/influenza

3. Mosnier A, Caini S, Daviaud I, et al. Clinical Characteristics Are Similar across Type A and B Influenza Virus Infections. *PLoS One*. 2015;10(9):e0136186.

4. Ryan J, Zoellner Y, Gradl B, Palache B, Medema J. Establishing the health and economic impact of influenza vaccination within the European Union 25 countries. *Vaccine*. 2006;24(47-48):6812-6822.

5. Center for Disease Control and Prevention. Recommendations of the Advisory Committee on Immunization Practices (ACIP). *Morbidity and Mortality Weekly Report*. 2002:1-34.

6. European Centre for Disease Prevention and Control. ECDC scientific advice on seasonal influenza vaccination of children and pregnant women - Technical Report. October, 2012; http://ecdc.europa.eu/en/publications/publications/seasonal%20influenza%20vaccination%20of%20children%20and%20pregnant%20women.pdf.

7. Mendez-Figueroa H, Raker C, Anderson BL. Neonatal characteristics and outcomes of pregnancies complicated by influenza infection during the 2009 pandemic. *American journal of obstetrics and gynecology*. 2011;204(6 Suppl 1):S58-63.

8. Mosby LG, Rasmussen SA, Jamieson DJ. 2009 pandemic influenza A (H1N1) in pregnancy: a systematic review of the literature. *American journal of obstetrics and gynecology*. 2011;205(1):10-18.

9. Pierce M, Kurinczuk JJ, Spark P, Brocklehurst P, Knight M, Ukoss. Perinatal outcomes after maternal 2009/H1N1 infection: national cohort study. *Bmj*. 2011;342:d3214.

10. Rothberg MB, Haessler SD, Brown RB. Complications of viral influenza. *The American journal of medicine*. 2008;121(4):258-264.

11. Kuster SP, Shah PS, Coleman BL, et al. Incidence of influenza in healthy adults and healthcare workers: a systematic review and meta-analysis. *PLoS One*. 2011;6(10):e26239.

12 Council of the European Union. Council conclusions on vaccinations as an effective tool in public health. In. *Employment, Social policy, Health and Consumer affairs Council meeting*. Bruselas: Council_of_the_European_Union; 2014.

13. Commission Of The European Communities. Proposal for a council recommendation on seasonal influenza vaccination. July 13, 2009; http://www.epha.org/IMG/pdf/seasonflu_rec2009_en.pdf.

14. Sistema de Vigilancia de la Gripe en España. Actividad de la gripe en España. [internet]. Disponible en: http://vgripe.isciii.es/documentos/.

15. Oliva J, Delgado-Sanz C, Larrauri A. Estimating the burden of seasonal influenza in Spain from surveillance of mild and severe influenza disease, 2010-2016. *Influenza Other Respir Viruses*. 2017.

16. Eiros-Bouza JMP-R, A. Burden of influenza virus type B and mismatch with the flu vaccine in Spain. *Revista Española de Quimioterapia.* 2015;28(1):39-46.

17. Simon Mendez LL-C, T.;Lopez Perea, N.;Larrauri Camara, A.;de Mateo Ontanon, S. Premature mortality excess related to influenza in Spain during an interpandemic period. *Revista Espanola de Salud Publica.* 2012;86(2):153-163.

18. Lopez-Cuadrado TDM, S.;Jimenez-Jorge, S.;Savulescu, C.;Larrauri, A. Influenza-related mortality in Spain, 1999-2005. *Gaceta Sanitaria.* 2012;26(4):325-329.

19. Leon-Gomez I, Delgado-Sanz C, Jimenez-Jorge S, et al. Excess mortality associated with influenza in Spain in winter 2012. *Gac Sanit.* 2015;29(4):258-265.

20. Hollmann MG, O.;Galante, M.;Ferrer, M.;Dominguez, A.;Alonso, J. Impact of influenza on health-related quality of life among confirmed (H1N1)2009 patients. *PLoS ONE.* 2013;8(3):e60477.

21. Pradas Velasco R, Villar FA, Puy Martinez-Zarate M. Use of European Quality of Life-5 Dimensions (EQ-5D) questionnary to value the health related quality of life variation because of influenza. *Gac Sanit.* 2009;23(2):104-108.

22. Ortiz de Lejarazu R, Pumarola Sune T. Gripe. In: Farreras-Rozman, ed. *Medicina Interna.* 18ª edición ed. Barcelona: Elsevier; 2017:2339-2345.

23. Martin Fernandez J. Analysis of a economic model of a populational influenza immunization strategy in healthy employees. *Rev Esp Salud Publica.* 2006;80(3):219-231.

24. Navas E, Salleras L, Dominguez A, et al. Cost-effectiveness analysis of inactivated virosomal subunit influenza vaccination in children aged 3-14 years from the provider and societal perspectives. *Vaccine.* 2007;25(16):3233-3239.

25. Uhart MB, H.;Clay, E.;Largeron, N. Public health and economic impact of seasonal influenza vaccination with quadrivalent influenza vaccines compared to trivalent influenza vaccines in Europe. *Human Vaccines and Immunotherapeutics.* 2016;12(9):2259-2268.

26. Ultsch B, Damm O, Beutels P, et al. Methods for Health Economic Evaluation of Vaccines and Immunization Decision Frameworks: A Consensus Framework from a European Vaccine Economics Community. *Pharmacoeconomics.* 2016;34(3):227-244.

27. Badia Llach X, Roset Gamisans M, Frances Tudel JM, Alvarez Sanz C, Rubio Terres C. Study of flu costs. *Aten Primaria.* 2006;38(5):260-267.

28. Galante MG, O.;Sicuri, E.;Cots, F.;Garcia-Altes, A.;Ferrer, M.;Dominguez, A.;Alonso, J. Health services utilization, work absenteeism and costs of pandemic influenza A (H1N1) 2009 in Spain: a multicenter-longitudinal study. *PLoS ONE.* 2012;7(2):e31696.

29. Garin OG, M.;Hollmann, M.;Sicuri, E.;Cots, F.;Garcia-Altes, A.;Ferrer, M.;Dominguez, A.;Castilla, J.;Alonso, J. Costs of influenza A(H1N1)2009 infection during the pandemic and the postpandemic-seasonal waves. *Value in Health.* 2012;15 (7):A520-A521.

30. Rodriguez-Rieiro C, Carrasco-Garrido P, Hernandez-Barrera V, et al. Pandemic influenza hospitalization in Spain

(2009): incidence, in-hospital mortality, comorbidities and costs. *Hum Vaccin Immunother.* 2012;8(4):443-447.

31. Portal Estadístico. Área de Inteligencia de Gestión. Consulta Interactiva del Sistema Nacional de Salud. 2017. http://pestadistico.inteligenciadegestion.msssi.es/publicoSNS/comun/DefaultPublico.aspx. Accessed 10/11/2017.

32. Pérez-Rubio A, Eiros Bouza JM. Impacto económico y sanitario de la utilización de vacuna antigripal adyuvada con MF59 en población mayor de 65 años en España. *Rev Esp Quimioter.* 2018;31(1):43-52.

33. Garcia A, Ortiz de Lejarazu R, Reina J, Callejo D, Cuervo J, Morano Larragueta R. Cost-effectiveness analysis of quadrivalent influenza vaccine in Spain. *Human Vaccines and Immunotherapeutics.* 2016;12(9):2269-2277.

34. Garcia-Altes A. Systematic review of economic evaluation studies: are vaccination programs efficient in Spain? *Vaccine.* 2013;31(13):1656-1665.

35. Aballea S, De Juanes JR, Barbieri M, et al. The cost effectiveness of influenza vaccination for adults aged 50 to 64 years: a model-based analysis for Spain. *Vaccine.* 2007;25(39-40):6900-6910.

36. de Juanes JR, Cisterna R, Sanz J, Magaz S, Badia X. Efficiency of influenza vaccination in the working population in Spain. *Gac Sanit.* 2006;20(2):101-107.

Capítulo 13

MÉTODOS DE DIAGNÓSTICO VIROLÓGICO CLÁSICO DE LA GRIPE

María de Oña Navarro, Marta Elena Álvarez Argüelles,
Susana Rojo Alba, Santiago Melón García

MÉTODOS DE DIAGNÓSTICO VIROLÓGICO CLÁSICO DE LA GRIPE

María de Oña Navarro, Marta Elena Álvarez Argüelles,
Susana Rojo Alba, Santiago Melón García

13.1 Introducción

Aunque la gripe ha existido desde la Antigüedad, no fue hasta la gran pandemia de 1918, con 50 millones de muertos en todo el mundo, cuando se aunaron esfuerzos para identificar su causa y se empezaron a recopilar datos que llevaron al descubrimiento y el aislamiento del virus.

En España se infectan cada año por los virus de la gripe entre 3 y 3,5 millones de personas, lo cual significa unas 7800-8000 infecciones por cada 100.000 habitantes. Esta realidad señala la importancia que tiene el laboratorio no solo para el diagnóstico, sino también en la investigación del virus y sus consecuencias, con el fin de controlar las epidemias.

El diagnóstico de un virus (y en general de cualquier microorganismo) puede hacerse por visualización (microscopía electrónica), aislamiento (cultivo) o detección de la presencia de alguno de sus componentes (proteínas o genoma). También puede realizarse un diagnóstico al medir la respuesta inmunitaria (detección de anticuerpos) que el organismo desarrolla ante el virus.

Hasta hace casi un siglo (en el primer cuarto del siglo XX), ninguno de estos métodos podían aplicarse en los laboratorios de microbiología para el diagnóstico de lo que entonces se conocía como agente filtrable y transmisible, y se consignaba la presencia de los virus por la patología que provocaban, como había demostrado Dimitri Ivanosky con el virus del mosaico del tabaco en 1989[1].

Hoy en día, en los laboratorios de virología clínica ya es posible aplicar cualquier tipo de tecnología con una seguridad y una rapidez que permiten un manejo efectivo de la infección y el estudio de variables clínicas y epidemiológicas que determinen su control. Aunque la detección y amplificación genómica es la herramienta más empleada, el resto de los métodos diagnósticos siguen siendo muy útiles y necesarios en la comprensión de la infección, como veremos en este capítulo.

13.2 Aislamiento del virus

13.2.1 Primeros pasos

En la pandemia de gripe de 1918 se comprobó por primera vez que una infección y enfermedad ocurría simultáneamente en humanos y en cerdos (gripe porcina), y que la transmisión se producía de los primeros a los segundos. Los trabajos realizados en los distintos laboratorios con muestras de individuos y animales infectados relacionaron el agente causal de la gripe antes de visualizar y conocer su estructura. En ese año, René Dujarric de la Rivière, que había trabajado en el laboratorio de Richard Pfeiffer, apuntó la posibilidad de que el agente causal de la gripe fuera un microorganismo capaz de atravesar los poros de los filtros de porcelana de Chamberlend[2], y no un bacilo como había apuntado el propio Pfeiffer (lo que más tarde se conoció como *Haemophilus influenzae*)[3]. De la Rivière se autoinoculó sangre filtrada de un paciente con gripe y desarrolló síntomas similares a los de este. En un segundo ensayo, y después de inyectarse restos filtrados de un esputo de un paciente que sufrió la enfermedad, comprobó que estaba protegido por la primera inoculación, ya que no desarrolló la enfermedad. Simultáneamente, Nicolle y Leabilly habían inoculado a dos voluntarios material filtrado procedente de un esputo de un individuo infectado, y a un mono con material sin filtrar. Al mono le inyectaron el inóculo en los párpados y en las fosas nasales, y presentó síntomas similares a los de la gripe. A uno de los voluntarios se le administró el inóculo filtrado por vía subcutánea y enfermó el mismo día; al otro se le inyectó en la sangre y no contrajo la enfermedad. Así, llegaron a la conclusión de que el causante de la gripe era un virus filtrable que no se transmitía por la sangre. Antes de terminar el año 1918, científicos japoneses, británicos y alemanes habían publicado resultados similares con experimentos parecidos[4].

En 1930, Richard Shope, del Instituto Rockefeller en Princeton, aisló por primera vez un virus de la gripe en cerdos. Para ello tomó muestras respiratorias de cerdos infectados, las filtró y las inyectó a otros cerdos, provocando reacciones similares[5].

Dos años más tarde, siguiendo los protocolos del Dr. Shope, los investigadores británicos Wilson Smith, Christopher Andrew y Patrick Laidlaw descubrieron los virus de la gripe humana al infectar hurones con muestras faríngeas de personas enfermas, y después de que un hurón con síntomas gripales estornudase en la cara de Smith y este contrajese la enfermedad[6].

Wilson Smith y Christopher Andrew, junto con Richard Shope, lograron relacionar el agente causante de la epidemia de gripe de 1918 con los virus aislados en sus ensayos por métodos de neutralización de anticuerpos: las muestras de suero de los pacientes infectados en esa época lograban neutralizar los virus en los modelos animales en los que se propagaban. También comprobaron que los anticuerpos generados durante un brote de gripe no protegían de otros brotes, con lo cual parecía lógico que hubiese variantes del virus. Hoy en día se conocen tres variantes de la gripe: A, B y C[7].

Todos estos ensayos constituyeron los comienzos del aislamiento del virus de la gripe, que en aquellos años se realizaba en animales, y como ya hemos dicho, antes de haber logrado ver el microorganismo.

En 1931, Alice Woorduff y Ernest Goodpasture lograron cultivar y aislar agentes virales en grandes cantidades en un huevo de gallina fertilizado. Este hallazgo permitía un diagnóstico más fácil y el estudio del virus con más exhaustividad sin tener que esperar a los brotes gripales ni recurrir a animales de laboratorio[8]. El aislamiento de virus en la membrana corioalantoidea de los huevos de gallina fertilizados todavía se realiza en algunos laboratorios de virología clínica, y es la base de la producción de vacunas, como veremos más adelante.

Finalmente, la aparición en los años 1950 de líneas celulares establecidas que permiten la replicación viral y que en ocasiones presentan efectos citopáticos característicos revolucionó el diagnóstico de la gripe y el trabajo con el virus.

13.2.2 Diagnóstico viral en líneas celulares establecidas

La infección inicial por el virus de la gripe ocurre por la interacción de la hemaglutinina (HA) viral y los receptores relacionados con residuos de ácido siálico (SIA) presentes en las glucoproteínas de las células nasofaríngeas del ser humano[9]. Los receptores celulares de SIA presentan una conformación particular: los residuos de SIA están unidos al penúltimo grupo carbohidrato por enlaces de tipo α-2,3, α-2,6 o α-2,8. Los virus de la gripe humanos se unen preferentemente a enlaces de tipo α-2,6, y los de las aves lo hacen a enlaces α-2.3. En el epitelio traqueal de los cerdos pueden encontrarse los dos tipos de receptores, y por eso se considera que en él se llevan a cabo las recombinaciones de los virus gripales de diversas procedencias[10].

Uno de los problemas que presenta el aislamiento de los virus de la gripe humanos en la cavidad corioalantoidea de los huevos embrionados de gallina es que estos presentan receptores α-2,3, lo que disminuye el rendimiento de la producción viral. En 1958, Madin y Darbin lograron aislar una línea celular a partir del riñón de un perro adulto de raza Cocker Spaniel que se denominó MDCK (depositada como CCL34 en el registro de líneas celulares animales en 1965 en la American Type Culture Collection), después de haber trabajado con otras líneas similares[11]. Esta línea celular posee receptores α-2,3 y α-2,6, lo que aumenta la producción de distintas variantes del virus de la gripe[12]. A partir de entonces, el cultivo en células MDCK comenzó a ser ampliamente utilizado para el aislamiento de virus gripales en los laboratorios de virología clínica en todo el mundo, tanto para el diagnóstico como para la vigilancia de la infección y la investigación del agente.

Una vez que la célula está infectada, para la propagación del virus son impor-tantes los factores de activación que permitan el procesado de la HA para la unión a sus receptores[13]. Esto se consigue con enzimas proteolíticas (proteasas o peptidasas) como la tripsina. La adición de esta enzima en el medio de cultivo favorece la replicación viral[14].

La línea celular MDCK fue mejorada introduciendo un plásmido por medio de ingeniería genética, que permitía crear más receptores SIA α-2,6 por la sobreexpresión de la enzima α-2,6-sialiltransferasa, y por tanto mejorar la unión del virus a la célula. Así se creó la línea celular MDCK-SIAT1, que para su mantenimiento necesita geneticina en el medio de crecimiento[15-17].

Para el aislamiento de los virus de la gripe también se han utilizado otras líneas celulares con buenos resultados, aunque con un rendimiento menor. Entre las líneas de origen animal empleadas que se encuentran en los laboratorios de virología clínica destacan las células Vero (riñón de mono verde), que también se han intentado mejorar sobreexpresando los receptores SIA α-2,6, y las LLC-MK2 (riñón de mono Rhesus)[10,18-20]. También se han ensayado con éxito líneas de origen humano, como la línea celular semicontinua de fibroblastos de pulmón fetal humano (MRC-5), la línea WI-38 de fibroblastos diploides de pulmón humano derivados de un feto femenino, la línea Hep-2 (derivada de carcinoma laríngeo, contaminada con HeLa), la línea A549 (procedente de vías respiratorias bajas con adenocarcinoma de pulmón) o, más recientemente, la línea Caco-2 (tracto gastrointestinal con adenocarcinoma colorrectal)[10,21-23].

Recientemente se ha descrito otra línea celular, MDCK-London, con mejor rendimiento que las conocidas hasta ahora, al menos para los virus de la gripe A (H1N1) pdm2009[24].

13.2.2.1 Cultivo convencional

Los cultivos convencionales se llevan a cabo en tubos como los que se muestran en la Figura 13.1. Estos tubos pueden adquirirse listos para su uso o prepararlos en el laboratorio a partir de un frasco madre que se mantiene en condiciones óptimas: capa confluyente en un medio base (MEM, *Minimum Essential Media*) con sales de Early o Dulbecco, suplementado con L-glutamina, antibióticos y suero fetal bovino (SFB), descomplementado como fuente de proteínas (medio de crecimiento celular). Existen numerosos protocolos para procesar estas células que no entrañan más dificultad que tener un cuarto en condiciones estériles con una campana de flujo laminar, parar realizar el trabajo en condiciones de asepsia, y una estufa de CO_2 a 37 °C.

Procesado el frasco madre y preparados los tubos, estos se mantienen en la estufa en un ambiente con un 5% de CO_2 y a 37 °C, con una inclinación de 45° hasta que la capa esté confluyente, momento en que estarán listos para ser inoculados con muestras clínicas o con material infeccioso de otros cultivos (pases entre cultivos). Existen protocolos en los que se emplean los tubos con las células en suspensión antes de formar la monocapa celular. Estos protocolos aceleran el crecimiento del virus, pero presentan el gran inconveniente de que la muestra puede destrozar las células semejando un efecto citopático, cuando en realidad se debe a un efecto de la toxicidad de la muestra.

La inoculación de las muestras clínicas y del trabajo de los cultivos se lleva a cabo en un cuarto distinto de aquel en que se realiza la preparación de las células, en el que deben haber también una estufa a 37 °C, atmósfera con un 5% de CO_2 y una cabina de flujo laminar, al menos de clase IIB, para proteger tanto al material como al personal que lo procese.

Las muestras respiratorias, una vez procesadas (descontaminadas con antibióticos y antifúngicos), se inoculan en tubos convencionales con monocapa confluente de la línea celular MDCK o en cualquier otra línea que pueda recuperar virus de la gripe u otros que también pueden estar presentes en la muestra y que provoquen la patología del paciente. Por ello, es aconsejable incluir en los cultivos líneas celulares universales, como la MRC-5. Una vez inoculados los tubos, se incuban en la estufa durante una hora. La adsorción del virus a la célula puede realizarse también por centrifugación de los tubos durante 45-60 minutos a 1800 rpm, una velocidad no muy alta para no estropear la monocapa celular. Posteriormente se retira la muestra y se añade el medio anterior sin SFB (medio de mante-

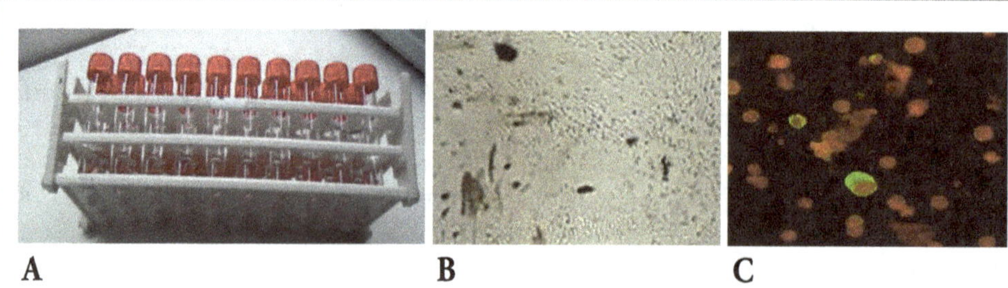

A   **B**   **C**

Figura 13.1 Tubos de cultivo convencional **(A)**, efecto citopático en el tubo **(B)** y tinción con anticuerpos monoclonales frente al virus **(C)**. Imágenes del Laboratorio de Virología del Hospital Universitario Central de Asturias, Oviedo.

nimiento), suplementado con un 1% de tripsina para asegurar la activación proteolítica de los virus.

Los tubos inoculados deben observarse al microscopio óptico invertido al día siguiente con el fin de comprobar que no se han contaminado, y que no hay efecto tóxico sobre la monocapa celular, y debe cambiarse el medio de mantenimiento. Después se controlan cada 2 o 3 días, según el protocolo de cada laboratorio. La replicación del virus sobre la monocapa de células da lugar a la aparición de células degenerativas, redondeadas y refringentes que se desprenden de la monocapa. Normalmente, este efecto citopático aparece entre 4 y 7 días después de la inoculación, dependiendo de la cantidad de virus viables que contenga la muestra respiratoria. Si se observa efecto citopático, la monocapa celular se recoge mediante raspado y centrifugación con PBS (tampón fosfato) y se deposita en pocillos de un portaobjetos sobre el que puede realizarse una detección de antígeno por inmunofluorescencia, como veremos después. Para no perder la cepa de virus, puede darse un pase a un tubo nuevo. También puede congelarse a –70 °C o en nitrógeno líquido, y en el vial de congelación puede añadirse dimetilsulfóxido para evitar la formación de cristales que rompan las membranas tanto celulares como virales.

La gran ventaja que tiene el cultivo celular es que a partir de él es posible no solo tipificar y subtipificar estos virus, sino que además pueden caracterizarse genotípicamente las cepas de gripe A y el linaje de B, y conocer la cepa que circula, si está contenida en la vacuna de ese año y, en el caso de que sean las primeras cepas aisladas, enviarlas al Centro de Referencia desde donde se envían a los Centros Colaboradores de la Organización Mundial de la Salud para poder establecer la composición de la vacuna para la siguiente temporada. También puede determinarse la respuesta del virus a los antivirales.

Una de las limitaciones del cultivo, salvando el inconveniente de tener unas instalaciones acondicionadas donde sea posible trabajar con líneas celulares (práctica que no debe abandonarse en los laboratorios de virología clínica de primer nivel), es su sensibilidad, debido a la necesidad de mantener todos los pasos del proceso en condiciones idóneas (desde la recogida y el transporte de la muestra hasta las condiciones del cultivo). La sensibilidad diagnóstica del cultivo ronda el 55% (frente al 59% de la detección de antígenos y el 95% de la detección y amplificación genómica)[25]. Sin embargo, no hay que olvidar que el aislamiento viral demuestra la presencia de un virus viable y transmisible, representante completo del virus infectante y sobre el que pueden hacerse estudios de caracterización, sensibilidad a los antivirales o rendimiento replicativo (*fitness* viral).

13.2.2.2 Cultivo rápido o *shell-vial*

Una estrategia que se empleó en los laboratorios de virología para aumentar la sensibilidad diagnóstica de los cultivos celulares, y que se benefició del descubrimiento de los anticuerpos monoclonales, fue realizar cultivos rápidos o en *shell-vial*[26]. Estos cultivos se basan en la centrifugación de la muestra sobre una monocapa celular crecida en un cubreobjetos de cristal redondo o laminilla introducida en un tubo con fondo plano de forma estéril. Después de un proceso de inoculación e incubación se realiza una tinción con anticuerpos monoclonales frente a antígenos virales específicos. Otro formato es el de los portaobjetos con cámaras separadas o *chambers* (Figura 13.2).

La centrifugación de la muestra acelera la adsorción del virus a las células de la monocapa y el comienzo de la replicación viral. A partir de esta replicación se sintetizan proteínas virales (principalmente antígenos tempranos) que pueden detectarse con anticuerpos mono-

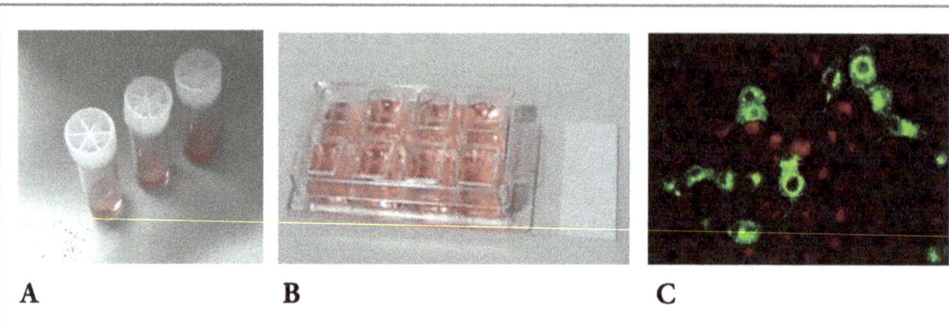

Figura 13.2 Tubos **(A)** y *chamber* **(B)** para la realización de cultivos rápidos, e inmunofluorescencia positiva en células MDCK **(C)**. Imágenes del Laboratorio de Virología del Hospital Universitario Central de Asturias, Oviedo.

clonales en una tinción de inmunofluorescencia, que permite visualizar las células infectadas. La monocapa celular se fija con acetona fría o con formaldehído suplementado con sacarosa, se realizada la tinción de inmunofluorescencia en el tubo, la laminilla se extrae de dicho tubo y la capa celular se coloca sobre un portaobjetos con glicerina tamponada. Este proceso puede realizarse a las 24-48 horas de la inoculación, y se lleva a cabo de forma similar y con los mismos medios que antes se describieron para el cultivo convencional. Con este método no es necesario esperar al efecto citopático que la replicación del virus produce en las células que infecta.

Con el cultivo rápido se reduce considerablemente el tiempo de diagnóstico. En este tipo de cultivo no es necesario utilizar una línea celular en la que el virus provoque un efecto citopático; solo es necesario que tenga receptores que internalicen el virus y permitan su replicación, aunque no provoquen daño tisular. Así pues, pueden utilizarse líneas celulares universales en las que crecen la mayoría de los virus de importancia clínica, como las células MRC-5. Partiendo de esta característica, el diagnóstico de la infección viral se realiza en un solo paso y puede extenderse a más de un virus si en las tinciones se utilizan mezclas de anticuerpos monoclonales dirigidos frente a los distintos agentes implicados

en la patología específica, como virus sincitial respiratorio, virus parainfluenza, adenovirus, enterovirus y citomegalovirus[27,28]. En este caso hay que inocular dos tubos y reservar el segundo para distribuir las células en distintos pocillos de un portaobjetos y realizar las tinciones con los distintos anticuerpos monoclonales por separado en el caso que el primero fuese positivo. Incluso pueden prepararse estos tubos o *shell-vial* con una mezcla de distintas líneas celulares para aumentar el rendimiento diagnóstico.

El cultivo rápido puede realizarse como cribado para realizar posteriormente el cultivo convencional. La alta sensibilidad diagnóstica y la rapidez con que se detectan los virus hace posible inocular los tubos de cultivo convencional lo suficientemente pronto como para poder recuperar con facilidad el virus en aquellas muestras en las que se demuestra su presencia. La realización del cultivo rápido como cribado para realizar luego el cultivo convencional es una práctica que utilizan muchos laboratorios de virología, ya que disminuye el gasto y reduce el tiempo empleado por los técnicos, que es escaso y normalmente compartido con otras secciones del laboratorio de microbiología. Además, si se recoge sobrenadante de los *shell-vial* antes de la tinción, este puede utilizarse para inocular los tubos de cultivo convencional. Con el sobrenadante también pueden hacerse la subtipificación y la caracterización del virus de la gripe por métodos de amplificación genómica (reacción en cadena de la polimerasa (PCR) en tiempo real con cebadores específicos de la HA H1/H3, caracterización molecular mediante secuenciación de la HA), y conocer la sensibilidad o resistencia a los inhibidores de la neuraminidasa.

El uso de tubos de cultivo rápido, que pueden adquirirse ya preparados, supone una gran ventaja para aquellos laboratorios que no dispongan de la infraestructura necesaria para realizar cultivos convencionales.

La Tabla 13.1 muestra las líneas celulares más comunes utilizadas en un laboratorio de virología clínica y su rendimiento para la recuperación del virus de la gripe, tanto en tubos de cultivo convencional como en tubos de cultivo rápido.

13.2.3 Producción de vacunas, ensayos antivirales y *fitness* viral

13.2.3.1 Vacunas

Una vez que se logró aislar un virus a partir de cultivos en huevos de gallina fertilizados[7], esta tecnología no solo se aplicó para el diagnóstico del virus, sino también para la producción de vacunas. La primera vacuna frente a la gripe la produjo el Dr. A. A. Smorodintseff[29], en 1936, después de filtrar el virus de un paciente infectado con síntomas y hacer hasta 30 pases continuos en la membrana corioalantoidea de huevos de gallina para conseguir un virus atenuado. Con el fin de evitar los efectos secundarios de este tipo de vacunas, en 1940 se lograron vacunas de virus inactivados después de tratar los aislamientos con formaldehído. En 1944, una vez demostrado que la gripe podía producirse por distintos tipos de virus, se empezaron a utilizar las vacunas polivalentes[4]. Así pues, el desarrollo de productos biológicos contra la gripe data de hace más de 60 años, cuando se prepararon vacunas inactivadas empleando como sustrato huevos embrionados, un método clásico de aislamiento viral[30]. Sin embargo, este método tiene sus limitaciones. Por una parte, requiere de 6 a 12 meses para asegurar que millones de huevos fértiles de alta calidad estén disponibles para su producción. Otra limitación de utilizar dicho sustrato es que, al realizar pases del virus, es posible que se modifique la estructura de la HA porque el receptor en el huevo es el SIA α-2.3 (que no es el receptor de la gripe de origen humano) y puede generarse un virus diferente a la cepa original[31]. Esta circunstancia puede provocar una respuesta inmunitaria alterada y no corresponder exactamente al virus circulante, con lo que se reduce la eficiencia de la vacuna[32].

Tabla 13.1 Recuperación del virus de la gripe en distintas líneas celulares de origen animal y humano.

Línea celular	Procedencia	Cultivo convencional	Cultivo rápido shell-vial
MDCK	Riñón de perro Cocker Spaniel	+++	+++
LLC-MK2	Riñón de mono Rhesus	++	+++
Vero	Riñón de mono verde	++	+
MRC-5	Fibroblastos de pulmón fetal humano	+/++	+++
A-549	Adenocarcinoma de pulmón humano	+	+
HEp-2	Cáncer laríngeo humano (HeLa)	+	+
Caco-2	Tracto gastrointestinal adenocarcinoma colorrectal	+++	¿?

La utilización de cultivos celulares es una buena solución en la búsqueda de alternativas a los huevos de gallina embrionados para el aislamiento o el crecimiento del virus de gripe, ya que son más rápidos, más productivos si las líneas celulares poseen el receptor adecuado, pueden evitarse los riesgos de contaminación microbiológica e incluso se eliminan los riesgos de las posibles reacciones alérgicas a los componentes del huevo[30,33]. En este sentido, ya se han realizado ensayos con cultivos primarios derivados de tejidos animales, como el cultivo primario de membranas coriónicas fetales humanas, cerebro de rata, cerebro de embrión de ratón, cultivo primario de riñón o fibroblastos de embrión de pollo, células traqueales humanas y cultivo primario de células epiteliales respiratorias de cerdo. Sin embargo, estos cultivos tienen un alto riesgo de contaminación y un alto coste de mantenimiento, y la recuperación de partículas virales es menos eficiente[10].

Por lo tanto, la alternativa más factible es utilizar líneas celulares establecidas, como las MDCK, que presentan una replicación infinita, facilitan la formación de clones y se adaptan muy bien a los medios de cultivo. Además, estos cultivos establecidos no cambian la configuración de la HA. Para la producción de vacunas vivas atenuadas también se han ensayado otras líneas celulares, como MRC-5, WI-38 y Vero, que al igual que la MDCK poseen receptores SIA α-2.6, pero el rendimiento es menor[33,34]. Una solución para aumentar el producto de la vacuna es utilizar cultivos de las células establecidas en suspensión. Las células MDCK se modificaron por ingeniería genética y se crearon las MDCK-SIAT7e, con las que se lograron títulos hemaglutinantes de 1/512. Uno de los inconvenientes de estos cultivos fue que después de varios pases aparecieron mutaciones en el gen de la HA. De hecho, una preocupación al utilizar estas células es que provoquen apoptosis celular por la aparición de quistes multicelulares, o tumores por el escape de aniones y la posible modificación de la

actividad enzimática de la sialiltransferasa. Sin embargo, un ensayo con células MDCK en 347 animales descartó esta hipótesis[35,36].

13.2.3.2 Ensayos de antivirales

Los cultivos convencionales en líneas celulares se han utilizado tradicionalmente para determinar la sensibilidad de los aislamientos virales a distintos agentes utilizados como tratamiento o en investigación. Para ello, de una cepa viral se realizan diluciones seriadas y se inoculan con distintas concentraciones del agente ensayado para determinar cuál inhibe el crecimiento, normalmente, en el 50% de los tubos inoculados. Estos ensayos fenotípicos se han simplificado lo suficiente como para no demorar los resultados, siguiendo protocolos de otros virus con buen crecimiento como el virus herpes simple[37]. La sensibilidad del método puede aumentar si las células en monocapa se tiñen con colorantes vitales, como el rojo neutro o el MTT, que determinan la citotoxicidad y permiten una lectura más fina del crecimiento viral y del rendimiento del antiviral. El desarrollo de nuevas técnicas de biología molecular, y en concreto de cuantificación genómica, ha hecho incluso más exacta la cantidad de virus que se produce, ajustando y precisando los resultados, ya que en ocasiones el efecto citopático producido en una línea celular no se corresponde con la cantidad de virus generado. Las técnicas de cuantificación genómica están al alcance de los laboratorios de virología clínica y permiten comparar resultados cuando se normalizan (buscando un denominador común sobre el que comparar), como ya se hace para otros virus en muestras clínicas[38].

Con estos sistemas no solo se ensayan fármacos aprobados y en uso para el tratamiento, con el fin de determinar su utilidad inmediata, sino que también sirven para medir la efectividad de nuevos productos naturales o sintéticos[39,40].

13.2.3.3 Efectividad replicativa o fitness viral

En los aislamientos virales en cultivos celulares también puede determinarse su capacidad replicativa. Con una metodología similar a la ya descrita es posible comprobar la facilidad de las cepas virales para replicarse en distintas condiciones o con determinados cambios genómicos. Se han descrito variantes de la gripe con mutaciones puntuales que modifican su replicación viral, su capacidad de transmisión y su respuesta a los distintos antivirales. Con este método se ha podido comprobar que ciertas mutaciones en la HA confieren una menor respuesta a antivirales como el oseltamivir y el peramivir, o hacen que el virus pueda soportar cambios de temperatura mejor que las cepas salvajes[41-43].

13.3 Visualización del virus de la gripe

Como cualquier otro virus, el de la gripe solo es posible visualizarlo con el microscopio electrónico. El virus se observó por primera vez en 1943, tras conocer su existencia y haber conseguido su aislamiento, y 4 años después de haber visualizado el virus del mosaico del tabaco, el agente que marcó un punto y aparte en la virología al demostrar la existencia de un tipo de agentes infecciosos que no crecían en medios sintéticos y que eran tan pequeños que podían atravesar los poros de los filtros utilizados entonces para esterilizar los fluidos.

Las técnicas de preparación y visualización de cualquier virus al microscopio electrónico no son complicadas. Puede realizarse una visión sobre la muestra sin tratar, pero la técnica más extendida en microscopía electrónica es la tinción con ácido fosfotúngstico durante 30 segundos. También pueden hacerse tinciones de tejidos utilizando anticuerpos específicos frente a antígenos virales. En este caso, más que el virus en sí y su estructura, podríamos comprobar y estudiar su unión o salida de la célula y su presencia en distintos tejidos.

El problema de este tipo de técnicas es la meticulosidad con la que se debe trabajar, sobre todo con el propio microscopio electrónico, y que para la visualización de la muestra se requieren unos 30 minutos. Estos inconvenientes relegan la microscopía electrónica a técnica de investigación o de comprobación de la presencia de los virus, pero sigue siendo importante para comprender la estructura viral y conocer sus componentes[44,45] (Figura 13.3).

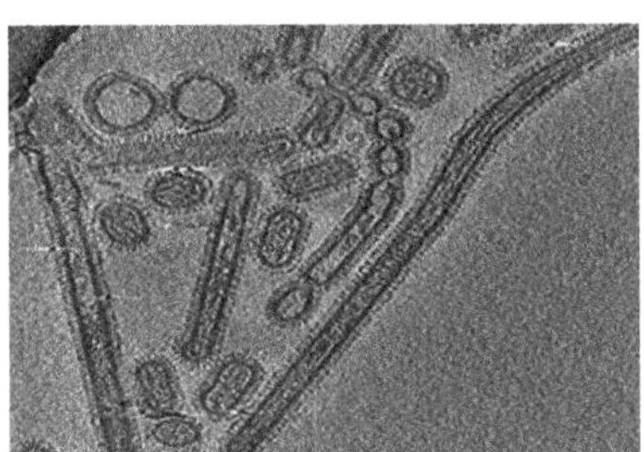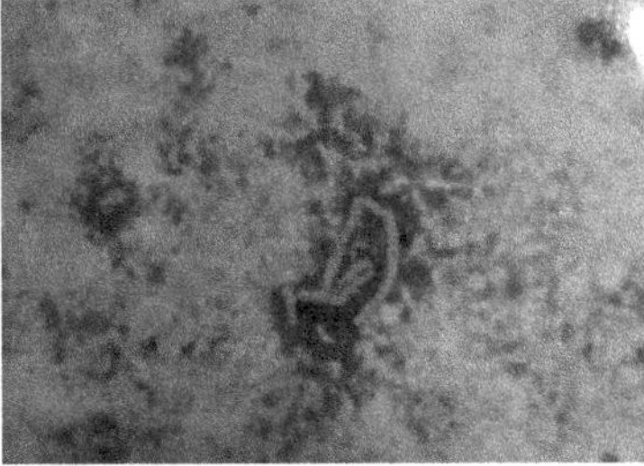

Figura 13.3 Micrografías electrónicas de virus de gripe A. Imagen de la izquierda tomada de https://www.gla.ac.uk/researchinstitutes/iii/cvr/staff/groups/bhellagroup/; imagen de la derecha procedente del Laboratorio de Virología del Hospital Universitario Central de Asturias, Oviedo.

13.4 Detección de antígenos de la gripe en una muestra directa

El descubrimiento de los anticuerpos monoclonales supuso un cambio en el diagnóstico de las infecciones virales[46]. Hasta entonces solo se disponía de técnicas de visión directa (microscopio electrónico), laboriosas y poco sensibles, y de cultivos celulares que necesitaban una infraestructura específica y por tanto estaban limitados a laboratorios de centros especializados. En los años 1980 se desarrollaron y sintetizaron anticuerpos monoclonales frente a un importante número de antígenos virales. Con ellos podían reconocerse efectos citopáticos inespecíficos e incluso aislamientos en cultivos celulares donde esos efectos no eran evidentes (gripe en MRC-5). También empezaron a utilizarse las técnicas de cultivo rápido o *shell-vial*, que acortan el tiempo de diagnóstico de las infecciones virales, como ya hemos visto[21,27]. Sin embargo, lo que tuvo una gran repercusión fue su uso sobre muestras clínicas. En este caso, los anticuerpos monoclonales representaron una revolución en los laboratorios de microbiología clínica con infraestructuras limitadas: en el caso de la gripe, fue posible hacer un diagnóstico y un seguimiento de forma sencilla y rápida sin grandes equipamientos.

Las técnicas de detección de antígenos pueden dividirse en técnicas de inmunocromatografía o de inmunofluorescencia. El principal inconveniente que presentan estas técnicas es su limitada sensibilidad (del orden del 60%, algo superior a la del cultivo celular e inferior a la de las técnicas de biología molecular)[25]. Además, en el caso de la inmunofluorescencia influye de manera importante la experiencia del lector. De todos modos, su aparición fue un hito tan importante como una década después supuso la aplicación de la detección genómica en los laboratorios de microbiología clínica.

13.4.1 Ensayos de inmunocromatografía

Esta técnica está basada en la migración de la muestra respiratoria, debidamente recogida y preparada, a través de una membrana de nitrocelulosa o nailon. La muestra se añade en la zona de reacción donde se encuentra el conjugado, el cual está formado por un anticuerpo específico contra uno de los epítopos del antígeno a detectar y un reactivo de detección, como es el oro coloidal. Si la muestra contiene el antígeno problema, este se unirá al conjugado formando un complejo inmunitario y migrará a través de la membrana de nitrocelulosa a la llamada zona de captura, que está formada por un segundo anticuerpo específico contra otro epítopo del antígeno. Al llegar la muestra a esta zona, si es positiva, los complejos formados por la unión del antígeno y el conjugado quedarán retenidos y la línea se coloreará de rosa o azul por la acción de un sustrato. Existe una zona de control que está formada por un tercer anticuerpo que reconoce solo al reactivo de detección o conjugado. Cuando el resto de la muestra alcanza esta zona, el anticuerpo se une al conjugado libre que no ha quedado retenido en la zona de captura. Esta línea es un control de que el ensayo ha funcionado bien y de que se colorea siempre. En las muestras negativas que no contienen antígeno, el conjugado es retenido únicamente en la línea de control. Estas técnicas son rápidas, pues los resultados se obtienen en 15-30 minutos, y tienen una alta especificidad (95-99%) en temporada de gripe, pero su sensibilidad es variable (10-70%). Suelen ser mejores en los niños, probablemente debido a que presentan cargas virales más altas que los adultos. En el mercado hay numerosas plataformas y la mayoría distinguen entre virus de la gripe A y B[47,48].

La inmunocromatografía para los virus de la gripe tiene una limitación clara de sensibilidad. Además, hay que valorar el resultado en función del día de la toma de la muestra, de la vacunación o del momento epidémico. En cualquier caso, a pesar de su baja sensibilidad, sigue siendo la técnica de elección para la detección de este virus en numerosos laboratorios debido a su sencillez y rapidez en obtener resultados[49]. La Figura 13.4 muestra distintos sistemas de inmunocromatografía para la detección de virus de la gripe.

13.4.2 Ensayos de inmunofluorescencia

En los años 1990, antes de la aparición masiva de los ensayos de inmunocromatografía, la detección de antígenos se realizaba básicamente con técnicas de inmunofluorescencia, en las cuales los anticuerpos se marcan con un fluorocromo (normalmente isotiocianato de fluoresceína) que reacciona a la luz ultravioleta.

Para realizar esta técnica, las muestras deben centrifugarse a alta velocidad (6000 rpm durante 2 minutos) para obtener el mayor número de células posible (importante en exudados faríngeos, nasales y nasofaríngeos, normalmente con poca celularidad). Las células del sedimento se depositan en tantos pocillos de un portaobjetos como virus (anticuerpos monoclonales) se vayan a buscar. Los portaobjetos se dejan secar al aire, se fijan con formaldehído o acetona, y se tiñen en una reacción típica de antígeno-anticuerpo (30 minutos a 37 °C). Si los

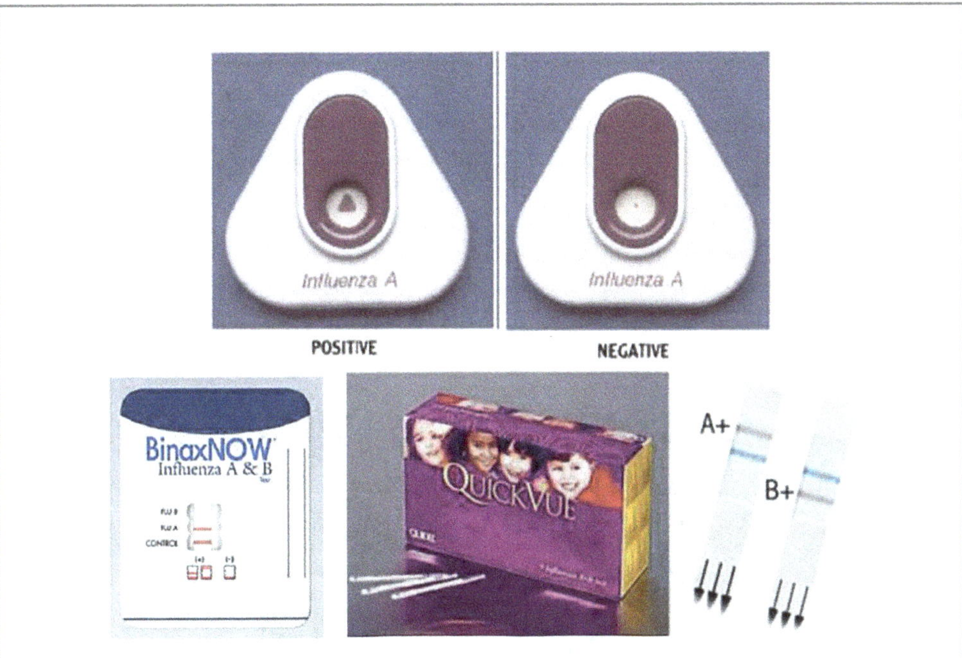

Figura 13.4 Distintas plataformas de detección de antígenos de virus de la gripe por métodos de inmunocromatografía. Imágenes tomadas de http://www.cenmedonline.com/directigen-flu-a-kit/; https://www.boundtree.com/binaxnow-influenza-a-b-test-660554-pharm-17946-36.aspx; https://basicmedicalkey.com/5-rapid-antigen-devices-and-instruments-for-the-detection-and-identification-of-viruses/.

anticuerpos no están marcados directamente, se procede a una segunda incubación en las mismas condiciones con un anticuerpo frente al primero y marcado con el fluorocromo. Al microscopio, las células con virus se verán con puntos verdes brillantes debido a la reacción del fluorocromo con la luz ultravioleta (Figura 13.5). También es posible marcar dos anticuerpos monoclonales frente a antígenos de dos virus con distintos fluorocromos, que pueden distinguirse en la misma tinción.

Como en el caso de la inmunocromatografía, la sensibilidad diagnóstica es menor que la de las nuevas técnicas de detección genómica, pero aún tiene cabida en laboratorios con infraestructura limitada o en momentos epidémicos específicos, cuando no está claro qué virus circula y debe hacerse un barrido *(screening)* general[50-52]. Es una técnica que puede individualizarse y que permite conocer la calidad de la muestra, que si bien es posible realizar por técnicas de PCR buscando un marcador genérico como la beta-globina (que además permite realizar una cuantificación genómica normalizada, como ya se indicó), no es la práctica habitual y menos en los sistemas comerciales.

13.5 Muestras para el diagnóstico de la gripe

Independientemente de las técnicas que se utilicen en el laboratorio, un aspecto crucial para llevar a cabo un buen estudio virológico (y microbiológico) es la recogida, el transporte y el procesado de la muestra idónea[53,54].

Las muestras deben recogerse en los primeros 3-4 días desde el inicio de los síntomas. A partir de este tiempo, un resultado negativo, sobre todo al principio y al final de la temporada epidemiológica (comienzos del otoño y finales de la primavera), no descarta una gripe. Las muestras óptimas para detectar y aislar el virus de la gripe son los exudados faríngeos o nasales, y las que presentan mejor rendimiento son los exudados nasofaríngeos. Estas muestras deben ser recogidas con torundas de algodón, dacrón, poliéster o rayón, y ser transportadas correctamente en un medio para virus (MEM) tamponado con proteína (suero, albúmina o gelatina) y antibióticos (con el fin de suprimir el crecimiento de bacterias y hongos contaminantes). Se evitará el empleo de torundas de alginato de calcio, utilizadas comúnmente para cultivos bacterianos, porque pueden inactivar el virus

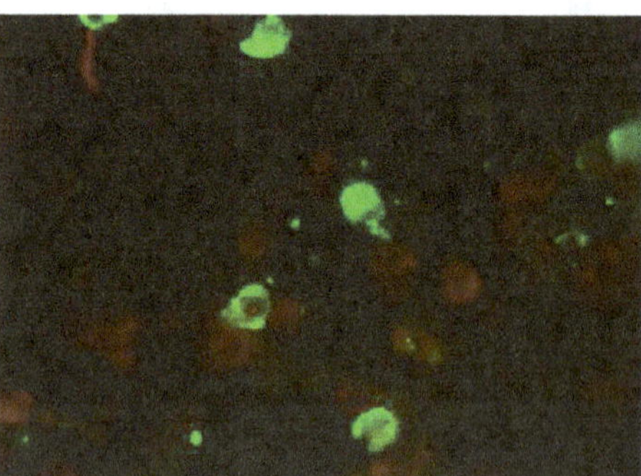

Figura 13.5 Inmunofluorescencia sobre una muestra con virus de la gripe A. Imagen del Laboratorio de Virología del Hospital Universitario Central de Asturias, Oviedo.

o inhibir pruebas como la PCR. Son preferibles las torundas con vástagos de metal o de plástico a las de vástagos de madera, que pueden causar toxicidad en los cultivos celulares. Para realizar la recogida es necesario introducir previamente la torunda en el medio de transporte de virus y luego aplicarla en la zona anatómica elegida de forma enérgica, intentando arrastrar el mayor número de células posible.

En los niños, la muestra idónea es el lavado nasal. Sin embargo, su rendimiento depende en muchas ocasiones de los protocolos del personal auxiliar y de enfermería de cada hospital; de ahí que se opte por el exudado nasofaríngeo. En los casos de neumonía primaria viral, los exudados tienen un menor rendimiento diagnóstico, ya que el daño y la replicación viral se están produciendo en niveles bajos del árbol bronquial como consecuencia de una infección descendente. En estas circunstancias es preferible recoger muestras de vías respiratorias bajas, como aspirados o lavados broncoalveolares y esputos. Este tipo de muestras pueden colocarse en el medio de transporte de virus, pero por lo general se recogen en envases estériles para no diluir la cantidad de virus presentes.

Todas las muestras para pruebas virológicas deben ser mantenidas en frío (4 °C) y su envío al laboratorio tiene que ser rápido y, a ser posible, a 4 °C. En cualquier caso, no deben congelarse a –20 °C si se pretende aplicar métodos de aislamiento, porque puede degradarse la membrana del virus. Una vez en el laboratorio, lo habitual es que la muestra se divida en tantos viales como técnicas diagnósticas vaya a realizarse, con el volumen adecuado para cada técnica (detección genómica, antigénica y cultivo celular). Para su procesamiento se requieren locales con un nivel de bioseguridad tipo 3 (BSL3) o bien BSL2 con prácticas y elementos de protección de BSL3 para su procesamiento.

13.6 Conclusión

La utilización del microscopio electrónico para reconocer el virus y sus componentes nos dará una visión de su figura y sus características estructurales. La detección de sus proteínas (antígenos virales) puede ayudar en la comprensión de su cinética replicativa, según estas aparezcan antes o después de la infección. Finalmente, el aislamiento viral en los distintos sistemas sigue siendo el mejor reflejo de la infección *in vitro* y, por lo tanto, es imprescindible para conocer el comportamiento del virus y frente a las condiciones externas. Además, los cultivos pueden utilizarse para la producción de vacunas.

La información sobre la infección de la gripe debe ser recopilada a lo largo de todo el año, y es crucial al inicio y al final de la temporada gripal y en los brotes nosocomiales, cuando además de un diagnóstico rápido se requiere un conocimiento exhaustivo de la cepa circulante con el objetivo de adoptar las medidas más adecuadas y precisas en cuanto a aislamiento, prevención y control de la infección, o si se requieren medidas especiales en el caso de una cepa nueva.

Bibliografía

1. Levine AJ. The origins of virology. En: Fields BF, Knipes DM, Howley PM, Chanock RM, Monath TP, Melnick JL, et al., editores. Fields Virology. 3rd ed. Philadelpia: Lippincott Williams & Wilkins; 1996. p. 1-14.

2. Dujarric de la Rivière R. La grippe est-elle une maladie à virus filtrant? Academie des Sciencies (France). Comptes vendus hebdomadaire de séances de L'Academie des Sciencies. Sesión del 21 de octubre de 1918. p. 606-7.

3. Schadewaldt H. First description of Haemophilus influenzae by Richard Pfeiffer. Dtsch Med Wochenschr. 1975;100:2405-8.

4. Spinney L. El jinete pálido. 1918: La epidemia que cambió el mundo. Barcelona: Planeta; 2018. p. 183-93.

5. Shope RE. The infection of ferrets with swine influenza virus. J Exp Med. 1934;60:49-61.

6. Smith W, Andrewes CH, Laidlaw PP. A virus obtained from influenza patients. Lancet. 1933;2:66-8.

7. Van Epps HL. Influenza exposing the true killer. J Exp Med. 2006;103:803.

8. Woodruff AM, Goodpasture EW. The susceptibility of the chorio-allantoic membrane of chick embryos to infection with the fowl-pox virus. Am J Pathol. 1931;7:209-22.

9. Chu VC, Whittaker GR. Influenza virus entry and infection require host cell N-linked glycoprotein. Proc Natl Acad Sci U S A. 2004;101:18153-8.

10. Mancipe LF, Ramírez G, Jairo JC, Vera V. Cultivos celulares como alternativa para el aislamiento y la producción de biológicos contra el virus de influenza. NOVA, Ciencias Biomédicas. 2014;9:83-93.

11. Madin SH, Darby NB Jr. Established kidney cell lines of normal adult bovine and ovine origin. Proc Soc Exp Biol Med. 1958;98:574-6.

12. Clavijo A, Tresnan DB, Jolie R, Zhou EM. Comparison of embryonated chicken eggs with MDCK cell culture for the isolation of swine influenza virus. Can J Vet Res. 2002;66:117-21.

13. Steinhauer DA. Role of hemagglutinin cleavage for the pathogenicity of influenza virus. Virology. 1999;258:1-20.

14. Tobita K, Sugiura A, Enomote C, Furuyama M. Plaque assay and primary isolation of influenza A viruses in an established line of canine kidney cells (MDCK) in the presence of trypsin. Med Microbiol Immunol. 1975;162:9-14.

15. Matrosovich M, Matrosovich T, Carr J, Roberts NA, Klenk HD. Overexpression of the alpha-2,6-sialyltransferase in MDCK cells increases influenza virus sensitivity to neuraminidase inhibitors. J Virol. 2003;77:8418-25.

16. Oh DY, Barr IG, Mosse JA, Laurie KL. MDCK-SIAT1 cells show improved isolation rates for recent human influenza viruses compared to conventional MDCK cells. J Clin Microbiol. 2008;46:2189-94.

17. Abdoli A, Soleimanjahi H, Jamali A, Mehrbod P, Gholami S, Kianmehr Z, et al. Comparison between MDCK and MDCK-SIAT1 cell lines as preferred host for cell culture-based influenza vaccine production. Biotechnol Lett. 2016;38:941-8.

18. Govorkova EA, Murk G, Meignier B, De Taisne C, Webster RG. African green monkey kidney (Vero) cells provide an alternative host cell system for Influenza A and B virus. J Viral. 1996;70:5519-24.

19. Li N, Qi Y, Zhang FY, Yu XH, Wu YG, Chen Y, et al. Overexpression of α-2,6 sialyltransferase stimulates propagation of human influenza viruses in Vero cells. Acta Virol. 2011;55:147-53.

20. Schepetiuk SK, Kok T. The use of MDCK, MEK and LLC-MK2 cell lines with enzyme immunoassay for the iso-

lation of influenza and parainfluenza viruses from clinical specimens. J Virol Meth. 1993;42:241-50.

21. De Oña M, Melón S, De la Iglesia P, Hidalgo F, Verdugo AF. Isolation of influenza virus in human lung embryonated fibroblast cells (MRC-5) from clinical samples. J Clin Microbiol. 1995;33:1948-9.

22. Yoshimo S, Yamamoto S, Kawabat N. Use of Caco-2 cells for isolation of influenza virus. Kansenshogaku Zasshi. 1998;72:347-51.

23. Zhirnov OP, Vorobjeva IV, Saphonova OA, Poyarkov SV, Ovcarenko AV, Anhlan D, et al. Structural and evolutionary characteristics of HA, NA, NS an M genes of clinical influenza A/H3N2 viruses passaged in human and canine cells. J Clin Virol. 2009;45:322-3.

24. Lin SC, Kappes MA, Chen MC, Lin CC, Wang TT. Distinct susceptibility and applicability of MDCK derivatives for influenza virus research. PLoS One. 2017;12:e0172299.

25. Liao RS, Tomalty LL, Majury A, Zoutman DE. Comparison of viral isolation and multiplex real-time reverse transcription-PCR for confirmation of respiratory syncytial virus and influenza virus detection by antigen immunoassays. J Clin Microbiol. 2009;47:527-32.

26. Gleaves CA, Smith TF, Shuster EA, Pearson GR. Comparison of standard tube and shell vial cell culture techniques for the detection of cytomegalovirus in clinical specimens. J Clin Microbiol. 1985;21:217-21.

27. Matthey S, Nicholson D, Ruhs S, Alden B, Knock M, Schultz K, et al. Rapid detection of respiratory viruses by shell vial culture and direct staining by using pooled and individual monoclonal antibodies. J Clin Microbiol. 1992;30:540-4.

28. Pérez-Ruiz M, Yeste R, Ruiz-Pérez MJ, Ruiz-Bravo A, de la Rosa-Fraile M, Navaro-Mari JM. Testing of diagnostic methods for detection of influenza virus for optimal performance in the context of an influenza surveillance network. J Clin Microbiol. 2007;9:1309-10.

29. Smorodintseff AA, Ostrovskaya SM. The distribution of influenza virus in experimentally infected mice. May 1937

30. Tree JA, Richardson C, Fooks AR, Clegg JC, Looby D. Comparison of large-scale mammalian cell culture systems with egg culture for the production of influenza virus A vaccine strains. Vaccine. 2001;9:3444-50.

31. Stevens J, Chen LM, Carney PJ, Garten R, Foust A, Le J, et al. Receptor specificity of influenza A H3N2 viruses isolated in mammalian cells and embryonated chicken eggs. J Virol. 2010;84:8287-9.

32. Robertson JS, Bootman JS, Newman R, Oxford JS, Daniels RS, Webster RG, et al. Structural changes in the haemagglutinin which accompany egg adaptation of an influenza A(H1N1) virus. Virology. 1987;160:31-7.

33. Le Ru A, Jacob D, Transfiguracion J, Ansorge S, Henry O, Kamen AA. Scalable production of influenza virus in HEK-293 cells for efficient vaccine manufacturing. Vaccine. 2010;28:3661-71.

34. Kim EH, Kwon HI, Park SJ, Kin YI, Si YH, Lee IW, et al. Generation of a

high-growth influenza vaccine strain in MDCK cells for vaccine preparadness. J Microbiol Biotechnol. 2018;28:997-1006.

35. Liu J, Mani S, Schwartz R, Richman L, Tabor DE. Cloning and assessment of tumorigenicity and oncogenicity of a Madin–Darby canine kidney (MDCK) cell line for influenza vaccine production. Vaccine. 2010;28:1285-93.

36. Wielink R. van, Kant-Eenbergen HCM, Harmsen MM, Martens DE, Wijffels RH, Coco-Martin JM. Adaptation of a Madin–Darby canine kidney cell line to suspension growth in serum-free media and comparison of its ability to produce avian influenza virus to Vero and BHK21 cell lines. J Virol Meth. 2011;171:53-60.

37. De la Iglesia P, Melón S, López B, Rodríguez M, Blanco MI, Mellado P, et al. Rapid screening tests for determining in vitro susceptibility of herpes simplex virus clinical isolates. J Clin Microbiol. 1998;36:2389-91.

38. Gómez-Novo M, Boga JA, Álvarez-Argüelles ME, Rojo-Alba S, Fernández A, Menéndez MJ, et al. Human respiratory syncytial virus load normalized by cell quantification as predictor of acute respiratory tract infection. J Med Virol. 2018;90:861-6.

39. Mehrbod P, Abdalla MA, Fotouhi F, Heidarzadeh M, Aro AO, Eloff JN, et al. Immunomodulatory properties of quercetin-3-O-⊠-L-rhamnopyranoside from Rapanea melanophloeos against influenza a virus. BMC Complement Altern Med. 2018;18:184.

40. Cocking D, Cinatl J, Boltz DA, Peng X, Johnson W, Muzzio M, et al. Antiviral effect of a derivative of isonicotinic acid enisamium iodide (FAV00A) against influenza virus. Acta Virol. 2018;62:191-5.

41. Kwon JJ, Choi WS, Jeong JH, Kim EH, Lee OJ, Yoon SW, et al. An I436N substitution confers resistance of influenza A(H1N1)pdm09 viruses to multiple neuraminidase inhibitors without affecting viral fitness. J Gen Virol. 2018;99:292-302.

42. Wen F, Li L, Zhao N, Chiang MJ, Xie H, Cooley J, et al. A Y161F hemagglutinin substitution increases thermostability and improves yields of 2009 H1N1 influenza A virus in cells. J Virol. 2018;92(2). pii: e01621-17.

43. Kormuth KA, Lin K, Prussin AJ 2nd, Vejerano EP, Tiwari AJ, Cox SS, et al. Influenza virus infectivity is retained in aerosols and droplets independent of relative humidity. J Infect Dis. 2018;218:739-47.

44. Stevenson JP, Biddle F. Pleomorphism of influenza virus particles under the electron microscope. Nature. 1966;212:619-21.

45. Hoyle L, Reed R, Astbury WT. Electron microscope studies of the structure of the influenza virus. Nature. 1953;171:256-7.

46. Köhler G, Milstein C. Continuous cultures of fused cells secreting antibody of predefined specificity. Nature. 1975;256:495-7.

47. Cruz AT, Demmler-Harrison GJ, Caviness AC, Buffone GJ, Revell PA. Performance of a rapid influenza test in children during the H1N1 2009 influenza A outbreak. Pediatrics. 2010;125:e645-50.

48. Centers for Disease Control and Prevention (CDC). Evaluation of rapid

influenza diagnostic tests for detection of novel influenza A (H1N1) virus — United States, 2009. MMWR Morb Mortal Wkly Rep. 2009;58:826-9.

49. Vemula SV, Zhao J, Liu J, Wang X, Biswas S, Hewlett I. Current approaches for diagnosis of influenza virus infections in humans. Viruses. 2016;8:96.

50. Yıldırım D, Özdoğru Sağdıç D, Şeflek B, Çimentepe M, Bayram İ, Yaıkın F. [Detection of influenza virus infections by molecular and immunofluorescence methods]. Mikrobiyol Bul. 2017;51:370-7.

51. Wilhelm J, Yubero J, Fuentes C, Ríos P, Leyton O, Reyes F. Evaluation of three laboratory methods diagnostic sensitivity in influenza A infection: RIDT, DFA and DFA with cytocentrifugation versus RT-PCR. Rev Chilena Infectol. 2014;31:690-3.

52. Al Johani SM, Al Balawi M, Al Alwan B, Al Hefdhi R, Hajeer A. Validity of two rapid point of care influenza tests and direct fluorescence assay in comparison of real time PCR for swine of origin Influenza virus. J Infect Public Health. 2011;4:7-11.

53. Ortiz de Lejarazu Leonardo R, Rodríguez Torres A. Gripe. En: Ausina Ruiz V, Alvar Ezquerra J, Moreno Guillén S, editores. Tratado SEIMC de enfermedades infecciosas y microbiología clínica. Madrid: Médica Panamericana; 2006. p. 855-71.

54. Murray PR, Witebsky FG. El clínico y el laboratorio de microbiología. En: Mandell, Douglas y Bennett. Enfermedades infecciosas. Principios y práctica. 7ª ed española. Barcelona: Elsevier; 2012. p. 231-66.

MÉTODOS DE DIAGNÓSTICO SEROLÓGICO FRENTE A LA GRIPE: UTILIDADES

Iván Sanz Muñoz, Silvia Rojo Rello,
Raúl Ortiz de Lejarazu Leonardo

Capítulo 14

MÉTODOS DE DIAGNÓSTICO SEROLÓGICO FRENTE A LA GRIPE: UTILIDADES

Iván Sanz Muñoz, Silvia Rojo Rello,
Raúl Ortiz de Lejarazu Leonardo

14.1 Introducción

Una de las características más destacadas de los virus de la gripe es la gran variabilidad genética que poseen, lo que implica una gran variación antigénica. Las alteraciones en las estructuras proteicas de los virus de la gripe son continuas debido a una alta tasa de mutación[1], por lo que con periodicidad anual la gripe ocasiona infecciones en la población humana expuesta con escasa protección.

Es importante destacar que el fenómeno de deriva antigénica es el que permite que la gripe sea una de las principales enfermedades epidémicas de recurrencia anual en los humanos[2]. Esta variabilidad antigénica y genética afecta principalmente a las dos glucoproteínas externas, la hemaglutinina (HA) y la neuraminidasa (NA), debido a que estas se encuentran más expuestas al sistema inmunitario del huésped que las proteínas virales internas. Las infecciones por los virus de la gripe inducen la producción de anticuerpos frente a estas glucoproteínas de la envoltura y también frente a otras proteínas del virus que son menos inmunógenas, pero más conservadas, como la proteína M, la nucleoproteína y otras proteínas internas.

Otro tipo de variabilidad antigénica sucede por reordenamiento genético, que es el principal causante de la emergencia de virus pandémicos o con potencial pandémico. El reordenamiento genético sucede tras la infección de múltiples virus de la gripe diferentes en un mismo huésped[3]. Tras la infección, el genoma de la nueva progenie viral tendrá una constelación aleatoria de los diferentes genes que formaban los virus progenitores, que dará lugar a un virus nuevo como resultado de la reorganización genética. El potencial pandémico de este nuevo virus dependerá sobre todo de la inmunidad previa existente en la población humana y del *fitness* viral otorgado por su composición genética y antigénica.

Mientras que todos los cambios antigénicos responden a cambios en la genética del virus, no todos los cambios genéticos que se producen en la secuencia de alguno de los ocho genes del virus de la gripe se traducen finalmente en variaciones antigénicas de la proteína que codifican. Hay mutaciones silenciosas o sinónimas, y sustituciones de aminoácidos que no se traducen en cambios de la proteína[4]. Todos estos cambios genéticos y antigénicos influyen en las características operativas de las técnicas y los ensayos de diagnóstico serológico de la gripe.

14.2 Utilidad del diagnóstico serológico de la gripe

Los métodos serológicos utilizados en el diagnóstico de la gripe no son muy útiles para el diagnóstico sistemático en la infección aguda. La demostración de un aumento del título de anticuerpos entre la fase aguda de la enfermedad y la fase convaleciente puede ser una prueba adicional y tardía para demostrar la etiología de un episodio pseudogripal[5]. Además de en esta evaluación retrospectiva de la infección gripal, el diagnóstico serológico de la gripe es una pieza fundamental en la vigilancia epidemiológica, en los estudios de respuesta inmunitaria, para evaluar la eficacia vacunal y como correlato de protección o susceptibilidad frente a la enfermedad. Las diferentes aproximaciones al uso y la utilidad de las técnicas serológicas para el diagnóstico serológico, la evaluación de la protección y la vigilancia epidemiológica se muestran en la Tabla 14.1.

14.2.1 Diagnóstico serológico en la práctica clínica

El diagnóstico en la práctica asistencial mediante pruebas serológicas frente a la gripe ha sido sustituido por las pruebas directas. En la actualidad se dispone de una amplia batería de pruebas diagnósticas directas de gran utilidad y rapidez, fundamentadas todas ellas en la detección molecular o antigénica de las proteínas del virus de la gripe. Sin embargo, hace años el uso de la reacción de fijación del complemento permitía establecer con certeza un diagnóstico de gripe utilizando dos muestras de suero separadas por 15-20 días, al demostrar la seroconversión entre los títulos del primer y el segundo suero. En ocasiones, títulos ≥1:250 en un único suero en un paciente con clínica compatible con esta infección eran aceptados como diagnóstico de gripe. La reacción de fijación del complemento discrimina la infección por virus de la

Tabla 14.1 Ámbito de aplicación del diagnóstico serológico de la gripe y técnicas utilizadas.

Ámbitos de aplicación	Uso	Utilidad	Técnicas
Práctica clínica			
Diagnóstico asistencial	–	–	RFC, RIH
Diagnóstico retrospectivo	+	+	
Susceptibilidad frente a la gripe			
Inmunidad humoral (anticuerpos)	+++	+++	RIH, ELLA, MN
Estudios retrospectivos	++	+	
Vigilancia epidemiológica			
Análisis de cohortes	++	++	RIH, ELLA, MN
Susceptibilidad de poblaciones especiales	+	++	
Emergencias pandémicas	+++	+++	

ELLA: enzyme-lynked lectin assay; MN: microneutralización; RFC: reacción de fijación del complemento; RIH: reacción de inhibición de la hemaglutinación.

gripe tipo A o B, pero no los subtipos, ya que emplea como antígeno la nucleoproteína del virus, que es distinta para los virus del tipo A y para todos los virus del tipo B, pero idéntica dentro de un mismo tipo.

Mediante la reacción de inhibición de la hemaglutinación (RIH) en ocasiones puede demostrarse específicamente qué cepa de un determinado subtipo de virus de la gripe A o de un determinado linaje del virus de la gripe B ha producido la infección, comparando los títulos de los diferentes sueros frente a una batería de antígenos de HA de diferentes cepas del virus (variantes menores). A veces, este proceso es difícil por las reacciones cruzadas o heterotípicas que ocurren entre las distintas variantes del virus.

14.2.2 Diagnóstico serológico en la evaluación de la protección o de la susceptibilidad frente a la gripe

La respuesta a las vacunas, en términos de correlatos de protección de laboratorio, requiere la realización de estudios serológicos para evaluar la eficacia de las vacunas utilizadas en las campañas anuales.

Mediante estudios de este tipo puede conocerse la presencia de anticuerpos y así dirigir el tratamiento antiviral en los casos en que proceda. El análisis de anticuerpos en distintas poblaciones puede anticipar el impacto de virus emergentes con potencial pandémico, al identificar los grupos de edad con mayor riesgo en función de experiencias y recuerdos serológicos previos.

14.2.3 Diagnóstico serológico en la vigilancia epidemiológica

Los análisis serológicos son esenciales desde un punto de vista epidemiológico. A su vez, el estudio epidemiológico es esencial para poder diseñar vacunas eficaces frente a la gripe. Los métodos moleculares muestran únicamente ciertas características del virus, como el tipo y el subtipo, la presencia de mutaciones de resistencia a antivirales o mutaciones asociadas a gravedad. Con el avance de la secuenciación masiva, estas técnicas ofrecen mucha más información, pero deben ser complementadas por la información obtenida mediante la serología, ya que es necesario evaluar qué mutaciones genéticas producen cambios antigénicos y si esos cambios tienen relevancia inmunológica.

Las técnicas serológicas, por tanto, son una herramienta fundamental para conocer las características antigénicas de los virus de la gripe, evaluar su deriva antigénica y anticipar su impacto. El conocimiento obtenido mediante los ensayos serológicos permite predecir (con limitaciones) el estado inmunitario global de la población, y es una información vital para comprobar el grado de susceptibilidad de una población o el análisis de cohortes de poblaciones determinadas.

14.3 Análisis serológicos para evaluar la eficacia serológica vacunal

Las técnicas de diagnóstico serológico en la gripe son útiles principalmente para evaluar la eficacia serológica vacunal. Esta evaluación es una de las medidas más importantes para conocer si las vacunas antigripales inducen una respuesta inmunitaria humoral adecuada, expresada en forma de anticuerpos protectores y cumpliendo con los estándares requeridos para su uso.

Para evaluar la eficacia vacunal se han utilizado tradicionalmente diversos métodos para cuantificar la producción de anticuerpos. Con estos métodos puede hacerse una aproximación bastante fiel de la capacidad inmunogénica humoral de las vacunas, aunque en la actualidad existen otros métodos complementarios que mejoran la medida de la respuesta humoral.

14.3.1 Métodos serológicos tradicionales

14.3.1.1 Reacción de inhibición de la hemaglutinación

La RIH es hoy el método más utilizado para detectar y cuantificar anticuerpos frente a la gripe en muestras serológicas, tanto humanas como animales[6]. La RIH fue desarrollada por Hirst en 1941[7] y modificada por Salk en 1944[8]. Se utiliza en muchos laboratorios para analizar la respuesta humoral a la vacunación y para realizar estudios de eficacia serológica vacunal y estudios seroepidemiológicos con el fin de averiguar la protección humoral de distintas poblaciones frente a la gripe[9-11]. Esta técnica también se emplea para realizar la caracterización antigénica de los virus de la gripe utilizando antisueros hiperinmunes de animales previamente infectados.

La RIH se basa en la hemaglutinación de los virus de la gripe, una característica biológica que permite al virus unirse mediante la HA a los eritrocitos de diversas especies animales a través del ácido siálico presente en la superficie de estas células[12]. El resultado es que los virus de la gripe hacen de puente de unión entre los eritrocitos, provocando el fenómeno de la hemaglutinación, característica que también poseen algunas bacterias. Esta unión está mediada por los receptores del ácido siálico, y la mayor parte de los virus aviares son capaces de unirse a los receptores de este tipo que se encuentra en posición $\alpha2,3$, mientras que los virus de la gripe que infectan al ser humano se unen a los receptores que se encuentran en posición $\alpha2,6$[13]. A pesar de esto, existen algunos virus, como el subtipo A(H7N9), que pueden unirse a ambos tipos de receptores presentes en determinados eritrocitos, como los del pavo[14].

La hemaglutinación puede visualizarse macroscópicamente en el laboratorio. Cuando en este tipo de ensayos se incluyen sueros con anticuerpos IgM e IgG específicos frente a la gripe, se producen reacciones de tipo antígeno-anticuerpo y los anticuerpos impiden la unión del virus a los eritrocitos al bloquear los epítopos de la HA, produciendo el efecto de inhibición de la hemaglutinación demostrativo de la presencia de anticuerpos específicos frente a la HA.

La lectura macroscópica de la RIH se muestra en la Figura 14.1. Cuando en el pocillo se dispone de virus y hematíes en presencia de un suero sin anticuerpos frente a la HA gripal, los hematíes quedan unidos a los virus (hemaglutinación); por el contrario, si en el pocillo hay un suero con anticuerpos suficientes para unirse a la HA del virus y poder bloquear la unión al hematíe, se produce una inhibición de la hemaglutinación. El efecto hemaglutinante no aparece y eso se visualizará como un botón de hematíes sedimentados en el fondo del pocillo de la placa. Sucede lo mismo si en el pocillo se pone únicamente una suspensión de hematíes: transcurridos de 20 a 30 minutos, los hematíes sedimentan en un botón similar al observado cuando hay inhibición de la hemaglutinación debido a la presencia de anticuerpos frente al virus.

La RIH requiere una titulación previa de la capacidad hemaglutinante del virus utilizando eritrocitos de una determinada especie animal. En esta reacción previa se cuantifica la capacidad hemaglutinante relativa del virus mediante diluciones seriadas de este frente a una cantidad fija y constante de hematíes en suspensión. Esto muestra el título hemaglutinante del virus del que se dispone para ensayos posteriores. En la RIH, el antígeno viral se usa a una dilución que contenga entre cuatro y ocho unidades hemaglutinantes

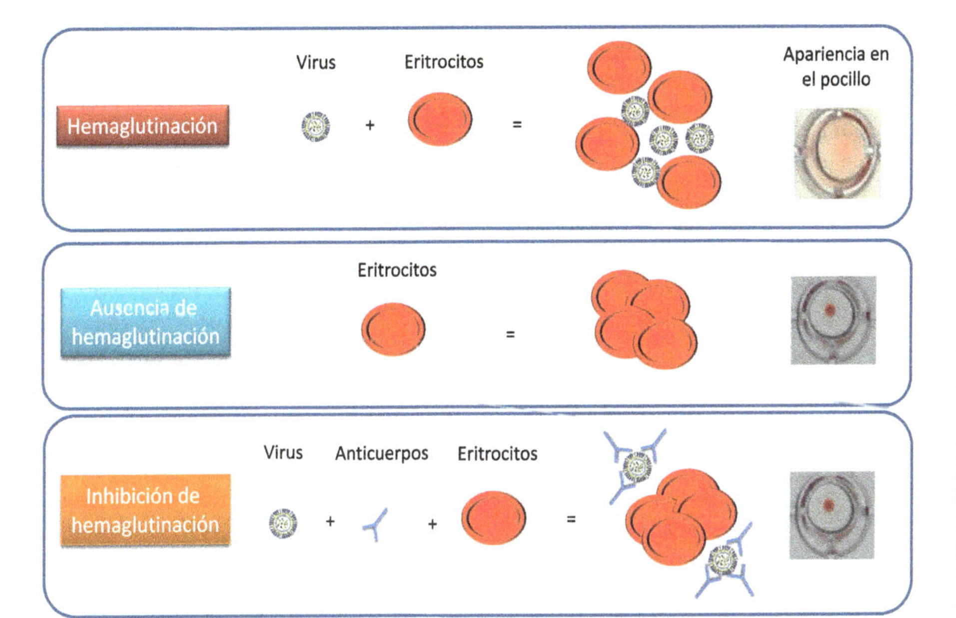

Figura 14.1 Esquema de los elementos que intervienen en la hemaglutinación y en los ensayos de inhibición de la hemaglutinación con sueros en placas de microtitulación con fondo V. (Modificada de: Protocolos del London WHO CC, Francis Crick Institute, London, UK).

(UH), considerando que una UH es la contenida en la máxima dilución del virus que hemaglutina una suspensión dada de hematíes (p. ej., dilución última hemaglutinante 1:320 = 1 UH, por lo que habrá 4 UH en una dilución 1:80). Los protocolos de RIH usan diferentes concentraciones de hematíes y tiempos de incubación en función de la especie de la que provengan los hematíes[5] (Tabla 14.2).

Tabla 14.2 Características de los ensayos de reacción de inhibición de la hemaglutinación en función del tipo de eritrocitos utilizados.

Característica	Tipo de eritrocitos			
	Gallina	Pavo	Cobaya	Humanos tipo 0
Concentración (%)	0,5	0,5	0,75	0,75
Tipo de microplaca	V	V	U	U
Tiempo de incubación de los eritrocitos (min)	30	30	60	60
Apariencia de los eritrocitos cuando hay inhibición de la hemaglutinación	Botón	Botón	Halo	Halo

El principio científico-técnico de la RIH permite semicuantificar la presencia de anticuerpos frente al virus de la gripe. El protocolo mediante el que se lleva a cabo esta técnica utiliza diluciones seriadas del suero en placas de microtitulación, en presencia de 4 UH del virus o antígeno hemaglutinante y una cantidad fija de hematíes para todos los pocillos. Esto permite conocer el título de anticuerpos que inhiben la hemaglutinación de 4-8 UH del virus y poder así evaluar la respuesta humoral a la vacunación, realizar estudios de seroprotección o conocer el título basal de anticuerpos frente a la gripe. La dilución de inicio normalmente se establece en 1:10, que se considera el límite de detección de la técnica, aunque puede partirse de diluciones menores[15]. Si el título de anticuerpos observado es menor que dicho límite, puede asumirse como 1:1 o 1:5 el valor mínimo para realizar el cálculo estadístico de forma correcta, ya que el cálculo normalizado de un título con valor 0 mediante el logaritmo en base 10 no puede ser calculado[16]. El título de anticuerpos de un suero se establece como la dilución más alta del suero con la que se observa una completa inhibición de la hemaglutinación. En la determinación de anticuerpos por RIH, se acepta un título ≥1:40 como correlato de protección[15]. En realidad, un título de 1:40 indica que la mitad de los individuos con dicho título estarán protegidos frente al virus.

Para la realización de este tipo de ensayos, la Organización Mundial de la Salud (OMS) junto con el *International Reagent Resource* y la *American Type Culture Collection* (ATCC) suministran anualmente un panel de reactivos para la identificación de los aislamientos de virus de la gripe estacional[17]. Los reactivos se componen de las cepas inactivadas de virus de la gripe de tipo A y B incluidas en la vacuna estacional de esa determinada temporada, así como de sus respectivos antisueros. Dicho panel permite realizar la caracterización antigénica de virus

de la gripe y también el análisis serológico de muestras de suero para comprobar la presencia de anticuerpos frente a las diferentes cepas de gripe estacional.

Una de las principales ventajas de esta técnica es que es simple y no necesita equipamientos sofisticados ni reactivos muy costosos. Sin embargo, presenta varias limitaciones. En primer lugar, los ensayos de RIH solo pueden analizar los anticuerpos que son específicos frente a la subunidad HA1 o cabeza globular de la HA[6,10], que son los que están específicamente destinados a bloquear la entrada del virión a la célula, por lo que otros anticuerpos frente al tallo de la HA o frente a otras proteínas del virus no pueden ser detectados por RIH.

Por otro lado, la RIH necesita una gran cantidad de antígeno del virus que debe obtenerse mediante cultivo, ya sea en huevos embrionados o en cultivos celulares. El cultivo puede generar cambios en la capacidad de los virus de la gripe de reconocer los eritrocitos. En concreto, los sucesivos pases celulares del subtipo A(H3N2) seleccionan varias mutaciones en la HA que impiden la unión de esta al ácido siálico de los diferentes eritrocitos, tanto de aves como de humanos y de cobaya[18]. Esto hace que la realización de la RIH con el subtipo A(H3N2) sea muy difícil y en algunos casos imposible, por lo que la evaluación de la inmunidad humoral frente a este virus es actualmente muy complicada y resulta necesario explorar nuevas alternativas.

La RIH requiere un tratamiento previo de los sueros debido a la presencia en estos de inhibidores inespecíficos del tipo alfa (termoestables), beta (termolábiles) y gamma (termoestables)[19]. Este tratamiento previo de los sueros se realiza con NA procedente de *Vibrio cholerae* Ogawa 558 (RDE, *receptor destroying enzime)*, que inactiva estos inhibidores y evita que emulen a los anticuerpos específicos uniéndose a la HA. Por otra parte, la falta de estandarización de los reactivos serológicos es uno de los hándicaps más grandes de esta técnica, junto con la ausencia de automatización en la realización del ensayo y la lectura de los resultados.

Existen actualmente algunos métodos para automatizar partes de este proceso, pero apenas se utilizan. Estos métodos utilizan plataformas automatizadas de dispensación de reactivos y dilución de los sueros, evitando el error humano y mejorando la reproducibilidad y la calidad del ensayo. Existen también plataformas de lectura óptica automatizada que son acoplables a los sistemas automáticos de serología, con resultados variables. Estos lectores permiten interpretar electrónicamente los resultados de las placas de RIH y traspasar los resultados de manera directa, evitando la subjetividad del observador. La RIH es la técnica serológica más específica de cepa.

14.3.1.2 Ensayo de hemólisis radial simple

La hemólisis radial simple (HRS) es la segunda técnica reconocida para evaluar la eficacia serológica de las vacunas estacionales. Está basada en la hemólisis pasiva de los eritrocitos mediada por el complemento e inducida por el complejo antígeno-anticuerpo[6]. Esta hemólisis es fácilmente visible y su medida es proporcional a la concentración de anticuerpos en el suero[20]. La HRS detecta principalmente anticuerpos IgG frente a los virus de la gripe, pero se utiliza también para muchos otros virus (coronavirus, parainfluenza, dengue, etc.) En esta técnica se acepta como correlato de protección humoral un área de hemólisis ≥ 25 mm^2.

La HRS es un método más complicado que la RIH, ya que aún se sigue haciendo con geles de agar con la dilución correcta de virus y hematíes y extendiéndolos de manera homogénea en placas al efecto. Permite analizar un gran número de sueros simultáneamente, lo que facilita la realización de estudios epidemiológicos con muchas muestras. Tiene ciertas ventajas con respecto a la RIH, como su mayor reproducibilidad. Al igual que la RIH, también puede realizarse con virus inactivados, por lo que permite identificar anticuerpos frente a virus de la gripe que requieren niveles de bioseguridad superiores a BSL-2, como algunos virus aviares[21].

En esta técnica se mezclan previamente los virus gripales con los hematíes y luego se hace una suspensión en agarosa. Una vez solidificada esta, se realizan pocillos de 1 mm en la agarosa con los hematíes y el virus, y se añade el suero que difunde por la agarosa desde estos pocillos. Si hay anticuerpos homólogos con los virus unidos a los hematíes, esta unión activará el sistema del complemento y los hematíes quedarán lisados, produciéndose el halo típico de hemólisis alrededor del pocillo con el suero problema. El tamaño del halo es correlato del título de anticuerpos.

14.3.1.3 Ensayo de microneutralización o de neutralización viral

Los ensayos de microneutralización (MN) se basan en analizar el título de anticuerpos necesario para bloquear el efecto citopático del virus en un cultivo de células MDCK, por lo que analiza la presencia de anticuerpos que son capaces de bloquear la entrada del virus a la célula, la internalización del virus, la fusión de la HA a la célula y también los anticuerpos contra la NA[22,23].

La técnica de MN se realiza para detectar anticuerpos neutralizantes totales en el suero de animales y personas. Dichos anticuerpos se correlacionan relativamente con los anticuerpos inhibidores de la hemaglutinación, pero en la neutralización intervienen además anticuerpos frente a otras proteínas virales[15].

La reacción de neutralización enfrenta diluciones seriadas de suero frente a cantidades conocidas del virus de la gripe infeccioso en pocillos con un sustrato celular, lo que permite el crecimiento del virus de la gripe si no ha sido neutralizado por los anticuerpos presentes en el suero problema. El título de estos anticuerpos, al igual que en la RIH, se mide como la dilución más alta con la que se observa una neutralización completa del virus. Los ensayos de neutralización viral se han ido modificando para hacerlos más fáciles y menos laboriosos, pero aun así tienen mayor complejidad que la RIH.

La MN no es obligatoria para evaluar la eficacia de las vacunas antigripales. Sin embargo, se recomienda para cuantificar los anticuerpos neutralizantes y confirmar los antecedentes de infección por el subtipo A(H5)[24]. La MN posee una gran sensibilidad y una buena especificidad para detectar anticuerpos neutralizantes específicos frente a los distintos subtipos de gripe en sueros humanos y animales[5,25]. Esta técnica puede usarse para medir la infectividad de los virus de la gripe y la inhibición de la replicación del virus[26]. El uso de la MN puede complementar algunas limitaciones de la RIH[27], como la dificultad para detectar anticuerpos frente al subtipo A(H3N2) por la reducida capacidad de algunos clados de este subtipo para aglutinar hematíes[28], o la capacidad hemaglutinante de la NA, que puede complicar la interpretación de los resultados obtenidos por la RIH[29].

La MN requiere el uso de virus vivos, por lo que necesita instalaciones de alta bioseguridad si se lleva a cabo frente a virus aviares u otros clasificados de nivel BSL-3 o superior. La MN es mucho más laboriosa que la RIH y consume muchos más recursos y tiempo, además de ser más difícil de estandarizar entre laboratorios[6]. Por otra parte, la MN detecta mejor todos los anticuerpos heterotípicos dirigidos hacia la zona del tallo de la HA, por lo que en algunos casos es menos específica que la RIH.

En la actualidad existen protocolos de MN en placas de microtitulación que combinadas con un enzimoinmunoanálisis (EIA) permiten obtener resultados en tan solo 2 días[5]. En el primer día se mezcla el virus infeccioso con diluciones del suero problema para que los anticuerpos específicos del suero puedan neutralizar al virus. Tras esta incubación, los virus no neutralizados pueden infectar el tapiz de células MDCK. En el segundo día se realiza un EIA para verificar que células están infectadas con el virus a través de la detección específicamente de la nucleoproteína del virus. La ausencia de infección en el tapiz celular indica la existencia de anticuerpos en la muestra de suero capaces de reconocer y neutralizar el virus. Otras modificaciones de esta técnica utilizan tinciones específicas que marcan las células, permitiendo ver macroscópicamente qué pocillos muestran células vivas y por tanto han sufrido la infección del virus. El EIA hace más precisa la evaluación de los resultados, sobre todo si la lectura se realiza con un lector automatizado.

A diferencia de otras técnicas serológicas, como la RIH y la HRS, que poseen correlatos de seroprotección, en la MN no existe actualmente este tipo de relación entre el título de anticuerpos y la protección otorgada por estos, lo cual dificulta la realización de valoraciones de la eficacia vacunal utilizando únicamente protocolos de MN.

14.3.2 Otros métodos serológicos

14.3.2.1 Ensayo de titulación de anticuerpos frente a la neuraminidasa

La aparición de nuevos métodos serológicos, como el ensayo de titulación de anticuerpos frente a la NA o ELLA *(enzime-linked lectin assay),* surge de la necesidad de disponer de nuevas herramientas para conocer con mayor detalle los anticuerpos frente a distintos antígenos de los virus de la gripe y concretamente frente a la NA, una glucoproteína fundamental en la patogenia del virus.

La NA es la segunda glucoproteína en importancia de la superficie del virión, tras la HA. Está presente en una proporción 1:4 en la superficie del virión con respecto a la HA y es la causante de la liberación de este tras la infección. Los anticuerpos contra la NA están mucho menos asociados a la prevención de la infección que los específicos para la HA. Contribuyen significativamente a la protección humoral, reduciendo la gravedad y la duración de la infección, y se ha demostrado que los anticuerpos frente a esta proteína son capaces de proteger tanto a los humanos como a los animales[30,31]. Uno de los aspectos importantes de la inmunidad humoral frente a la NA es que su deriva antigénica es aproximadamente un logaritmo menor que la de la HA, lo que permite que las infecciones naturales induzcan una inmunidad duradera y heterotípica[32].

El método tradicional para medir los anticuerpos frente a la NA era cuantificar la cantidad de ácido siálico que había escindido de los glucoconjugados de la NA presente en la muestra. Este método utilizaba ácido tiobarbitúrico, que convertía el ácido siálico en un cromóforo que podía cuantificarse por espectrofotometría. Sin embargo, este método utilizaba reactivos químicos muy peligrosos y además debía realizarse en tubos individuales, por lo que la cantidad de muestras que podían utilizarse era muy limitada. Finalmente el proceso pudo miniaturizarse en placas de 96 pocillos, pero continuaba con el inconveniente de utilizar reactivos peligrosos. Para solventar estos problemas se desarrolló un nuevo método mediante el que se cuantifica la actividad enzimática de la NA analizando la cantidad de galactosa que queda

expuesta cuando el ácido siálico es escindido por la NA[33]. Este método utiliza una NA de cacahuete (PNA, *peanut neuraminidase*), que se une específicamente a la galactosa, y un conjugado PNA-peroxidasa de rábano picante que puede unirse a ese complejo para cuantificarlo por colorimetría[34,35]. La densidad óptica obtenida es proporcional a la actividad de la NA en cada muestra, y por tanto el título de anticuerpos inhibidores de la NA será aquella dilución en la que está inhibida la actividad de la NA en al menos un 50% de su actividad total.

Este método serológico requiere la inactivación previa de los inhibidores inespecíficos termolábiles presentes en el suero, como la proteína surfactante D, ya que la infectividad del virus y la actividad de la NA son inhibidas por este tipo de proteínas[36].

Algunos estudios han demostrado que, a pesar de que las vacunas frente a la gripe no poseen una cantidad estandarizada de NA en su composición, inducen respuestas humorales homólogas y heterólogas frente a la NA[31,37,38]. Además, estos anticuerpos parecen estar relacionados con la menor duración de los síntomas y del periodo de excreción viral[39]. La importancia de los nuevos métodos de diagnóstico serológico de la gripe estriba en el conocimiento de otras dianas en diferentes proteínas del virus que estimulen el diseño de nuevas estrategias vacunales y de prevención. Dado que no existen correlatos de protección de los anticuerpos contra la NA y que no hay una normalización de esta proteína en las vacunas antigripales actuales, se necesita más investigación al respecto.

14.3.2.2 Enzimoinmunoanálisis

El EIA se usa en la gripe para evaluar la presencia de anticuerpos IgM, IgG e IgA en otras muestras diferentes de suero o plasma, como la mucosa nasal u orofaríngea[12,40]. La presencia de estos anticuerpos en dichas localizaciones, en especial la IgA, es importante porque actúan como primera barrera de defensa ante el virus, impidiendo la infección del individuo[41,42]. De hecho, la inducción de IgA secretora en estas mucosas es una de las principales propiedades de las vacunas de virus vivos atenuados[43].

Entre las ventajas del EIA están su fácil realización, la posibilidad de su automatización, la rapidez del protocolo, que no requiere pretratamiento de las muestras y que los resultados son fácilmente interpretables y no están tan sujetos a sesgos metodológicos como en otras técnicas serológicas[6]. Sin embargo, la principal desventaja del EIA es que no puede discriminar anticuerpos específicos para distintos subtipos de virus de la gripe A y linajes del virus de la gripe B, por lo que su utilidad para evaluar la inmunidad está limitada al tipo viral. Por otro lado, no existen protocolos estandarizados para utilizar fácilmente este ensayo, ya que actualmente los EIA para la gripe se utilizan sobre todo en investigación y es necesario validarlos para poder usarlos sistemáticamente en la evaluación de la eficacia vacunal[40].

A modo de resumen, en la Tabla 14.3 se exponen todas las técnicas antes descritas, con sus características, ventajas y desventajas.

Tabla 14.3 Métodos serológicos utilizados para evaluar la eficacia de la respuesta humoral a las vacunas antigripales.

Métodos tradicionales	
Reacción de inhibición de la hemaglutinación	Detecta anticuerpos totales frente a la cabeza de la hemaglutinina (epítopos de unión celular)
	Un título ≥1:40 se considera como correlato inmunológico de protección; es específico de cepa
	Ventajas: fácil, rápida, barata
	Desventajas: gran variabilidad entre laboratorios, poca automatización del método y de la lectura de los resultados
Hemólisis radial simple	Detecta preferentemente anticuerpos IgG
	Detecta anticuerpos frente a glucoproteínas de superficie y antígenos internos del virus
	Una hemólisis >25 mm2 se considera correlato inmunológico de protección; es específico de subtipo y cepa
	Ventajas: rápida, simple, reproducible, escalable
Microneutralización	Detecta anticuerpos neutralizantes frente a todas las proteínas virales
	No se han establecido correlatos inmunológicos de protección
	Menos específica que la reacción de inhibición de la hemaglutinación, pero más sensible para detectar títulos bajos de anticuerpos; es específica de cepa
	Desventajas: los virus tienen que estar vivos, lo que requiere contención biológica de coste elevado; gran variabilidad entre laboratorios

Tabla 14.3 (continuación)

Otros métodos serológicos	
Enzyme-linked lectin assay	Detecta anticuerpos frente a la neuraminidasa
	No existen correlatos inmunológicos de protección
	Ventajas: detecta anticuerpos específicos frente a la neuraminidasa, es un método seguro y de elevada sensibilidad, es específico de subtipo y cepa
Enzimoinmunoanálisis	Detecta anticuerpos IgA, IgM e IgG en la mucosa nasal y orofaríngea
	No existen correlatos inmunológicos de protección ni protocolos estandarizados; es específico de tipo
	Ventajas: resultados fiables sin sesgos, proceso automatizable, no requiere pretratamiento de los sueros y no se usan eritrocitos

Modificada de ref. 6.

14.4 Otras aplicaciones de las técnicas serológicas

Otra de las principales utilidades de las técnicas serológicas para el diagnóstico de la gripe es la evaluación de la eficacia de la respuesta humoral de las vacunas antigripales. Sin embargo, las técnicas descritas pueden utilizarse para otras aplicaciones. Algunas de estas aplicaciones son el uso de sueros hiper específicos para la caracterización antigénica de las variantes de virus de la gripe, los estudios seroepidemiológicos de distintas poblaciones humanas y animales, y la demostración del valor basal de anticuerpos para conocer el grado de susceptibilidad o experiencia inmunitaria frente a determinados subtipos y cepas de los virus de la gripe.

14.4.1 Métodos serológicos para la caracterización antigénica de los virus de la gripe

Los ensayos de RIH se usan para la caracterización antigénica identificando específicamente las cepas de virus de la gripe circulantes y clasificándolas dentro de diferentes grupos antigénicos en función de la reactividad y la homología de la HA. Estos ensayos utilizan sueros hiperinmunes obtenidos mediante la infección con cepas de virus de la gripe específicas en animales *naïve* (con frecuencia oveja o hurón), por lo que la especificidad es máxima y las reactividades cruzadas o heterotípicas solo dependen del virus con el que se inmunizó al animal. Estos antisueros únicamente contienen anticuerpos frente a la cepa específica con la que fue inmunizado el animal. Los centros colaboradores de la OMS producen antisueros frente a las cepas estacionales de referencia de cada subtipo o linaje de virus de la gripe A y B, que se distribuyen a los centros nacionales de gripe para que estos puedan realizar la caracterización antigénica.

En la caracterización antigénica de los virus gripales de cada estación se utilizan numerosos antisueros de diferentes virus de referencia del subtipo que se va a analizar, y se comprueba el título de inhibición de la hemaglutinación que produce el virus problema frente a los referentes antisueros. La reactividad de este virus frente a los antisueros permitirá asignarlo a un determinado grupo antigénico. En la Figura 14.2 se muestra un ejemplo de un análisis de caracterización antigénica lle-

Cepa		A/Mich 45/15	A/Cal 7/09	A/Bayern 69/09	A/Lviv N6/09	A/Astrak 1/11	A/St. P 27/11	A/HK 5659/12	A/Sth Afr 3626/13	A/Slov 2903/2015	A/Israel Q-504/15	A/Paris 1447/17
Cultivo		Egg	Egg	MDCK	MDCK	MDCK	Egg	MDCK	Egg	Egg	MDCK	MDCK
Antisuero		NIB F42/16[*1]	F06/16[*1]	F09/15[*1]	F14/13[*1]	F22/13[*1]	F26/14[*1]	F30/12[*1]	F03/14[*1]	F02/16[*1]	F08/16[*1]	F03/18[*2]
Grupo genético		6B.1				5	6	6A	6B	6B.1	6B.2	
Virus referencia						*Título inhibitorio*						
A/Michigan/45/2015	6B.1	1280	640	320	320	640	320	640	640	1280	1280	1280
A/California/7/2009		1280	1280	640	640	1280	640	640	640	1280	1280	2560
A/Bayern/69/2009		40	40	320	320	40	40	40	40	80	40	320
A/Lviv/N6/2009		80	160	640	640	80	80	80	80	160	80	640
A/Astrakhan/1/2011	5	640	640	640	320	640	320	640	640	1280	640	1280
A/St. Petersburg/27/2011	6	1280	640	640	640	640	640	640	640	1280	1280	2560
A/Hong Kong/5659/2012	6A	320	640	160	160	640	320	640	320	640	320	1280
A/South Africa/3626/2013	6B	640	640	320	320	640	320	320	640	1280	640	1280
A/Slovenia/2903/2015	6B.1	640	640	320	320	640	320	640	320	1280	640	1280
A/Israel/Q-504/2015	6B.2	640	640	320	320	640	320	640	640	1280	1280	1280
A/Paris/1447/2017		640	320	320	160	320	320	320	320	640	640	1280
Virus problema						*Título inhibitorio*						
A/Valladolid/260/2017	6B.1	1280	1280	640	320	640	640	640	640	2560	1280	2560
A/Salamanca/256/2017	6B.1	640	640	320	160	640	320	640	640	1280	640	2560
A/Valladolid/287/2017	6B.1	1280	1280	640	320	1280	640	640	640	2560	1280	2560
A/Valladolid/243/2017	6B.1	1280	1280	640	320	640	320	640	640	1280	1280	2560
A/Valladolid/242/2017	6B.1	1280	640	320	320	640	320	640	640	1280	1280	5120
A/Valladolid/238/2017	6B.1	1280	640	320	160	640	320	640	640	1280	1280	2560
A/Valladolid/240/2017	6B.1	640	640	320	160	640	320	640	640	1280	640	2560
A/Valladolid/236/2017	6B.1	1280	1280	640	320	1280	640	640	640	2560	1280	5120
A/Segovia/235/2017	6B.1	640	640	320	160	640	320	320	640	1280	640	2560
A/Segovia/233/2017	6B.1	1280	1280	640	320	1280	640	640	640	2560	1280	5120
A/Segovia/226/2017	6B.1	640	640	320	160	640	320	640	640	1280	640	2560

Figura 14.2 Ejemplo de análisis mediante caracterización antigénica de cepas pertenecientes al subtipo A(H1N1)pdm09. En este ejemplo puede comprobarse que la caracterización antigénica muestra que todos los virus analizados son antigénicamente similares a la cepa A/Slovenia/2903/2015 del grupo antigénico 6B.1, con pequeñas variaciones en la reactividad frente a otros virus. (Adaptada de los resultados de caracterización antigénica del subtipo A(H1N1)pdm09 del Centro Nacional de Gripe de Valladolid, temporada 2017-2018).

vado a cabo con diferentes cepas del subtipo A(H1N1)pdm09.

La caracterización antigénica permite crear mapas cartográficos de la evolución de los diferentes subtipos de virus de la gripe. Tradicionalmente estos datos no se utilizaban de forma cuantitativa debido a la dificultad de su interpretación. Sin embargo, con los métodos de cartografiado diseñados por la Universidad de Cambridge[44] es posible analizar datos taxonómicos numéricos mediante ensayos de RIH, que proporcionan información valiosa para la vigilancia epidemiológica y la selección de cepas vacunales.

Mediante los análisis cartográficos, tanto los antígenos y sus antisueros de referencia como las cepas de virus de la gripe aisladas en cada temporada se disponen en un entorno bidimensional[45]. Estos gráficos muestran la evolución de los subtipos de virus de la gripe y las distancias antigénicas entre unas cepas y otras. Dichas distancias se calculan utilizando los títulos de inhibición de la hemaglutinación frente a los sueros de las cepas de referencia. En la Figura 14.3 se muestra un ejemplo de estos análisis cartográficos.

La caracterización antigénica junto con el análisis genético mediante secuenciación y los datos epidemiológicos obtenidos de la vigilancia internacional permiten seleccionar y anticipar las cepas más idóneas para la vacuna antigripal de cada temporada[44,46].

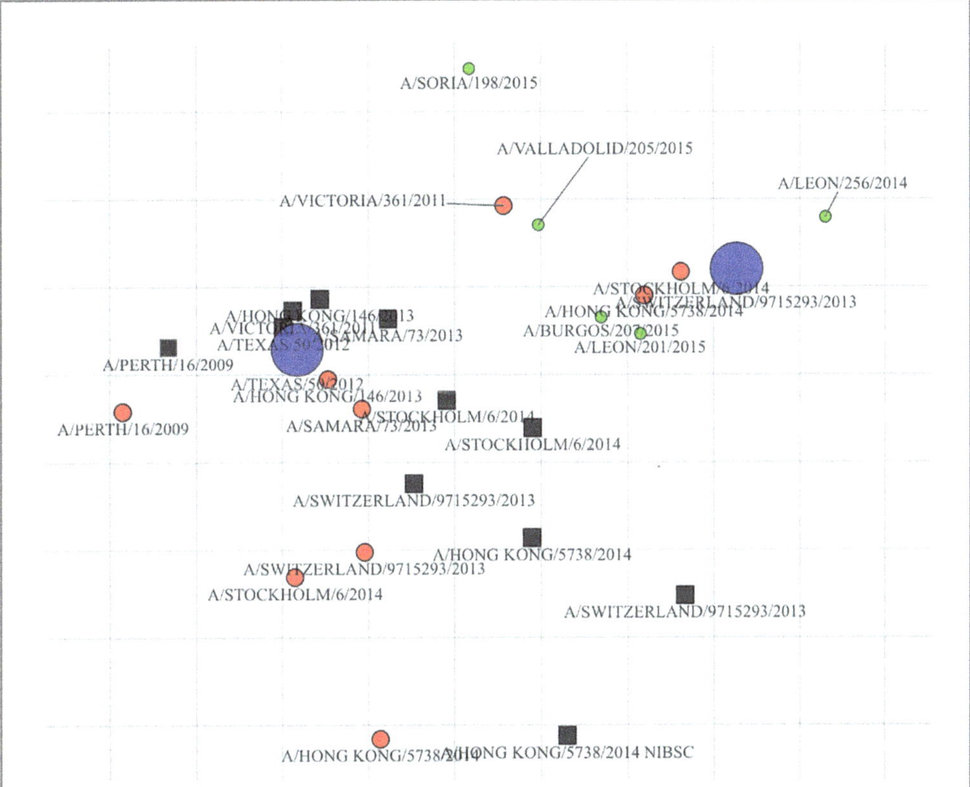

Figura 14.3 Análisis antigénico cartográfico de cepas de virus de la gripe A(H3N2) con sus respectivos antisueros. Azul: virus vacunales; rojo: virus de referencia; verde: virus en estudio; negro: antisueros de referencia. (Adaptada de los resultados de caracterización antigénica del subtipo A(H3N2) del Centro Nacional de Gripe de Valladolid, temporada 2014-2015).

14.4.2 Estudios seroepidemiológicos en poblaciones humanas y animales

Los ensayos serológicos son útiles para evaluar la protección humoral de distintas poblaciones, tanto humanas como animales, frente a diversos virus de la gripe. Este tipo de análisis pueden realizarse con los diversos métodos antes explicados, y permiten obtener información muy variada dependiendo del tipo y de las características del ensayo empleado. Actualmente, el ensayo que más se realiza para evaluar la protección humoral de la población es la RIH.

En este tipo de análisis suele evaluarse la presencia de anticuerpos en diferentes poblaciones (mayores de 65 años, personal sanitario, enfermos crónicos, jóvenes, etc.). Estos ensayos han sido muy útiles para evaluar la presencia de anticuerpos y la seroprotección frente a subtipos de virus de gripe aviar en personas expuestas, familiares de casos clínicos y trabajadores de granjas avícolas del sureste asiático[47-49], así como en las propias aves salvajes y domésticas implicadas en los brotes[50]. Han permitido demostrar que la circulación de ciertos subtipos de virus de gripe aviar, como el A(H5N1) y el A(H7N9), es frecuente entre la población humana en algunos países con mucha tradición avícola, y también que las aves están en contacto continuo con estos virus y que actúan como transmisores[51]. Por otra parte, los estudios seroepidemiológicos también han permitido detectar anticuerpos heterotípicos frente a virus aviares en poblaciones occidentales nunca expuestas a esos virus[9], y frente a virus antiguos relacionados con la gripe española de 1918[10].

Los ensayos serológicos realizados en 2009 permitieron comprobar que hasta una tercera parte de los nacidos antes de 1957 poseían anticuerpos a títulos protectores contra la cepa pandémica A/California/07/2009 (A(H1N1)pdm09) como resultado de primoinfecciones frente a variantes menores de la gripe española A(H1N1)[52].

14.5 Correlatos de protección en el análisis serológico de las vacunas

14.5.1 Correlatos antiguos y actuales de protección serológica frente a la gripe

La definición de correlato de protección es compleja y abarca varios aspectos que hay que tener en cuenta[53,54]. Para Plotkin y Gilbert[53], «un correlato refleja una relación estadística entre un marcador inmunológico y la protección, pero no implica necesariamente que este marcador sea el responsable de esa protección». Así mismo, se ha sugerido que los correlatos de protección predicen valores de protección referenciados exclusivamente a tipos de vacuna o poblaciones concretas, y por ello deben describir los requisitos que tienen que cumplirse para medir la eficacia serológica y la validación de las diferentes formulaciones vacunales[54].

Durante mucho tiempo se ha considerado un título ≥1:40 en la RIH como el punto de corte que separa la seroprotección de la susceptibilidad en la infección por virus de la gripe. Esta primera definición estableció que un título de 1:18-36 equivale a reducir en un 50% la probabilidad de contraer la gripe si un sujeto queda expuesto a ella[55], pero luego se limitó a 1:40[56,57]. Este valor ha sido ampliamente utilizado, aunque su uso actual es muy reducido, ya que se conoce que la respuesta del sistema inmunitario tiene particularidades según la edad y la condición clínica del individuo. Así, otros autores han propuesto que la protección con títulos de 1:40 puede oscilar entre el 20% y el 80%, dependiendo de las características individuales[58,59].

Delimitar correctamente los correlatos de protección es importante debido a que proporciona una idea bastante aproximada de la susceptibilidad a la gripe en las diferentes poblaciones estudiadas. De forma general, se ha establecido que el incremento del título de anticuerpos aumenta la protección del individuo independientemente de su estado vacunal y del subtipo o la cepa de virus de la gripe[6]. Está demostrado que la protección clínica es directamente proporcional al título de anticuerpos a partir de 1:40 y hasta 1:150, mientras que por encima de este valor no aumenta significativamente la protección[59]. De acuerdo con esto, algunos autores sugieren que la protección no debe tomarse como un único punto de corte, sino como una curva en la que se observa un aumento de la protección a medida que aumenta el título de anticuerpos, con particularidades para cada población[60], aceptando dichos títulos no como un valor absoluto sino como una guía para establecer dónde está la protección frente a la gripe[61]. Existen evidencias de que un título de 1:40 no confiere protección suficiente en ciertas poblaciones. En los niños menores de 6 años serían necesarios títulos por encima de 1:110 para una protección del 50%, y títulos de 1:213, 1:330 y 1:629 para alcanzar protecciones del 70%, el 80% y el 90%, respectivamente[62].

La correlación entre los títulos de anticuerpos observados mediante RIH y MN es alta, sobre todo en los niños. No obstante, según algunos trabajos, la discrepancia entre ambos métodos aumenta con la edad. Así, en los niños, un título de 1:40 observado por RIH parece corresponder al observado por MN, pero en los adultos un título de 1:40 por RIH tiende a corresponderse con un título de 1:160 o más mediante MN[22,63]. Esto demuestra que la evaluación de la protección serológica frente a la gripe es muy compleja y debe afrontarse desde una visión multifactorial, y no solo utilizando el valor absoluto de un método tradicional de evaluación como la RIH.

Existen en la actualidad otros correlatos de protección basados en los títulos de anticuerpos frente a otras proteínas del virus. La NA desempeña un papel importante en la protección frente a la gripe[31], pero no es frecuente que se incluya en la evaluación de la respuesta vacunal, por lo que incluso se ha denominado como «el antígeno olvidado»[64]. El diseño de técnicas de medición de anticuerpos frente a esta glucoproteína ha sido más tardío que el de las que analizan anticuerpos frente a la HA, a lo que se añade que la NA no está estandarizada en la vacuna antigripal[65]. A medida que se van conociendo nuevos epítopos antigénicos de otras proteínas del virus que son susceptibles de ser reconocidos por el sistema inmunitario del huésped, crece el interés por determinar los títulos de anticuerpos que se correlacionan con la protección serológica frente al virus.

14.5.2 Estándares clásicos de medida de la eficacia serológica de las vacunas antigripales

La evaluación serológica de la eficacia vacunal es un paso importante para comprobar que la respuesta humoral de la vacuna sigue unos requisitos de respuesta preestablecidos. Las vacunas antigripales comercializadas en Europa, y las actualizaciones de las ya existentes, son evaluadas en términos de respuesta inmunitaria en los estudios que evalúan el título de anticuerpos contra la HA tras la vacunación[65,66].

La Agencia Europea de Medicamentos (EMA), a través de su Comité de Especialidades Farmacéuticas, determina cuáles son los requerimientos de respuesta humoral que debe cumplir una vacuna frente a la gripe en materia de respuesta serológica para que pueda ser comercializada[66]. Para esta evaluación se establecen diferentes medidas teniendo en cuenta los criterios expertos respecto a los umbrales de protección medidos como títulos de anticuerpos por RIH[67]:

- Tasa de seroprotección: es el porcentaje de individuos que tras la vacunación muestran un título de anticuerpos contra la HA $\geq$1:40.

- Tasa de seroconversión: es el porcentaje de individuos que tras la vacunación aumentan el título de anticuerpos al menos cuatro veces con respecto al título prevacunal; por ejemplo, pasar de un título prevacunal de 1:10 a un título posvacunal de 1:40, o de 1:40 a 1:160.

- Media geométrica de los títulos de anticuerpos (MGT): debido a que los títulos de anticuerpos son valores que siguen una progresión geométrica, con distribución no normalizada y con cierta asimetría derecha, la media aritmética no es un método adecuado para el cálculo de los valores de tendencia central, pues este cálculo haría que en la mayoría de los casos se sobreestimase el valor medio del título de anticuerpos generado por los títulos más altos. Para evitarlo, se calcula la media geométrica mediante una transformación logarítmica de los títulos para obtener una distribución normal de tipo gaussiano, siendo el valor de tendencia central la media aritmética de esa transformación. A los valores menores que 1:10 se les atribuye un valor de 1 o 5, y a los superiores al máximo se les atribuye el valor de la siguiente dilución.

- Razón de incremento entre las MGT prevacunales y posvacunales: la razón de incremento o factor de seroconversión expresa numéricamente el grado de incremento de los títulos que ha experimentado una población tras la respuesta a la vacunación antigripal. Este valor se calcula mediante la división entre las MGT posvacunales y las prevacunales. Así, por ejemplo, si la MGT posvacunal es de 200 y la prevacunal era de 100, el valor de la razón de incremento es 2.

La EMA establece con estas medidas una serie de valores umbral que deben cumplir las poblaciones receptoras de la vacuna antigripal para determinar que esta ha sido eficaz en ese grupo de personas. Estos valores son diferentes entre poblaciones adultas (18-60 años) y poblaciones de mayores de 60 años, y son más restrictivos para el grupo de adultos (Tabla 14.4).

14.6 Reproducibilidad y estandarización de las técnicas serológicas entre laboratorios

Uno de los mayores problemas que presentan los análisis serológicos de los virus de la gripe es la dificultad de estandarización de los resultados intralaboratorio y sobre todo interlaboratorios. Actualmente, ciertas técnicas serológicas clásicas, como la RIH, se realizan siguiendo protocolos muy similares en los distintos laboratorios, pero difieren en el volumen de los reactivos utilizados, la naturaleza de estos, las características intrínsecas de las muestras utilizadas o su pretratamiento. Esto hace difícil comprar los resultados obtenidos entre distintos grupos de investigación y vigilancia.

La reproducibilidad de la RIH entre laboratorios ha sido objeto de debate en la literatura científica, ya que limita las comparaciones de los estudios de eficacia vacunal y supone un desafío para los procesos de aprobación de nuevas fórmulas vacunales[68]. En algunos estudios se han observado variaciones en los títulos de anticuerpos de 80 a 128 veces entre laboratorios diferentes[69,70], lo que demuestra que los resultados serológicos individuales deben ser tenidos en cuenta solo parcialmente.

Tabla 14.4 Valores umbral requeridos por la Agencia Europea de Medicamentos para la evaluación serológica de la eficacia de la vacuna antigripal en adultos de 18-59 años y mayores de 60 años.

Medida	Grupo de edad	
	18-59 años	≥60 años
Tasa de seroprotección posvacunal	70%	60%
Tasa de seroprotección	40%	30%
Razón de incremento	2,5	2,0

Modificada de ref. 66.

Fruto de la necesidad de estandarizar al máximo los protocolos existentes nació la iniciativa CONSISE (Consortium for the Standarization of Influenza Seroepidemiology), cuyo objetivo es elaborar una serie de normas que sirvan para que todos los laboratorios especializados en gripe puedan realizar los análisis serológicos de forma homogénea, buscando la reproducibilidad de sus resultados[71] (Figura 14.4). Esto hará que aumente la calidad de los estudios y su validez, así como la de los resultados obtenidos, reflejando mejor la realidad.

Mediante diferentes iniciativas, CONSISE elabora proyectos y protocolos que implican tanto a laboratorios colaboradores como a algunos centros nacionales de gripe para realizar pruebas de estandarización de diferentes técnicas, poniendo en común los resultados obtenidos para buscar las similitudes entre ellos y en qué puntos pueden ser mejorados. Este tipo de iniciativas conectan el análisis y el diagnóstico serológico con la mejora y el estudio de las vacunas frente a la gripe.

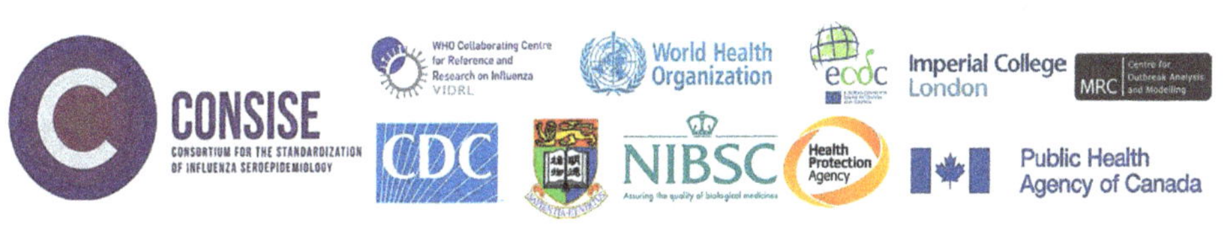

Figura 14.4 Instituciones colaboradoras en la iniciativa CONSISE para la estandarización de los estudios seroepidemiológicos de la gripe.

Bibliografía

1. Nobusawa E, Sato K. Comparison of the mutation rates of human influenza A and B Viruses. J Virol. 2006;80:3675-8.

2. Ortiz de Lejarazu, Pumarola T. Gripe. En: Rozman C, Cardellach F, editores. Medicina Interna. 17.ª ed. Barcelona: Elsevier; 2012. p. 2267-72.

3. Kilbourne ED. Influenza pandemics of the 20th century. Emerg Infect Dis. 2006;12:9-14.

4. Ortiz de Lejarazu R, Rojo S, Sanz I. Retos diagnósticos de la gripe. Enferm Infecc Microbiol Clin. 2019;37:47-55.

5. WHO Global Influenza, Surveillance Network. Manual for the laboratory diagnosis and virological surveillance of influenza. [Internet]. [Accedido el 2 de mayo de 2019]. Disponible en: https://www.who.int/influenza/gisrs_laboratory/manual_diagnosis_surveillance_influenza/en/

6. Trombetta CM, Montomoli E. Influenza immunology evaluation and correlates of protection: a focus on vaccines. Expert Rev Vaccines. 2016;15:967-76.

7. Hirst GK. The quantitative determination of influenza virus and antibodies by means of red cell agglutination. J Exp Med. 1942;75:49-64.

8. Defang GN, Martin NJ, Burgess TH, Millar EV, Pecenka LA, Danko JR, et al. Comparative analysis of hemagglutination inhibition titers generated using

temporally matched serum and plasma samples. PLoS OnE. 2012;7:e48229.

9. Sanz I, Rojo S, Tamames S, Eiros JM, Ortiz de Lejarazu R. Heterologous humoral response against H5N1, H7N3, and H9N2 avian influenza viruses after seasonal vaccination in a European elderly population. Vaccines. 2017;5:E17.

10. Sanz I, Rojo S, Tamames S, Eiros J, Ortiz de Lejarazu R. Antibodies against 1940s era A/H1N1 influenza strains A/Weiss/43 and A/FM/1/47 and heterotypic responses after seasonal vaccination of an elderly Spanish population. Immun Ageing. 2018;15:9.

11. Sanz I, Rello SR, Ortiz de Lejarazu R. Prevalence of antibodies and humoral response after seasonal trivalent vaccination against influenza B lineages in an elderly population of Spain. Enferm Infecc Microbiol Clin. 2018;36:572-5.

12. Reber A, Katz J. Immunological assessment of influenza vaccines and immune correlates of protection. Expert Rev Vaccines. 2013;12:519-36.

13. Weis W, Brown JH, Cusack S, Paulson JC, Skehel JJ, Wiley DC. Structure of the influenza virus haemagglutinin complexed with its receptor, sialic acid. Nature. 1988;333:426-31.

14. WHO. Serological detection of avian influenza A(H7N9) virus infections by turkey haemagglutination-inhibition assay. [Internet]. [Accedido el 8 de marzo de 2018]. Disponible en: www.who.int/influenza/gisrs_laboratory/cnic_serological_diagnosis_hai_a_h7n9_20131220.pdf

15. Trombetta CM, Perini D, Mather S, Temperton N, Montomoli E. Overview of serological techniques for influenza vaccine evaluation: past, present and future. Vaccines. 2014;2:707-34.

16. Nauta JJP, Beyer WEP, Osterhaus ADME. On the relationship between mean antibody level, seroprotection and clinical protection from influenza. Biologicals. 2009;37:216-21.

17. WHO, IRR, ATCC. The 2017-2018 WHO influenza reagent kit for identification of influenza isolates. [Internet]. [Accedido el 8 de julio de 2018]. Disponible en: www.internationalreagentresource.org

18. Kossyvakis A, Pogka V, Melidou A, Moutousi A, Gioula G, Kalliaropoulos A, et al. Challenges in antigenic characterization of circulating influenza A(H3N2) viruses during the 2011-2012 influenza season: an ongoing problem? J Clin Microbiol. 2015;53:1493-9.

19. Cohen A, Belyavin G. The influenza virus hemagglutination inhibitors of normal rabbit serum. 1. Separation of the inhibitory components. Virology. 1961;13:58-67.

20. Schild GC, Pereira MS, Chakraverty P. Single-radial-haemolysis: a new method for the assay of antibody to influenza haemagglutinin. Bull World Health Organ. 1975;52:43-50.

21. Wood JM, Melzack D, Newman RW, Major DL, Zambon M, Nicholson KG, et al. A single radial haemolysis assay for antibody to H5 haemagglutinin. Int Congr Ser. 2001;1219:761-6.

22. Truelove S, Zhu H, Lessler J, Riley S, Read JM, Wang S, et al. A comparison of hemagglutination inhibition and neutralization assays for characterizing im-

munity to seasonal influenza A. Influenza Other Respir Viruses. 2016;10:518-24.

23. Granström M, Voordouw ACG. Registration of influenza vaccines for children in Europe. Vaccine. 2011;29:7572-5.

24. WHO. Recommendations and laboratory procedures for detection of avian influenza A(H5N1) virus in specimens from suspected human cases. [Internet]. [Accedido el 2 de mayo de 2019]. Disponible en: http://www.who.int/influenza/resources/documents/RecAIlabtestsAug07.pdf.

25. Kitikoon P, Vincent AL. Microneutralization assay for swine influenza virus in swine serum. Methods Mol Biol. 2014;1161:325-35.

26. Lin Y, Gu Y, McCauley JW. Optimization of a quantitative micro-neutralization assay. J Vis Exp. 2016;118:54897.

27. Teferedegne B, Lewis AM, Peden K, Murata H. Development of a neutralization assay for influenza virus using an endpoint assessment based on quantitative reverse-transcription PCR. PLoS OnE. 2013;8:e56023.

28. Barr IG, McCauley J, Cox N, Daniels R, Engelhardt OG, Fukuda K, et al. Epidemiological, antigenic and genetic characteristics of seasonal influenza A(H1N1), A(H3N2) and B influenza viruses: basis for the WHO recommendation on the composition of influenza vaccines for use in the 2009-2010 Northern hemisphere season. Vaccine. 2010;28:1156-67.

29. Lin YP, Gregory V, Collins P, Kloess J, Wharton S, Cattle N, et al. Neuraminidase receptor binding variants of human influenza A(H3N2) viruses resulting

from substitution of aspartic acid 151 in the catalytic site: a role in virus attachment? J Virol. 2010;84:6769-81.

30. Wohlbold TJ, Nachbagauer R, Xu H, Tan GS, Hirsh A, Brokstad KA, et al. Vaccination with adjuvanted recombinant neuraminidase induces broad heterologous, but not heterosubtypic, cross-protection against influenza virus infection in mice. mBio. 2015;6:e02556.

31. Monto AS, Petrie JG, Cross RT, Johnson E, Liu M, Zhong W, et al. Antibody to influenza virus neuraminidase: an independent correlate of protection. J Infect Dis. 2015;212:1191-9.

32. Kilbourne ED, Johansson BE, Grajower B. Independent and disparate evolution in nature of influenza A virus hemagglutinin and neuraminidase glycoproteins. PNAS. 1990;87:786-90.

33. Lambré CR, Terzidis H, Greffard A, Webster RG. Measurement of anti-influenza neuraminidase antibody using a peroxidase-linked lectin and microtitre plates coated with natural substrates. J Immunol Methods. 1990;135:49-57.

34. Gao J, Couzens L, Eichelberger MC. Measuring influenza neuraminidase inhibition antibody titers by enzyme-linked lectin assay. J Vis Exp. 2016;115.

35. Couzens L, Gao J, Westgeest K, Sandbulte M, Lugovtsev V, Fouchier R, et al. An optimized enzyme-linked lectin assay to measure influenza A virus neuraminidase inhibition antibody titers in human sera. J Virol Methods. 2014;210:7-14.

36. White MR, Crouch E, van Eijk M, Hartshorn M, Pemberton L, Tornoe I, et al. Cooperative anti-influenza activities of respiratory innate immune

proteins and neuraminidase inhibitor. Am J Physiol Lung Cell Mol Physiol. 2005;288:L831-40.

37. Méndez-Legaza JM, Ortiz de Lejarazu R, Sanz I. Heterotypic neuraminidase antibodies against different A(H1N1) strains are elicited after seasonal influenza vaccination. Vaccines. 2019;7:30.

38. Johansson BE, Matthews JT, Kilbourne ED. Supplementation of conventional influenza A vaccine with purified viral neuraminidase results in a balanced and broadened immune response. Vaccine. 1998;16:1009-15.

39. Memoli MJ, Shaw PA, Han A, Czajkowski L, Reed S, Athota R, et al. Evaluation of antihemagglutinin and antineuraminidase antibodies as correlates of protection in an influenza A/H1N1 Virus healthy human challenge model. mBio. 2016;7:e00417-00416.

40. Katz JM, Hancock K, Xu X. Serologic assays for influenza surveillance, diagnosis and vaccine evaluation. Expert Rev Anti Infect Ther. 2011;9:669-83.

41. Renegar KB, Small PA, Boykins LG, Wright PF. Role of IgA versus IgG in the control of influenza viral infection in the murine respiratory tract. J Immunol. 1950. 2004;173:1978-86.

42. Seibert CW, Rahmat S, Krause JC, Eggink D, Albrecht RA, Goff PH, et al. Recombinant IgA is sufficient to prevent influenza virus transmission in guinea pigs. J Virol. 2013;87:7793-804.

43. Ambrose CS, Wu X, Jones T, Mallory RM. The role of nasal IgA in children vaccinated with live attenuated influenza vaccine. Vaccine. 2012;30:6794-801.

44. Smith DJ, Lapedes AS, de Jong JC, Bestebroer TM, Rimmelzwaan GF, Osterhaus ADME, et al. Mapping the antigenic and genetic evolution of influenza virus. Science. 2004;305:371-6.

45. Kruskal JB. Nonmetric multidimensional scaling: a numerical method. Psychometrika. 1964;29:115-29.

46. CDC. Antigenic characterization. [Internet]. [Accedido el 16 de agosto de 2018]. Disponible en: https://www.cdc.gov/flu/professionals/laboratory/antigenic.htm

47. Huang SY, Yang JR, Lin YJ, Yang CH, Cheng MC, Liu MT, et al. Serological comparison of antibodies to avian influenza viruses, subtypes H5N2, H6N1, H7N3 and H7N9 between poultry workers and non-poultry workers in Taiwan in 2012. Epidemiol Infect. 2015;143:2965-74.

48. Dung TC, Dinh PN, Nam VS, Tan LM, Hang NLK, Thanh LT, et al. Seroprevalence survey of avian influenza A(H5N1) among live poultry market workers in northern Viet Nam, 2011. Western Pac Surveill Response J. 2014;5:21-6.

49. Wang X, Fang S, Lu X, Xu C, Cowling BJ, Tang X, et al. Seroprevalence to avian influenza A(H7N9) virus among poultry workers and the general population in Southern China: a longitudinal study. Clin Infect Dis. 2014;59:76-83.

50. Ghaniei A, Allymehr M, Moradschendi A. Seroprevalence of avian influenza (H9N2) in broiler chickens in Northwest of Iran. Asian Pac J Trop Biomed. 2013;3:822-4.

51. Gomaa MR, Kayed AS, Elabd MA, Zeid DA, Zaki SA, Rifay AS El, et al. Avian

influenza A(H5N1) and A(H9N2) seroprevalence and risk factors for infection among Egyptians: a prospective, controlled seroepidemiological study. J Infect Dis. 2015;211:1399-407.

52. Hancock K, Veguilla V, Lu X, Zhong W, Butler EN, Sun H, et al. Cross-reactive antibody responses to the 2009 pandemic H1N1 influenza virus. N Engl J Med. 2009;361:1945-52.

53. Plotkin SA, Gilbert PB. Nomenclature for immune correlates of protection after vaccination. Clin Infect Dis. 2012;54:1615-7.

54. Qin L, Gilbert PB, Corey L, McElrath MJ, Self SG. A framework for assessing immunological correlates of protection in vaccine trials. J Infect Dis. 2007;196:1304-12.

55. Hobson D, Curry RL, Beare AS, Ward-Gardner A. The role of serum haemagglutination-inhibiting antibody in protection against challenge infection with influenza A2 and B viruses. J Hyg (Lond). 1972;70:767-77.

56. Al-Khayatt R, Jennings R, Potter CW. Interpretation of responses and protective levels of antibody against attenuated influenza A viruses using single radial haemolysis. J Hyg (Lond). 1984;93:301-12.

57. de Jong JC, Palache AM, Beyer WEP, Rimmelzwaan GF, Boon ACM, Osterhaus ADME. Haemagglutination-inhibiting antibody to influenza virus. Dev Biol. 2003;115:63-73.

58. Ng S, Fang VJ, Ip DKM, Chan K-H, Leung GM, Peiris JSM, et al. Estimation of the association between antibody titers and protection against confirmed influenza virus infection in children. J Infect Dis. 2013;208:1320-4.

59. Coudeville L, Bailleux F, Riche B, Megas F, Andre P, Ecochard R. Relationship between haemagglutination-inhibiting antibody titres and clinical protection against influenza: development and application of a bayesian random-effects model. BMC Med Res Methodol. 2010;10:18.

60. Coudeville L, Andre P, Bailleux F, Weber F, Plotkin S. A new approach to estimate vaccine efficacy based on immunogenicity data applied to influenza vaccines administered by the intradermal or intramuscular routes. Hum Vaccin. 2010;6:841-8.

61. Ohmit SE, Petrie JG, Cross RT, Johnson E, Monto AS. Influenza hemagglutination-inhibition antibody titer as a correlate of vaccine-induced protection. J Infect Dis. 2011;204:1879-85.

62. Black S, Nicolay U, Vesikari T, Knuf M, Del Giudice G, Cioppa G Della, et al. Hemagglutination inhibition antibody titers as a correlate of protection for inactivated influenza vaccines in children. Pediatr Infect Dis J. 2011;30:1081-5.

63. Verschoor CP, Singh P, Russell ML, Bowdish DME, Brewer A, Cyr L, et al. Microneutralization assay titres correlate with protection against seasonal influenza H1N1 and H3N2 in children. PLoS OnE. 2015;10:e0131531.

64. Johansson BE, Cox MMJ. Influenza viral neuraminidase: the forgotten antigen. Expert Rev Vaccines. 2011;10:1683-95.

65. Wood JM, Levandowski RA. The influenza vaccine licensing process. Vaccine. 2003;21:1786-8.

66. EMA. Note for guiadance on harmonisation of requirements for influenza vaccines (CPMP/BWP/214/96). [Internet]. [Accedido el 2 de mayo de 2019]. Disponible en: http://www.ema.europa.eu/docs/en_GB/document_library/Scientific_guideline/2009/09/WC500003945.pdf

67. Sanz I. Respuesta humoral homóloga y heteróloga frente a virus de la gripe en vacunados. [Tesis doctoral]. Valladolid: Universidad de Valladolid; 2016.

68. Zacour M, Ward BJ, Brewer A, Tang P, Boivin G, Li Y, et al. Standardization of hemagglutination inhibition assay for influenza serology allows for high reproducibility between laboratories. Clin Vaccine Immunol. 2016;23:236-42.

69. Wood JM, Newman RW, Daas A, Terao E, Buchheit K-H. Collaborative study on influenza vaccine clinical trial serology — part 1: CHMP compliance study. Pharmeuropa Bio Sci Notes. 2011;2011:27-35.

70. Wood JM, Major D, Heath A, Newman RW, Höschler K, Stephenson I, et al. Reproducibility of serology assays for pandemic influenza H1N1: collaborative study to evaluate a candidate WHO International Standard. Vaccine. 2012;30:210-7.

71. Van Kerkhove MD, Broberg E, Engelhardt OG, Wood J, Nicoll A; CONSISE steering committee. The Consortium for the Standardization of Influenza Seroepidemiology (CONSISE): a global partnership to standardize influenza seroepidemiology and develop influenza investigation protocols to inform public health policy. Influenza Other Respir Viruses. 2013;7:231-4.

MÉTODOS DE DIAGNÓSTICO MOLECULAR DE LA GRIPE

Mercedes Pérez Ruiz, Sara Sanbonmatsu Gámez,
Irene Pedrosa Corral, José María Navarro Marí

MÉTODOS DE DIAGNÓSTICO MOLECULAR DE LA GRIPE

Mercedes Pérez Ruiz, Sara Sanbonmatsu Gámez,
Irene Pedrosa Corral, José María Navarro Marí

15.1 Introducción

En el ámbito asistencial, las técnicas moleculares, fundamentalmente las técnicas de amplificación de ácidos nucleicos (TAAN), han sustituido progresivamente al cultivo como métodos de referencia en el diagnóstico de la gripe. Son más sensibles que cualquier otro procedimiento y muy específicas. Además, pueden detectar virus no viables o que no se han conseguido aislar en los cultivos celulares tradicionales. No obstante, por su alta sensibilidad pueden dar resultados positivos en caso de excreciones en pacientes asintomáticos o con cargas virales muy bajas, de dudosa significación clínica.

En general, las TAAN requieren infraestructuras y equipamientos especiales, personal especializado y un tiempo de ejecución de varias horas, lo que limita su uso para el diagnóstico rápido o en situaciones de urgencia[1]. En los últimos años estamos asistiendo al desarrollo de TAAN en diferentes formatos de fácil y rápida ejecución, sin pérdida de eficiencia respecto a los procedimientos moleculares clásicos[2-8], lo que permite utilizarlas como técnicas en el lugar de atención (*point of care* [POC]) y con resultados mucho más fiables que los obtenidos con las técnicas de detección de antígenos utilizadas para este fin[9-11].

Aunque mayoritariamente las personas infectadas por virus de la gripe presentan cuadros leves y autolimitados, que se resuelven con tratamiento sintomático solo, podemos encontrar desde pacientes atendidos ambulatoriamente que requieran un diagnóstico rápido hasta pacientes hospitalizados con graves enfermedades de base (p.ej., oncohematológicos), en los que es importante descartar cualquiera de los posibles virus implicados.

Según el ámbito sanitario, la situación epidemiológica y la gravedad del cuadro clínico, resulta necesario disponer de algoritmos diagnósticos que permitan un uso racional y eficiente de las TAAN para el diagnóstico de la gripe[12-14].

Aparte de su utilidad en el terreno asistencial, las técnicas moleculares también son fundamentales en el ámbito epidemiológico y de salud pública, dentro de los sistemas de vigilancia de la gripe. Actualmente son herramientas imprescindibles para la caracterización filogenética de los virus gripales circulantes cada temporada y la detección precoz de cepas con potencial pandémico, así como para investigar los posibles mecanismos de resistencia a los antivirales en uso.

En este capítulo describimos las diferentes técnicas moleculares existentes para el diagnóstico de la gripe, su utilidad real y las bases para su uso coste-eficaz, atendiendo a las distintas situaciones clínicas y epidemiológicas en las que nos encontremos. Por otro lado, se abordarán los principales procedimientos moleculares para la caracterización de las cepas de virus de la gripe detectadas y para estudios de resistencia.

15.2 Métodos moleculares de diagnóstico

El empleo de diferentes dianas en los ensayos de detección molecular de los virus de la gripe es el procedimiento más adecuado para obtener un óptimo rendimiento y una correcta identificación del virus.

Las dianas recomendadas para detectar los distintos tipos de virus de la gripe son principalmente los genes M (matriz), NP (nucleoproteína), HA (hemaglutinina) y NS (no estructural)[15]. La mayoría de los métodos comerciales para detección de virus gripales están diseñados para detectar virus de los tipos A y B. Aunque no es rentable la investigación de la gripe C en todos los casos con sospecha de gripe[16], sí que existen métodos descritos, fundamentalmente caseros, para su detección, que se usan fundamentalmente por los laboratorios de la Red de Vigilancia de la Gripe, utilizando dianas de genes conservados M y NP[17-20].

En la actualidad, usando dianas frente al gen HA, los subtipos de gripe A que se identifican son fundamentalmente H1N1pdm09, H3N2, H1N1, H5N1, H5Nx, H7N9, H7Nx, H9N2 y H10N8[15]. El empleo de un mayor o menor número de protocolos o dianas frente a los diferentes subtipos dependerá fundamentalmente del ámbito en el que se incluyan las muestras que se van a estudiar, de la disponibilidad de reactivos comerciales y del laboratorio clínico o de referencia que realice la identificación.

15.2.1 Muestras clínicas

El tipo y la calidad de las muestras influyen en la interpretación de los resultados. El mayor rendimiento diagnóstico se obtiene con muestras tomadas lo antes posible tras el comienzo de los síntomas. La excreción de virus de la gripe en muestras de vías respiratorias altas declina a partir del tercer o cuarto día en la mayoría de los pacientes, aunque en los niños muy pequeños y en los inmunodeprimidos la excreción viral puede ser más larga. En los pacientes graves son útiles las muestras de vías respiratorias bajas, ya que la excreción de virus puede ser más prolongada en esta localización[21].

Las muestras de vías respiratorias altas son las más adecuadas para la detección molecular de virus de la gripe: lavado o aspirado nasofaríngeo, lavado nasal, exudado nasofaríngeo, exudado nasal profundo o exudado faríngeo. Son preferibles los aspirados o lavados a las muestras tomadas con escobillón, porque contienen mayor cantidad de material celular. Si existe sospecha de infección de vías respiratorias bajas y en casos graves de gripe en pacientes hospitalizados también son recomendables otras muestras, como el lavado broncoalveolar y el aspirado bronquial, sobre todo si el resultado de la muestra de vías respiratorias altas es negativo o si un resultado positivo en muestras de vías bajas supusiera un cambio en el manejo clínico. En las muestras tomadas con escobillón, la torunda debe ser de material sintético (p. ej., nailon, rayón o dacrón), nunca de algodón o alginato cálcico, y salvo que existan especificaciones expresas de los fabricantes del equipo, deben enviarse en medio líquido adecuado para transporte de virus. Se recomienda que la toma se realice en las primeras 48 horas de inicio de los síntomas. El envío al laboratorio debe ser inmediato, y en caso de no ser posible, la muestra debe conservarse a 4 °C durante menos de 72 horas, y para tiempos más largos preferiblemente a –70 °C[21,22].

15.2.2 Extracción y purificación de ácidos nucleicos

El tipo y el volumen de muestra empleados, y el sistema de extracción y purificación de ácidos nucleicos de la muestra clínica, son algunos de los parámetros analíticos que influyen en el rendimiento de la detección molecular de virus de la gripe. Los sistemas de purificación manuales con columnas usando kits comerciales específicos para purificación de ARN ofrecen un buen rendimiento, aunque la reproducibilidad de este paso aumenta con el empleo de sistemas automatizados[23]. Existen diversos sistemas automatizados comerciales con mayor o menor capacidad para extracción simultánea de ácidos nucleicos, ADN, ARN o totales, y con distintos tipos de muestra. Con ellos, al ser sistemas cerrados, se consigue reducir la posibilidad de contaminación cruzada; además, el procesamiento de la muestra y la preparación para su extracción son rápidos y requieren un manejo mínimo[1].

Se han realizado numerosos estudios para evaluar la eficiencia de estos métodos en la obtención de ADN y ARN de patógenos respiratorios[23-26]. Aparte de su mayor reproducibilidad, la cantidad de ácido nucleico que se logra obtener es mayor que con los sistemas manuales[23]. Aunque en general el rendimiento en la extracción de ADN no difiere significativamente entre los distintos sistemas, sí que lo hacen en cuanto a reproducibilidad, recuperación y linealidad cuando se trata de ARN[26]. Además, hay que tener en cuenta el método de diagnóstico molecular que se va a emplear, ya que el pH de algunos tampones de elución puede afectar de manera negativa en la reacción para determinados métodos. Por tanto, cada laboratorio, en función de su ámbito de actuación, su mayor o menor capacidad tecnológica, y la técnica (comercial o casera) disponible para detección de virus de la gripe, debe seleccionar y realizar su propia validación del método que se va a usar.

Aunque muchos fabricantes no especifican en sus protocolos las condiciones de bioseguridad que hay que seguir en el manejo de muestras respiratorias, debe realizarse una lisis externa en cabina de seguridad biológica de nivel II para garantizar que se trabaja con muestras inactivadas durante todas las manipulaciones en el equipo, antes de proceder a su cierre y extracción automática. Por tanto, los proveedores de estos sistemas automatizados tienen que dotar al laboratorio de los protocolos y los reactivos necesarios para realizar la inactivación de la muestra en condiciones de seguridad antes de proceder a la extracción de ácidos nucleicos.

15.2.3 Métodos

15.2.3.1 RT-PCR convencional

El método de reacción en cadena de la polimerasa (PCR, *polymerase chain reaction*) precedida de un proceso de transcripción inversa (RT, *reverse transcription*) para obtener el molde de ADN complementario para la PCR es el más ampliamente empleado para la detección molecular de los virus gripales[27].

Los métodos de RT-PCR descritos hasta la fecha usan procedimientos en uno o dos pasos. En la RT-PCR en dos pasos, el ARN viral se convierte a ADN complementario mediante RT usando como cebadores oligo-dT o cebadores *random* (mezcla equimolecular de cebadores de seis nucleótidos), y parte del producto de esta se usa como molde para la PCR en un nuevo tubo de reacción que incluye los cebadores específicos de los virus de la gripe[28]. La RT-PCR en un solo paso incluye en una única mezcla la transcriptasa reversa y ADN polimerasa para realizar consecutivamente ambos procedimientos en el mismo tubo, o bien incluye en la mezcla de reacción enzimas con actividad transcriptasa reversa y ADN polimerasa.

Para la detección de virus de la gripe en muestras clínicas, especialmente en aquellas con baja carga viral, habitualmente se utilizan modificaciones de la RT-PCR con el objeto de aumentar su sensibilidad y especificidad. En este sentido, sobre todo en protocolos caseros, se emplea la RT-PCR anidada con fines diagnósticos y epidemiológicos[17,29-33]. Esta requiere el empleo de dos pares de cebadores, un par que se usa en una PCR inicial y dan lugar a un producto de PCR que es el que utiliza la segunda PCR o PCR anidada, para hibridar el segundo par, que lo hace en una región diferente a la utilizada por los cebadores de la PCR inicial[34].

El sistema de lectura habitualmente usado tras la RT-PCR anidada es la electroforesis en agarosa. Por tanto, la apertura de los tubos de reacción que ya contienen amplicones de PCR en la preparación de la segunda PCR y en la electroforesis para detectar los productos de amplificación conlleva un mayor riesgo de contaminación. Lo recomendado, en caso de usar este tipo de procedimiento, es la separación física de los procesos de preparación de la muestra, preparación de reactivos y manipulación de los productos de PCR[35]. Por otra parte, el empleo de trifosfato de desoxiuridina en lugar de trifosfato de desoxitimidina permite, en una PCR posterior, eliminar específicamente los amplicones añadiendo a la reacción un paso de descontaminación con uracil-N-glucosilasa, que degrada de manera selectiva los amplicones con uracilo y no el ADN diana (con timina)[36].

15.2.3.2 RT-PCR en tiempo real

La PCR en tiempo real y la RT-PCR en tiempo real han supuesto un punto de inflexión en el diagnóstico molecular de muchas infecciones, ya que han permitido el desarrollo de innumerables sistemas comerciales para detección de virus de la gripe y, por tanto, han llevado las TAAN a la mayoría de los laboratorios de microbiología clínica,

que son la única herramienta diagnóstica actual que permite establecer una adecuada cohorte de sujetos infectados en los hospitales, en especial en periodos epidémicos.

La diferencia fundamental con la PCR convencional es que emplea fluorescencia para detectar en cada ciclo de amplificación el crecimiento exponencial del producto de PCR. Por tanto, los equipos que realizan esta técnica son termocicladores a la vez que fluorímetros. En función de la química de detección, se emplean generalmente cuatro diferentes técnicas de RT-PCR en tiempo real: con sondas TaqMan, con *molecular beacons*, con sondas *scorpions* y con SYBR® Green (Figura 15.1).

La RT-PCR en tiempo real se utiliza ampliamente para el diagnóstico de gripe, tanto con sistemas caseros como con sistemas comerciales, dado que ofrece una sensibilidad equivalente a la RT-PCR anidada y tiene una muy buena reproducibilidad, con la ventaja, respecto a esta, de que el riesgo de contaminación es mínimo, pues al realizar la amplificación y la detección de manera simultánea no son necesarios posteriores procesos de lectura que requieran abrir los tubos y, por tanto, se evita la generación de microaerosoles con amplicones que contaminan sucesivas reacciones de PCR[28].

Son numerosos los protocolos publicados de RT-PCR en tiempo real para la detección, la tipificación y la subtipificación de virus de la gripe[15,37-40].

15.2.3.3 NASBA

La amplificación basada en la secuencia de ácidos nucleicos (NASBA, *nucleic acid sequencing-based amplification*) consiste en una amplificación isotérmica en la que lo que se amplifica es ARN mediante ciclos repetidos de transcripción *in vitro* y retrotranscripción, usando respectivamente dos enzimas:

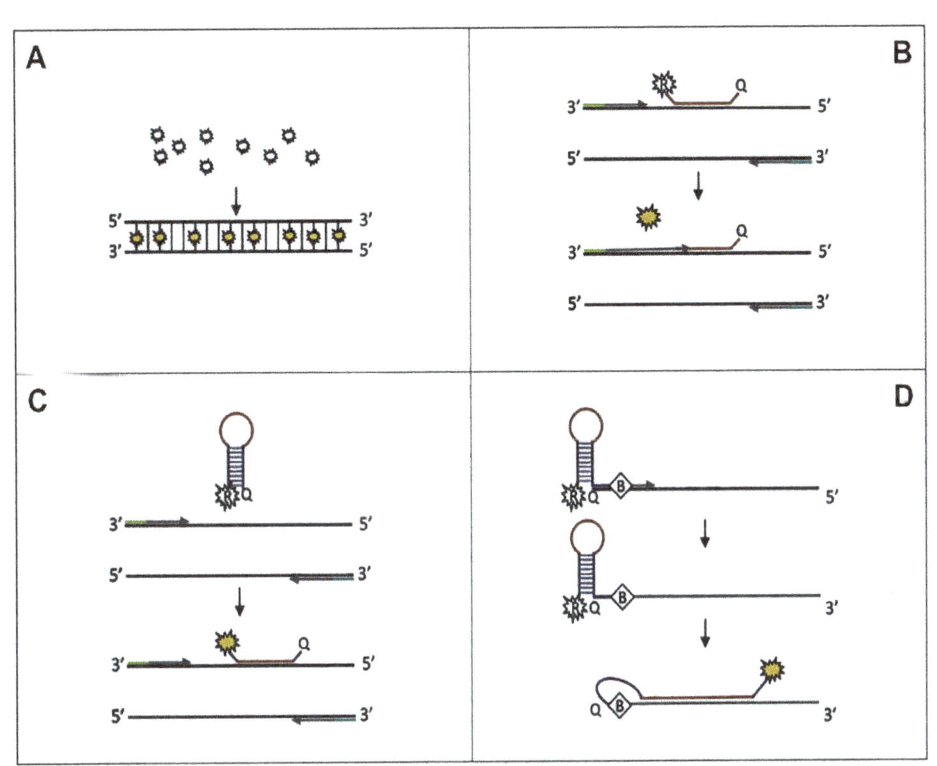

Figura 15.1 A) El SYBR® Green es un colorante fluorescente que se une específicamente al ADN bicatenario. **B)** Las sondas fluorescentes TaqMan® están marcadas con dos fluoróforos; el del extremo 5' se denomina *reporter* (R), y el del 3', *quencher* (Q). Q inhibe la fluorescencia que emite R cuando se excita con luz. Durante la fase de elongación de cada ciclo, la enzima ADN polimerasa elonga la cadena, degradando previamente la sonda (gracias a su actividad 5'-3' exonucleasa) y liberando R que emite fluorescencia al no estar inhibida por Q, y que es recogida por el equipo. **C)** *Molecular beacons.* El fundamento es similar al de las sondas TaqMan, pero en este caso la inhibición de R por parte de Q se realiza con la sonda en solución, gracias a su estructura tipo tallo-bucle. En el paso de hibridación de la PCR es cuando la secuencia del bucle de la sonda hibrida específicamente con el ADN diana, y en ese momento en que se separan R y Q, R es capaz de emitir fluorescencia. **D)** Las *scorpions* son moléculas bifuncionales que contienen un elemento cebador y un *molecular beacon* unidos covalentemente por un grupo bloqueante (B). Durante la fase de hibridación de la PCR, las *scorpions* hibridan la secuencia diana a través del elemento cebador. El elemento B contiene una modificación química que evita la elongación de la cadena hacia la estructura tallo-bucle. La DNA polimerasa copia la cadena diana desde el extremo 3' del cebador para dar lugar al producto del primer ciclo de la PCR, que consiste en la cadena complementaria al ADN diana unido al elemento bloqueante y a la sonda. Durante la fase de hibridación del segundo ciclo de PCR, la sonda se abre y se dobla hacia atrás para hibridar con la secuencia específica en el ADN diana a través de su tallo. Cuando esto ocurre, R se separa de Q y emite fluorescencia.

la T7 ARN polimerasa y la RT. Esta técnica fue descrita por primera vez por Kwoh et al.[41] para la amplificación de ARN del virus de la inmunodeficiencia humana tipo 1. La inclusión en la reacción de sondas tipo *molecular beacon* marcadas con fluoróforos permite adaptar esta técnica, al igual que la PCR, a formatos en tiempo real[42].

La simplicidad del método hace que sea una alternativa a la PCR para el diagnóstico de la gripe[28]. Se han desarrollado ensayos basados en NASBA o NASBA en tiempo real para la subtipificación de virus de la gripe A[43], la detección de virus H5N1 y H1N1pdm09 a partir de muestras clínicas[44,45], y la detección de otros virus respiratorios y de virus aviares H1-H15 en aves[46-48].

15.2.3.4 *LAMP*

La amplificación isotérmica de ADN mediada por bucles (LAMP, *loop-mediated nucleic acid amplification*) incorpora un sistema de detección visual simple y rápido. En el LAMP se usan dos sets de cebadores diseñados para reconocer seis regiones diferentes del genoma diana y ADN polimerasa y RT con elevada capacidad de desplazamiento de cadena. La amplificación se realiza a través de dos tipos de elongación que tienen lugar en estructuras en bucle que se forman en los extremos de la molécula de ADN: autoelongación del ADN desde la estructura en bucle en el extremo 3' y la unión y la elongación de nuevos cebadores a la estructura en bucle. La amplificación específica se detecta por medición fotométrica del ion pirofosfato liberado por el producto o por observación del cambio de color al añadir SYBR® Green al final de la amplificación[27,49].

Se ha empleado este método, con muy buena sensibilidad, para la detección y la subtipificación de virus de la gripe A H1N1 y H3N2[50]. Durante la pandemia de 2009, un protocolo basado en LAMP demostró una

sensibilidad y una especificidad del 97,8% y el 100%, respectivamente, para detectar el virus H1N1pdm09[51]. Igualmente, ha demostrado ser un método de detección adecuado para virus aviares[52,53].

En conjunto, la gran ventaja de los sistemas basados en amplificación isotérmica es que eliminan la necesidad de disponer de un termociclador, y por tanto estarían potencialmente disponibles para un laboratorio clínico con poca dotación instrumental.

15.2.3.5 TAAN *multiplex*

Las TAAN *multiplex* para detección de varios patógenos respiratorios tienen como ventajas principales con respecto a las *monoplex* el menor coste en relación con su capacidad diagnóstica y una mayor facilidad de procesamiento[28]. Son particularmente útiles en la infección respiratoria aguda de etiología viral, ya que la clínica no permite identificar el virus causal porque todos los virus respiratorios pueden producir cuadros similares. El diagnóstico múltiple de otros virus aparte del de la gripe estaría recomendado en pacientes hospitalizados o que requieren hospitalización por presentar cuadros más graves de infección respiratoria.

Aunque las ventajas de estos sistemas compensan las desventajas, presentan una serie de inconvenientes que hay que considerar. A medida que aumenta el número de dianas aumenta también la posibilidad de pérdida de sensibilidad y especificidad, debido a la competición entre cebadores y dianas genéticas, lo cual conduce a productos de amplificación inespecíficos. Por tanto, son necesarias TAAN *multiplex* muy bien optimizadas que aseguren la correcta amplificación de todas las dianas incluidas. En el caso de la RT-PCR en tiempo real y otras TAAN en tiempo real, la disponibilidad de fluoróforos y de canales de detección de fluorescencia a diferentes longitudes de onda en los equipos con suficiente poder de discriminación limita el número de dianas que pueden incluirse en la reacción[1].

Las TAAN *multiplex* para virus respiratorios han demostrado una gran cantidad de codetecciones en muestras de pacientes con infección respiratoria aguda. Es difícil determinar si estas codetecciones expresan una verdadera infección o la excreción prolongada de virus en las vías respiratorias[54,55].

La Tabla 15.1 muestras las principales ventajas y desventajas de los métodos moleculares para diagnóstico de la gripe.

15.2.3.6 TAAN comerciales

La tendencia del diagnóstico de la gripe es realizarlo bajo demanda, procesando las muestras de inmediato tras su recepción en el laboratorio o incluso junto al paciente (métodos POC, véase el apartado siguiente). Para optimizar el flujo de trabajo se necesitan equipos que permitan un acceso continuo de muestras, con reactivos ya preparados (liofilizados o congelados), que realicen automáticamente todas o algunas de las etapas del proceso con un mínima intervención por parte del personal de laboratorio, y que ofrezcan resultados en poco tiempo y de fácil interpretación.

La Tabla 15.2 resume las características de los principales métodos comerciales disponibles en la actualidad para el diagnóstico de la gripe en muestras respiratorias, por grado de complejidad según la clasificación CLIA *(Clinical Laboratory Improvement Amendments)* de la Food and Drug Administration (FDA)[56].

15.2.3.7 Métodos *point-of-care*

Los métodos de diagnóstico POC son aquellos que por sus características se pueden realizar en el lugar donde el paciente recibe la

Tabla 15.1 Comparación dos a dos de los principales métodos moleculares de diagnóstico de la gripe.

Método 1 vs. método 2	Ventajas	Desventajas
RT-PCR en dos pasos vs. en un paso	Versatilidad, a partir del ADNc	Mayor riesgo de contaminación cruzada
TAAN en tiempo real vs. convencionales	Menor contaminación cruzada y menos tiempo de manipulación de procesos	Mayor coste, limitado número de fluoróforos que impide el diseño de protocolos multiplex con gran número de dianas
TAAN comerciales vs. caseras	Reactivos controlados y validados para diagnóstico in vitro	Mayor coste, no disponible para todos los tipos y subtipos de gripe
TAAN multiplex vs. monoplex	Ahorro económico y de tiempo, y menor laboriosidad	Diseño y optimización más difíciles, posible efecto deletéreo en la sensibilidad y la especificidad a medida que aumenta el número de dianas

RT-PCR: reacción en cadena de la polimerasa precedida de un proceso de transcripción inversa; TAAN: técnicas de amplificación de ácidos nucleicos.

Tabla **15.2** Métodos comerciales para detección de virus de la gripe.

Complejidad (clasificación CLIA)	Producto (fabricante)	Método	Virus de la gripe (genes)	Otros virus respiratorios	Muestras	Tiempo aproximado
Moderada[a]	Alere i Influenza A & B (Abbott)	Amplificación isotérmica	A (PB2), B (PA)	No	EN, ENF seco, ENF en MTV	<15 min
Moderada	FilmArray Respiratory Panel (bioMèrieux)	RT-PCR anidada múltiple fluorescente + curvas de disociación	- A (M, NS), B (HA) - H1, H1pdm09, H3 (HA)	ADV, CoV (HKU1, NL63, 229E, OC43), MPVh, RV/EV, VPI 1-4, VRS	ENF en MTV	1-2 h
Moderada	FilmArray Respiratory Panel 2 (BIoFire Inc., bioMèrieux)	RT-PCR anidada múltiple fluorescente + curvas de disociación	- A (M,NS), B (HA) - H1, H1pdm09, H3 (HA)	ADV, CoV (HKU1, NL63, 229E, OC43), MPVh, RV/EV, VPI 1-4, VRS	ENF en MTV	30-60 min
Moderada	FilmArray Respiratory Panel 2 plus (bioMèrieux)	RT-PCR anidada múltiple	- A (M, NS), B (HA) - H1, H1pdm09, H3 (HA)	ADV, CoV (HKU1, NL63, 229E, OC43), MPVH, RV/EV, VPI 1-4, VRS, CoV MERS	ENF en MTV	30-60 min
Moderada	Xpert Xpress Flu (Cepheid)	RT-PCR en tiempo real	A (M,PB2,PA), B (M, NS)	-	ENF en MTV	≤30 min
Moderada	Xpert Xpress Flu/RSV (Cepheid)	RT-PCR en tiempo real	A (M,PB2,PA), B (M,NS)	VRS	ENF en MTV	≤30 min
Moderada	Simplexa Flu A/B & RSV Direct (DiaSorin)	RT-PCR en tiempo real	A (M), B (M)	VRS	ENF en MTV	<2 h
Moderada	Simplexa H1N1 2009 (DiaSorin)	RT-PCR en tiempo real	A (M), H1pdm09 (HA)	-	ENF, ANF, LNF	2-4 h
Moderada	ePlex Respiratory Pathogen Panel	RT-PCR + hibridación	-A, B - H1, H1pdm09, H3	ADV, CoV (HKU1, NL63, 229E, OC43), MPVh, RV/EV, VPI 1-4, VRS (A, B)	ENF en MTV	2 h
Moderada	Idylla Respiratory IFV-RSV Panel (Janssen Diagnostics)	RT-PCR en tiempo real	-A, B - H1, H1pdm09, H3 - H1N1pdm09 (NA, H275Y)	VRS	ENF en MTV	30-60 min
Moderada	Aries Flu A/B & RSV (Luminex)	RT-PCR en tiempo real	A, B	VRS	ENF en MTV	1-2 h
Moderada	Verigene RP Flex (Luminex)	RT-PCR + hibridación	- A, B - H1, H3	ADV, MPVh, VPI 1-4, RV, VRS (A, B)	ENF en MTV	3.5 h

Tabla 15.2 (continuación)

Moderada	Solana Influenza A+B Assay (Quidel)	Amplificación isotérmica dependiente de helicasa	A, B	-	EN, ENF en MTV	30-60 min
Alta[b]	Simplexa Flu A/B & RSV Kit (DiaSorin)	RT-PCR en tiempo real	A (M), B (M)	VRS	ENF en MTV	<4 h
Alta	eSensor Respiratory Viral Panel (RVP) (GenMark Diagnostics)	RT-PCR + hibridación	-A, B - H1, H1pdm09, H3	ADV (B/E, C), MPVh, VPI (1, 2, 3), RV, VRS (A,B)	ENF en MTV	8 h
Alta	Panther Fusion Flu A/B/ RSV Assay (Hologic)	RT-PCR en tiempo real	A (M), B (M)	VRS	ENF en MTV	2-4 h
Alta	Prodesse ProFlu+ (Hologic)	RT-PCR en tiempo real	A (M), B (NS)	VRS	ENF en MTV	8 h
Alta	NxTAG Respiratory Viral Panel (RVP) (Luminex)	RT-PCR + hibridación	- A, B - H1, H3	ADV, CoV (HKU1, NL63, 229E, OC43), BoVH, MPVh, VPI 1-4, RV/EV, VRS (A, B)	ENF en MTV	4-8 h
Alta	xTAG Respiratory Viral Panel (RVP) (Luminex)	RT-PCR + hibridación	- A, B - H1, H3	ADV, VRS (A, B), VPI 1-3, MPVh, RV/EV	ENF en MTV	8 h
Alta	xTAG Respiratory Viral Panel Fast (RVP FAST)	RT-PCR + hibridación	- A, B - H1, H3	VRS, MPVH, ADV, RV/EV	ENF en MTV	6 h
Alta	Lyra Influenza A + B Assay (Quidel)	RT-PCR en tiempo real	A, B	-	EN, ENF en MTV	2-4 h
Alta	Allplex Respiratory panel 1 (Seegene)	RT-PCR en tiempo real	- A, B - H1, H1pdm09, H3	VRS (A y B)	ENF, LNF, BAL	6 h
Alta	RV15 onestep ACE (Seegene)	RT-PCR multiplex y electroforesis capilar	A, B	ADV, CoV (NL63/229E, OC43), BoVh 1-4, MPVh, VPI 1-4, VRS (A,B), RV A-C, EV	ENF, LNF, BAL	6-8 h

ADV: adenovirus; ANF: aspirado nasofaríngeo; BAL: lavado broncoalveolar; BoVh: bocavirus humano; CLIA: Clinical Laboratory Improvement Amendments; CoV MERS: coronavirus MERS (Middle East Respiratory syndrome); CoV: coronavirus; EN: exudado nasal; ENF: exudado nasofaríngeo; EV: enterovirus humano; LNF: lavado nasofaríngeo; MPVh: metaneumovirus humano; MTV: medio de transporte de virus; RT-PCR: reacción en cadena de la polimerasa precedida de un proceso de transcripción inversa; RV: rinovirus humano; VPI: virus parainfluenza; VRS: virus respiratorio sincitial.

[a]Métodos completamente automáticos. [b]Requieren manipulación entre los procesos de extracción de ácidos nucleicos, amplificación y detección.

Adaptada de Centers for Disease Control and Prevention[21].

asistencia sanitaria. Estos métodos deben ser muy fáciles de usar e interpretar, no requerir una gran infraestructura de laboratorio ni personal especializado para su realización, y ofrecer resultados en poco tiempo[57].

Hasta el año 2015, los únicos métodos POC autorizados por la FDA en los Estados Unidos para el diagnóstico de la gripe eran las pruebas rápidas de detección de antígenos. Actualmente se dispone de varios equipos comerciales basados en TAAN que pueden ser usados como POC[58]. El tiempo de manipulación requerido para preparar estas pruebas es muy reducido. Las muestras no precisan apenas preparación, se cargan en un dispositivo (cartucho, casete, tubo o similar) que se introduce en el instrumento donde se realiza la reacción, y los resultados se obtienen en tiempos que van de 15 a 90 minutos.

Las ventajas más importantes de las TAAN POC con respecto a las técnicas de detección de antígenos son:

- El tiempo de preparación y obtención de resultados es prácticamente similar.

- Presentan unas características analíticas óptimas, pues son mucho más sensibles y específicas que las técnicas de detección de antígenos.

En cuanto a las principales limitaciones, encontramos:

- Precio más elevado.

- Aumenta el riesgo de contaminación de equipos con muestras o amplicones de determinaciones anteriores. En general, los problemas en la realización de las TAAN POC fuera del laboratorio están relacionados con entrenamiento insuficiente de personal no especializado, con menor capacidad de seguir las instrucciones de los fabricantes, fallos en la realización de los controles de calidad y mal mantenimiento de los equipos. Todo ello aumenta el riesgo de contaminación de equipos, superficies y manos con muestras con alta carga viral o con amplicones[59,60].

- Uso abusivo de determinaciones analíticas sin seguir adecuados algoritmos diagnósticos.

- Para procesar varias muestras simultáneamente o de forma continua, en especial durante periodos epidémicos, se necesitan varios instrumentos, que quedan infrautilizados el resto del año. Además, es necesario un espacio suficiente para poder acomodar todos estos equipos en instalaciones que ya suelen estar al límite de su capacidad.

En la Tabla 15.3 se recogen los equipos comercializados exentos de cumplir las normas CLIA en los Estados Unidos (febrero de 2018).

Los equipos Alere™ i Influenza A & B (Alerei), Cobas® Liat Influenza A/B Assay (Cobas-Liat) y FilmArray® Respiratory Panel EZ (FA-EZ) permiten cargar una sola muestra cada vez, por lo que son necesarios varios instrumentos para poder trabajar más de una muestra simultáneamente. El equipo de Cepheid para detección de gripe mediante el sistema Xpert Xpress Flu (Xpert®) puede contener varios termocicladores independientes en un mismo instrumento, lo que mejora la capacidad de trabajo respecto a los equipos anteriores.

Para mejorar el flujo de trabajo y aumentar la capacidad de procesamiento de muestras existen plataformas modulares con flexibilidad para configurar el equipo según las necesidades de cada centro. Cepheid dispone de distintos instrumentos con capacidad desde 1 hasta 80 módulos de termocicladores independientes. BioFire está desarrollando una plataforma, FilmArray® TORCH, de alta capacidad y con un número de módulos variables (de 2 a 12).

Tabla 15.3 Técnicas de amplificación de ácidos nucleicos point-of-care para la detección de virus de la gripe aprobadas por la Food and Drug Administration para su uso fuera de laboratorios clínicos (exento de cumplimiento de normas CLIA).

Producto (fabricante)	Método	Virus de la gripe (genes)	Otros virus respiratorios	Muestras aprobadas	Tiempo aproximado
Alere i Influenza A & B (Alere, Abbott)	Amplificación isotérmica	A (PB2) y B (PA)	Ninguno	EN directo	<15 min
FilmArray Respiratory Panel EZ (solo disponible en EE.UU.) (BioFire, Inc., bioMerieux)	RT-PCR anidada múltiple	- A (M, NS) y B (HA) - H1, H1pdm09 y H3 (HA)	ADV, CoV, MPVHh, RV/EV, VPI, VRS	ENF en MTV	1-2 h
Xpert Xpress Flu (Cepheid)	RT-PCR en tiempo real	A (M, PB2, PA) y B (M, NS)	Ninguno	EN y ENF en MTV	≤30 min
Accula Flu A/Flu B (Mesa Biotech Inc.)	RT-PCR + hibridación	A (PB2) y B (M)	Ninguno	EN directo	30 min
Cobas Liat Influenza A/B Assay (Roche Diagnostics)	RT-PCR en tiempo real	A (M) y B (NS)	Ninguno	ENF en MTV	20 min
Cobas Liat Influenza A/B & RSV Assay (Roche Diagnostics)	RT-PCR en tiempo real	A (M) y B (NS)	VRS	ENF en MTV	20 min

ADV: adenovirus; CLIA: Clinical Laboratory Improvement Amendments; CoV: coronavirus; EN: exudado nasal; ENF: exudado nasofaríngeo; EV: enterovirus humano; MPVh: metaneumovirus humano; MTV: medio de transporte de virus; RT-PCR: reacción en cadena de la polimerasa precedida de un proceso de transcripción inversa; RV: rinovirus; VPI: virus parainfluenza; VRS: virus respiratorio sincitial.

Adaptada de Centers for Disease Control and Prevention[21].

Xpert® y Cobas® Liat Influenza A/B Assay tienen una sensibilidad tan elevada como la RT-PCR en tiempo real no automatizada[61,62]. Alere™ i Influenza A & B y Accula™ Flu A/ Flu B muestran un buen rendimiento con muestras que tienen una carga viral elevada, pero tienen menor sensibilidad que la RT-PCR en tiempo real y que otros métodos moleculares[6,60,63].

No hay publicaciones sobre FA-EZ, pero se le supone un rendimiento equivalente al de FilmArray® Respiratory Panel, ya que se realiza en el mismo instrumento y la técnica es igual salvo por el menor número de dianas del primero.

En conclusión, el diagnóstico de gripe mediante TAAN POC podría mejorar el manejo de los pacientes que requieran hospitalización o tratamiento precoz con antivirales, aunque el precio más elevado en comparación con las técnicas de detección de antígenos puede limitar su uso. Por otro lado, la mayoría de los estudios publicados acerca del rendimiento y el coste-beneficio de la aplicación de estos métodos en pacientes con sospecha de gripe se han realizado en laboratorios clínicos y no en urgencias ni en las consultas donde se asiste al paciente, o con muestras que no son las recomendadas para su uso POC[60], por lo que tampoco se dispone aún de suficiente evidencia científica que justifique el mayor gasto en el diagnóstico. Los rápidos avances de la tecnología en automatización y de los métodos moleculares hacen suponer que el alto coste de estos reactivos irá disminuyendo hasta que sean una opción diagnóstica rentable y se generalice su uso.

El rendimiento de todas las técnicas moleculares para diagnóstico está sujeto a las variaciones genéticas de los virus de la gripe. Por tanto, la exactitud y la fiabilidad diagnóstica de los métodos, tanto comerciales como caseros, deben verificarse periódicamente con las cepas circulantes cada temporada[64].

15.3 Diagnóstico de confirmación de la gripe y del síndrome gripal

Actualmente las TAAN son el método de referencia para el diagnóstico de confirmación de la gripe por sus elevadas sensibilidad y especificidad. Son especialmente útiles en pacientes adultos, en los que las técnicas rápidas de detección de antígenos tienen una sensibilidad limitada[65,66]. Además, permiten detectar virus de la gripe en muestras respiratorias durante periodos más prolongados que el cultivo y las técnicas de detección de antígenos.

15.3.1 Población diana

El diagnóstico de confirmación de la gripe mediante pruebas de laboratorio no es necesario para todos los pacientes con signos y síntomas de gripe. Durante la temporada de circulación de los virus gripales, el diagnóstico clínico es suficiente para tomar la mayoría de las decisiones terapéuticas.

El tratamiento con antivirales está indicado en pacientes con gripe (sospecha o confirmada) hospitalizados, en aquellos con enfermedad de base grave o progresiva, y en pacientes ambulatorios con factores de riesgo de complicaciones (mayores de 65 años, menores de 2 años, embarazadas, inmunodeprimidos, obesidad mórbida, y enfermedad crónica pulmonar, cardiaca, renal, metabólica,

hematológica o neurológica). Para aumentar la eficacia del tratamiento, el inicio de la terapia antiviral debe ser cuanto antes tras la aparición de los síntomas, y no debe demorarse en espera de los resultados del laboratorio[67].

Los métodos moleculares de detección de la gripe deben realizarse:

- En todos los pacientes hospitalizados con sospecha de gripe, ya que su detección temprana permitirá establecer las medidas de control y prevención adecuadas para evitar brotes nosocomiales de gripe, además de ayudar a establecer el tratamiento apropiado[68] (Figura 15.2).

- En brotes de gripe en instituciones cerradas (residencias de ancianos, hospitales de día, centros ocupacionales, etc.)[69] (Figura 15.3).

- En algunos pacientes ambulatorios en quienes el resultado del test suponga un cambio en la actitud terapéutica (consideración de tratamiento domiciliario, convivencia o contacto cercano con personas que tienen alto riesgo de complicaciones por gripe, para evitar otras pruebas diagnósticas o un tratamiento antibiótico innecesario) (Figura 15.2). En los pacientes ambulatorios con factores de alto riesgo de complicaciones por gripe que no requieran hospitalización y tengan un diagnóstico clínico de gripe se recomienda comenzar con terapia antiviral empírica, sin que sea necesario realizar pruebas confirmatorias[68].

15.3.2 Interpretación de las técnicas de amplificación de ácidos nucleicos para el diagnóstico de la gripe

La interpretación del resultado de una prueba diagnóstica de gripe depende de factores propios de esta, como su sensibilidad y

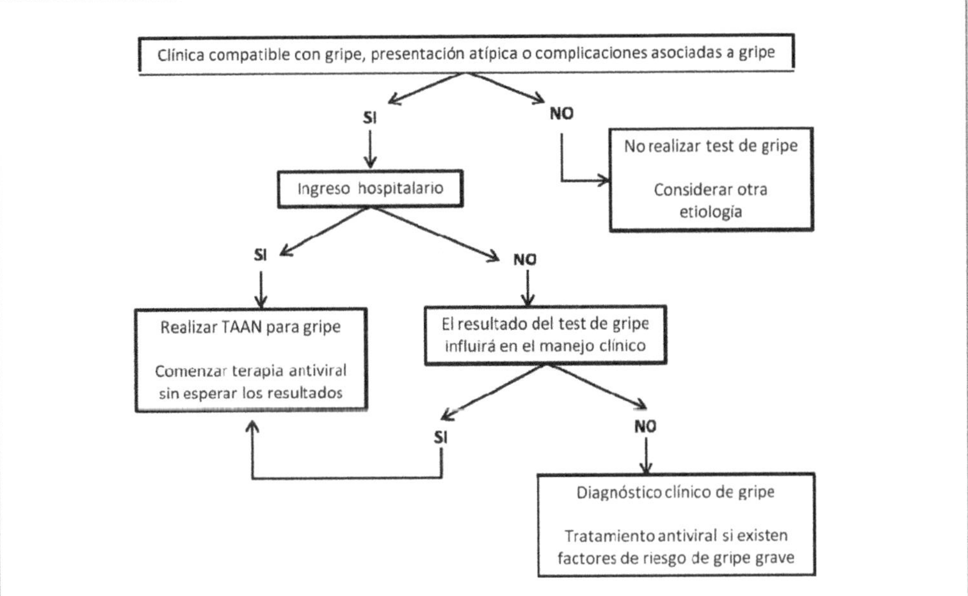

Figura 15.2 Guía para el uso de pruebas diagnósticas de gripe durante la temporada de circulación de virus de la gripe. (Adaptada de Centers for Disease Control and Prevention[68]).

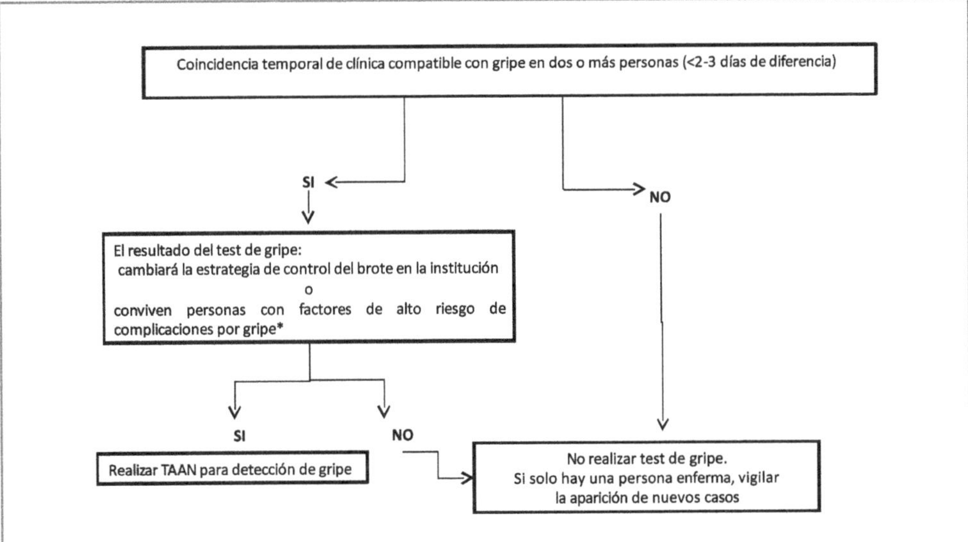

Figura 15.3 Guía para el uso de pruebas diagnósticas de gripe en la investigación de brotes en instituciones cerradas. (Adaptada de Centers for Disease Control and Prevention[69]).

*En instituciones donde haya personas con factores de alto riesgo de complicaciones por gripe se recomienda realizar TAAN confirmatorias ante la aparición de un único caso sospechoso de gripe.

su especificidad, así como de la prevalencia de la infección en la población, que influye en el valor predictivo de la prueba.

Durante los periodos en que la gripe está circulando en la comunidad, el valor predictivo positivo es elevado; por el contrario, el valor predictivo negativo es bajo, sobre todo si se utilizan técnicas con una sensibilidad subóptima[70] (Figura 15.4).

Cuando la actividad gripal es baja, el valor predictivo negativo es elevado aunque se utilicen técnicas menos sensibles que las TAAN, ya que la probabilidad de infección por gripe es muy baja; por el contrario, el valor predictivo positivo disminuye y pueden obtenerse resultados falsos positivos a pesar de la alta especificidad de las TAAN. En estas circunstancias es importante verificar si el paciente tiene algún vínculo epidemiológico con algún caso confirmado de gripe, brote de gripe (instituciones, viajes organizados, cruceros), viajes a zonas donde el virus de la gripe está circulando (hemisferio sur, zonas tropicales o subtropicales) o contacto con algún viajero a estos países[71] (Figura 15.5).

En cualquier caso, hay que tener en cuenta que un resultado positivo de gripe mediante TAAN significa que el paciente tiene o ha tenido en fechas recientes una infección por gripe, pero no necesariamente que el paciente sea infeccioso. Las TAAN, por su alta sensibilidad, pueden detectar excreción en pacientes asintomáticos o con cargas virales muy bajas, de dudosa significación clínica. Además, no existen datos que avalen la utilización de las TAAN para el control evolutivo o del tratamiento de los pacientes[12].

Casi todos los equipos comerciales disponibles pueden detectar y diferenciar entre gripe A y B. Algunos también diferencian subtipos de gripe AH1pdm09, AH1 y AH3. Si se considera necesario subtipificar el virus de la gripe y el equipo utilizado no incluye esta opción, la muestra debe remitirse a un laboratorio de referencia regional o nacional. Las coinfecciones por virus de la gripe A y B son infrecuentes, por lo que si se obtiene positividad para ambos debe confirmarse el resultado, aunque se han detectado varios subtipos en la misma muestra de determinados pacientes[72].

Así mismo, cuando se obtienen resultados discrepantes por una técnica, como positivo para gripe A y negativo para AH1/H3, o ne-

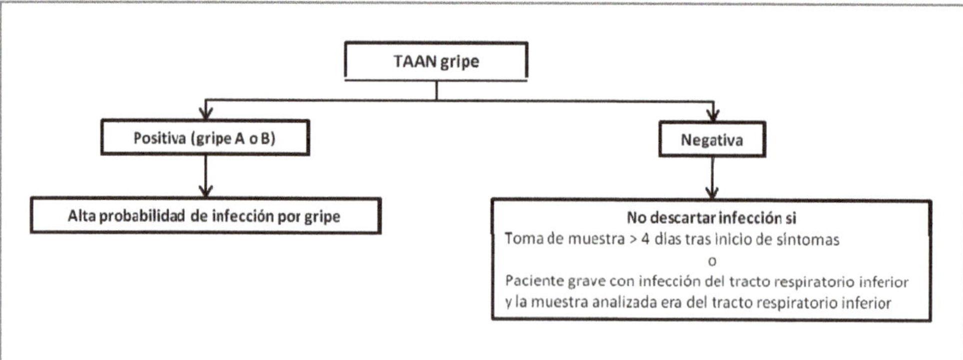

Figura 15.4 Interpretación de las técnicas de amplificación de ácidos nucleicos para el diagnóstico de la gripe en temporada de circulación de virus de la gripe en la comunidad. (Adaptada de Centers for Disease Control and Prevention[70]).

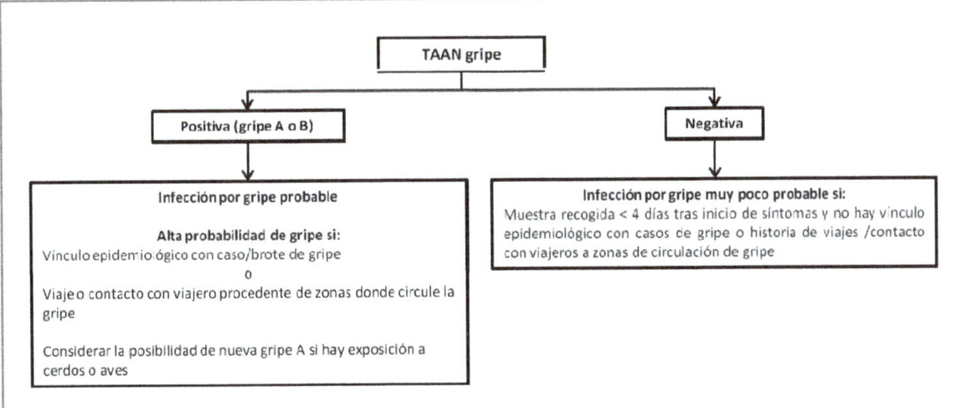

Figura 15.5 Interpretación de las técnicas de amplificación de ácidos nucleicos para el diagnóstico de la gripe en temporada de no circulación de virus de la gripe en la comunidad. (Adaptada de Centers for Disease Control and Prevention[71]).

gativo para gripe A y positivo para H1 o H3, deben confirmarse los resultados, sea con otra técnica, con otra muestra o enviando la misma muestra a un laboratorio de referencia.

Cuando el paciente haya estado expuesto recientemente a cerdos, aves u otro enfermo que haya tenido contacto con estos animales y se sospeche infección por un nuevo virus de la gripe A, las muestras respiratorias deben enviarse al laboratorio nacional de referencia. En estos casos, deben establecerse todas las medidas de prevención y control recomendadas para el manejo de los pacientes con sospecha de infección por un nuevo tipo de gripe A[73].

15.3.3 Algoritmo de diagnóstico molecular de la gripe y del síndrome gripal

Como ya se ha comentado en apartados anteriores, el diagnóstico de la gripe en los pacientes ambulatorios es estrictamente clínico. En cambio, en los pacientes hospitalizados o que requieren hospitalización es necesario establecer una buena cohorte para el manejo y el control de la infección. La

disponibilidad de gran cantidad de métodos moleculares de diagnóstico de la gripe y de otras infecciones por otros virus respiratorios en el síndrome gripal conlleva el riesgo de un uso indiscriminado de estas técnicas en el laboratorio, si no fuera por el mayor coste que suponen. Para un uso eficiente de estas herramientas diagnósticas hay que tener en cuenta, además de los factores propios de la técnica y del laboratorio clínico, otros factores clínicos y epidemiológicos (edad del paciente, tipo de muestra, inmunodepresión y otros factores predisponentes de gravedad, periodo epidémico o interepidémico de gripe o de virus respiratorio sincitial, etcétera).

La Figura 15.6 muestra un algoritmo diagnóstico de síndrome gripal de acuerdo con el tipo de paciente, el tipo de laboratorio y el ámbito sanitario donde se encuentren.

15.4 Métodos moleculares para la vigilancia virológica de la gripe

Los métodos moleculares son un pilar fundamental en la vigilancia de la gripe. Las TAAN constituyen la técnica diagnóstica

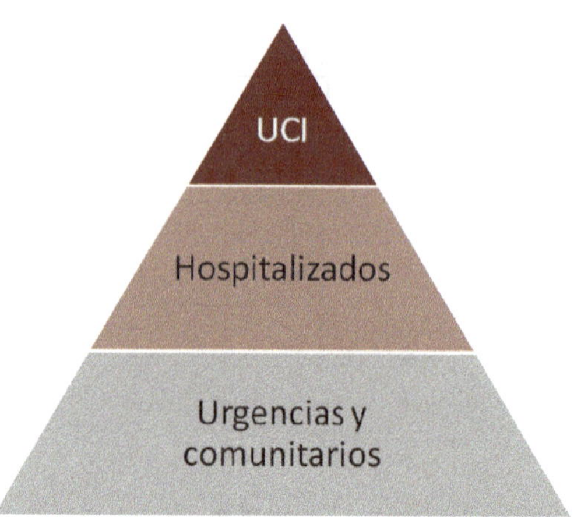

Figura 15.6 1) No debe realizarse sistemáticamente el diagnóstico de confirmación de la gripe en pacientes comunitarios y atendidos en urgencias con cuadros leves (salvo en estudios de vigilancia). **2)** En pacientes hospitalizados o atendidos en urgencias que requieran hospitalización, las técnicas de amplificación de ácidos nucleicos *point-of-care* o automatizadas que detectan gripe (sola o junto con virus respiratorio sincitial) son las más adecuadas para obtener un resultado rápido y fiable, y establecer una adecuada cohorte, especialmente en periodos epidémicos. **3)** En los pacientes con infección grave que requieran ingreso en la unidad de cuidados intensivos (UCI) y con resultado de gripe negativo o desconocido, la investigación ampliada de otros patógenos respiratorios (virus y bacterias), aparte de la gripe y del virus respiratorio sincitial, está justificada.

para la vigilancia virológica centinela y de casos graves de gripe cada temporada. Los laboratorios de las redes de vigilancia de la gripe son los encargados de recopilar cepas y muestras clínicas para estudiar las características antigénicas y genéticas de los virus circulantes, para determinar las potenciales capacidades de difusión de los virus y reformular anualmente las vacunas contra la gripe.

15.4.1 Detección, tipificación y subtipificación

La mayoría de los laboratorios pertenecientes a las redes de vigilancia usan técnicas basadas en RT-PCR en tiempo real y en RT-PCR anidada para detección de virus gripales de pacientes centinela y con infección grave. Es necesario el empleo de cebadores degenerados o la combinación de TAAN dirigidas

frente a diferentes regiones más o menos conservadas de los virus de la gripe para evitar resultados falsos negativos por la variabilidad genética intrínseca de estos virus[64].

A raíz de la pandemia de 2009 por virus H1N1, los Centers for Disease Control and Prevention de los Estados Unidos desarrollaron y pusieron de forma urgente a disposición de la comunidad internacional un método específico de RT-PCR en tiempo real que emplea sondas TaqMan® para detección de este virus sin que se produzcan reacciones cruzadas con los virus estacionales H1N1 y H3N2 circulantes hasta ese momento. Actualmente, la Organización Mundial de la Salud ha actualizado y publicado una serie de protocolos de RT-PCR en tiempo real para la detección de virus de la gripe A, H1pdm09, H1N1, H3N2, H5N1, B y C, dirigidos cada uno de ellos frente a diferentes dianas genéticas[15].

Sin embargo, la RT-PCR en tiempo real con sondas TaqMan® es cara para el cribado a gran escala de virus de la gripe en los sistemas de vigilancia. Una alternativa más barata sería emplear SYBR® Green, que permite llevar a cabo un protocolo en tiempo real sin necesidad de usar una sonda. Además, con un protocolo bien optimizado de RT-PCR en tiempo real con SYBR® Green podrían detectarse polimorfismos por cambios en la Tm al analizar las curvas de disociación[74].

La RT-PCR del sobrenadante del cultivo en células MDCK *(Madin Darby Canine Kidney)* ha demostrado ser el método más sensible para detectar crecimiento del virus[75]. La gran concentración de material genético obtenido a partir de sobrenadantes de cultivo celular permite el consiguiente empleo de este para la caracterización genética por métodos basados en secuenciación.

15.4.2 Caracterización genética del virus de la gripe

15.4.2.1 Dianas

Cada año, los laboratorios regionales, nacionales e internacionales del Sistema de Vigilancia de la Gripe realizan la caracterización genética del gen HA de los virus circulantes, y las secuencias obtenidas se cargan en la plataforma GISAID *(Global Initiative on Sharing All Influenza Data;* https://www.gisaid.org). Esto ha permitido la disponibilidad en tiempo mínimo de secuencias de variantes nuevas, de los virus circulantes de referencia, etcétera.

Las variaciones antigénicas en los virus de la gripe que dan lugar a las epidemias anuales se deben a mutaciones genéticas en el gen HA, que codifica para la HA, que es el principal antígeno de los virus de la gripe. Por tanto, la primera y principal diana para

la caracterización genética de los virus de la gripe es este gen. El Centro Europeo para la Prevención y Control de Enfermedades publica periódicamente el informe de caracterización genética y antigénica de los virus de la gripe de cada temporada basándose en el análisis de la HA, con información detallada de las variantes circulantes y las mutaciones con respecto a los virus de referencia y los virus vacunales. El último informe de la temporada 2017-2018 está disponible en https://ecdc.europa.eu/en/seasonal-influenza/surveillance-and-disease-data/influenza-virus-characterisation.

También es fundamental para la vigilancia de la gripe monitorizar la sensibilidad de las cepas circulantes a los antivirales. La resistencia y la sensibilidad disminuida a los antivirales específicos para los virus de la gripe están determinadas por mutaciones en los genes que codifican para las proteínas diana de estos fármacos, como la mutación H275Y en el gen NA, que determina resistencia al oseltamivir en la gripe H1N1 (H274Y en N2). Así mismo, los laboratorios nacionales e internacionales de referencia para la vigilancia de la gripe llevan a cabo el estudio de otras regiones (M2, PB2, etc.) para determinar marcadores genéticos de patogenicidad o de resistencia a otros fármacos[27,28].

15.4.2.2 Métodos

Pirosecuenciación: es una técnica de secuenciación de ADN basada en la detección de la liberación de un grupo pirofosfato cuando se incorpora un nucleótido en una secuencia nueva de ADN. Tras una cascada de reacciones enzimáticas, el grupo pirofosfato liberado emite una señal de luz. La señal emitida es proporcional al número de nucleótidos que se van incorporando a la cadena de ADN. La principal limitación de la pirosecuenciación es el tamaño del fragmento que permite secuenciar, que suele ser corto[76].

La pirosecuenciación permite detectar resistencia a los inhibidores de la NA en los virus de la gripe A H1N1, H3N2 y H5N1, y marcadores de resistencia a los adamantanos[77-80].

Secuenciación Sanger: es un método basado en la parada de la elongación de la cadena de ADN por parte de la ADN polimerasa (secuenasa) cuando se incorpora un didesoxinucleótido trifosfato (ddNTP) en lugar del correspondiente dNTP. El tubo de reacción incluye, por tanto, dNTP, tampones, ADN polimerasa, un cebador y los ddNTP marcados. La incorporación selectiva a la cadena de ddNTP resulta en fragmentos de ADN de varios tamaños que contienen en el extremo de la cadena el ddNTP fluorescente correspondiente. Estas señales son recogidas por el secuenciador, que realiza electroforesis y emite un electroferograma con la secuencia obtenida y los picos de fluorescencia de cada nucleótido en la posición correspondiente. La secuenciación Sanger permite obtener secuencias de hasta 1000 pares de bases. Suele emplearse para la secuenciación de fragmentos de PCR de diferentes tamaños, a veces solapantes, para obtener secuencias completas de diversos genes. Para asegurar unas secuencias fiables por este método es conveniente realizar la secuenciación en ambos sentidos o de ambas cadenas de ADN con los dos cebadores. Es el método más empleado en la vigilancia de la gripe para obtener las secuencias de los genes HA de los virus circulantes cada temporada, así como para detectar cepas resistentes a los antivirales[27].

Secuenciación masiva (NGS, *next generation sequencing*): es una tecnología actualmente en desarrollo, con un enorme potencial para el diagnóstico y la vigilancia de la gripe. Esta técnica genera enormes cantidades de secuencias que posteriormente requieren un proceso bioinformático laborioso para ser analizadas y depuradas. Esta es quizá la mayor desventaja actual de la NGS, dado que no existen protocolos validados

para la caracterización genética de los virus de la gripe[27,28,81]. Por otra parte, ofrece una serie de ventajas con respecto a la secuenciación Sanger: menor coste, ya que en una única serie se obtienen muchas secuencias, a diferencia de la secuencia única obtenida mediante secuenciación *Sanger*, preparación de la muestra simplificada y detección de todas las «quasiespecies» que pueden estar presentes en una muestra[28]. La tecnología NGS se encuentra disponible en plataformas de varios fabricantes que usan diferentes procedimientos de secuenciación y de análisis bioinformático: Illumina MiSeq, Ion Personal Genome Machine de Life Technologies, Ion Proton y SOLID[27]. Son necesarios más investigación y mayor conocimiento de las diferentes plataformas de NGS disponibles para permitir a cada investigador seleccionar la más adecuada para sus propósitos. Usando NGS se ha conseguido información de la secuencia completa de aislamientos de virus de la gripe, así como la identificación de los subtipos H3N2, H1N1pdm09 y gripe B simultáneamente[82]. También ha permitido secuenciar el genoma completo del virus de la gripe A emergente H7N9[83]. Otros investigadores han empleado la tecnología NGS para investigar la expresión génica del hospedador en respuesta a la infección viral en las vías respiratorias[84].

15.5 Conclusiones

Las técnicas de diagnóstico molecular son herramientas básicas para el diagnóstico de la gripe y para su vigilancia epidemiológica. Para el diagnóstico clínico existen diferentes formatos, fundamentalmente de tipo RT-PCR en tiempo real, *monoplex* o *multiplex*, accesibles para la mayoría de los laboratorios de microbiología, que permiten la detección de virus de la gripe en muestras respiratorias. Estas pruebas son muy sensibles y específicas, de fácil y rápida ejecución, y pueden utilizarse como pruebas POC con resultados mucho más fiables que los obtenidos con las técnicas de detección de antígenos y más rápidos que los del cultivo. Atendiendo al medio en que nos encontremos, la situación epidemiológica y la gravedad del cuadro clínico, se hace necesario establecer algoritmos diagnósticos que permitan un uso racional y eficiente.

En la vigilancia virológica se utilizan técnicas más complejas y menos automatizadas. Su uso está limitado, en general, a los laboratorios pertenecientes a las redes de vigilancia virológica. Entre ellas, las más usadas son la RT-PCR en tiempo real y la RT-PCR anidada, la pirosecuenciación, la secuenciación Sanger y la NGS. Estas técnicas, en conjunto, permiten tipificar y subtipificar virus de la gripe aislados de muestras clínicas, así como su caracterización filogenética, y detectar mutaciones asociadas a patogenicidad, virulencia o resistencia a los antivirales.

Dada la enorme variabilidad genética de los virus de la gripe, las técnicas moleculares deben ser capaces de adaptarse a esta realidad y están sometidas a un proceso de cambio continuo, que les permita detectar las nuevas mutantes que aparecen cada temporada en las epidemias estacionales, así como las posibles variaciones mayores que puedan emerger.

Bibliografía

1. Pérez-Ruiz M, Pedrosa-Corral I, Sanbonmatsu-Gámez S, Navarro-Marí M. Laboratory detection of respiratory viruses by automated techniques. Open Virol J. 2012;6:151-9.

2. Dugas AF, Valsamakis A, Gaydos CA, Forman M, Hardick J, Kidambi P, et al. Evaluation of the Xpert Flu Rapid PCR Assay in high-risk emergency department patients. J Clin Microbiol. 2014;52:4353-5.

3. Woodberry MW, Shankar R, Cent A, Jerome KR, Kuypers J. Comparison of the Simplexa FluA/B & RSV direct assay and laboratory-developed real-time PCR assays for detection of respiratory virus. J Clin Microbiol. 2013;51:3883-5.

4. Alby K, Popowitch EB, Miller MB. Comparative evaluation of the Nanosphere Verigene RV+ assay and the Simplexa Flu A/B & RSV kit for detection of influenza and respiratory syncytial viruses. J Clin Microbiol. 2013;51:352-3.

5. Ko SY, Jang JW, Song DJ, Lim CS, Kim WJ. Evaluation of the Simplexa Flu A/B and RSV test for the rapid detection of influenza viruses. J Med Virol. 2013;85:2160-4.

6. Riazzo C, Pérez-Ruiz M, Sanbonmatsu-Gámez S, Pedrosa-Corral I, Gutiérrez-Fernández J, Navarro-Marí JM. Analytical performance of the Alere™ i Influenza A&B assay for the rapid detection of influenza viruses. Enferm Infecc Microbiol Clin. 2017;35:438-40.

7. Douthwaite ST, Walker C, Adams EJ, Mak C, Vecino Ortiz A, Martínez-Alier N, et al. Performance of a novel point-of-care molecular assay for detection of influenza A and B viruses and respiratory syncytial virus (Enigma MiniLab) in children with acute respiratory infection. J Clin Microbiol. 2016;54:212-5.

8. Hurtado JC, Mosquera MM, de Lazzari E, Martínez E, Torner N, Isanta R, et al. Evaluation of a new, rapid, simple test for the detection of influenza virus. BMC Infect Dis. 2015;15:44.

9. Peaper DR, Landry ML. Rapid diagnosis of influenza: state of the art. Clin Lab Med. 2014;34:365-85.

10. Butt SA, Maceira VP, McCallen ME, Stellrecht KA. Comparison of three commercial RT-PCR systems for the detection of respiratory viruses. J Clin Virol. 2014;61:406-10.

11. Brendish NJ, Schiff HF, Clark TW. Point-of-care testing for respiratory viruses in adults: the current landscape and future potential. J Infect. 2015;71:501-10.

12. Navarro-Marí JM. Rapid diagnostic methods for acute viral respiratory infections. Enferm Infecc Microbiol Clin. 2016;34:329-30.

13. Soto M, Sampietro-Colom L, Vilella A, Pantoja E, Asenjo M, Arjona R, et al. Economic impact of a new rapid PCR assay for detecting influenza virus in an emergency department and hospitalized patients. PLoS One. 2016;11:e0146620.

14. Marimón JM, Navarro-Marí JM. Métodos de diagnóstico rápido de las infecciones respiratorias. Enferm Infecc Microbiol Clin. 2017;35:108-15.

15. World Health Organization. WHO information for the molecular detection of influenza viruses. July 2017. [Internet] [Accedido el 15 de mayo de 2018]. Disponible en :

16. Smith DB, Gaunt ER, Digard P, Templeton K, Simmonds P. Detection of influenza C virus but not influenza D virus in Scottish respiratory samples. J Clin Virol. 2016;74:50-3.

17. Coiras MT, Pérez-Breña P, García ML, Casas I. Simultaneous detection of influenza A, B, and C viruses, respiratory syncytial virus, and adenoviruses in clinical samples by multiplex reverse transcription nested-PCR assay. J Med Virol. 2003;69:132-44.

18. Howard LM, Johnson M, Gil AI, Pekosz A, Griffin MR, Edwards KM, et al. A novel real-time RT-PCR assay for influenza C tested in Peruvian children. J Clin Virol. 2017;96:12-6.

19. Pabbaraju K, Wong S, Wong A, May-Hadford J, Tellier R, Fonseca K. Detection of influenza C virus by a real-time RT-PCR assay. Influenza Other Respir Viruses. 2013;7:954-60.

20. Hirsilä M, Kauppila J, Tuomaala K, Grekula B, Puhakka T, Ruuskanen O, et al. Detection by reverse transcription-polymerase chain reaction of influenza C in nasopharyngeal secretions of adults with a common cold. J Infect Dis. 2001;183:1269-72.

21. Centers for Disease Control and Prevention. Information on rapid molecular assays, RT-PCR and other molecular assays for diagnosis of influenza virus infection. [Internet] [Accedido el 15 de mayo de 2018]. Disponible en: https://www.cdc.gov/flu/professionals/diagnosis/molecular-assays.htm

22. Centers for Disease Control and Prevention. Influenza specimen collection. [Internet] [Accedido el 13 de junio de 2018]. Disponible en: https://www.cdc.gov/flu/pdf/freeresources/healthcare/flu-specimen-collection-guide.pdf

23. Wilson D, Yen-Lieberman B, Reischl U, Warshawsky I, Procop GW. Comparison of five methods for extraction of Legionella pneumophila from respiratory specimens. J Clin Microbiol. 2004;42:5913-6.

24. Chan KH, Yam WC, Pang CM, Chan KM, Lam SY, Lo KF, et al. Comparison of the NucliSens easyMAG and Qiagen BioRobot 9604 nucleic acid extrac-

tion systems for detection of RNA and DNA respiratory viruses in nasopharyngeal aspirate samples. J Clin Microbiol. 2008;46:2195-9.

25. Lee AV, Atkinson C, Manuel RJ, Clark DA. Comparative evaluation of the QIAGEN QIAsymphony® SP system and bioMérieux NucliSens easyMAG automated extraction platforms in a clinical virology laboratory. J Clin Virol. 2011;524:339-43.

26. Yang G, Erdman DE, Kodani M, Kools J, Bowen MD, Fields BS. Comparison of commercial systems for extraction of nucleic acids from DNA/RNA respiratory pathogens. J Virol Methods. 2011;171:195-9.

27. Vemula SV, Zhao J, Liu J, Wang X, Biswas S, Hewlett I. Current approaches for diagnosis of influenza virus infections in Humans. Viruses. 2016;8:96.

28. Wang R, Taubenberger JK. Methods for molecular surveillance of influenza. Expert Rev Anti Infect Ther. 2010;8:517-27.

29. Coiras MT, Aguilar JC, García ML, Casas I, Pérez-Breña P. Simultaneous detection of fourteen respiratory viruses in clinical specimens by two multiplex reverse transcription nested-PCR assays. J Med Virol. 2004;72:484-95.

30. Herrmann B, Larsson C, Zweygberg BW. Simultaneous detection and typing of influenza viruses A and B by a nested reverse transcription-PCR: comparison to virus isolation and antigen detection by immunofluorescence and optical immunoassay (FLU OIA). J Clin Microbiol. 2001;39:134-8.

31. Vabret A, Sapin G, Lezin B, Mosnier A, Cohen J, Burnouf L, et al. Comparison of three non-nested RT-PCR for the detection of influenza A viruses. J Clin Virol. 2000;17:167-75.

32. Bellau-Pujol S, Vabret A, Legrand L, Dina J, Gouarin S, Petitjean-Lecherbonnier J, et al. Development of three multiplex RT-PCR assays for the detection of 12 respiratory RNA viruses. J Virol Methods. 2005;126:53-63.

33. Ruiz-Carrascoso G, Casas I, Pozo F, Pérez-González C, Reina J, Pérez-Breña P. Development and implementation of influenza a virus subtyping and detection of genotypic resistance to neuraminidase inhibitors. J Med Virol. 2010;82:843-53.

34. Haqqi TM, Sarkar G, David CS, Sommer SS. Specific amplification with PCR of a refractory segment of genomic DNA. Nucleic Acids Res. 1988;16:11844.

35. Lo YM, Chan KC. Setting up a polymerase chain reaction laboratory. Methods Mol Biol. 2006;336:11-8.

36. Longo MC, Berninger MS, Hartley JL. Use of uracil DNA glycosylase to control carry-over contamination in polymerase chain reactions. Gene. 1990;93:125-8.

37. Kuo RL, Yang SL, Liu YC, Chen LT, Mok CK, Kuo SM, et al. Influenza A/B virus detection and influenza A virus subtyping with emphasis on the novel H7N9 virus by using multiplex real-time RT-PCR. J Virol Methods. 2014;208:41-6.

38. Nakauchi M, Takayama I, Takahashi H, Oba K, Kubo H, Kaida A, et al. Real-time RT-PCR assays for discriminating influenza B virus Yamagata and Victoria lineages. J Virol Methods. 2014;205:110-5.

39. Monavari SH, Mollaie HR, Fazlalipour M. Simultaneous detection of influenza viruses A, B, and swine origin influenza A using multiplex one-step real-time RT-PCR assay. Appl Biochem Biotechnol. 2014;172:984-92.

40. Choi JH, Kim MS, Lee JY, Lee NJ, Kwon D, Kang MG, et al. Development and evaluation of multiplex real-time RT-PCR assays for seasonal, pandemic A/H1pdm09 and avian A/H5 influenza viruses detection. J Microbiol. 2013;51:252-7.

41. Kwoh DY, Davis GR, Whitfield KM, Chappelle HL, DiMichele LJ, Gingeras TR. Transcription-based amplification system and detection of amplified human immunodeficiency virus type 1 with a bead-based sandwich hybridization format. Proc Natl Acad Sci U S A. 1989;86:1173-7.

42. Morabito K, Wiske C, Tripathi A. Engineering insights for multiplexed real-time nucleic acid sequence-based amplification (NASBA): implications for design of point-of-care diagnostics. Mol Diagn Ther. 2013;17:185-92.

43. Wang J, Tai W, Angione SL, John AR, Opal SM, Artenstein AW, et al. Subtyping clinical specimens of influenza A virus by use of a simple method to amplify RNA targets. J Clin Microbiol. 2013;51:3324-30.

44. Moore C, Telles JN, Corden S, Gao RB, Vernet G, Van Aarle P, et al. Development and validation of a commercial real-time NASBA assay for the rapid confirmation of influenza A H5N1 virus in clinical samples. J Virol Methods. 2010;170:173-6.

45. Ge Y, Cui L, Qi X, Shan J, Shan Y, Qi Y, et al. Detection of novel swine origin influenza A virus (H1N1) by real-time nucleic acid sequence-based amplification. J Virol Methods. 2010;163:495-7.

46. Moore C, Corden S, Sinha J, Jones R. Dry cotton or flocked respiratory swabs as a simple collection technique for the molecular detection of respiratory viruses using real-time NASBA. J Virol Methods. 2008;153:84-9.

47. Lau LT, Feng XY, Lam TY, Hui HK, Yu AC. Development of multiplex nucleic acid sequence-based amplification for detection of human respiratory tract viruses. J Virol Methods. 2010;168:251-4.

48. Lau LT, Banks J, Aherne R, Brown IH, Dillon N, Collins RA, et al. Nucleic acid sequence-based amplification methods to detect avian influenza virus. Biochem Biophys Res Commun. 2004;313:336-42.

49. Notomi T, Mori Y, Tomita N, Kanda H. Loop-mediated isothermal amplification (LAMP): principle, features, and future prospects. J Microbiol. 2015;53:1-5.

50. Poon LL, Leung CS, Chan KH, Lee JH, Yuen KY, Guan Y, et al. Detection of human influenza A viruses by loop-mediated isothermal amplification. J Clin Microbiol. 2005;43:427-30.

51. Kubo T, Agoh M, Maile Q, Fukushima K, Nishimura H, Yamaguchi A, et al. Development of a reverse transcription-loop-mediated isothermal amplification assay for detection of pandemic (H1N1) 2009 virus as a novel molecular method for diagnosis of pandemic influenza in resource-limited settings. J Clin Microbiol. 2010;48:728-35.

52. Imai M, Ninomiya A, Minekawa H, Notomi T, Ishizaki T, Tashiro M, et al. Development of H5-RT-LAMP (loop-mediated isothermal amplification) system for rapid diagnosis of H5 avian influenza virus infection. Vaccine. 2006;24:6679-82.

53. Nakauchi M, Takayama I, Takahashi H, Tashiro M, Kageyama T. Development of a reverse transcription loop-mediated isothermal amplification assay for the rapid diagnosis of avian influenza A (H7N9) virus infection. J Virol Methods. 2014;204:101-4.

54. Cilla G, Oñate E, Pérez-Yarza EG, Montes M, Vicente D, Pérez-Trallero E. Viruses in community-acquired pneumonia in children aged less than 3 years old: high rate of viral coinfection. J Med Virol. 2008;80:1843-9.

55. Mansbach JM, Piedra PA, Teach SJ, Sullivan AF, Forgey T, Clark S, et al.; MARC-30 Investigators. Prospective multicenter study of viral etiology and hospital length of stay in children with severe bronchiolitis. Arch Pediatr Adolesc Med. 2012;166:700-6.

56. Centers for Medicare & Medicaid Services. Clinical Laboratory Improvement Amendments require categorization of tests as waived, moderate or high complexity. [Internet] [Accedido el 15 de julio de 2018]. Disponible en: https://www.cms.gov/Regulations-and-Guidance/Legislation/CLIA/index.html

57. Drancourt M, Michel-Lepage A, Boyer S, Raoult D. The point-of-care laboratory in clinical Microbiology. Clin Microbiol Rev. 2016;29:429-47.

58. Larsson A, Greig-Pylypczuk R, Huisman A. The state of point-of-care testing: a European perspective. Ups J Med Sci. 2015;120:1-10.

59. Howerton D, Anderson N, Bosse D, Granade S, Westbrook G. Good laboratory practices for waived testing sites: survey findings from testing sites holding a certificate of waiver under the clinical laboratory improvement amendments of 1988 and recommendations for promoting quality testing. MMWR Recomm Rep. 2005;54(RR-13):1-25; quiz CE1-4.

60. Azar MM, Landry ML. Detection of influenza A and B viruses and respiratory syncytial virus by use of Clinical Laboratory Improvement Amendments of 1988 (CLIA)-Waived point-of-care assays: a paradigm shift to molecular tests. J Clin Microbiol. 2018;56. pii: e00367-18.

61. Cohen DM, Kline J, May LS, Harnett GE, Gibson J, Liang SY, et al. Accurate PCR detection of influenza A/B and respiratory syncytial viruses by use of Cepheid Xpert Flu+RSV Xpress assay in point-of-care settings: comparison to Prodesse ProFlu. J Clin Microbiol. 2018;56. pii: e01237-17.

62. Gibson J, Schechter-Perkins EM, Mitchell P, Mace S, Tian Y, Williams K, et al. Multi-center evaluation of the Cobas® Liat® Influenza A/B & RSV assay for rapid point of care diagnosis. J Clin Virol. 2017;95:5-9.

63. Davis S, Allen AJ, O'Leary R, Power M, Price DA, Simpson AJ, et al. Diagnostic accuracy and cost analysis of the Alere™ i Influenza A&B near-patient test using throat swabs. J Hosp Infect. 2017;97:301-9.

64. Stellrecht KA. The drift in molecular testing for influenza: mutations affecting

assay performance. J Clin Microbiol. 2018;56:e01531-17.

65. Bruning AHL, Leeflang MMG, Vos JMBW, Spijker R, de Jong MD, Wolthers KC, et al. Rapid tests for influenza, respiratory syncytial virus, and other respiratory viruses: a systematic review and Meta-analysis. Clin Infect Dis. 2017;65:1026-32.

66. Merckx J, Wali R, Schiller I, Caya C, Gore GC, Chartrand C, et al. Diagnostic accuracy of novel and traditional rapid tests for influenza infection compared with reverse transcriptase polymerase chain reaction: a systematic review and meta-analysis. Ann Intern Med. 2017;167:394-409.

67. Fiore AE, Fry A, Shay D, Gubareva L, Bresee JS, Uyeki TM; Centers for Disease Control and Prevention (CDC). Antiviral agents for the treatment and chemoprophylaxis of influenza — recommendations of the Advisory Committee on Immunization Practices (ACIP). MMWR Recomm Rep. 2011;60:1-24.

68. Centers for Disease Control and Prevention. Guide for considering influenza testing when influenza viruses are circulating in the community. [Internet] [Accedido el 9 de julio de 2018]. Disponible en: https://www.cdc.gov/flu/professionals/diagnosis/consider-influenza-testing.htm

69. Centers for Disease Control and Prevention. Influenza virus testing in investigational outbreaks in institutional or other closed settings. [Internet] [Accedido el 9 de julio de 2018]. Disponible en: https://www.cdc.gov/flu/professionals/diagnosis/guide-virus-diagnostic-tests.htm

70. Centers for Disease Control and Prevention. Algorithm to assist in the interpretation of influenza testing results and clinical decision-making during periods when influenza viruses are circulating in the community. [Internet] [Accedido el 9 de julio de 2018]. Disponible en: https://www.cdc.gov/flu/professionals/diagnosis/algorithm-results-circulating.htm

71. Centers for Disease Control and Prevention. Algorithm to assist in the interpretation of influenza testing results and clinical decision-making during periods when influenza viruses are NOT circulating in the community. [Internet] [Accedido el 9 de julio de 2018]. Disponible en: https://www.cdc.gov/flu/professionals/diagnosis/algorithm-results-not-circulating.htm

72. Sanz I, Rojo S, Eiros JM, Tamames S, Vega T, Ortiz de Lejarazu R. Simultaneous influenza A and B infection in a pregnant woman in the context of influenza A family cluster. J Clin Virol. 2015;73:52-4.

73. Centers for Disease Control and Prevention. Rapid influenza diagnostic tests. [Internet] [Accedido el 30 de julio de 2018]. Disponible en: https://www.cdc.gov/flu/professionals/diagnosis/clinician_guidance_ridt.htm

74. Giglio S, Monis PT, Saint CP. Demonstration of preferential binding of SYBR Green I to specific DNA fragments in real-time multiplex PCR. Nucleic Acids Res. 2003;31:e136.

75. Pérez-Ruiz M, Yeste R, Ruiz-Pérez MJ, Ruiz-Bravo A, De la Rosa-Fraile M, Navarro-Marí JM. Testing of diagnostic methods for detection of influenza virus for optimal performance in the context of an influenza surveillance network. J Clin Microbiol. 2007;45:3109-10.

76. Ronaghi M. Pyrosequencing sheds light on DNA sequencing. Genome Res. 2001;11:3-11.

77. Bright RA, Medina MJ, Xu XY, Perez-Oronoz G, Wallis TR, Davis XM, et al. Incidence of adamantane resistance among influenza A (H3N2) viruses isolated worldwide from 1994 to 2005: a cause for concern. Lancet. 2005;366:1175-81.

78. Lackenby A, Democratis J, Siqueira MM, Zambon MC. Rapid quantitation of neuraminidase inhibitor drug resistance in influenza virus quasispecies. Antivir Ther. 2008;13:809-20.

79. Duwe S, Schweiger B. A new and rapid genotypic assay for the detection of neuraminidase inhibitor resistant influenza A viruses of subtype H1N1, H3N2, and H5N1. J Virol Methods. 2008;153:134-41.

80. Deyde VM, Nguyen T, Bright RA, Balish A, Shu B, Lindstrom S, et al. Detection of molecular markers of antiviral resistance in influenza A (H5N1) viruses using a pyrosequencing method. Antimicrob Agents Chemother. 2009;53:1039-47.

81. Quiñones-Mateu ME, Ávila S, Reyes-Terán G, Martínez MA. Deep sequencing: becoming a critical tool in clinical virology. J Clin Virol. 2014;61:9-19.

82. Rutvisuttinunt W, Chinnawirotpisan P, Simasathien S, Shrestha SK, Yoon IK, Klungthong C, et al. Simultaneous and complete genome sequencing of influenza A and B with high coverage by Illumina MiSeq Platform. J Virol Methods. 2013;193:394-404.

83. Ren X, Yang F, Hu Y, Zhang T, Liu L, Dong J, et al. Full genome of influenza A (H7N9) virus derived by direct sequencing without culture. Emerg Infect Dis. 2013;19:1881-4.

84. Greninger AL, Chen EC, Sittler T, Scheinerman A, Roubinian N, Yu G, et al. A metagenomic analysis of pandemic influenza A (2009 H1N1) infection in patients from North America. PLoS One. 2010;5:e13381.

Capítulo 16

VACUNAS ACTUALES FRENTE A LA GRIPE

Raúl Ortiz de Lejarazu Leonardo, Silvia Rojo Rello,
José Ramón Cisterna Cáncer, Iván Sanz Muñoz

Capítulo 16

VACUNAS ACTUALES FRENTE A LA GRIPE

Raúl Ortiz de Lejarazu Leonardo, Silvia Rojo Rello,
José Ramón Cisterna Cáncer, Iván Sanz Muñoz

16.1 Introducción

Las epidemias estacionales de gripe ocurren cada año producidas por variantes menores de los virus de la gripe de los tipos A y B, de forma que en la infancia casi nadie escapa a estas infecciones que dejan inmunidad protectora exclusivamente frente a la cepa de virus infectante[1,2]. La gripe es una infección viral estacional con mayor morbilidad en los niños y las personas jóvenes, y con mayor mortalidad en los pacientes con enfermedades crónicas y en individuos mayores de 65 años[3]. Se estima que en Europa la mortalidad por gripe podría ser de 8 muertes por 100.000 habitantes y, en casos de epidemia estacional grave, podría alcanzar 44 por 100.000.

16.2 Historia de las vacunas de la gripe. Formulación y composición

Los primeros desarrollos de vacunas frente a la gripe comenzaron a realizarse poco después del descubrimiento de este virus en 1933. Durante aquel año y los posteriores se demostró la etiología viral de la gripe y se comprobó su trasmisión por vía aérea entre los seres humanos y su replicación en huevos embrionados de gallina[4]. A finales de los años 1930 se describieron también los primeros métodos para inactivar virus de la gripe mediante la adición de formalina y el uso de diferentes protocolos de centrifugación[5,6], lo que permitió fabricar las primeras vacunas contra la gripe y comenzar la vacunación en humanos, siendo uno de los principales objetivos la vacunación de las fuerzas militares norteamericanas[4].

En las primeras décadas del desarrollo de las vacunas antigripales, los avances se centraron sobre todo en nuevas estrategias de vacunación, mejoras en el desarrollo de las vacunas y aumento de la vigilancia epidemiológica. En 1952, la Organización Mundial de la Salud (OMS) creó el primer sistema mundial de vigilancia de la gripe para monitorizar los resultados de eficacia y efectividad de la vacuna antigripal, y para mejorar la formulación de las vacunas de la gripe. Aquella red de vigilancia fue el embrión de lo que actualmente se conoce como Sistema Global de Vigilancia y Respuesta frente a la Gripe (GISRS, *Global Influenza Surveillance and response System*).

Las primeras vacunas frente a la gripe que se desarrollaron fueron inactivadas y monovalentes, en las que solo se incluía un subtipo de virus de la gripe A, en concreto la cepa A/Puerto Rico/8/1934 (A/PR8) perteneciente al subtipo A(H1N1)[7]. Esta cepa se seleccionó debido a su fácil crecimiento en huevos embrionados, lo que facilitó el desarrollo de las vacunas inactivadas. Poco después se demostró la deriva genética de los virus A(H1N1) por lo que se comenzó a incluir además la cepa A/PR8 con otras variantes menores del subtipo A(H1N1) posteriores, como A/Weiss/43, creando así vacunas bivalentes, aunque del mismo subtipo. En el año 1940 se descubrió el virus de la gripe tipo B, representado por la cepa B/Lee/40, lo que explicó en parte el descenso de la efectividad de las vacunas, ya que no protegían frente a la totalidad de los virus circulantes. Por ello, en 1942 comenzaron a desarrollarse las primeras vacunas trivalentes que contenían dos virus A(H1N1) y un virus B, que años después se utilizaron para proteger a la población[8] y demostraron que las vacunas trivalentes conferían protección frente a ambos tipos de gripe.

La actualización de la composición vacunal en la década de 1940 y las siguientes no era anual, sino que los componentes de la vacuna solo cambiaban cuando se descubrían grandes cambios antigénicos o aparecían virus nuevos fruto de las pandemias, como en 1957 con el subtipo A(H2N2), que sustituyó al A(H1N1) en la vacuna, y en 1968 con el subtipo A(H3N2), que sustituyó al A(H2N2). En el año 1978, tras la reaparición del subtipo A(H1N1)[9], fue necesario de nuevo desarrollar vacunas trivalentes que incluyeran en su formulación dos subtipos de virus de la gripe A y un virus de la gripe B. La vacuna de formulación trivalente se ha mantenido hasta nuestros días solo cambiando el subtipo A(H1N1) por el subtipo A(H1N1)pdm09 tras la aparición de este en el año 2009 y tras la desaparición del subtipo A(H1N1) previo.

En paralelo, en el año 1978 se observó que el virus de tipo B sufrió una deriva independiente en dos linajes distinguibles antigénicamente y genéticamente, denominados B/Victoria y B/Yamagata[10]. Dicha divergencia se hizo muy evidente a partir del año 2002, y se confirmó la escasa respuesta humoral cruzada entre los dos linajes. A partir de este año, ambos linajes comenzaron a circular conjuntamente y sufrieron alternancia en el predominio de su circulación, haciendo impredecible qué linaje debía ser incluido en la vacuna. Este hecho generó una nueva necesidad: incluir los dos linajes diferentes de virus de la gripe B en la vacuna antigripal. Por ello, la OMS incluyó desde la temporada 2012-2013 una formulación tetravalente opcional para las vacunas frente a la gripe, incluyendo un virus del subtipo A(H1N1) pdm09, un virus del subtipo A(H3N2), un virus B del linaje B/Victoria y uno del linaje B/Yamagata[11]. Sin embargo, la vacuna trivalente siguió siendo la opción principal para la OMS en su recomendación anual sobre la composición de las vacunas antigripales. No fue hasta la temporada 2018-2019 cuando la OMS, por primera vez, incluyó en las recomendaciones de vacuna la opción tetravalente como prioritaria[12] (Figura 16.1).

Las primeras vacunas de virus fraccionados y de subunidades comenzaron a fabricarse en los años 1960, y en la década siguiente empezaron a desarrollarse las vacunas recombinantes que permitían la obtención de cepas de virus de la gripe de fácil crecimiento en huevos embrionados con otras que aportaran la secuencia de la hemaglutinina (HA) y la neuraminidasa (NA) de las cepas circulantes. También se desarrollaron las vacunas antigripales de virus vivos atenuados, destinadas en especial para niños. Esta tecnología ya se había usado inicialmente en la década de 1930[4], pero no fue hasta los años 2000 cuando se comenzaron a desarrollar formatos más sofisticados de inoculación y de atenuación del virus[14].

16.3 Respuesta inmunitaria frente a la vacuna antigripal

La infección natural de la gripe confiere inmunidad de por vida frente a la variante menor causante de la enfermedad[15]. Aunque no se conocen por completo todos los mecanismos que influyen en ella, la respuesta

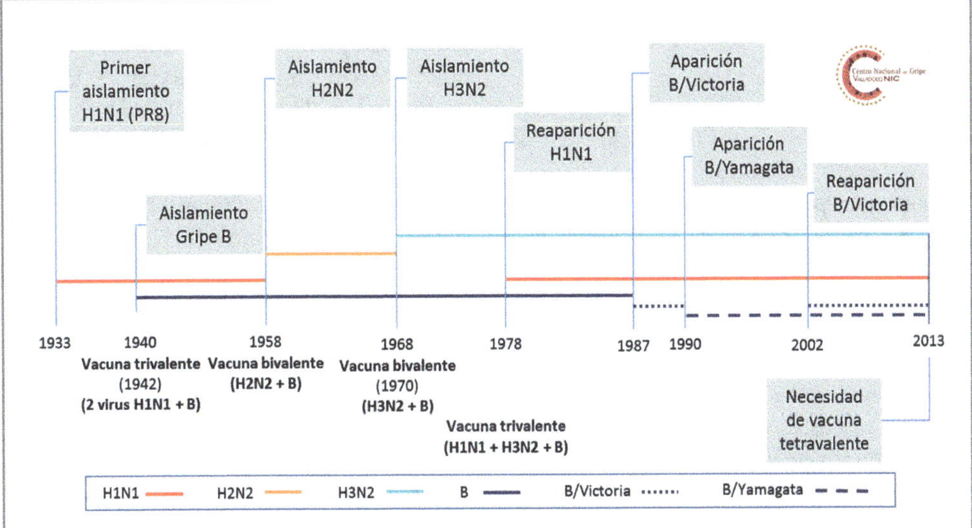

Figura 16.1 Recomendaciones vacunales de las distintas vacunas administradas desde 1940 hasta 2013 según las necesidades virológicas de cada época. Adaptada de ref. 13.

celular desempeña un papel importante. La protección conferida por la respuesta humoral frente a la HA es de larga duración, pero las variaciones menores del virus limitan la persistencia de la protección conferida, que según la importancia de la deriva antigénica se ha cifrado en alrededor de 1 año en los mayores de 65 años y algo más en los individuos más jóvenes[16].

Tras la infección natural aparecen anticuerpos protectores frente a la HA y la NA, así como otros frente a la nucleoproteína (NP) del virus y la proteína M, específicos de tipo y no estrictamente protectores. Las IgA secretoras son una defensa importante frente a la infección en las mucosas, que impide la infección. Los anticuerpos frente a la HA neutralizan la infectividad del virus, mientras que los específicos frente a la NA limitan su difusión en las vías respiratorias. En la gripe A, la respuesta humoral está influida durante toda la vida por la primera experiencia antigénica[17]. Las infecciones por subtipos distintos ocasionan una nueva respuesta primaria, y cada infección nueva por variantes meno-

res de un mismo subtipo produce, además, una respuesta anamnésica frente a la primera cepa que infectó al individuo. Este hecho se conoce como «doctrina del pecado original antigénico gripal»[17].

En la vacunación frente a la gripe la respuesta inmunitaria es distinta, ya que los anticuerpos que se producen están fundamentalmente dirigidos contra la HA y son neutralizantes con una menor respuesta de base celular o frente a otras proteínas del virus distintas de la HA. Los anticuerpos dirigidos contra proteínas del virus menos inmunodominantes (M2e, NA, M) pueden contribuir a la eliminación del virus mediante opsonización o por respuesta celular mediada por anticuerpos, que pueden limitar la difusión sistémica del virus. El porcentaje de población protegida tras la vacunación anual disminuye con el tiempo sin que sea posible precisar con exactitud qué personas continúan protegidas al cabo de un año, por lo que se recomienda la vacunación anual incluso en los supuestos en que la formulación de los virus que componen la vacuna sea igual a la del año anterior.

16.3.1 Dianas vacunales frente a la gripe

La respuesta inmunitaria adaptativa frente a los virus de la gripe es tanto celular como humoral, pero la respuesta celular es la que produce una protección más amplia frente a cepas y subtipos de virus; la humoral, por su parte, es mucho más restringida hacia un cierto subtipo o cepa de virus de la gripe.

Hasta la actualidad se han descubierto 18 tipos diferentes de hemaglutininas, dos de ellas en virus aislados de murciélagos; el resto de los subtipos de virus de la gripe A se han aislado fundamentalmente en anátidas salvajes (patos, gansos, somormujos, etc.)[18,19]. Existen dos grupos genéticos, G1 y G2, con una similitud suficiente para que todas las HA del grupo 1 (H1, H2, H5, H6, H8, H9, H11, H12, H13, H16, H17 y H18) compartan una gran homología de la porción del tallo, y del mismo modo todas las HA del grupo 2 (H3, H4, H7, H10, H14 y H15) compartan un tallo parecido (Figura 16.2). Este hecho contribuye a explicar, en parte, por qué los casos humanos de gripe aviar causados por el subtipo A(H5) (grupo 1) son más frecuentes en personas jóvenes, primoinfectadas por el subtipo A(H3) (grupo 2) y sin memoria frente al tallo del subtipo A(H5), mientras que los casos producidos por el subtipo A(H7) tienden a ser más frecuentes en los mayores de 65 años, que han sido primoinfectados por cepas del subtipo A(H1) (grupo 1). La composición de aminoácidos y la estructura terciaria de la cabeza de la HA es mucho más diferente entre los grupos G1 y G2, por lo que esta homología es menor en la subunidad de la cabeza globular.

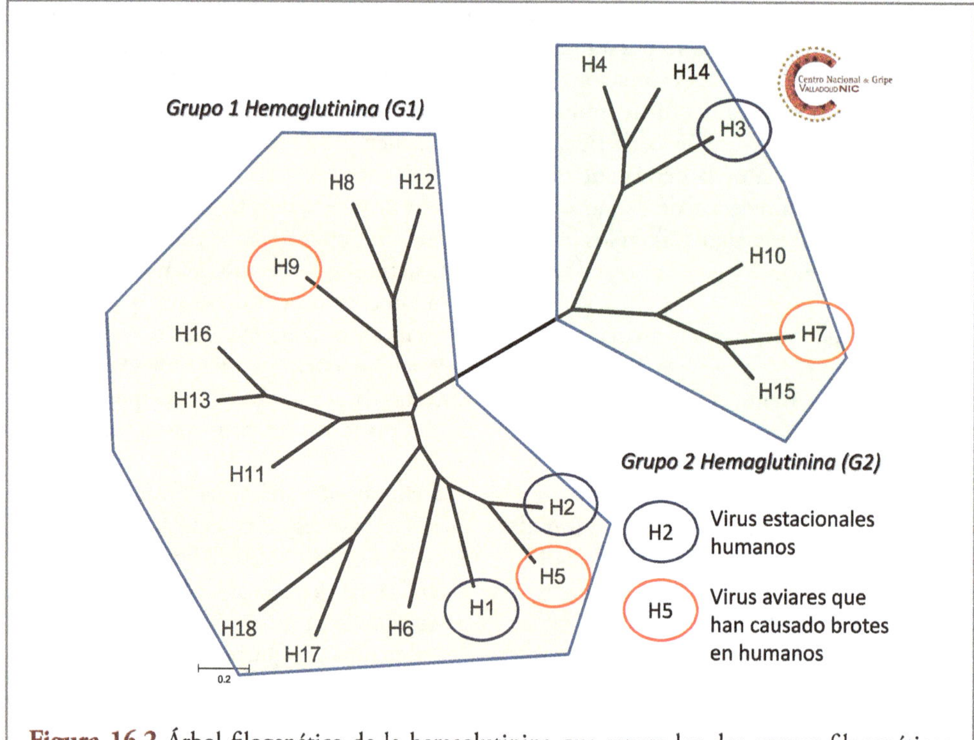

Figura 16.2 Árbol filogenético de la hemaglutinina que separa los dos grupos filogenéticos existentes (G1 y G2).

Los anticuerpos inducidos frente a la HA se generan preferentemente frente a los epítopos antigénicos situados en la cabeza de la HA, denominados con letras de la A a la E[20]. Los anticuerpos frente a la HA pueden dividirse en dos categorías: los específicos frente a la cabeza globular (región HA1) y los específicos frente al tallo (región HA2). Las vacunas antigripales generan anticuerpos sobre todo frente a la cabeza globular, que es la región más variable de la HA[21]. La región del tallo es menos inmunodominante y está más conservada, lo que la convierte en una diana atractiva para inducir anticuerpos de amplio espectro. Los anticuerpos dirigidos contra la cabeza globular inhiben la fusión del virión con la célula huésped y previenen la infección, mientras que los anticuerpos creados contra el tallo dificultan la fusión de la HA con la membrana celular e impiden la creación del endosoma[22].

La respuesta humoral también produce anticuerpos en menor cantidad frente a otras proteínas de la superficie del virus, como la proteína M2. Estas son menos inmunógenas y generan una respuesta de anticuerpos menor que la inducida por la HA. La proteína M2 es un homotetrámero transmembrana que actúa como canal iónico, permitiendo la acidificación y la desestabilización de la membrana del virión, con lo que facilita la descapsidación del virus y la liberación de sus ácidos nucleicos en el interior de la célula huésped. La proteína M2 solo está presente en las vacunas antigripales de virus completos y en cantidades muy pequeñas en las vacunas de virus vivos atenuados, y no se encuentra en las vacunas estacionales típicas de virus fraccionados o subunidades. La cantidad de anticuerpos generados por esta proteína es despreciable y en general no se detectan en individuos que han recibido vacunas estacionales[21].

La secuencia de la proteína M2 está muy conservada en cuanto a tipo, en particular la secuencia amino terminal denominada M2e. Este dominio aparece en la superficie celular de las células infectadas por virus de la gripe. Así, los anticuerpos específicos frente a este dominio pueden actuar como facilitadores de la fagocitosis de las células infectadas mediante mecanismos de citotoxicidad celular dependiente de anticuerpos[23]. Por otro lado, los anticuerpos frente a este dominio impiden la formación de los viriones en la bicapa lipídica celular, por lo que también impiden la liberación de estos. Aunque los anticuerpos frente a M2e no impiden la infección por el virus, sí dificultan su replicación, por lo que son una buena diana para las vacunas universales frente a la gripe.

La segunda mayor glucoproteína de superficie es la NA, segundo antígeno en importancia del virus. Esta proteína es la encargada de liberar al virión de la célula infectada para continuar la infección en otras células adyacentes o distantes, por lo que es una diana muy importante para evitar la difusión del virus por el organismo. La inmunosubdominancia de la NA se debe en parte a que es menos abundante que la HA y a que está representada en menor proporción en la superficie del virión, en una relación 1:4[24]. De hecho, la deriva antigénica de la HA es un logaritmo superior en magnitud a la de la NA. A pesar de ello, los anticuerpos generados frente a la NA son capaces de proteger al huésped o al menos disminuir la gravedad de la infección en modelos animales y en humanos[25,26].

La infección natural produce también anticuerpos frente a proteínas internas del virus más conservadas, como la NP o el complejo de polimerasas formado por las proteínas PB1, PB2 y PA. Frente a estas proteínas internas se genera una respuesta celular de linfocitos T-CD8 específica de tipo (A o B) y de subtipo (H1-H16), que confiere una protección mucho más amplia y de mayor duración.

Desde el punto de vista de la respuesta inmunitaria existen ligeras diferencias entre las vacunas inactivadas y las atenuadas. Estas últimas, además de inducir la producción de anticuerpos humorales, también inducen IgA secretora y circulante. La inmunidad de mucosas limita mejor la transmisión del virus entre la población, al dificultar el estado de infección asintomático.

Las principales dianas de actuación de la respuesta humoral frente a los virus de la gripe se muestran en la figura 16.3, y abarcan todas las proteínas mayores y menores del virus.

16.3.2 Pecado original antigénico gripal

Las primeras infecciones por virus de la gripe son muy importantes en la vida de un individuo, ya que pueden orientar las poste-riores respuestas humorales frente a futuras infecciones o vacunaciones[17,27]. La denominada «doctrina del pecado original antigénico gripal» fue formulada en 1960 por Thomas Francis Jr., hijo de un pastor presbiteriano[17]. Esta respuesta explica cómo el contacto con un virus de la gripe en los primeros años de la vida de una persona puede hacer que las respuestas humorales tras infecciones posteriores por otros virus, incluso del mismo subtipo, no sean de tanta magnitud como la primera. Este fenómeno ha cobrado nueva vigencia para entender la respuesta a las vacunas de la gripe y la formulación de vacunas futuras mucho más eficaces, con una respuesta más amplia, e incluso vacunas universales del estilo de las disponibles frente a otras enfermedades virales.

La doctrina del pecado original antigénico en la gripe explica que un individuo, al infectarse por una cepa de virus, produce una

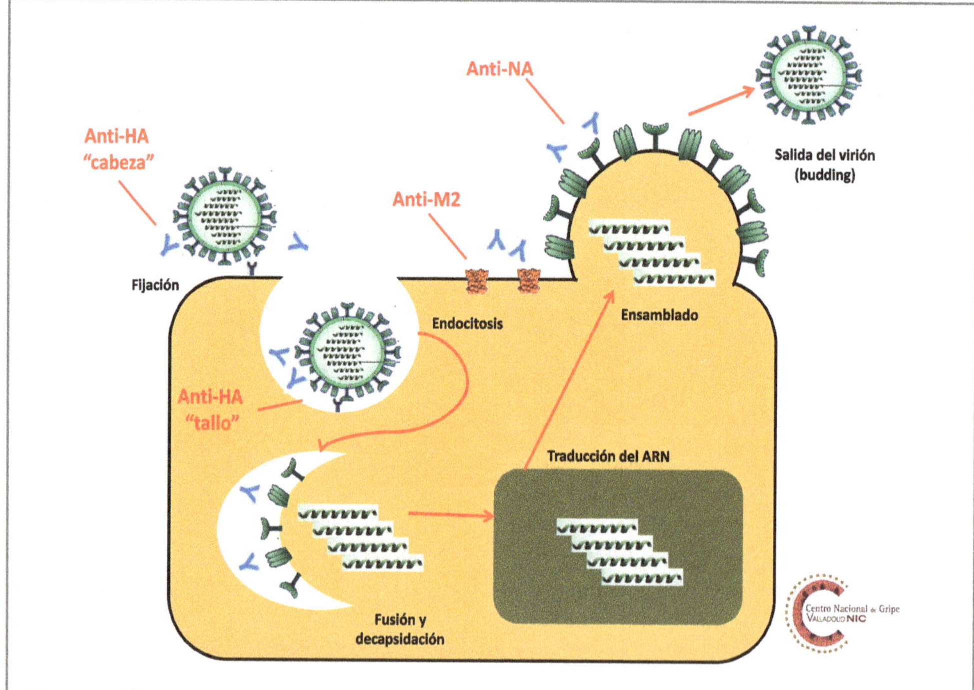

Figura 16.3 Principales dianas de actuación de la respuesta humoral frente a los virus de la gripe.

respuesta específica frente a dicha cepa y al mismo tiempo respuestas mayores o menores frente a los diferentes virus que le han infectado a lo largo de su vida. Esto induce una respuesta anamnésica notable frente al primer virus que le infectó, y de ahí el nombre con que se conoce a este fenómeno inmunológico. Esta respuesta inmunitaria especial y específica de la gripe sin duda condiciona y ha de condicionar en un futuro tanto la respuesta a las vacunas que se desarrollen como las pautas o los esquemas de vacunación que se realicen.

Los análisis serológicos han demostrado que la vacunación frente a un determinado virus de la gripe puede producir una respuesta humoral mínima frente a este, pero una respuesta mayor frente al virus que infectó por primera vez al individuo en la infancia[27,28]. Este hecho es relevante al estudiar la susceptibilidad individual a los virus de la gripe A en relación con los dos clados de HA existentes (grupos 1 y 2) (Figura 16.2). Algunos estudios han demostrado que individuos de edad avanzada nacidos antes del año 1968, y por tanto probablemente primoinfectados por virus del grupo 1, como H1N1 o H2N2, poseen anticuerpos capaces de reconocer otros virus no estacionales del mismo grupo, como H5 y H9, y no otros virus del grupo 2, como H7[29,30].

Estudios antiguos realizados en niños nunca expuestos a la gripe mostraron que la vacunación con vacuna monovalente frente a la cepa A/FM/1/47 (denominada A-prime o A', virus A(H1N1) circulante en 1947) inducía la producción de anticuerpos frente al virus vacunal, pero no frente a cepas del mismo subtipo que ya habían circulado con anterioridad. Sin embargo, cuando estos niños fueron vacunados más tarde con vacunas monovalentes que contenían la cepa A/PR8/1934 (nombrada como A0 según la antigua nomenclatura de la HA) o la cepa A/Swine/1931 (A0Sw), dichas vacunas indujeron la producción de anticuerpos no solo frente a las cepas vacunales, sino también frente a otras cepas de ese subtipo que habían circulado posteriormente, como A/FM/1/47 o A/FW/1/1950, y con un título más alto[31]. Estas observaciones serológicas demostraron que los primeros contactos marcan inmunológicamente al individuo, de tal forma que las infecciones o las vacunaciones posteriores producen un efecto *booster* frente a la cepa que le infectó o que recibió con la primera vacuna. Esto puede producir en algunos casos mayores respuestas frente al virus que primoinfectó al individuo que frente al virus más actual, ya sea mediante la vacunación o por infección natural.

16.3.3 Respuestas heterotípicas tras la vacunación antigripal

La vacuna estacional de la gripe está diseñada para producir respuestas humorales homólogas potentes y específicas frente a las cepas incluidas en su formulación. Tras la inoculación de la vacuna, el sistema inmunitario reconoce específicamente los epítopos antigénicos de las proteínas de los virus gripales y elabora respuestas complejas mediadas por anticuerpos neutralizantes específicos y células específicas frente al virus. Esta respuesta se dirige fundamentalmente frente a la HA, principal glucoproteína de la superficie del virus. Estos anticuerpos son muy específicos de cepa, pero son capaces de reconocer otros virus de la gripe cercanos filogenéticamente al virus que ha generado la respuesta inicial.

La homología genética y antigénica de la HA de los virus de la gripe dentro de un mismo clado es mayor del 50%, lo que significa que más de la mitad de la estructura proteica es idéntica entre virus de un mismo grupo filogenético, como H1, H2, H5 y H9 (grupo

1), o H3 y H7 (grupo 2)[29,32] (Figura 16.4). Sin embargo, la homología genética es bastante menor entre virus de distintos grupos, y tan solo es de un 15-20% entre los subtipos estacionales H1 y H3[33]. La mayor parte de esta homología genética y antigénica se encuentra en la porción del tallo de la HA (subunidad HA2), siendo esta zona la más conservada, aunque la de más difícil acceso por parte de los anticuerpos[34]. Sin embargo, la cabeza globular de la HA (subunidad HA1) también tiene un alto porcentaje de homología entre diferentes subtipos de virus de la gripe, siendo superior al 35% entre los subtipos H1, H2 y H5 (grupo 1), y superior al 20% entre los subtipos H3 y H7 (grupo 2)[29] (Figuras 16.2 y 16.5).

Las respuestas heterotípicas humorales están basadas en esta homología genética y antigénica entre cepas y subtipos. Un anticuerpo inducido frente a un determinado epítopo antigénico de un virus de la gripe es capaz de reconocer un epítopo similar en otro virus de gripe diferente. Algunos estudios han demostrado la presencia de epítopos antigénicos específicos que están muy conservados y se encuentran en virus de los subtipos H1, H2, H5 y H6[35,36]. Las respuestas heterotípicas humorales a las vacunas frente a la gripe son comunes y se han observado entre cepas de un mismo subtipo, por ejemplo frente a virus H5 de diferentes subclados tras la vacunación con las nuevas vacunas prepandémicas[37],

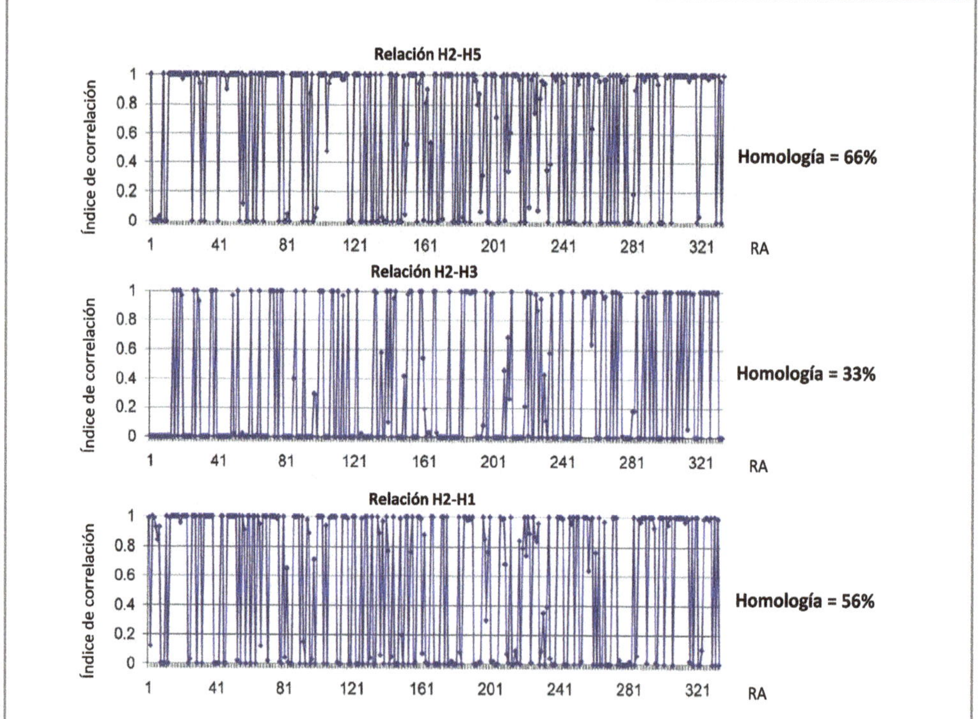

Figura 16.4 Índice de correlación y homología genética entre la hemaglutinina completa de subtipos de virus de la gripe del grupo 1 (H1, H2 y H5) y del grupo 2 (H3). Los puntos marcan el grado de correlación de cada posición aminoacídica de la hemaglutinina (de 0 a 1) desde el aminoácido 1 hasta el 329. RA; residuos aminoacídicos. Adaptada de ref. 32.

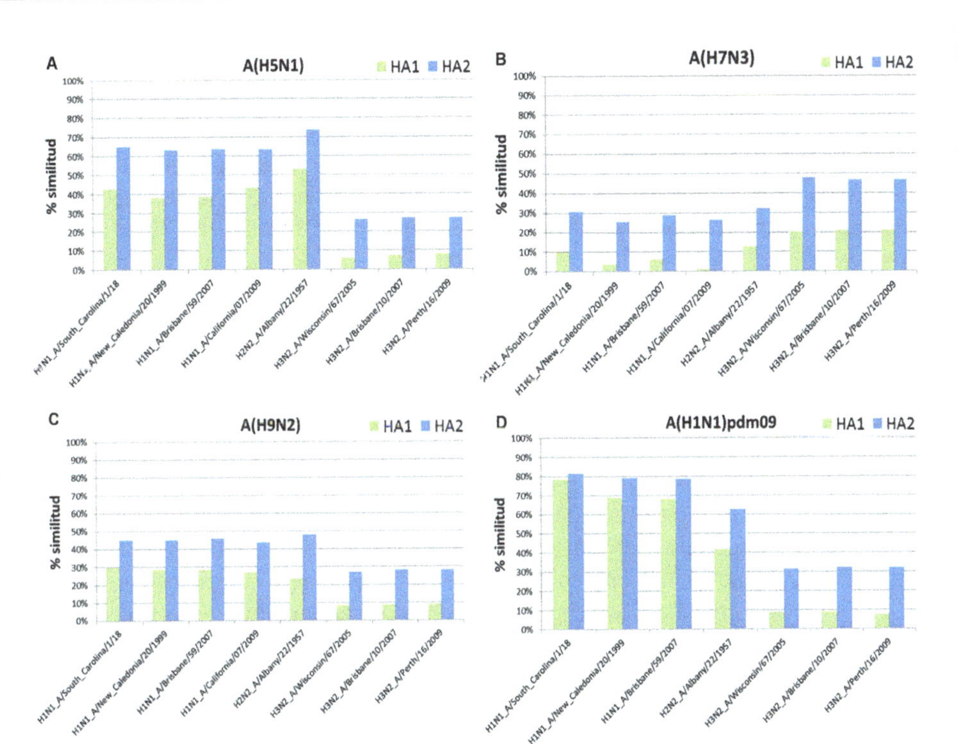

Figura 16.5 Porcentaje de similitud genética de la cabeza globular (dominio HA1) y del tallo de la hemaglutinina (dominio HA2) entre distintos subtipos de virus de la gripe aviar que han causado brotes en seres humanos y virus de la gripe estacional del clado 1 (H1, H2, H5, H9) y del clado 2 (H3, H7). Se observa cómo la homología genética entre las distintas cepas es mayor en el tallo de la hemaglutinina que en la cabeza globular. También se aprecia que esta homología es mayor entre virus de subtipos pertenecientes al mismo clado, y menor con los del clado contrario. A: comparación con la cepa A/Vietnam/1194/2004 del subtipo A(H5N1). B: comparación con la cepa A/Canada/rv504/2004 del subtipo A(H7N3). C: comparación con la cepa A/HongKong/1074/1997 del subtipo A(H9N2). D: comparación con la cepa A/California/07/2009 del subtipo A(H1N1) pdm09. Adaptada de ref. 29.

o entre varios subtipos diferentes, como H1, H5 y H9, tanto en humanos como en animales[29,38,39].

Las respuestas heterotípicas entre virus de la gripe no son exclusivas de los virus del tipo A, pues suceden también entre los diferentes linajes de virus de la gripe B (B/Victoria y B/Yamagata). Pese a que en el año 2013 la OMS recomendó de forma opcional una formulación vacunal que incluyera los dos li-najes de gripe B, las vacunas estacionales más administradas hasta 2018 fueron las trivalentes, que solo contienen uno de los dos linajes de gripe B. Esto supone un hándicap en ciertas temporadas de gripe en las que el virus de tipo B circulante es diferente al incluido en la vacuna, lo que sucedió en las temporadas 2007-2008, 2008-2009, 2012-2013 y 2017-2018[40]. A este fenómeno que se le denomina «discordancia» *(mismatch)*, puede suceder cada 2-3 años y tiene importancia cuando la circulación de virus de la gripe B es mayoritaria o superior al 30%, por la menor efectividad de la vacuna. Las respuestas heterotípicas entre los linajes de virus de la gripe B son menos intensas que entre las cepas próximas del mismo subtipo de gripe A, y solo en algunos casos logran elevar ligeramente el título de anticuerpos frente al linaje B no incluido en la vacuna[41].

Las respuestas heterotípicas entre diferentes subtipos de virus de la gripe son menos robustas a medida que va aumentando la distancia genética y antigénica entre dos virus (Figura 16.6), y esto limita la capacidad de las vacunas estacionales de crear respuestas humorales que sean útiles para proteger a la población vacunada frente a otros virus no estacionales u otros que aún no han emergido. Es difícil precisar con exactitud el grado de protección que estos anticuerpos heterotípicos pueden conferir, aunque probablemente en algunos casos sea limitado, sobre todo a medida que aumenta la distancia antigénica y genética entre las cepas. Sin embargo, las pandemias de gripe de 1918 y 2009 demostraron que las respuestas heterotípicas entre distintos subtipos de virus de la gripe pueden proteger a ciertos colectivos que han sido receptores de la vacuna durante varios años. Esto pudo observarse por los valores de incidencia y de mortalidad en ciertos grupos de edad que habían estado expuestos con anterioridad a subtipos de virus de la gripe relacionados filogenéticamente con los subtipos A(H1N1) y A(H1N1)pdm09 de los años 1918, 2009 y anteriores a 2009[42,43], en los que se demostró una menor afectación y una menor mortalidad en los mayores de 65 años en comparación con los individuos más jóvenes.

A pesar de que la respuesta humoral heterotípica tras la vacunación estacional de gripe está ampliamente documentada, se desconocen el grado y la amplitud de la protección frente a otros virus de la gripe no incluidos en la vacuna. Estas respuestas heterotípicas deben ser la base para los diseños de vacunas universales, cuyo objetivo sea la protección frente a cualquier tipo y subtipo de virus de la gripe.

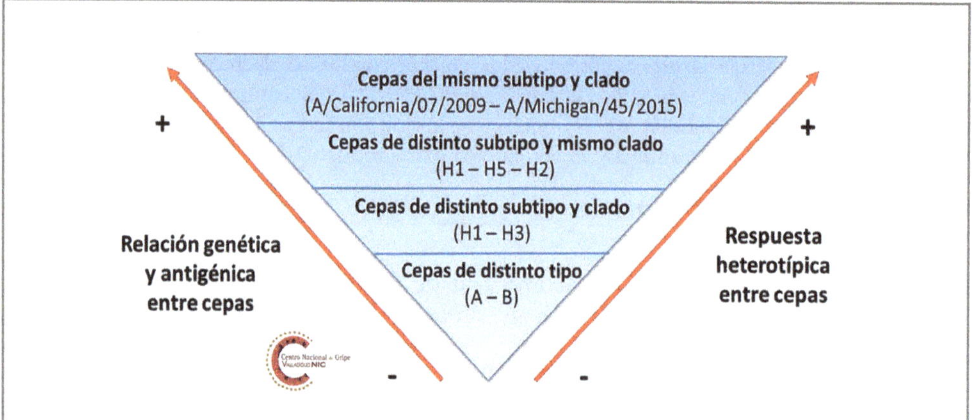

Figura 16.6 La intensidad de la respuesta heterotípica está directamente asociada a la relación genética y antigénica entre las cepas. La respuesta heterotípica es más frecuente entre cepas de un mismo subtipo, desciende desde el subtipo a cepas de diferentes clados y es mínima entre diferentes tipos de virus de la gripe.

16.3.4 Interferencia negativa y efecto defectivo de las vacunas de la gripe

El fenómeno de la interferencia negativa o paradoja de Hoskins y Keitel se refiere a la ausencia de respuesta a la vacunación observada en poblaciones vacunadas previamente. Según algunos estudios, en ciertos casos las vacunaciones previas se asocian con una reducción de la inmunogenicidad de la vacuna más actual y peores valores de efectividad vacunal[44,45]. Este efecto se produciría cuando la distancia antigénica entre el virus vacunal y el virus circulante es grande, pero la distancia entre los virus de las vacunas consecutivas es pequeña. Esto suele suceder sobre todo durante epidemias en las que circulan virus antigénicamente diferentes al anterior y cuando las vacunas contienen virus idénticos a los incluidos en temporadas anteriores[46].

En caso de vacunaciones repetidas con virus muy cercanos antigénicamente ocurre que la vacunación con un segundo virus antigénicamente similar al primero se ve afectada por la respuesta heterotípica fruto de la primera exposición. Los anticuerpos preexistentes eliminan con rapidez el virus de la segunda vacuna e impiden el desarrollo de una respuesta inmunitaria eficaz, lo que se denomina «interferencia negativa»[46-48]. Cuando la distancia antigénica entre el virus vacunal y el virus estacional circulante es pequeña, el virus estacional es eliminado rápidamente por los anticuerpos creados frente al virus vacunal, lo que se denomina «interferencia positiva» y constituye el objetivo principal de cualquier vacuna antigripal. La eficacia de la vacuna está influida, por tanto, por la distancia antigénica entre el primer virus vacunal y las siguientes vacunaciones.

No existe un evidencia científica absoluta sobre si las vacunaciones repetidas durante varias temporadas en las que una de las cepas no sea cambiada pueda influir negativamente en la protección. Hay muchos factores que condicionan la respuesta humoral a la vacunación con virus inactivados. Estudios amplios han determinado que las vacunaciones sucesivas siempre ofrecen protección adicional a la inmunidad adquirida con anterioridad, por lo que tanto la OMS como los *Centers for Disease Control and Prevention* aconsejan que la vacunación sea anual con independencia de que se repitan cepas incluidas en las anteriores vacunas estacionales[49,50].

16.4 Tipos de vacunas actuales frente a la gripe

Las vacunas de la gripe se clasifican de manera general en dos grandes grupos: vacunas de virus inactivados y vacunas de virus vivos atenuados (Tabla 16.1). En general, en Europa, con la excepción de Rusia, el Reino Unido y Finlandia, se usan las vacunas inactivadas producidas en su mayor parte en huevos embrionados de gallina.

16.4.1 Vacunas de la gripe de virus inactivados

Las vacunas antigripales de virus inactivados disponibles pueden clasificarse en distintas categorías en función de su composición antigénica y de su sistema de producción. Las primeras vacunas antigripales contenían virus enteros cultivados en huevo y estaban compuestas por suspensiones purificadas de viriones completos inactivados. La primera vacuna de este tipo se aprobó en 1945 para uso militar, y en 1946 para uso civil, en los Estados Unidos[4].

Las vacunas con virus fraccionados se desarrollaron posteriormente y fueron aprobadas por vez primera en 1968 en los Estados Unidos[53]. Son suspensiones purificadas de viriones fraccionados por la acción de detergentes que se han aplicado de forma diferente según los países productores: Tween

Tabla 16.1 Tipos de vacunas antigripales actuales.

Tipo de vacuna	Inmunogenicidad potenciada	Tipo de preparación	Sustrato de producción	Ruta de administración
Inactivadas	No	Virus completos	Huevos embrionados	IM
			Células	IM
		Virus fragmentados	Huevos embrionados	IM, ID*
			Células	IM
		Subunidades virales	Huevos embrionados	IM
			Células	IM
		Tetravalente	Huevos embrionados	IM
			Células	IM
		Alta carga	Huevos embrionados	IM
		Recombinante	Expresión en baculovirus	IM
	Sí	Virus completos (adyuvada con aluminio)	Huevos embrionados	IM
		Subunidades virales (adyuvada con MF-59)	Huevos embrionados	IM
		Virosomales	Huevos embrionados	IM
		Tetravalente (adyuvada con MF-59)	Huevos embrionados	IM
Atenuadas	No	Vacunas frente a gripe A y B basadas en las cepas A/Ann Arbor/6/60 y B/Ann Arbor/1/66	Huevos embrionados	IN
		Vacunas frente a gripe A y B basadas en las cepas A/Leningrad/134/17/57 y B/USSR/60/69	Huevos embrionados	IN

*ID, La administración intradérmica de las vacunas de virus fragmentados potencia la inmunogenicidad de la vacuna a través de la exposición del antígeno a las células del sistema inmune presentes en la dermis.
ID: intradérmica; IM: intramuscular; IN: intranasal.
Adaptada de refs. 51 y 52.

80-éter y tri(n-butil) fosfato en los Estados Unidos; Triton N101, CTAB (bromuro de cetiltrimetilamonio) y Tween 80-éter en Europa; y desoxicolato sódico en Australia. Estas vacunas contienen mayoritariamente HA, NA y parte de NP y proteína M.

Las vacunas de subunidades o vacunas de antígenos de superficie se desarrollaron más tarde. Son vacunas obtenidas por fraccionamiento y purificación diferencial zonal, que contienen solo los antígenos de superficie unidos por sus extremos lipófilos. Se acepta que estas son menos reactógenas que las vacunas de virus fraccionados y que las vacunas de virus enteros (Figura 16.7).

En todas las vacunas de virus inactivados la valoración farmacológica se hace indicando los microgramos de HA que contienen por cada virus incluido en la vacuna. La mayoría de las vacunas de la gripe inactivadas contienen 15 µg de HA de cada cepa de virus de la vacuna. Por tanto, una vacuna trivalente contiene 45 µg de HA, y una tetravalente contiene 60 µg. La excepción han sido las vacunas monovalentes pandémicas de 2009 y las prepandémicas animales, que solo contienen un virus en su formulación. Sobre este concepto básico del diseño primitivo de las vacunas, en los últimos 15 años se han ido añadiendo modificaciones para mejorar su antigenicidad (fidelidad y similitud con las cepas salvajes) y su inmunogenicidad (respuesta celular o frente a heterovariantes) mediante el uso de adyuvantes, la vehiculización en virosomas o la vía de administración intradérmica[51].

La mayoría de las vacunas que se emplean en los países europeos con programas específicos de vacunación, incluyendo España, utilizan vacunas inactivadas en cualquiera de sus formulaciones: virus enteros, fraccionados o vacunas de subunidades. En general, todas ellas pueden utilizarse a partir de los 6 meses de vida, con algunas excepciones. Las principales vacunas comercializadas en España y otras que están pendientes de evaluación o aprobación se muestran en la Tabla 16.2.

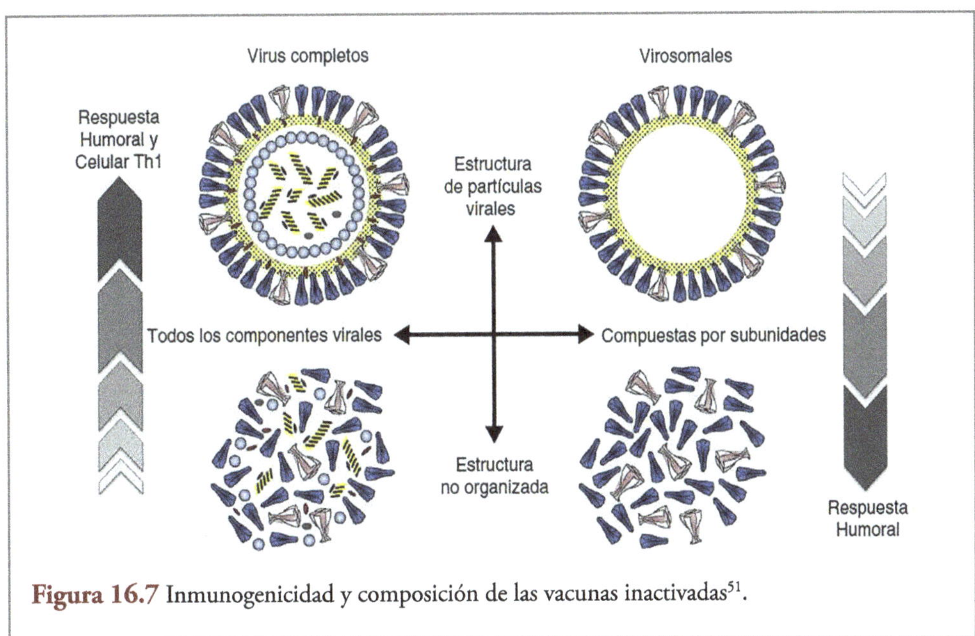

Figura 16.7 Inmunogenicidad y composición de las vacunas inactivadas[51].

Tabla 16.2 Principales vacunas antigripales comercializadas en España y otras pendientes de evaluación o aprobación.

Tipo de vacuna	Nombre comercial	Formulación	Sustrato de producción	Adyuvantes, conservantes y otros[1]
Virus fraccionados inactivados	Afluria	Trivalente	Huevo embrionado	Proteínas del huevo, neomicina y polimixina
	Intanza		Huevo embrionado	Proteínas del huevo, formaldehído y neomicina
	Mutagrip		Huevo embrionado	Proteínas del huevo, formaldehído y neomicina
	Vaxigrip		Huevo embrionado	Proteínas del huevo, formaldehído y neomicina
	FluZone High-Dose		Huevo embrionado	Proteínas del huevo, formaldehído. No usa antibióticos
	Afluria Quadrivalent	Tetravalente	Huevo embrionado	Proteínas del huevo, neomicina y polimixina
	Vaxigrip Tetra		Huevo embrionado	Proteínas del huevo, formaldehído y neomicina
	Fluarix Tetra		Huevo embrionado	Proteínas del huevo, formaldehído, gentamicina y desoxicolato de sodio
Antígenos de superficie - Subunidades (HA y NA)	Chiroflu	Trivalente	Huevo embrionado	Proteínas del huevo, neomicina, kanamicina, formaldehído
	Chiromas		Huevo embrionado	MF59C.1; proteínas del huevo, neomicina, kanamicina, formaldehído
	Influvac		Huevo embrionado	Proteínas del huevo, formaldehído y gentamicina
	Influvac Tetra	Tetravalente	Huevo embrionado	Proteínas del huevo, formaldehído y gentamicina
	Fluad Tetra		Huevo embrionado	MF59C.1; proteínas del huevo, neomicina, kanamicina, formaldehído
	Flucelvax Tetra		Cultivo celular	No contiene proteínas del huevo ni antibióticos
Recombinantes	FluBlok Tetra	Tetravalente	Cultivo celular	No contiene proteínas del huevo ni antibióticos
Vivas atenuadas	Fluenz Tetra	Tetravalente	Huevo embrionado y cultivo celular en células VERO	Proteínas del huevo, gelatina, gentamicina y sacarosa

[1]Compuestos con interés para las personas alérgicas. [2]Intramuscular. [3]Subcutánea. [4]Intradérmica. [5]Intranasal.

Indicación	Vía de administración	Laboratorio	Comercializada en España (sí/no)	Particularidades
≥5 años	IM[2], SC[3]	Seqirus Spain S.L.	Sí	15 mcg de HA por cada cepa
≥60 años	ID[4]	Sanofi Pasteur	Discontinuada	15 mcg de HA por cada cepa
≥6 meses	IM, SC	Sanofi Pasteur	Sí	15 mcg de HA por cada cepa
≥6 meses	IM, SC	Sanofi Pasteur	Sí	15 mcg de HA por cada cepa
≥65 años	IM	Sanofi Pasteur	No	Cada dosis tiene 60 mcg de HA de cada cepa de virus
≥6 meses	IM	Seqirus Spain S.L.	No	15 mcg de HA por cada cepa
≥6 meses	IM, SC	Sanofi Pasteur	Sí	15 mcg de HA por cada cepa
≥6 meses	IM	GSK	Sí	15 mcg de HA por cada cepa
≥6 meses	IM, SC	Seqirus Spain S.L.	Sí	15 mcg de HA por cada cepa
≥65 años	IM	Seqirus Spain S.L.	Sí	Adyuvada con MF59C.1
≥6 meses	IM, SC	Mylan	Sí	15 mcg de HA por cada cepa
≥3 años	IM, SC	Mylan	Sí	15 mcg de HA por cada cepa
≥6 meses - <6 años; ≥65 años	IM	Seqirus Spain S.L.	No	Adyuvada con MF59C.1
≥9 años	IM	Seqirus Spain S.L.	Sí	Cepas propagadas en células MDCK
18-49 años	IM	Sanofi Pasteur	No	HA expresada en células *expresSF+* de insecto
2-17 años	IN	AstraZeneca	No	No pueden ser utilizadas en niños con inmunodeficiencias o con tratamientos inmunosupresores

16.4.1.1 Vacunas de la gripe tetravalentes

Desde el año 2004 se hizo evidente la dificultad de predecir el predominio estacional en las epidemias de gripe de los dos linajes existentes de virus B (Yamagata y Victoria) que aparecieron a finales de los años 1980. La diferencia antigénica es tal que la inmunización frente a una cepa de uno de los dos linajes no produce siempre una suficiente respuesta cruzada frente al otro, y su deriva antigénica es distinta. Además, la prevalencia de estos dos linajes varía anualmente de una región geográfica a otra, lo que hace que algunos años circulen ambos virus de la gripe B en la misma estación gripal. Estos factores llevan a que en ocasiones la cepa estacional B dominante no coincida con la incluida en la vacuna. Esta discordancia o *mismatch* antigénico de la gripe B es una de las principales causas de la disminución de la eficacia de las vacunas antigripales[58,59]. En los últimos años, dentro del linaje B/Victoria han aparecido cepas con una deriva genética que implica la deleción de dos o tres aminoácidos, lo que podría dar lugar a un nuevo sublinaje[60].

La introducción de dos cepas de virus de la gripe B en la vacuna estacional, una de cada linaje, incrementa la protección y resuelve el problema apuntado. Estos hechos han dado lugar al desarrollo y la producción de vacunas tetravalentes, con dos cepas B y dos cepas A (una del subtipo H1 postpandémico y otra del subtipo H3). Recientemente se han autorizado estas vacunas tetravalentes que, según algunos modelos, podrían aumentar la protección frente a la gripe B un 18-19%, según la edad[61], con criterios de coste-eficacia[51,62].

16.4.2 Vacunas antigripales elaboradas en sustratos diferentes al huevo embrionado

16.4.2.1 Vacunas elaboradas en cultivo celular

Antes de la aparición del subtipo A(H1N1)pdm09 se había evidenciado de forma paulatina la dificultad de seleccionar adecuadamente las cepas del subtipo A(H3N2) para elaborar las vacunas antigripales. La aparición de cepas que precisan líneas celulares especiales (MDCK, MDCK-Siat1, etc.), o que crecen difícilmente en huevo embrionado, se ha complicado en los últimos años por la existencia de clados del subtipo A(H3N2) que no hemaglutinan, lo que hace imposible su caracterización antigénica por los métodos habituales. Distintas entidades y la OMS[63,64] han reconocido que el cultivo en huevo selecciona variantes adaptadas a dicho sustrato, que en ocasiones pueden alterar la antigenicidad de la cepa vacunal al estar próximas a los epítopos inmunodominantes del sitio de unión a la HA. Por otra parte, la OMS, en 2006, a través del *Global Action Plan for Influenza Vaccines*, instó al desarrollo de otros sistemas de producción de vacunas diferentes al huevo, que permitieran una mayor flexibilidad en la producción, más rapidez y mejor capacidad de respuesta ante situaciones de demanda aumentada, como las pandemias[65]. De igual modo podría suceder con el subtipo A(H1N1)pdm09 si este circulara el mismo tiempo en el ser humano que el subtipo A(H3N2).

Las vacunas antigripales de cultivo celular utilizan líneas celulares para la propagación del virus de la gripe. Este sistema tiene varias ventajas metodológicas con respecto al método clásico de propagación en huevos embrionados de gallina[66]:

- Las líneas celulares pueden ser almacenadas y propagadas fácilmente, por lo que no existe dependencia de la producción de huevos embrionados y sus limitaciones asociadas, como el control de calidad de huevos y la falta de *stock* en algunas ocasiones.

- Algunos virus se adaptan fácilmente y crecen mejor en células. Al elaborar la vacuna en células se evita perder tiempo en adaptar virus humanos a su propagación en huevos embrionados. Además, esto permite crear virus con reorganizaciones genéticas del virus salvaje y cepas que tienen un alto rendimiento en células directamente mediante cultivo celular[67].

- Permite hacer un control más exhaustivo del proceso, en consonancia con los requerimientos y estándares de calidad actuales.

- Incrementar la producción y el escalado de los procesos es más sencillo con el cultivo celular que con los huevos embrionados.

- La respuesta inmunitaria producida por las vacunas de cultivo celular tiende a inducir respuestas heterotípicas más amplias que las producidas en huevos embrionados, sin afectar a la efectividad de la vacuna[68].

Una de las ventajas más importantes de este sistema de producción es que, al tratarse de células procedentes de mamífero, los virus aislados en el ser humano sufren menos adaptaciones antigénicas al propagarse en cultivo celular que en huevos embrionados[69]. La producción de vacunas en huevo embrionado selecciona mutaciones en el virus que le permiten crecer en este soporte biológico. Estas mutaciones suelen estar situadas en sitios próximos a los epítopos inmunodominantes, lo que provoca que el virus semilla tenga diferencias con el virus salvaje. Esto ha reducido en ciertas ocasiones la efectividad de la vacuna antigripal al dar lugar a una discordancia antigénica o *mismatch* entre la cepa vacunal y la cepa salvaje circulante, sobre todo en el subtipo A(H3N2)[70].

Las líneas celulares que se utilizaron en las primeras vacunas celulares de la gripe fueron las células Vero (células de riñón de mono verde africano) y las MDCK *(Madin-Darby Canine Kidney)*, pero existen otras muchas que han sido evaluadas para el uso en cultivo celular, como PER.C6 (línea celular embrionaria de retina humana), PBS-1 (línea de embrión de pollo) y AGE-CR (línea celular embrionaria de retina de pato), entre otras[66]. En el año 2016, en los Estados Unidos se aprobó el uso de virus de la gripe aislados en células para la vacuna tetravalente Flucelvax® Tetra en los mayores de 4 años[71]. Por otra parte, el 18 de octubre de 2018, el Comité de Medicamentos de Uso Humano de la Agencia Europea de Medicamentos se posicionó a favor de la vacuna Flucelvax® Tetra y recomendó la concesión de la autorización para su comercialización en Europa[72], siendo aprobada para adultos y niños mayores de 9 años[73].

16.4.2.2 Vacunas antigripales recombinantes de expresión en células de insecto

El 16 de enero del año 2013 la *Food and Drug Administration* (FDA) aprobó la vacuna Flublok®, una vacuna antigripal recombinante de expresión en células de insecto, para su uso en personas de entre 18 y 49 años de edad[74]. El objetivo de este sistema de producción es disponer de vacunas que puedan ser producidas con rapidez para hacer frente a amenazas pandémicas o brotes locales, así como mejorar la concordancia antigénica entre la cepa vacunal y la circulante.

El sistema de producción de subunidades recombinantes en células de insecto utiliza la capacidad de los baculovirus (virus de insectos, fundamentalmente polillas, moscas y mosquitos) para transportar genes de proteínas foráneas. Para obtener la vacuna de subunidades de la gripe se producen baculovirus recombinantes con el gen de la HA de interés. Estos baculovirus recombinantes que portan el gen de la HA deseada infectan posteriormente una línea celular de insecto, denominada expresSF+ (derivada de la línea celular

Sf9), en la que transfectan su material genético deseado dentro de la célula. Las células expresSF+ producen grandes cantidades de las subunidades de HA recombinante, que después son extraídas y purificadas[74]. Al producir la proteína del virus y no el virus completo pueden eliminarse muchos pasos intermedios de purificación e inactivación durante el proceso de producción. Ni las vacunas procedentes de cultivo celular ni las de expresión en baculovirus poseen licencia de distribución en todos los países.

El sistema usado para la producción en células de insecto tiene varias ventajas: solo requiere un medio de crecimiento y resulta muy barato mantener las células de insecto y permitir su metabolismo; los cultivos pueden escalarse a birreactores muy grandes (hasta 450 litros), en los que la producción de las proteínas recombinantes deseadas es muy abundante; y las células de insecto permiten muchos pases de cultivo (más de 50) y cumplen los requerimientos de los sistemas de calidad, por lo que se abarata el coste de producción y se alarga la vida útil de los lotes de células[75].

Desde el punto de vista virológico, al no utilizar el virus de la gripe se evita la presión selectiva del cultivo en huevo o en células. Este sistema hace crecer baculovirus que llevan la secuencia genética de la HA del virus de la gripe vacunal, con una fidelidad máxima. La escasa fiabilidad de las polimerasas de los virus de la gripe es la principal causa de la intensa deriva genética que sufren estos virus[76]. Las polimerasas de los baculovirus son mucho más fiables y su tasa de error es mucho menor que la de los virus de la gripe, lo que aumenta la fiabilidad de la replicación del material genético. Esto se traduce en que las HA producidas mediante este método serán prácticamente idénticas a la HA de la cepa vacunal, por lo que la concordancia antigénica será muy alta, lo que puede ayudar a solventar el problema de la producción en

huevos embrionados y en células, así como la selección de mutaciones en ciertos subtipos de virus de la gripe.

16.4.3 Vacunas de la gripe que potencian la respuesta inmunitaria

Algunas de las vacunas antigripales están especialmente diseñadas para potenciar la respuesta inmunitaria mediante un aumento de la producción de anticuerpos por diversas vías. Una de las más habituales es el uso de adyuvantes, pero existen otros diseños que se detallan a continuación.

16.4.3.1 Vacunas de la gripe adyuvadas

Las vacunas adyuvadas surgen para potenciar la respuesta inmunitaria tras la vacunación. A los antígenos gripales de la formulación vacunal se incorpora una sustancia que incrementa la respuesta inmunitaria. El adyuvante más experimentado y de seguridad probada en las vacunas de gripe es el MF59[77], una emulsión con un bajo contenido oleoso, no viscosa y fácil de inyectar. El aceite es el escualeno, sustancia que se encuentra en las plantas y en el hígado de diversas especies animales, como el tiburón e incluso el ser humano. El escualeno es un componente natural de las membranas celulares, un producto intermedio en la vía de la biosíntesis para la producción de las hormonas esteroideas humanas y un precursor sintético directo del colesterol.

El MF59 contiene también dos surfactantes no iónicos, Tween 80 y Span 85, que sirven para estabilizar de manera óptima las gotas de la emulsión de MF59. Este adyuvante induce la secreción de citocinas y así aumenta el reclutamiento de células inmunitarias en el lugar de inyección, lo cual permite una mayor captación del antígeno por los monocitos en ese lugar y finalmente su diferenciación hacia células dendríticas, que constituyen el tipo celular de referencia para el cebado de los linfocitos T sin activación previa[78]. La vacuna adyuvada induce una respuesta inmunitaria de larga duración de las células de memoria, títulos altos de anticuerpos protectores y un mayor grado de inmunización cruzada; también se ha ensayado su efectividad en los niños[79].

Otro inmunoadyuvante en las vacunas de la gripe es AS03, recientemente ensayado en niños[79,80]. Los estudios han demostrado que los niños vacunados durante la pandemia de 2009 con vacunas adyuvadas con AS03 presentaban títulos altos de anticuerpos frente a la HA años después, y que las vacunaciones posteriores con vacunas de virus vivos atenuados indujeron una mayor respuesta dirigida preferentemente a la HA[81]. Esto sugiere que la vacunación temprana en la vida de una persona con una vacuna adyuvada mantiene la inmunidad frente a la gripe, y que el adyuvante AS03 redirige la respuesta inmunitaria enfocándola a la HA[81].

16.4.3.2 Vacuna de la gripe virosomal

En este tipo de vacuna, el refuerzo de la respuesta inmunitaria se debe a la disposición del antígeno en la superficie de virosomas, lo que permite una presentación más eficaz de estos. Tal formulación vacunal permite disponer las proteínas de superficie en una capa circular de fosfolípidos de unos 150 nm de diámetro, imitando la estructura del virión, sin el componente reactógeno de las proteínas internas del virus, pero reforzando la inmunidad con respecto a las vacunas antes descritas[51]. Las vacunas virosomales se elaboran utilizando compuestos fosfolipídicos (fosfatidilcolina y fosfatidiletanolamina) para formar vesículas bilaminares en las que se disponen la HA y la NA de los virus de la gripe vacunales de cada estación gripal. La utilización de virosomas podría estar presente en las futuras vacunas de gripe.

16.4.3.3 Vacuna de la gripe intradérmica

Una barrera para la vacunación contra la gripe en algunas personas es el rechazo a las agujas y las inyecciones. Beckton Dickinson desarrolló un sistema de microinyección que permite administrar un tipo de vacunas de virus inactivados de subunidades en la dermis mediante una microaguja de solo 1,5 mm de longitud, que minimiza notablemente el trauma de la inyección. Esta vía permite además que el antígeno del virus entre en contacto directo con las células dendríticas de la piel y las de Langerhans, lo que se traduce en una inmunogenicidad reforzada, ya que son las encargadas del procesamiento y la presentación del antígeno al sistema inmunitario[82].

Con la vacunación intradérmica se observa una reactogenicidad diferente a la de la administración clásica subcutánea o intramuscular, con más reacciones eritematosas mayores de 5 cm de diámetro durante más de 3 días y fiebre durante más de 24 horas (0,2 vs. 0% y 1,5 vs. 0%, respectivamente)[83]. Este tipo de vacuna intradérmica ha impulsado la investigación sobre su posible autoadministración en parches.

Existen dos formulaciones que difieren en la cantidad de antígeno hemaglutinante contenido en la vacuna: una formulación de 15 µg para personas mayores de 60 años y otra con 9 µg indicada para personas de 18 a 59 años. Este tipo de vacunas no están disponibles actualmente en España.

16.4.4 Vacunas de la gripe de virus atenuados

Un grupo conceptualmente diferente de vacunas lo constituyen las vacunas fabricadas con virus vivos atenuados. Estas vacunas persiguen un tipo de inmunización más jenneriana, produciendo una mínima infección en el individuo que es la que desencadena la respuesta inmunitaria protectora. Los mecanismos de atenuación de los virus gripales residen en tres características fenotípicas de los virus utilizados en su producción[84]:

- Los virus vacunales pueden multiplicarse a 25 °C, temperatura que es restrictiva para el crecimiento de los virus salvajes (marcador fenotípico *cold adapted* [ca+], que se encuentra en los genes PB1, PB2 y PA).

- Capacidad restringida (>2 log10) de crecer a 38-39 °C (marcador fenotípico *temperature sensitive* [ts+], que se encuentra en los genes PB1, PB2 y NP).

- Patogenicidad atenuada (marcador fenotípico *attenuation* [att+], definido como virus con replicación restringida solo a las vías respiratorias altas de animales de experimentación y humanos sin producción de enfermedad sistémica, que se emplea modificando los seis genes internos del virus).

Los virus así obtenidos, administrados por instilación nasal, se multiplican solo en las vías respiratorias altas y no se difunden a otros órganos que tienen temperaturas próximas a los 38-39 °C, e inducen una buena respuesta inmunitaria secretora además de la humoral.

Estas vacunas se encuentran autorizadas en España y el resto de Europa. Las ventajas que aporta su uso son la inducción de una respuesta inmunitaria en las mucosas próxima al modelo de infección natural[15], una administración intranasal «no agresiva» y el potencial beneficio de una reducción de la diseminación de virus en las epidemias, al impedir la multiplicación mucosa del virus[84] (Figura 16.8) y limitar el estado de portador infectado asintomático.

Los primeros ensayos clínicos se publicaron en la década de 1970 y se llevaron a cabo en casi 54.000 niños en los que las reacciones adversas significativas fueron poco prevalentes, con una aceptable eficacia vacunal[85]. En estos estudios quedó probado que era posible obtener, de forma estable y protocolizada, cepas recombinantes que incorporasen, por una parte, varios genes de una cepa donante con atenuación por restricción del rango de temperatura de crecimiento, y por otra, los genes codificantes de la HA y la NA de las cepas salvajes causantes de cada epidemia estacional[86]. Las cepas que proporcionan los genes de crecimiento restringido a baja temperatura son A/Leningrad/134/17/57 (H2N2) y B/USSR/60/69 para las vacunas de origen ruso, y A/Ann Arbor/6/60 (H2N2) y B/Ann Arbor/1/66 para las vacunas americanas y europeas (Tabla 16.1). Todas ellas poseen los marcadores fenotípicos de atenuación en los que participan distintas mutaciones de segmentos de ARN que no codifican la HA ni la NA del virus.

16.5 Selección de cepas para las vacunas antigripales

Desde el año 1973, la OMS informa anualmente de las cepas de gripe que deben incluirse en la composición de la vacuna estacional antigripal de cada campaña de vacunación, de forma diferenciada para los hemisferios norte y sur[13]. Estas recomendaciones se basan en la vigilancia epidemiológica y clínica en todo el mundo, gracias a la información suministrada al GISRS sobre las cepas de virus de la gripe circulantes y sus características por parte de los centros nacionales de gripe y los centros colaboradores de la OMS.

El proceso de selección de cepas requiere unos pasos previos hasta que la OMS decide cuáles deben formar parte de la si-

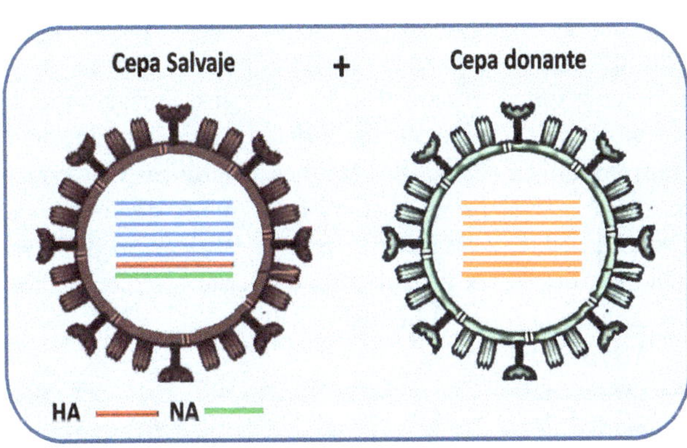
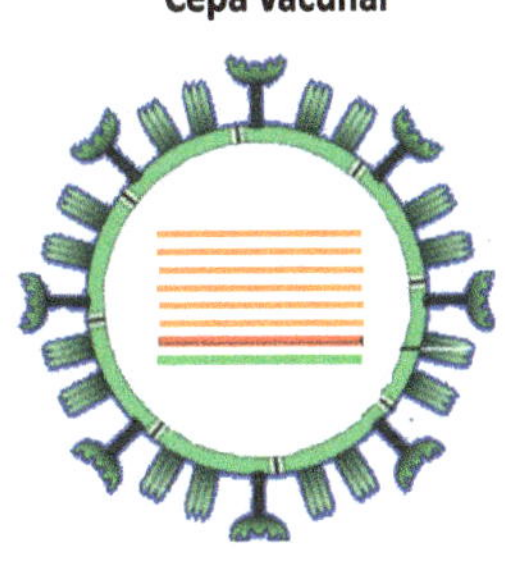

Genes cepa salvaje

- Antígenos candidatos del virus salvaje gripal HA, NA

- Alta virulencia

- Crecimiento 33- 38 °C

Genes cepa donante

- Genes de atenuación:
    - Crecimiento a 25 °C (ca+)*
    - Restricción de crecimiento a 38-39 °C (ts+)*
    - Atenuación (att+)*
- Adaptada al cultivo en el laboratorio

Genes cepa vacunal

- Antígenos de los virus de la gripe vacunales y genes de la cepa donante

- No patogénica

- Crecimiento a 25 °C sin posibilidad de multiplicación sistémica por restricción a 38-39 °C

Figura 16.8 Obtención de cepas vacunales para la elaboración de vacunas antigripales atenuadas mediante reordenamiento genético entre cepas donante y salvaje del virus. El asterisco indica los marcadores fenotípicos de atenuación (véase el texto). Adaptada de ref. 51.

guiente vacuna. En primer lugar, los centros nacionales de gripe identifican y recuperan virus de la gripe de muestras respiratorias de pacientes de redes centinela y de pacientes hospitalizados, y después comparten con los centros colaboradores una selección de las cepas de virus más representativas. Los centros colaboradores son los encargados del cultivo, el aislamiento, la identificación, la caracterización antigénica y genética, y el análisis de los patrones de resistencia a los fármacos antivirales de dichos virus. El objetivo de esta red de vigilancia epidemiológica es comprobar la evolución de las características genéticas y antigénicas de los virus de la gripe circulantes para determinar las mejores cepas candidatas para cada subtipo. La vigilancia de la OMS, los centros colaboradores y los centros nacionales de gripe está centrada en vigilar los virus de la gripe que cumplan los siguientes criterios[87]:

- Cepas que mediante caracterización genética y antigénica difieran significativamente de las que fueron incluidas en la vacuna más reciente.

- Cepas que puedan convertirse en virus dominantes en la siguiente temporada de gripe. Pese a que aparecen muchas variantes de los virus estacionales durante las epidemias, la mayoría tienen tiempos de vida muy cortos y una localización geográfica muy limitada. Solo unas pocas cepas cobran especial significancia y pueden dominar en la siguiente temporada de gripe. Para ello es necesaria la vigilancia epidemiológica en diferentes enclaves geográficos y el intercambio de información entre los centros nacionales de gripe y los centros colaboradores, ambos indispensables para asegurar la representatividad de los virus de la gripe en todo el mundo. Prueba de la complejidad de esta selección es lo que ocurrió en la temporada 2018-2019, cuando la selección de la cepa representativa del subtipo A(H3N2) se pospuso hasta el día 21 de marzo de 2019 debido a la gran heterogeneidad de subclados de este subtipo circulantes al mismo tiempo en el mundo y su evolución temporal[88].

- Cepas que puedan replicarse fácilmente sin pérdida de sus características antigénicas. Para que la industria cumpla los requerimientos de la vacuna es necesario que se les suministre cepas similares genéticamente y antigénicamente a las identificadas como dominantes por la OMS, sea crecidas en huevo o en cultivo celular, y que hayan mostrado características de crecimiento aceptables. Desde el año 2013 se indican vacunas con dos linajes de virus de la gripe B (Victoria y Yamagata), y desde 2017 se indican vacunas con virus cultivadas en huevo (*egg-adapted*) y otras con virus derivadas de cultivo celular (*CC-adapted*).

Todo este proceso culmina finalmente en dos reuniones anuales, en febrero y septiembre, en las que se determina la recomendación de las cepas para la vacuna del hemisferio norte y del hemisferio sur, respectivamente. El proceso de selección está muy coordinado e implica una conexión integral de toda la red de vigilancia de la gripe de la OMS, aunando los datos de vigilancia virológica y epidemiológica de los seis centros colaboradores de la OMS (Atlanta, Pekín, Londres, Melbourne, Memphis y Tokio)[13].

Este sistema permite disponer de suficiente tiempo para realizar las labores de vigilancia y para la fabricación de la vacuna, su distribución y la posterior inmunización de la población antes de la siguiente temporada de gripe. Por razones geográficas y de estacionalidad, el tiempo de que se dispone en el hemisferio sur para la fabricación de la vacuna es de aproximadamente un mes menos que en el hemisferio norte.

16.6 Estrategias en la producción de las vacunas antigripales actuales

Desde la década de 1940, las vacunas de la gripe se han preparado en huevos embrionados de gallina, y en la década de 2010 la mayor parte de ellas aún siguen el mismo método[89]. Este sistema de producción conlleva limitaciones debido principalmente a la gran logística necesaria para disponer de suficientes huevos embrionados con el fin de fabricar un número adecuado de dosis, y también respecto al tiempo disponible desde la selección de cepas hasta que la vacuna está preparada y lista para su distribución[87]. Por otra parte, este método de producción hace que las vacunas sean más reactógenas debido a las proteínas contenidas en el huevo embrionado. En los últimos años se ha descrito que la multiplicación en este soporte biológico puede acarrear cambios en la estructura y en los patrones de glucosilación de la HA, que en ocasiones podrían hacerla diferente a la del virus salvaje.

La producción mundial de vacunas exige aprovisionarse de huevos embrionados con meses de antelación, y pueden ocurrir desabastecimientos en casos de zoonosis o de pandemias por virus aviares de alta patogenicidad, lo que ensombrecería la capacidad mundial de producir vacunas[90]. Por otro lado, el cultivo de las cepas de virus salvaje en huevo requiere una adaptación previa para que sean capaces de crecer fácilmente en este soporte, lo cual supone la creación de virus recombinantes con otras cepas que crecen bien en huevo embrionado, como A/PR/8/34, y esto añade tiempo al proceso de fabricación de las vacunas.

El tiempo desde que se eligen las cepas vacunales hasta su envío para su uso es limitado y tiene unos plazos establecidos (Figura 16.9).

Debido a las limitaciones comentadas, algunas vacunas antigripales actuales se producen en otros soportes diferentes del huevo, como el cultivo celular o mediante expresión de subunidades recombinantes en baculovirus, como ya se ha mencionado. Estos sistemas son fácilmente escalables a la producción industrial y no están sujetos a las potenciales amenazas de la producción en huevo, por lo que pueden permitir variaciones de producción en caso de necesidad, por ejemplo durante una pandemia o en brotes regionales[91]. Sin embargo, cambiar de un sistema a otro es costoso y requiere grandes inversiones técnicas e industriales. Por ello, la sustitución de la producción en huevos embrionados a otros sistemas no será un proceso inmediato, sino paulatino.

El mayor estímulo para la producción de una vacuna como la de la gripe, descansa en la producción anual de la misma y por lo tanto en su utilización en cada temporada gripal. Si se producen descensos en las coberturas, la capacidad de reacción y producción en caso de necesidades aumentadas (mayor virulencia, pandemia, etc.) puede verse comprometida."

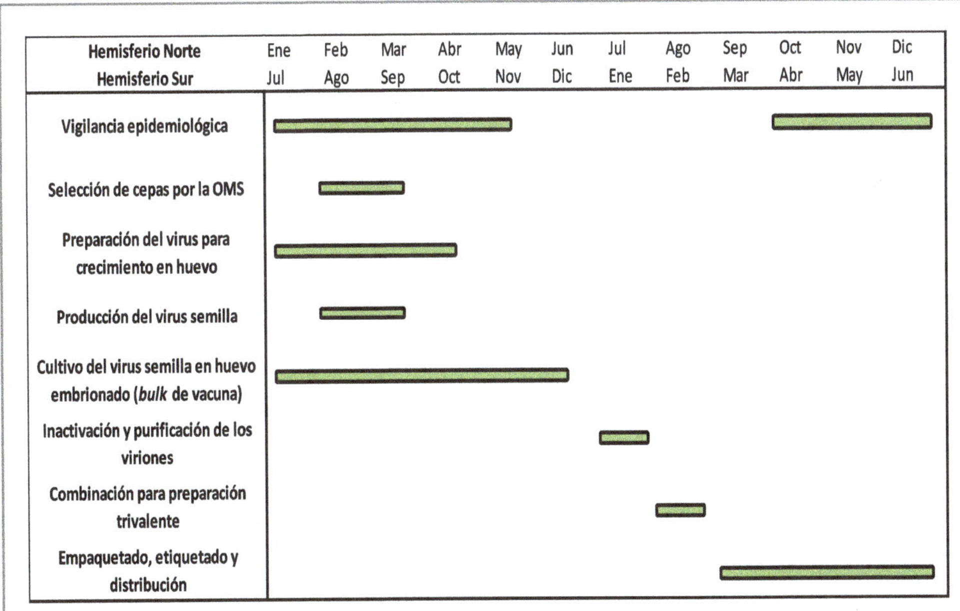

Figura 16.9 Etapas del desarrollo, la fabricación y la distribución de las vacunas frente a la gripe en los distintos meses del año para los hemisferios norte y sur. Adaptada de ref. 91.

Bibliografía

1. Lambert LC, Fauci AS. Influenza vaccines for the future. N Engl J Med. 2010;363:2036-44.

2. Palese P, García-Sastre A. Influenza vaccines: present and future. J Clin Invest. 2002;110:9-13.

3. Ortiz de Lejarazu R, Pumarola T. Gripe. En: Rozman C, Cardellach F, editores. Medicina interna. 17.ª ed. Barcelona: Elsevier; 2012. p. 2267-72.

4. Barberis I, Myles P, Ault SK, Bragazzi NL, Martini M. History and evolution of influenza control through vaccination: from the first monovalent vaccine to universal vaccines. J Prev Med Hyg. 2016;57:E115-20.

5. Davenport FM. The search for the ideal influenza vaccine. Postgrad Med J. 1979;55:78-86.

6. Francis T. Vaccination against influenza. Bull World Health Organ. 1953;8:725-41.

7. Parodi V, de Florentiis D, Martini M, Ansaldi F. Inactivated influenza vaccines: recent progress and implications for the elderly. Drugs Aging. 2011;28:93-106.

8. Weir JP, Gruber MF. An overview of the regulation of influenza vaccines in the United States. Influenza Other Respir Viruses. 2016;10:354-60.

9. Kozlov JV, Gorbulev VG, Kurmanova AG, Bayev AA, Shilov AA, Zhdanov VM. On the origin of the H1N1 (A/USSR/90/77) influenza virus. J Gen Virol. 1981;56:437-40.

10. Biere B, Bauer B, Schweiger B. Differentiation of influenza B virus lineages Yamagata and Victoria by real-time PCR. J Clin Microbiol. 2010;48:1425-7.

11. Ambrose CS, Levin MJ. The rationale for quadrivalent influenza vaccines. Hum Vaccines Immunother. 2012;8:81-8.

12. WHO. Recommendations for the composition of next season's influenza vaccine released. [Internet]. [Accedido el 18 de junio de 2018]. Disponible en: http://www.euro.who.int/en/health-topics/communicable-diseases/influenza/news/news/2018/3/recommendations-for-the-composition-of-next-seasons-influenza-vaccine-released

13. Hannoun C. The evolving history of influenza viruses and influenza vaccines. Expert Rev Vaccines. 2013;12:1085-94.

14. Jin H, Subbarao K. Live attenuated influenza vaccine. Curr Top Microbiol Immunol. 2015;386:181-204.

15. Johnson PR, Feldman S, Thompson JM, Mahoney JD, Wright PF. Immunity to influenza A virus infection in young children: a comparison of natural infection, live cold-adapted vaccine, and inactivated vaccine. J Infect Dis. 1986;154:121-7.

16. Young B, Zhao X, Cook AR, Parry CM, Wilder-Smith A, I-Cheng MC. Do antibody responses to the influenza vaccine persist year-round in the elderly? A systematic review and meta-analysis. Vaccine. 2017;35:212-21.

17. Thomas Francis Jr. On the doctrine of original antigenic sin. Proc Am Philos Soc. 1960;104:572-8.

18. Poovorawan Y, Pyungporn S, Prachayangprecha S, Makkoch J. Global alert to avian influenza virus infection: from H5N1 to H7N9. Pathog Glob Health. 2013;107:217-23.

19. Causey D, Edwards SV. Ecology of avian influenza virus in birds. J Infect Dis. 2008;197:29-33.

20. Wiley DC, Skehel JJ. The structure and function of the hemagglutinin membrane glycoprotein of influenza virus. Annu Rev Biochem. 1987;56:365-94.

21. Soema PC, Kompier R, Amorij JP, Kersten GF. Current and next generation influenza vaccines: formulation and production strategies. Eur J Pharm Biopharm. 2015;94:251-63.

22. Brandenburg B, Koudstaal W, Goudsmit J, Klaren V, Tang C, Bujny MV, et al. Mechanisms of hemagglutinin targeted influenza virus neutralization. PloS One. 2013;8:e80034.

23. Schotsaert M, De Filette M, Fiers W, Saelens X. Universal M2 ectodomain-based influenza A vaccines: preclinical and clinical developments. Expert Rev Vaccines. 2009;8:499-508.

24. Webster RG, Laver WG, Kilbourne ED. Reactions of antibodies with surface antigens of influenza virus. J Gen Virol. 1968;3:315-26.

25. Wohlbold TJ, Nachbagauer R, Xu H, Tan GS, Hirsh A, Brokstad KA, et al. Vaccination with adjuvanted recombinant neuraminidase induces broad heterologous, but not heterosubtypic, cross-protection against influenza virus infection in mice. mBio. 2015;6:e02556.

26. Monto AS, Petrie JG, Cross RT, Johnson E, Liu M, Zhong W, et al. Antibody to influenza virus neuraminidase: an independent correlate of protection. J Infect Dis. 2015;212:1191-9.

27. Kim JH, Skountzou I, Compans R, Jacob J. Original antigenic sin responses to influenza viruses. J Immunol. 2009;183:3294-301.

28. Sanz I, Rojo S, Tamames S, Eiros J, Ortiz de Lejarazu R. Antibodies against 1940s era A/H1N1 influenza strains A/Weiss/43 and A/FM/1/47 and heterotypic responses after seasonal vaccination of an elderly Spanish population. Immun Ageing. 2018;15:9.

29. Sanz I, Rojo S, Tamames S, Eiros JM, Ortiz de Lejarazu R. Heterologous humoral response against H5N1, H7N3, and H9N2 avian influenza viruses after seasonal vaccination in a European elderly population. Vaccines. 2017;5:E17.

30. Gostic KM, Ambrose M, Worobey M, Lloyd-Smith JO. Potent protection against H5N1 and H7N9 influenza via childhood hemagglutinin imprinting. Science. 2016;354:722-6.

31. Davenport FM, Hennessy AV. A serologic recapitulation of past experiences with influenza A; antibody response to monovalent vaccine. J Exp Med. 1956;104:85-97.

32. Sahini L, Tempczyk-Russell A, Agarwal R. Large-scale sequence analysis of hemagglutinin of influenza A virus identifies conserved regions suitable for targeting an anti-viral response. PloS One. 2010;5:e9268.

33. Sanz I. Respuesta humoral homóloga y heteróloga frente a virus de la gripe en vacunados [Tesis]. Valladolid: Universidad de Valladolid; 2016.

34. Krammer F, Palese P. Influenza virus hemagglutinin stalk-based antibodies and vaccines. Curr Opin Virol. 2013;3:521-30.

35. Smirnov YA, Lipatov AS, Gitelman AK, Okuno Y, Van Beek R, Osterhaus AD, et al. An epitope shared by the hemagglutinins of H1, H2, H5, and H6 subtypes of influenza A virus. Acta Virol. 1999;43:237-44.

36. Wyrzucki A, Dreyfus C, Kohler I, Steck M, Wilson IA, Hangartner L. Alternative recognition of the conserved stem epitope in influenza A virus hemagglutinin by a VH3-30-encoded heterosubtypic antibody. J Virol. 2014;88:7083-92.

37. Stephenson I, Bugarini R, Nicholson KG, Podda A, Wood JM, Zambon MC, et al. Cross-reactivity to highly pathogenic avian influenza H5N1 viruses after vaccination with nonadjuvanted and MF59-adjuvanted influenza A/Duck/Singapore/97 (H5N3) vaccine: a potential priming strategy. J Infect Dis. 2005;191:1210-5.

38. Jang YH, Byun YH, Lee YJ, Lee YH, Lee K-H, Seong BL. Cold-adapted pandemic 2009 H1N1 influenza virus live vaccine elicits cross-reactive immune responses against seasonal and H5 influenza A viruses. J Virol. 2012;86:5953-8.

39. Imai K, Nakamura K, Mase M, Tsukamoto K, Imada T, Yamaguchi S. Partial protection against challenge with the highly pathogenic H5N1 influenza virus isolated in Japan in chickens infected with the H9N2 influenza virus. Arch Virol. 2007;152:1395-400.

40. van der Werf S, Levy-Bruhl D. Influenza — the need to stay ahead of the virus. Euro Surveill. 2015;20:21030.

41. Sanz I, Rello SR, Ortiz de Lejarazu R. Prevalence of antibodies and humoral response after seasonal trivalent vaccination against influenza B lineages in an elderly population of Spain. Enferm Infecc Microbiol Clin. 2018;36:572-5.

42. Worobey M, Han G-Z, Rambaut A. Genesis and pathogenesis of the 1918 pandemic H1N1 influenza A virus. PNAS. 2014;111:8107-12.

43. Skowronski DM, Hottes TS, McElhaney JE, Janjua NZ, Sabaiduc S, Chan T, et al. Immuno-epidemiologic correlates of pandemic H1N1 surveillance observations: higher antibody and lower cell-mediated immune responses with advanced age. J Infect Dis. 2011;203:158-67.

44. Skowronski DM, Chambers C, Sabaiduc S, De Serres G, Winter A-L, Dickinson JA, et al. A perfect storm: impact of genomic variation and serial vaccination on low influenza vaccine effectiveness during the 2014-2015 season. Clin Infect Dis. 2016;63:21-32.

45. Ohmit SE, Petrie JG, Malosh RE, Fry AM, Thompson MG, Monto AS. Influenza vaccine effectiveness in households with children during the 2012-2013 season: assessments of prior vaccination and serologic susceptibility. J Infect Dis. 2015;211:1519-28.

46. Smith DJ, Forrest S, Ackley DH, Perelson AS. Variable efficacy of repeated annual influenza vaccination. PNAS. 1999;96:14001-6.

47. Petrie JG, Monto AS. Untangling the effects of prior vaccination on subsequent influenza vaccine effectiveness. J Infect Dis. 2017;215:841-3.

48. Monto AS, Malosh RE, Petrie JG, Martin ET. The doctrine of original antigenic sin: separating good from evil. J Infect Dis. 2017;215:1782-8.

49. CDC. Eficacia de la vacuna — ¿qué tan eficaz es la vacuna contra la influenza? [Internet]. [Accedido el 15 de enero de 2019]. Disponible en: https://espanol.cdc.gov/enes/flu/about/qa/vaccineeffect.htm

50. Casado I, Domínguez A, Toledo D, Chamorro J, Astray J, Egurrola M, et al. Repeated influenza vaccination for preventing severe and fatal influenza infection in older adults: a multicentre case-control study. CMAJ. 2018;190:E3-12.

51. Ortiz de Lejarazu R, Tamames S. Vacunación antigripal. Efectividad de las vacunas actuales y retos de futuro. Enferm Infecc Microbiol Clin. 2015;33:480-90.

52. Keitel WA, Neuzil KM, Treanor J. Immunogenicity, efficacy of inactivated/live virus seasonal and pandemic vaccines. En: Textbook of influenza. 2nd ed. London: Wiley Blackwell; 2013. p. 313-26.

53. Krammer F, Palese P. Advances in the development of influenza virus vaccines. Nat Rev Drug Discov. 2015;14:167-82.

54. COFIB. Vacunas antigripales campaña 2017-2018. [Internet]. [Accedido el 7 de noviembre de 2018]. Disponible en: https://www.aemps.gob.es/cima/pdfs/es/ft/61108/FT_61108.pdf

55. AEP. Manual de vacunas en línea de la AEP. Vacunas comercializadas en España. [Internet]. [Accedido el 18 de febrero de 2019]. Disponible en: https://vacunasaep.org/documentos/manual/anx-i

56. AEP. Fichas técnicas de vacunas. [Internet]. [Accedido el 18 de febrero de 2019]. Disponible en: https://vacunasaep.org/profesionales/fichas-tecnicas-vacunas/resultados?diseases=148

57. ECDC. Types of seasonal influenza vaccine. [Internet] [Accedido el 18 de febrero de 2019]. Disponible en: https://ecdc.europa.eu/en/seasonal-influenza/prevention-and-control/vaccines/types-of-seasonal-influenza-vaccine

58. Eiros-Bouza JM, Pérez-Rubio A. Burden of influenza virus type B and mismatch with the flu vaccine in Spain. Rev Esp Quimioter. 2015;28:39-46.

59. Heikkinen T, Ikonen N, Ziegler T. Impact of influenza B lineage-level mismatch between trivalent seasonal influenza vaccines and circulating viruses, 1999-2012. Clin Infect Dis. 2014;59:1519-24.

60. Blanton L, Alabi N, Mustaquim D, Taylor C, Kniss K, Kramer N, et al. Update: influenza activity in the United States During the 2016-17 season and composition of the 2017–18 influenza vaccine. MMWR Morb Mortal Wkly Rep. 2017;66:668-76.

61. Van Bellinghen L-A, Meier G, Van Vlaenderen I. The potential cost-effectiveness of quadrivalent versus trivalent influenza vaccine in elderly people and clinical risk groups in the UK: a lifetime multi-cohort model. PloS One. 2014;9:e98437.

62. García A, Ortiz de Lejarazu R, Reina J, Callejo D, Cuervo J, Morano Larragueta R. Cost-effectiveness analysis of quadrivalent influenza vaccine in Spain. Hum Vaccines Immunother. 2016;12:2269-77.

63. Webster RG, Govorkova EA. Continuing challenges in influenza. Ann N Y Acad Sci. 2014;1323:115-39.

64. Zost SJ, Parkhouse K, Gumina ME, Kim K, Perez SD, Wilson PC, et al. Contemporary H3N2 influenza viruses have a glyco-

sylation site that alters binding of antibodies elicited by egg-adapted vaccine strains. Proc Natl Acad Sci. 2017;114:12578-83.

65. OMS. Global action plan for influenza vaccines. [Internet]. [Accedido el 26 de marzo de 2019]. Disponible en: https://www.who.int/influenza_vaccines_plan/objectives/en/

66. Hegde NR. Cell culture-based influenza vaccines: a necessary and indispensable investment for the future. Hum Vaccines Immunother. 2015;11:1223-34.

67. Nicolson C, Major D, Wood JM, Robertson JS. Generation of influenza vaccine viruses on Vero cells by reverse genetics: an H5N1 candidate vaccine strain produced under a quality system. Vaccine. 2005;23:2943-52.

68. Kishida N, Fujisaki S, Yokoyama M, Sato H, Saito R, Ikematsu H, et al. Evaluation of influenza virus A/H3N2 and B vaccines on the basis of cross-reactivity of postvaccination human serum antibodies against influenza viruses A/H3N2 and B isolated in MDCK cells and embryonated hen eggs. Clin Vaccine Immunol. 2012;19:897-908.

69. Donis RO, Influenza Cell Culture Working Group, Davis CT, Foust A, Hossain MJ, Johnson A, et al. Performance characteristics of qualified cell lines for isolation and propagation of influenza viruses for vaccine manufacturing. Vaccine. 2014;32:6583-90.

70. Rajaram S, Van Boxmeer J, Leav B, Suphaphiphat P, Iheanacho I, Kistler K. Retrospective evaluation of mismatch from egg-based isolation of influenza strains compared with cell-based isolation and the possible implications for vaccine effectiveness. Open Forum Infect Dis. 2018;5:S69.

71. CDC. Vacunas a base de células contra la influenza. [Internet] [Accedido el 30 de enero de 2019]. Disponible en: https://espanol.cdc.gov/enes/flu/protect/vaccine/cell-based.htm

72. EMA - CHMP. EMA CHMP/641495/2018 - List item CHMP summary of positive opinion for Flucelvax Tetra. [Internet]. [Accedido el 30 de enero de 2019]. Disponible en: http://www.ema.europa.eu/documents/smop-initial/chmp-summary-positive-opinion-flucelvax-tetra_en.pdf/

73. EMA. Flucelvax Tetra, influenza vaccine surface antigen inactivated prepared in cell cultures. [Internet] [Accedido el 30 de enero de 2018]. Disponible en: https://www.ema.europa.eu/medicines/human/EPAR/Flucelvax-tetra

74. Cox MMJ, Izikson R, Post P, Dunkle L. Safety, efficacy, and immunogenicity of Flublok in the prevention of seasonal influenza in adults. Ther Adv Vaccines. 2015;3:97-108.

75. Cox MMJ, Hollister JR. FluBlok, a next generation influenza vaccine manufactured in insect cells. Biol J Int Assoc Biol Stand. 2009;37:182-9.

76. Nobusawa E, Sato K. Comparison of the mutation rates of human influenza A and B viruses. J Virol. 2006;80:3675-8.

77. Schultze V, D'Agosto V, Wack A, Novicki D, Zorn J, Hennig R. Safety of MF59 adjuvant. Vaccine. 2008;26:3209-22.

78. O'Hagan DT. MF59 is a safe and potent vaccine adjuvant that enhances protection against influenza virus infection. Expert Rev Vaccines. 2007;6:699-710.

79. Wilkins AL, Kazmin D, Napolitani G, Clutterbuck EA, Pulendran B, Siegrist C-A, et al. AS03- and MF59-adjuvanted influenza vaccines in children. Front Immunol. 2017;8:1760.

80. Vesikari T, Richardus JH, Berglund J, Korhonen T, Flodmark C-E, Lindstrand A, et al. Immunogenicity and safety of a trivalent inactivated influenza vaccine in children 6 months to 17 years of age, previously vaccinated with an AS03-adjuvanted A(H1N1) Pdm09 vaccine: two open-label, randomized trials. Pediatr Infect Dis J. 2015;34:774-82.

81. Höschler K, Southern J, Thompson C, Warburton F, Andrews NJ, Miller E, et al. Responses to live attenuated influenza vaccine in children vaccinated previously with Pandemrix (ASO3B adjuvanted pandemic A/H1N1pdm09). Vaccine. 2018;36:3034-40.

82. Holland D, Booy R, De Looze F, Eizenberg P, McDonald J, Karrasch J, et al. Intradermal influenza vaccine administered using a new microinjection system produces superior immunogenicity in elderly adults: a randomized controlled trial. J Infect Dis. 2008;198:650-8.

83. Leroux-Roels I, Vets E, Freese R, Seiberling M, Weber F, Salamand C, et al. Seasonal influenza vaccine delivered by intradermal microinjection: a randomised controlled safety and immunogenicity trial in adults. Vaccine. 2008;26:6614-9.

84. Beyer WEP, Palache AM, de Jong JC, Osterhaus ADME. Cold-adapted live influenza vaccine versus inactivated vaccine: systemic vaccine reactions, local and systemic antibody response, and vaccine efficacy. A meta-analysis. Vaccine. 2002;20:1340-53.

85. Garmashova LM, Polezhaev FI, Aleksandrova GI. Cold-adapted strain of A/Leningrad/134/47/57 (H2N2) — a special attenuation donor of live influenza vaccine for children and the isolation of its recombinants. Vopr Virusol. 1984;29:28-31.

86. Alexandrova GI, Maassab HF, Kendal AP, Medvedeva TE, Egorov AY, Klimov AI, et al. Laboratory properties of cold-adapted influenza B live vaccine strains developed in the US and USSR, and their B/Ann Arbor/1/86 cold-adapted reassortant vaccine candidates. Vaccine. 1990;8:61-4.

87. Stöhr K, Bucher D, Colgate T, Wood J. Influenza virus surveillance, vaccine strain selection, and manufacture. Methods Mol Biol Clifton NJ. 2012;865:147-62.

88. OMS. Addendum to the recommended composition of influenza virus vaccines for use in the 2019-2020 Northern hemisphere influenza season. [Internet]. [Accedido el 26 de marzo de 2019]. Disponible en: https://www.who.int/influenza/vaccines/virus/recommendations/201902_recommendation_addendum.pdf?ua=1

89. Kilbourne ED. Future influenza vaccines and the use of genetic recombinants. Bull World Health Organ. 1969;41:643-5.

90. Perdue ML, Arnold F, Li S, Donabedian A, Cioce V, Warf T, et al. The future of cell culture-based influenza vaccine production. Expert Rev Vaccines. 2011;10:1183-94.

91. Tree JA, Richardson C, Fooks AR, Clegg JC, Looby D. Comparison of large-scale mammalian cell culture systems with egg culture for the production of influenza virus A vaccine strains. Vaccine. 2001;19:3444-50.

FUTURAS APROXIMACIONES DE LAS VACUNAS ANTIGRIPALES

Raúl Ortiz de Lejarazu Leonardo,
Silvia Rojo Rello, Iván Sanz Muñoz

FUTURAS APROXIMACIONES DE LAS VACUNAS ANTIGRIPALES

Raúl Ortiz de Lejarazu Leonardo,
Silvia Rojo Rello, Iván Sanz Muñoz

17.1 Introducción

Las vacunas actuales contra la gripe tienen una efectividad subóptima. A pesar de ello, son la medida más eficaz para prevenir las consecuencias graves de las epidemias de gripe en los individuos. Su concepción actual se fundamenta en la producción de anticuerpos frente a la zona inmunodominante de la cabeza de la hemaglutinina (HA), en la que se sitúan los sitios de unión a las células diana. Sin embargo, numerosas circunstancias y condiciones del virus, y de las poblaciones afectadas, así como la tecnología de elaboración y diseño de las vacunas, actúan como factores limitantes para conseguir una efectividad mayor y de más amplio espectro tras la vacunación.

La gran variabilidad genética y antigénica de los virus de la gripe hace necesario una continua vigilancia epidemiológica a través de las redes nacionales e internacionales coordinadas por la Organización Mundial de la Salud (OMS). La deriva antigénica de la gripe se debe a la alta tasa de mutación que genera la aparición de cuasiespecies que se seleccionan a través del paso por individuos infectados, causando las epidemias anuales[1,2]. Esto hace que los virus de la gripe predominantes en una temporada sean ligeramente diferentes a los de la temporada anterior.

Todo esto dificulta que la población pueda ser protegida con una vacuna anual. Las vacunas actuales frente a la gripe se actualizan anualmente para adaptarse a esta deriva antigénica. No obstante, este formato de vacunación requiere mejoras en muchos aspectos.

La globalización, el aumento de la esperanza de vida, la tendencia hacia la medicina personalizada y el riesgo continuo de aparición de nuevos virus de la gripe con potencial pandémico, entre otros factores, hacen necesario buscar nuevos métodos para proteger eficazmente a la población. Los desarrollos de nuevos tipos de vacunas, con nuevas vías de administración o mejoras en el espectro de protección y en la duración de esta, están en constante evolución. En la actualidad existen distintas aproximaciones y desarrollos de vacunas frente a la gripe. Es difícil predecir con certeza cuál será el más eficaz, o qué vacunas serán las que protegerán mejor en el futuro. Las vacunas actuales pueden ser mejoradas, por lo que la OMS ha formulado y priorizado ciertos objetivos para cinco y diez años (años 2022 y 2027) de las que denomina «vacunas de la gripe de siguiente generación»[3]. El objetivo es que tengan una efectividad más prolongada, al menos superior a un año, y por ello, además de su composición y pauta de administración, hay que tener en cuenta la respuesta inmunitaria humana frente a los virus de la gripe, el efecto de las vacunaciones repetidas y el *priming* natural o inducido, junto con la variabilidad del virus.

17.2 Limitaciones de las vacunas actuales

Las vacunas actuales de la gripe presentan limitaciones frente a otras vacunas, desde los sistemas mayoritarios de producción en huevo, que dificultan su escalabilidad y pueden añadir variaciones antigénicas, sobre todo en el subtipo A(H3N2), hasta los derivados de su efectividad. Las limitaciones residen en la efectividad para prevenir la aparición de la enfermedad y limitar la difusión del virus, y en menor medida en el riesgo de complicaciones entre los colectivos de riesgo. Estas limitaciones se deben fundamentalmente a la variabilidad del virus, a una efectividad vacunal baja para el subtipo A(H3N2), en especial en los ancianos, y la evanescencia de la respuesta inmunitaria con el tiempo, más acusada por la senescencia inmunitaria del individuo. En la Tabla 17.1 se muestran las principales limitaciones de las actuales vacunas frente a la gripe y las posibles soluciones[4].

Las vacunas hoy disponibles frente a la gripe inducen anticuerpos neutralizantes preferentemente contra las glucoproteínas de la superficie viral: la HA y la neuraminidasa (NA). La respuesta inmunitaria producida por las vacunas es muy específica de cepa, y la continua deriva antigénica sufrida por es-

Tabla 17.1 Limitaciones de las vacunas actuales y posibles soluciones.

Limitación	Posible solución al problema
Dependencia de los sistemas de producción en huevos embrionados Mutaciones asociadas a la producción de antígenos en huevos embrionados	Producción en cultivo celular Antígenos recombinantes Vacunas sintéticas
Disponibilidad limitada de la vacuna en situaciones de demanda aumentada en el mundo	Transferencia de los métodos de producción de vacunas. Ahorro en el número de dosis mediante la adición de adyuvantes o rutas alternativas de administración que requieran menos dosis inmunizante (vía intradérmica)
Efectividad subóptima en personas ≥65 años e inmunocomprometidos	Incrementar la inmunogenicidad de la vacuna aumentando la dosis de antígeno, añadiendo adyuvantes o sistemas de exposición y vehiculización de los antígenos al sistema inmunitario por rutas alternativas más inmunógenas
Escasa reactividad cruzada intersubtipo e intrasubtipo	Vacunas frente al tallo de la hemaglutinina Vacunas frente a la M2e Vacunas inductoras de respuesta de células Th1 Estrategias de estimulación heterotípica con vacunas estacionales y de reacción cruzada

Adaptada de ref. 4.

tas glucoproteínas hace que la efectividad de la vacunación disminuya mucho si la concordancia entre la cepa vacunal y la circulante es baja. Esta discordancia *(mismatch)* de las cepas vacunales es máxima cuando aparecen nuevos virus, e importante en los años en los que circula un linaje de virus de la gripe B diferente al incluido en la vacuna. Pese a que existen trabajos que demuestran cierto grado de respuesta heterotípica de las vacunas estacionales frente a otros subtipos y cepas de virus de la gripe diferentes de las incluidas en su composición[5-7], esta inmunidad cruzada no es suficiente para ofrecer una protección de amplio espectro a la población. Por ello, es necesario explorar mecanismos que induzcan respuestas de amplio espectro y prolongadas en el tiempo frente a todos los tipos y subtipos de virus de la gripe existentes, y frente a los que se descubran en el futuro.

Otra de las limitaciones de las vacunas actuales es la menor respuesta inmunitaria en ciertas poblaciones de riesgo, como los ancianos, los niños menores de 2 años y las personas inmunocomprometidas. Estos colectivos de riesgo son más propensos a padecer una gripe grave y presentan una mayor mortalidad, por lo que son dianas poblacionales preferentes de la vacunación antigripal. Tanto en los niños menores de 2 años como en los ancianos y las personas inmunocomprometidas, el sistema inmunitario no responde de forma tan eficiente a la vacunación como en los adultos sanos, por lo que es necesario reforzar la inmunización mediante diferentes métodos. En estos casos, es vital aumentar la inmunogenicidad de la vacuna con opciones como mayores dosis de antígeno, el uso de adyuvantes o la posibilidad de otras vías de administración más inmunógenas, como la inoculación intradérmica o mediante parches.

Los sistemas de producción actuales de vacunas frente a la gripe son otra de las limitaciones que hay que tener en cuenta. Estos

sistemas poseen una limitada capacidad de producción en el hipotético caso de una necesidad aumentada debida a una pandemia mundial grave. Las vacunas de la gripe se fabrican mayoritariamente haciendo crecer el virus en huevos embrionados. Esto limita la flexibilidad de la industria para incrementar la cantidad de dosis que puede producir[4], ya que la fabricación de vacunas por este método puede verse afectada por la disponibilidad de huevos embrionados, o por brotes de virus aviares que amenacen la producción global de huevos. Por otra parte, durante el cultivo los virus sufren una deriva antigénica para adaptarse a los receptores de ácido siálico presentes en los huevos embrionados[8]. Estos receptores están próximos a los sitios antigénicos de la proteína HA, lo que en ocasiones se ha traducido en una discordancia parcial entre el virus vacunal y el circulante o salvaje. Esto puede conducir a una escasez de vacunas, en especial en situaciones de pandemia. Las nuevas técnicas de producción, como el cultivo celular, los métodos basados en plantas o las vacunas sintéticas, podrían paliar esta limitación.

La distribución de las dosis de vacuna en la población también puede plantear problemas. En los países de ingresos bajos y medios puede comprometerse la estabilidad térmica de los preparados vacunales y su tiempo de vida útil, lo que hace que puedan perderse muchas dosis de vacuna. El número de vacunas disponibles producidas mediante la tecnología actual también limita su uso. Una posible solución sería la transferencia de la tecnología de producción de vacunas a los países en desarrollo, lo que incrementaría sustancialmente el volumen de dosis producidas y acercaría la distribución a esos países. Para ello es necesario aumentar también la estabilidad de la vacuna y reducir la cantidad de antígeno necesario mediante el uso de dosis menores de antígeno y otros sistemas que potencien la inmunogenicidad, como los adyuvantes[4].

Las limitaciones descritas no son las únicas a las que debe hacer frente la mejora de las vacunas antigripales. La aparición de nuevos virus de la gripe emergentes o reemergentes ha sido una constante desde el pasado siglo, como por ejemplo los virus de la gripe aviar A(H5N1), A(H7N9) y A(H9N2), que han causado casos confirmados en humanos. Esta amenaza continua hace que las nuevas vacunas deban contemplar la protección incluso frente a virus de la gripe que puedan aparecer en el futuro y frente a los que la población humana jamás ha estado en contacto, como sucede con las variantes mayores pandémicas.

17.3 Razones de la necesidad de nuevas vacunas

Las razones sobre la necesidad de nuevos abordajes y diseños para las vacunas de la gripe descansan en dos circunstancias sobre las que el hombre tiene escasa capacidad de influir. Una de ellas es el hecho biológico de que los virus de la gripe tienen un amplio reservorio salvaje, probablemente no desvelado por completo; la otra es la evolución de la demografía mundial, con una tendencia a la superpoblación y el envejecimiento de las poblaciones. La humanidad deberá hacer frente a los virus de la gripe de una forma dinámica que evolucione con ellos, actualizando y adaptando constantemente las vacunas. La gripe y los virus de la gripe están en continuo cambio debido a sus características virológicas[1]. Eventualmente, los virus de la gripe pueden sufrir reordenamientos genéticos y saltos de barrera de especie, dando lugar a las pandemias[9]. En la Tabla 17.2 se exponen las razones por las que los virus de la gripe son de difícil control y erradicación.

La mayoría de las sociedades no están preparadas para combatir la gripe mediante una vacuna con una efectividad media del 40-80% y de aplicación anual. La gripe como zoonosis, con un amplio reservorio animal, permite en ocasiones saltos de barrera de especie del virus, sin llegar a alcanzar contagiosidad interindividual. Este hecho a veces permite la reintroducción de genes de virus animales (generalmente aviares) en virus gripales humanos, originando variantes mayores por reordenamiento genético con potencial pandémico. Sin embargo, el virus de la gripe tipo B, sin relación antigénica con el tipo A y sin capacidad de producir pandemias, hace necesario que las futuras vacunas antigripales induzcan inmunidad frente a ambos tipos. Desde un punto de vista conceptual, el virus de la gripe tipo B es el único que en teoría podría ser erradicado, al ser un virus exclusivamente humano sin reservorio animal.

Tabla 17.2 Factores y circunstancias que impiden la erradicación de la gripe[10].

• Zoonosis con amplio reservorio animal.
• Salto de barrera de especie.
• Existencia de distintos virus de tipo A y B sin relación antigénica.
• Inmunidad natural específica de cepa y, mucho menor, de subtipo.
• Alta contagiosidad.
• Necesidad de vacuna anual.
• Senescencia inmunitaria en el huésped humano.

Los cambios poblacionales del planeta añaden importancia a la elaboración de vacunas más eficaces y duraderas. La estructura poblacional ha experimentado cambios notables desde hace más de 70 años[11-13]. La elevada proporción de individuos adultos y ancianos que se estima que vivan en el futuro hará que aumente la prevalencia de personas con enfermedades crónicas. La OMS ha advertido sobre la gravedad de la disminución de las coberturas de vacunación contra la gripe en estos grupos de población. A pesar de que las previsiones sostienen que la proporción de individuos jóvenes y niños disminuirá en los países de altos ingresos, será imprescindible vacunar también a estos grupos de población, no solo porque actúan como reservorio activo del virus, sino porque una sociedad envejecida y con bajas tasas de natalidad debe proteger a todos sus individuos. Por ello, actualmente algunos países desarrollados, como los Estados Unidos y Canadá, ya cuentan con una indicación vacunal universal[14,15], lo que probablemente termine aceptándose en la mayoría de los países.

La inmunosenescencia de los individuos, que se acentúa sobre todo a partir de los 80-85 años de edad, es otro de los factores que limitan la respuesta a las vacunas de la gripe actuales[16,17].

Las futuras vacunas de la gripe deberán poder ser utilizadas frente a una amenaza pandémica, y no solo frente a la gripe estacional. En el año 1900, la población mundial era de unos 1600 millones de personas, mientras que en el año 2019 es de unos 7500 millones. En poco más de un siglo se ha cuadruplicado la población mundial. La gripe como enfermedad estacional, periódica y de elevada morbilidad, causa un aumento del gasto en recursos sanitarios que debe ser minimizado. En este contexto se requieren procesos de fabricación que permitan un ágil escalado en la producción, de manera que puedan distribuirse y administrarse vacunas ante el riesgo de una pandemia.

Por otra parte, los cambios demográficos de la población mundial también tienen repercusión sobre nuestra relación con los virus de la gripe y sus posibilidades de difusión. La mayor movilidad de las personas y los cambios agrícolas pueden influir en las posibilidades biológicas del virus de la gripe, facilitando las oportunidades de salto de barrera de especie. La necesidad de un mayor aporte proteico en la alimentación por el aumento de la población ha facilitado la aparición de zoonosis aviares por virus de la gripe en forma de brotes de casos en humanos[18]. El universo de probabilidades de adaptación al ser humano de estos virus aumenta, y con ello el riesgo de una pandemia (Tabla 17.3). Dado que la respuesta frente a una pandemia futura reside, entre otras cosas, en la capacidad de producir una vacuna a tiempo, un descenso de las coberturas actuales pone en riesgo afrontar aumentos de la demanda en casos de pandemia, ya que la producción de vacuna pandémica está vinculada a la de la vacuna estacional.

17.4 Objetivos y retos de los nuevos diseños de vacunas de la gripe

Los objetivos de los futuros diseños de vacuna antigripal tienen que superar las limitaciones y los retos antes comentados. Para paliar todos estos hándicaps de las vacunas actuales es necesario mejorar aspectos concretos de la respuesta inmunitaria, y cuestiones técnicas y estratégicas. El objetivo en cuanto a la respuesta inmunitaria es poder reducir la frecuencia en la vacunación gracias a formulaciones mucho más eficaces y efectivas, que puedan inducir respuestas más amplias y duraderas frente a tipos y subtipos diferentes de virus de la gripe. Además, esta respuesta inmunitaria debe ser lo más completa posible, y lo que es más difícil, distinta de la respuesta natural que, como se sabe, es preferentemente específica de cepa y en algunos casos de subtipo.

Tabla 17.3 Cambios en la demografía mundial que hacen necesarias nuevas vacunas de la gripe.

Característica	Cambio	Riesgo
Mayor necesidad de alimentos	Uso indiscriminado de suelo para agricultura y ganadería	Saltos de barrera de especie de virus de la gripe A
Urbanismo y modo de vida	Aumento de la concentración y de la densidad urbana	Facilitación de la posible adaptación humana de virus de la gripe
Flujos migratorios	Intercambio poblacional continuo entre territorios	Importación de virus de la gripe foráneos
Medios de transporte masivos	Rapidez y frecuencia del transporte	Transmisión fácil y rápida de virus de la gripe entre zonas distantes
Cambio climático	Aumento de la temperatura global y cambio de hábitat de ciertas especies	Aparición de movimientos migratorios de animales reservorio

Entre las necesidades estratégicas y técnicas, el aspecto principal es incrementar la capacidad de fabricación de las vacunas antigripales mediante mejoras en la tecnología para adecuarse a la demanda de vacunas, así como aumentar la flexibilidad en su producción (Figura 17.1).

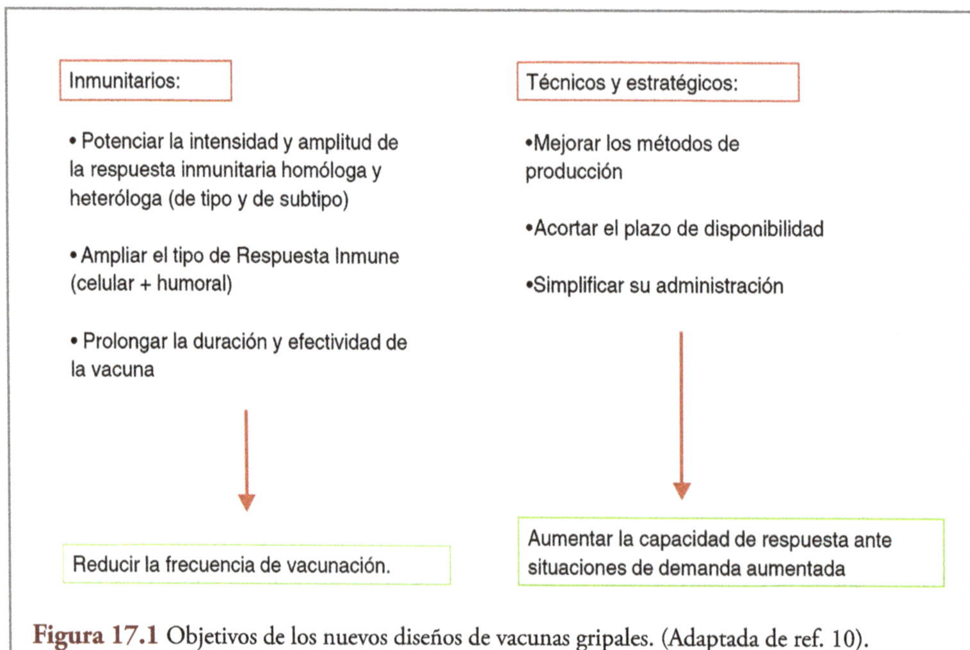

Figura 17.1 Objetivos de los nuevos diseños de vacunas gripales. (Adaptada de ref. 10).

Las circunstancias clínico-epidemiológicas asociadas a la gripe son únicas y confieren peculiaridades irrepetibles tanto a la formulación de la vacuna como al hecho de la vacunación en sí. Cualquier vacuna con semejantes condicionantes, complejidad y limitaciones en su fabricación y aplicabilidad probablemente no tendría la difusión que tienen las vacunas contra la gripe. Sin embargo, la enorme morbilidad de la gripe, el gran potencial de alteración social que suponen las epidemias anuales y su impacto sobre la mortalidad general justifican por sí mismos la existencia de una vacuna que presenta las limitaciones expuestas. Aunque la vacuna de la gripe es la medida sanitaria más eficaz para prevenir la gripe epidémica o pandémica, su concepción básica tiene más de 70 años y son necesarias mejoras, que en los últimos años ya se han ido produciendo, pero que no han dado lugar a una vacuna ideal o universal contra la gripe[10]. Las características deseables para una vacuna antigripal ideal o casi ideal se muestran en la Tabla 17.4.

La respuesta inmunitaria del individuo frente a la gripe no se conoce en sus aspectos más finos: la equiparación entre anticuerpos neutralizantes e inhibidores de la HA, el papel de otros anticuerpos en la respuesta adaptativa, el alcance de la inmunidad celular, las respuestas cruzadas o heterólogas intersubtipo e intrasubtipo, o entre variantes menores de un mismo subtipo, etc., son aspectos que deben entenderse por completo para lograr diseñar vacunas de la gripe mejores que las actuales y más cercanas a ese diseño ideal. La demostración de que las células plasmáticas de algunos individuos pueden generar anticuerpos frente a todos los subtipos de HA conocidos abre grandes posibilidades de lograr respuestas más amplias con vacunas distintas de las actuales[19,20]. De la misma forma, algunos trabajos han apuntado hacia una respuesta modificada frente a algunos subtipos tras vacunaciones repetidas[21,22].

Aumentar la capacidad de la vacuna antigripal para generar una respuesta de amplio espectro frente a todos los tipos y subtipos de virus de la gripe es uno de los principales objetivos de mejora. En este sentido, existen actualmente diferentes aproximaciones para lograr esa respuesta universal. Hace algo más de dos décadas se iniciaron experimentos con otras dianas diferentes de la HA para fabricar una vacuna antigripal que se aproximara lo más posible a una vacuna universal, que no

Tabla 17.4 Características que debe cumplir una vacuna contra la gripe casi ideal[10].

• Producción y disponibilidad flexible.
• Segura y bien tolerada.
• Inmunógena con dosis bajas de antígeno.
• Respuesta inmunitaria amplia con protección cruzada frente a la deriva antigénica (variantes menores).
• Respuesta heterosubtípica.
• Protectora frente a la enfermedad grave.
• Persistencia de la respuesta inmunitaria durante años.
• Aplicable en diferentes edades y condiciones clínicas.
• Coste-eficaz.

quedara desfasada por las variaciones estacionales y pandémicas del virus. Algunas de estas aproximaciones utilizan como antígenos proteínas muy conservadas, como la región M2e de la proteína M2, proteínas internas del virus, como la proteína M1, y otras proteínas como las pertenecientes al complejo de la polimerasa (PB1, PB2) o la nucleoproteína (NP)[10]. Estas dianas buscan respuestas menos específicas de cepa y más específicas de tipo y de subtipo. Estas aproximaciones se basan en que dichas estructuras proteicas están muy conservadas en los virus A y B, su deriva antigénica es mucho menor que la de la HA y estimulan mejor que esta la respuesta inmunitaria celular, base de una respuesta sólida y amplia. Además de las dianas mencionadas, se están ensayando otras combinaciones antigénicas elaboradas en forma de virus quimera que incorporan epítopos conservados del tallo de la HA de distintos subtipos, y aproximaciones de vacunación mediante ácidos nucleicos del virus y tecnología COBRA (*Computationally Optimized Broadly Reactive Antigen),* entre otros métodos.

17.5 Objetivos de la Organización Mundial de la Salud para las futuras vacunas de la gripe

La OMS ha determinado que las vacunas de la gripe deben ser seguras y bien toleradas, y tienen que prevenir la gripe grave y proporcionar protección durante todo el año. Deben poder utilizarse tanto en países de altos ingresos como en aquellos de bajos y medianos ingresos[3]. Las vacunas actuales frente a la gripe no cumplen suficientemente con estos objetivos, y por tanto es necesaria su mejora.

Las nuevas vacunas deben proporcionar una amplia protección frente a muchos virus de la gripe diferentes para obviar la necesidad de cambiar la formulación vacunal, facilitando la prevención de la enfermedad[3]. La vacuna protege individuos y poblaciones, por lo

que la indicación universal es el objetivo final de las futuras vacunas de la gripe. Para lograr estos objetivos, en agosto de 2016 la OMS formuló una serie de requerimientos regulatorios y directrices para el desarrollo de las vacunas de la gripe de siguiente generación[3]:

- Objetivos para el año 2022: se propusieron para evaluar si las características y la flexibilidad en el uso de las vacunas antigripales actuales y las tecnologías de fabricación pueden estar alineadas con los objetivos de salud pública globales establecidos. El objetivo para el año 2022 es aumentar la protección frente a las cepas circulantes respecto a las vacunas no adyuvadas, y la protección frente a la gripe grave durante al menos un año en grupos de alto riesgo en países con rentas bajas y medias.

- Objetivos para el año 2027: se propusieron para promocionar la investigación y el desarrollo de nuevos productos que estén alineados con los objetivos de salud pública globales requeridos. Los objetivos para el año 2027 son que las futuras vacunas estén diseñadas con potencial para proteger frente a la gripe grave durante al menos 5 años y que estén disponibles para grupos de alto riesgo en los países con rentas bajas y medias.

Algunas de las vacunas atenuadas y adyuvadas actuales son parcialmente capaces de producir respuestas para cumplir los objetivos del año 2022. De hecho, las vacunas atenuadas son las preferidas en algunos países para proteger a los niños mayores de 2 años[23]. El uso de adyuvantes y de altas dosis de antígeno en las vacunas puede ser otro de los desarrollos para lograr aumentar la respuesta inmunitaria y que esta sea de mayor espectro, sobre todo para ciertos grupos de riesgo, como los mayores de 65 años[24]. Sin embargo, tanto las vacunas atenuadas como las vacunas adyuvadas solo están destinadas a ciertos grupos de edad y todavía no se aplican a los menores de 2 años, por lo que actualmente no cumplen los objetivos globales de la OMS para 2022.

Las vacunas actuales se encuentran aún lejos de los objetivos establecidos para el año 2027. Dichas vacunas inducen específicamente anticuerpos neutralizantes frente a la cabeza de la HA, los cuales son muy específicos de cepa, por lo que ofrecen muy poca protección cruzada frente a variantes menores estacionales y tampoco frente a variantes mayores o pandémicas[3]. Los objetivos para el año 2027 van a requerir vacunas que sean capaces de inducir respuestas humorales y celulares dirigidas frente a epítopos conservados y compartidos por muchos virus de la gripe diferentes, en lugar de dirigidos a las proteínas y las regiones inmunodominantes, más sujetas a la variabilidad antigénica.

17.6 Futuras aproximaciones hacia vacunas de amplio espectro y vacunas universales frente a la gripe

17.6.1 Estrategias de producción de las futuras vacunas frente a la gripe

Uno de los objetivos futuros de las vacunas antigripales es que su producción sea más rápida, más flexible en la cantidad producida y más concordante con las cepas salvajes circulantes. Entre las futuras vacunas, se describen en este apartado algunas que son actualmente objeto de experimentación en ensayos con humanos y podrían aparecer en el mercado a corto plazo.

Desde al año 2000 hasta el año 2019 se han llevado a cabo más de 700 ensayos clínicos con vacunas frente a virus estacionales y más de 600 con vacunas frente a virus con

potencial pandémico, como A(H5N1) o A(H7N9)[25]. La gran mayoría de estos ensayos clínicos se están realizando con tecnologías de producción de vacuna similares a las ya utilizadas en las vacunas aprobadas por los organismos internacionales. Es el caso de las vacunas de partículas similares a virus (VLP, *Virus-Like-Particles*), subunidades del virión inactivadas o vacunas vivas atenuadas. Sin embargo, tan solo un número limitado de estos estudios se está realizando actualmente en humanos. Dichos estudios se centran en parámetros de la inmunidad y la seguridad de las vacunas usando nuevas tecnologías de fabricación, como las vacunas recombinantes, las vacunas ADN o las vacunas basadas en péptidos. En el año 2017, 27 estudios clínicos se encontraban evaluando estas nuevas vacunas frente a virus estacionales y 51 frente a virus con potencial pandémico, la mayoría de ellos de fase I y II en humanos.

La mayor parte de la experimentación realizada en nuevas vacunas frente a la gripe busca diseños enfocados en la protección de amplio espectro frente a la mayoría de los subtipos y tipos de virus de la gripe[26]. Sin embargo, muchos de estos estudios se encuentran en fases muy preliminares de investigación, pues se han realizado ensayos *in vitro* o *in vivo* en modelos animales. Existen en la actualidad algunas vacunas que tienen un horizonte de utilización mucho más próximo (1-5 años), como las de autoadministración en parche. Estas vacunas en parche se encuentran en fase I de estudio en humanos y tienen muchas ventajas, como por ejemplo la posible autoadministración, la mejor aceptación de las personas debido a no precisar el uso de aguja para su administración y la posibilidad de ser transportadas y almacenadas a temperatura ambiente[27].

Sin embargo, la mayor parte de las estrategias de las futuras vacunas antigripales tienen un horizonte mayor, de 5 a 10 años, y persiguen el objetivo común de inducir una respuesta inmunitaria en la que participen tanto la inmunidad celular como la humoral, haciendo que la respuesta sea duradera y específica tanto de cepa como de tipo y subtipo. En la Figura 17.2 se muestran las futuras estrategias de vacunación y protección frente a la gripe para inducir respuestas inmunitarias cruzadas y de amplio espectro.

17.6.2 Vacunas basadas en el tallo de la hemaglutinina (HA2)

La HA es una glucoproteína homotrimérica que posee dos dominios diferentes: HA1 y HA2. El precursor de estos dos dominios es HA0, que es la proteína en estado nativo inactiva. Esta proteína necesita ser escindida por proteasas presentes en el hospedador para poder activarse hasta una configuración que presente las dos subunidades en la forma infecciosa de la HA (Figura 17.3).

La subunidad HA1 es la cabeza globular, en la que se sitúa el sitio de unión al ácido siálico de la célula hospedadora. Es la que posee mayor capacidad antigénica, pues presenta cinco sitios antigénicos clásicos denominados A, B, C, D y E[29]. Por el contrario, la subunidad HA2 o tallo se inserta parcialmente en la bicapa lipídica del virión. Debido a su mayor exposición al sistema inmunitario, la HA1 posee una variabilidad mayor que la HA2. Esta presenta una estructura más conservada que la HA1 en todos los subtipos de virus de la gripe A[30], tanto en los del grupo 1 como en los del grupo 2. Las vacunas orientadas a la generación de anticuerpos frente al tallo de la HA pueden tener potencial para inducir protección frente a todos los subtipos de HA presentes en la actualidad, e hipotéticamente podrían proteger frente a virus de la gripe emergentes. Este efecto se conoce como protección cruzada o protección heterotípica de amplio espectro o intersubtípica, ya que afecta a todos los subtipos de virus de la gripe A (H1-H18).

El interés por utilizar una zona conservada, como el tallo de la HA, para la inmunización frente a la gripe comenzó en 1983, cuando se describieron los primeros anticuerpos dirigidos frente a la HA2[31]. En 1993 se descubrió el anticuerpo C179 que reconocía un epítopo conservado que estaba presente en el tallo de la HA de varios subtipos[32], lo que abría la exploración de otras regiones dentro de esta subunidad de la HA que pudieran ser utilizadas para

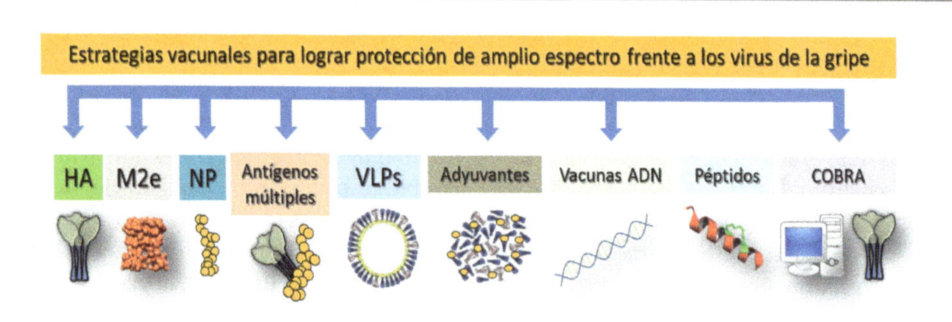

Figura 17.2 Futuras aproximaciones vacunales para lograr una protección de amplio espectro frente a los virus de la gripe. COBRA: *Computationally Optimized Broadly Reactive Antigen*; HA: hemaglutinina; M2e: porción externa de la proteína matriz M2; NP: nucleoproteína; VLP: *Virus Like Particle*. (Adaptada y modificada de ref. 28).

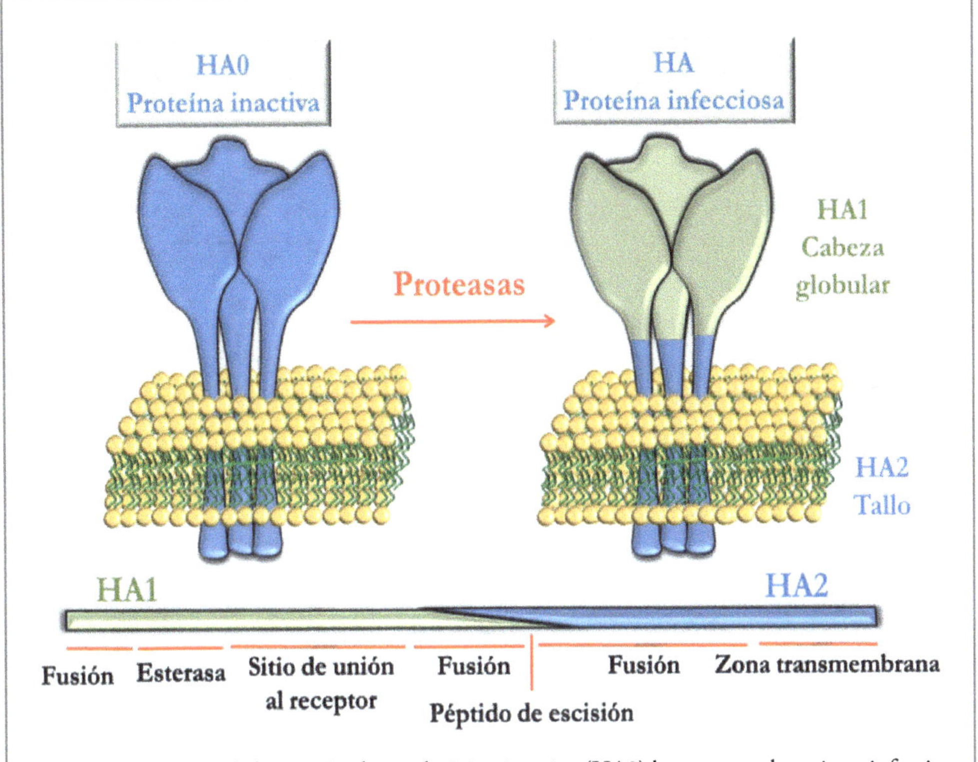

Figura 17.3 Escisión de la proteína hemaglutinina inactiva (HA0) hasta su modo activo e infeccioso en dos subunidades: cabeza globular (HA1) y tallo (HA2).

inmunizaciones de amplio espectro. Actualmente se han descrito varios anticuerpos capaces de reconocer HA del grupo 1[33], del grupo 2[34], de ambos grupos de la gripe A[35], de ambos linajes de gripe B[36] o incluso de ambos tipos de gripe[36].

17.6.2.1 Inmunización con hemaglutininas quiméricas

Otra de las aproximaciones más prometedoras es la vacunación con HA quiméricas[37]. En este sistema, probado en modelos murinos, se inmuniza a los animales con una pauta secuencial. En primer lugar se inmuniza con una HA completa de un subtipo estacional (como H1 o H3), lo que genera una respuesta humoral mayor frente a la cabeza globular (subunidad HA1) que frente al tallo (subunidad HA2) debido a su mayor capacidad inmunógena (Figura 17.4). Posteriormente se vuelve a inmunizar al animal con una HA quimérica, que tenga una cabeza globular HA1 procedente del subtipo H5, y un tallo o HA2 procedente del subtipo estacional H1 o H3. Esto genera un refuerzo de la inmunidad frente al tallo de la HA que induce una mayor producción de anticuerpos específicos frente al tallo. En una tercera inmunización, el animal es inmunizado de nuevo con una HA quimérica con una cabeza globular procedente de un subtipo H6 y un tallo procedente de nuevo de un subtipo estacional H1 o H3. Esta tercera inmunización produce un nuevo efecto *booster* frente al tallo de la HA, lo que induce una potente producción de anticuerpos específicos frente

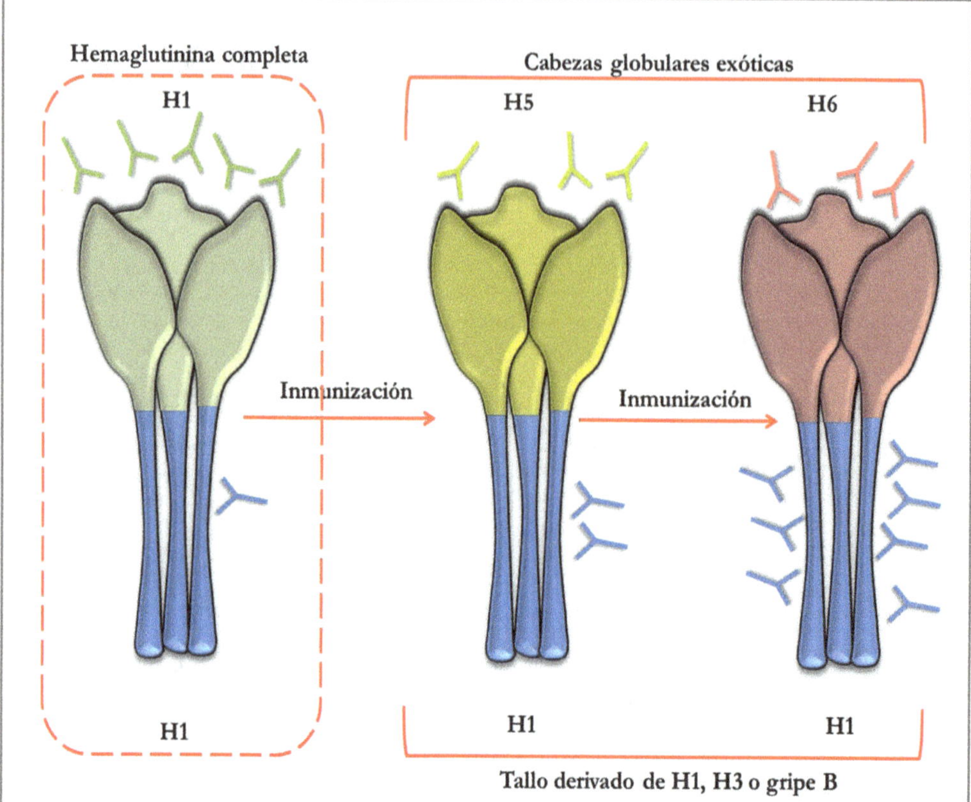

Figura 17.4 Aproximación a la vacunación universal utilizando vacunas con hemaglutininas quiméricas. (Adaptada de ref. 37).

al tallo, que es la zona más conservada de esta glucoproteína, además de anticuerpos frente a la cabeza globular del subtipo correspondiente. También puede realizarse el mismo esquema con tallos y cabezas de la HA del tipo B.

El objetivo de estas vacunaciones seriadas con HA quiméricas es producir una potente respuesta humoral frente a la zona conservada del tallo, obteniendo así anticuerpos capaces de reconocer cualquier HA de los dos grupos antigénicos de las 18 HA existentes.

17.6.2.2 Inmunización con hemaglutininas truncadas sin cabeza globular

Otra aproximación más refinada de la anterior es el uso de HA truncadas. Se han experimentado distintos métodos para eliminar la cabeza de la HA del tallo, permitiendo el uso de este sin el estímulo antigénico de la cabeza globular. Uno de estos métodos se basa en la producción de moléculas de HA truncadas por la transfección de la parte HA2 del gen de la HA en baculovirus. Mediante la infección de líneas celulares de insecto se producirán las HA truncadas, en las que solo estará presente el dominio del tallo[38].

Una vez obtenidos, los tallos de HA pueden ser vehiculizados en partículas parecidas a virus (VLP), dando lugar a partículas enriquecidas con esas proteínas que son poco accesibles inmunológicamente en la estructura salvaje del virus de la gripe. Algunos trabajos han demostrado que esta aproximación produce respuestas heterotípicas de anticuerpos en modelos murinos capaces de proteger frente a varios subtipos de HA, sobre todo en los animales que habían recibido al menos dos dosis de la vacuna[38].

17.6.3 Vacunas basadas en la proteína M2

La proteína M2 es la tercera glucoproteína de la membrana de los virus de la gripe. Forma un canal iónico por el que penetran hidrogeniones al interior del virus, hecho indispensable para la decapsidación del virión en la célula hospedadora y la salida del material genético al citosol. Esta proteína está mucho más conservada filogenéticamente que otras proteínas del virus, como la HA y la NA. Posee una región que sobresale por el exterior de la membrana de envoltura del virión, denominada M2e (ectodominio M2e), que está bastante conservada en diferentes subtipos de virus de la gripe A (Figura 17.5). Los 10 primeros aminoácidos de este ectodominio son idénticos para H1, H3, H5 y H7, por lo que las vacunas basadas en esta proteína son potenciales candidatas para inducir respuestas de amplio espectro[28].

Una de las limitaciones de estas vacunas es que los anticuerpos frente a M2e no son suficientes para prevenir la infección por virus de la gripe, pero sí son unos de los principales implicados en el aclaramiento del virus a través de mecanismos de citotoxicidad dependientes de anticuerpos[40]. Un inconveniente es la escasa accesibilidad a esta proteína por parte de los anticuerpos, ya que se encuentra tapada por las espículas de HA y NA, lo cual,

unido a su pobre inmunogenicidad, precisa un tratamiento especial. Por ello, también se ha vehiculizado en VLP para aumentar su antigenicidad y su inmunodominancia.

Las vacunas basadas en la proteína M2 son un interesante diseño para el desarrollo de vacunas de amplio espectro frente a la gripe, aunque necesita más investigación en humanos para determinar su impacto real. La proteína M2 es poco inmunógena, por lo que debería producirse en grandes cantidades y asociarla a un transportador *(carrier)* inmunológico. Hasta la fecha, la mayoría de los experimentos se han realizado en modelos animales, por lo que su reproducibilidad en humanos es aún desconocida.

17.6.4 Vacunas basadas en la nucleoproteína

La NP es otro de los objetivos en el diseño de vacunas universales, debido sobre todo a que es una estructura muy conservada en todos los virus de la gripe A[41]. Esta proteína se encarga de la encapsidación del genoma de los virus de la gripe, y en torno a un 90% de su estructura es igual en todos los subtipos. La NP es además la proteína más abundante en el virión y la que se expresa en mayor cantidad en el interior de las células infectadas, lo que puede facilitar la respuesta inmunitaria celular que aparece tras la infección natural.

La homología en la secuencia de aminoácidos de la NP entre los subtipos A(H1) y A(H3) es aproximadamente del 90%, a pesar de que estos virus son de grupos filogenéticos diferentes (grupos 1 y 2, respectivamente)[42]. Esta homología es mucho menor entre los virus de la gripe A y B, en torno al 36% de su secuencia aminoacídica[43]. Debido a este alto grado de homología entre la proteína NP de los virus de la gripe A, la respuesta inmunitaria inducida por esta proteína muestra

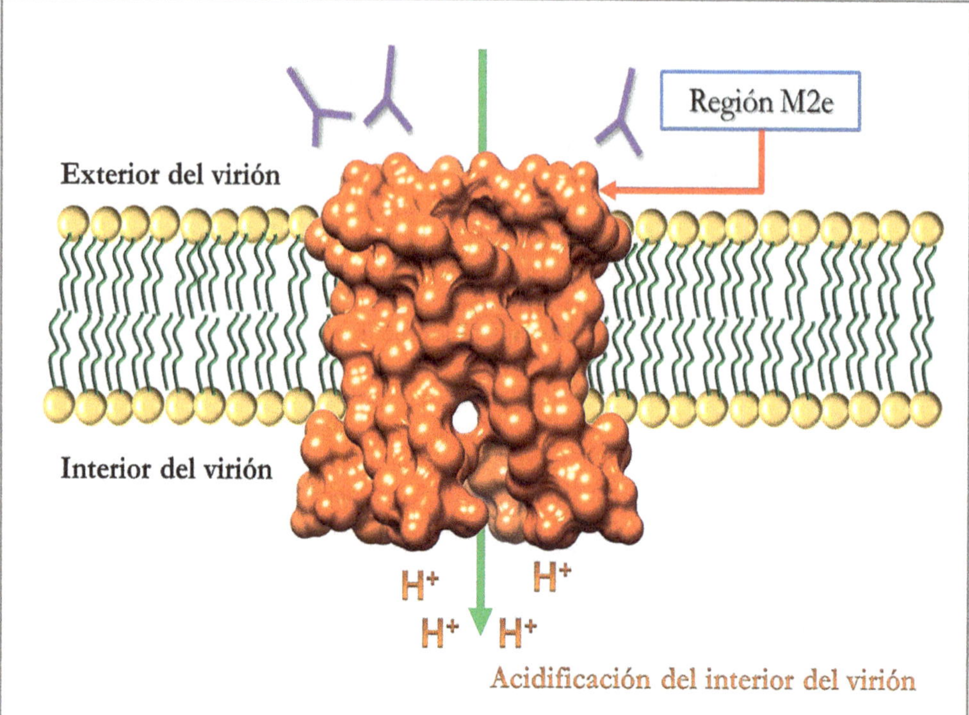

Figura 17.5 Proteína M2 y región conservada M2e, posible diana de las futuras vacunas de amplio espectro frente a esta proteína. (Modificada de ref. 39).

reacciones cruzadas muy interesantes. Esta respuesta cruzada dependiente de las células T-CD8 tiene un gran potencial para reducir el impacto de la gripe pandémica, y hace que estas vacunas sean buenas candidatas para los objetivos futuros frente a nuevos virus de la gripe emergentes[28]. Este tipo de vacunas están actualmente en investigación en modelos animales, en los cuales se ha observado un cierto grado de respuesta cruzada. Es necesario realizar más ensayos para definir las dosis y las pautas, y aumentar la respuesta antes de poder ser aplicadas en humanos.

Desde los años 1980 se han probado diferentes estrategias para vehiculizar la NP en las vacunas antigripales, desde la inclusión directa del antígeno en la formulación de la vacuna hasta vacunas de ADN y vectores recombinantes[26]. Una de las estrategias para el uso de este tipo de vacunas es realizar una primera inmunización con una vacuna de ADN inductora de la NP, y posteriormente un *boosting* con un vector viral recombinante que codifique la misma proteína[44]. En modelos animales se ha observado que este tipo de estrategia provoca una mayor respuesta humoral y de células T que en los animales inmunizados solo con la vacuna de ADN[45]. Otras estrategias evaluadas para incrementar la inmunogenicidad de estas vacunas contemplan el uso de adyuvantes, algunos de los cuales inducen una atracción química de las células presentadoras de antígeno además de su estimulación. En el caso de las vacunas basadas en la NP, para generar una inmunidad correcta deben incluirse proteínas NP de virus del tipo A y del tipo B.

17.6.5 Vacunas de antígenos múltiples

Las vacunas de dianas multivalentes o polivalentes son aquellas en las que hay dos o más dianas antigénicas de virus de la gripe en la misma vacuna. Este tipo de vacunas pueden llevar HA, NA, M1, M2 o incluso NP de diferentes subtipos de virus de la gripe A. Se ha observado que el uso de estas vacunas frente a virus de gripe aviar en modelos animales genera protección no solo frente a los virus incluidos en la vacuna, sino también protección heterosubtípica frente a otros virus[46]. Algunos estudios han demostrado que este tipo de vacunas multivalentes son capaces de inducir una buena respuesta humoral y celular frente a diferentes subtipos de virus de la gripe mediante respuestas homólogas y heterólogas. Sin embargo, de momento estas vacunas tienen una aplicabilidad limitada porque no parecen ser capaces de producir inmunización frente a todos los subtipos de virus de la gripe existentes. Su utilidad podría residir en la combinación con otras pautas o estrategias de vacunación diferentes.

17.6.6 Vacunas de partículas similares a virus

Las VLP son estructures orgánicas macromoleculares no infecciosas derivadas de una estructura viral autoensamblada[28]. Estas partículas presentan los antígenos en su superficie imitando la estructura de los viriones, pero sin el material genético viral en su interior. Dada su apariencia estructural de virus, son una forma prometedora para vehiculizar proteínas inmunógenas del virus en concentración y disposición adecuadas, presentándolas de una manera eficiente al sistema inmune[47]. Una de las principales ventajas de las VLP es que no contienen genoma del virus, y por tanto no son infectantes ni infecciosas, representando una aproximación muy segura. Las proteínas del virus son ancladas en la superficie de la VLP sin ninguna modificación, imitando la conformación nativa de los viriones salvajes.

Las VLP son muy eficaces en la estimulación de las células presentadoras de antígeno, así como para inducir respuestas celulares de linfocitos T y B[48]. Cuanto mayor sea la similitud entre la VLP y el virión original, mayor será la inducción de linfocitos T-CD4 y de linfocitos T citotóxicos[49]. Además, esta tecnología permite mostrar antígenos poco accesibles en el virión salvaje, dirigiendo así la respuesta inmune hacia proteínas más conservadas y menos inmunodominantes. Por ejemplo, si las VLP solo contienen proteínas M2, estas no estarán enmascaradas por la HA ni por la NA, lo que favorecerá su acceso y presentación al sistema inmunitario.

Las vacunas tipo VLP con HA de H5N1, H7N2 y H2N3 en su estructura son capaces de generar protección homóloga frente a los subtipos H5, H7 y H2 en modelos animales[50]. Sin embargo, esta respuesta no está limitada al mismo subtipo con el que se vacuna, sino que ofrece protección cruzada frente a otros subtipos si además se incluyen proteínas muy conservadas, como la M2e o la NP. Esta tecnología permite también realizar vacunaciones seriadas con diferentes vacunas con el fin de mejorar la inmunización final. Así, se ha observado que la vacunación inicial con una vacuna de ADN de HA del subtipo H5N1 y un recuerdo posterior con una vacuna de VLP puede generar una respuesta heteróloga en ratones capaz de reconocer todos los clados y subclados del subtipo H5N1[51]. La eficacia de este tipo de vacunas también se ha observado *in vitro* en linfocitos T-CD8 humanos frente al subtipo A(H1N1) pdm09 y frente al virus aviar A(H7N9)[52,53].

17.6.7 Incremento de la inmunogenicidad mediante adyuvantes

Los adyuvantes se han incluido en las vacunas frente a la gripe desde hace tiempo, sobre todo en las destinadas a grupos de riesgo que necesitan potenciar la respuesta inmune[24]. Continuamente se estudian nuevos compuestos que puedan ser utilizados para mejorar la inmunogenicidad de las vacunas.

Uno de los grandes desafíos a los que se enfrenta la vacunación antigripal es el equilibrio entre la inmunogenicidad y la tolerabilidad a las vacunas. Cuanto más parecida es la composición de una vacuna al virus salvaje, mayor capacidad inmunógena tiene, pero también mayor reactogenicidad en la persona que la recibe. En los virus salvajes, al igual que en cualquier microorganismo, existen unos dominios antigénicos, denominados patrones moleculares asociados a patógenos (PAMP, *Pathogen-Associated Molecular Patterns*), que permiten al sistema inmunitario del huésped detectar al microorganismo mediante varios receptores de reconocimiento de dichos patrones (PRR, *Pattern Recognition Receptors*)[54]. El sistema inmune innato posee tres clases distintas de PPR capaces de reconocer los PAMP de los virus de la gripe. Estos patrones de reconocimiento se van perdiendo a medida que las vacunas se hacen más complejas y utilizan cada vez componentes más pequeños y unitarios del virus, lo que se traduce en una menor inmunogenicidad y una mayor tolerabilidad. Así, las infecciones naturales inducen una protección muy elevada, pero la tolerabilidad del individuo es muy baja. La inmunogenicidad disminuye a medida que el individuo se ve expuesto a antígenos cada vez más procesados, pero a cambio de ganar en tolerabilidad. Así, las vacunas vivas atenuadas son menos inmunógenas que la infección natural, pero mucho mejor toleradas, seguidas de las de virus inactivados, las fraccionadas y las de antígenos purificados (Figura 17.6).

El uso de adyuvantes en las vacunas de la gripe persigue, en primer lugar, incrementar la inmunogenicidad de epítopos subdominantes o poco expuestos en el virión. En segundo lugar, con adyuvantes adecuados se puede am-

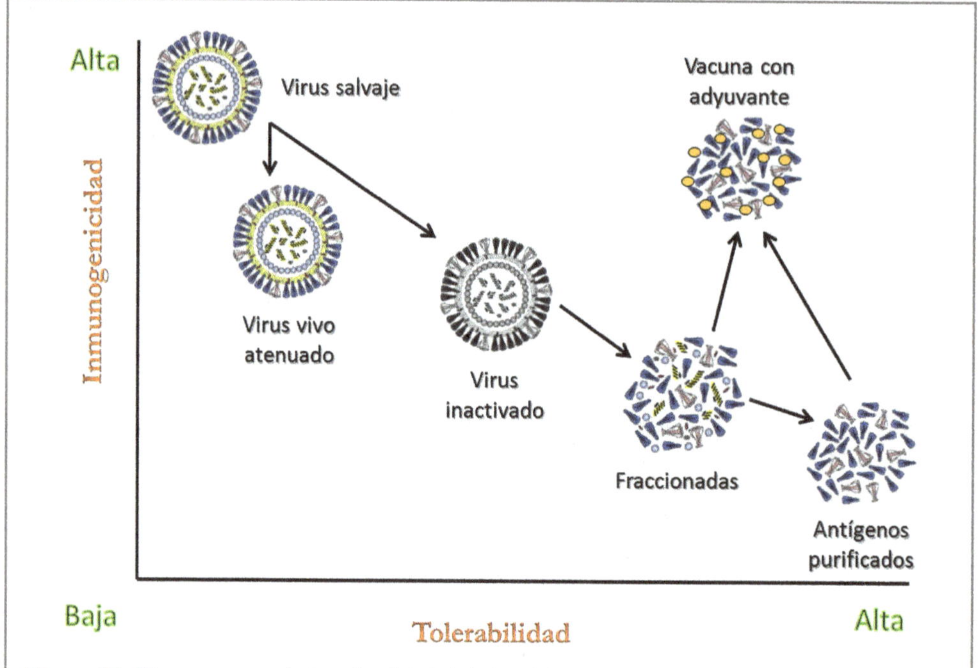

Figura 17.6 Inmunogenicidad y tolerabilidad de los diferentes tipos de vacunas de la gripe y de la exposición al virus salvaje. (Adaptada de ref. 55).

pliar la respuesta heterotípica o cruzada frente a variaciones que puedan afectar a la diana original (mutantes de escape, variantes menores, etc.). Y por último, los adyuvantes pueden ayudar a reducir la cantidad de antígeno por dosis, con el consiguiente incremento de la capacidad de producción de vacunas en caso de pandemia.

El uso de adyuvantes es uno de los logros más satisfactorios de la última década para lograr una vacunación de alta eficacia, ya que, por una parte, aumenta la inmunogenicidad con respecto a las vacunas de subunidades o de antígenos purificados, y por otra, no se modifica la tolerabilidad[56]. La administración de vacunas de la gripe con adyuvantes es una aproximación muy útil para inducir cierta protección cruzada frente a las variaciones antigénicas menores de virus de la gripe de los mismos subtipo y linaje[57]. Algunos de los adyuvantes más utilizados y otros en desarrollo se muestran en la Tabla 17.5.

Tabla 17.5 Adyuvantes usados y otros en estudio para las vacunas antigripales[56].

Tipo de adyuvante	Ejemplos
Emulsiones de aceite en agua	• MF59*
	• AS03*
	• AF03**
	• CoVaccine HT™**
Saponinas y glucolípidos	• QS-21***
	• ISCOMATRIX®***
	• Alpha-GalCer (alfa-galactosilceramida)**
Liposomas neutrales	• Virosomas*
	• CCS *(ceramide carbamoyl-spermine)***
	• CAF01 *(cationic liposomes and synthetic mycobacterial cord factor)***
	• Vaxfectin®***
Toxinas y componentes bacterianos	• Toxina del cólera**
	• Enterotoxina lábil de *Escherichia coli****
	• Chitosán**
	• Flagelinas de *Salmonella* y *E. coli***
Citocinas	• Interleucinas 12, 23 y 28B**
	• Factor estimulante de colonias de granulocitos y macrófagos**
	• Interferón tipo 1**
Agonistas del receptor tipo Toll (TLR) (inmunomoduladores)	• Monofosforil lípido A (TLR-4)**
	• Flagelinas bacterianas (TLR-5)**
	• CpG (TLR-9)***
	• PolyC12U (TLR-3)**
	• IC31 (TLR-9)**
	• sLAG-3 (IMP321)***
Polímeros biomédicos	Polifosfacenos (PCPP)**

* En uso clínico. ** En investigación en modelos animales. *** En desarrollo clínico.

17.6.8 Vacunas basadas en ADN

Las vacunas frente a la gripe basadas en ADN utilizan fragmentos genéticos del virus como antígenos para inducir una respuesta inmunitaria tanto humoral como celular[58]. Una de las principales ventajas de este tipo de vacunas es que su producción no depende del crecimiento del virus de la gripe en distintos soportes biológicos, lo que permite que pueda ser fácilmente escalada en caso de pandemia[59]. Para la producción de estas vacunas se clona el fragmento de material genético que codifica el antígeno de interés en un plásmido y se administra por inyección intramuscular o subcutanea[60]. Una vez inoculado, las células del hospedador que capturen el plásmido expresarán el antígeno, y este será presentado por las células presentadoras de antígeno a las células del sistema inmunitario a través de las rutas del complejo principal de histocompatibilidad, que junto con la activación de diferentes células inmunitarias, como los linfocitos TCD4 y TCD8, inducirán la producción de anticuerpos por los linfocitos B y la eliminación del virus[61,62].

Una de las ventajas de las vacunas de ADN es que pueden combinarse con algunas de las tecnologías antes descritas. Así, existen vacunas ADN en desarrollo que utilizan específicamente la región codificante del tallo de la HA[63], la combinación de varias dianas (como M2, NP y PB1) o el uso de mecanismos de como la electroporación para la vehiculización de los plásmidos[58]. Las rutas de administración de este tipo de vacunas deben permitir que el plásmido llegue intacto a las células del sistema inmunitario y no sea destruido previamente. Para ello, se han evaluado varios de los sistemas que actualmente existen para las vacunas estacionales inactivadas. La administración de este tipo de vacunas mediante inyección intramuscular parece funcionar en modelos murinos[64], pero para otros animales es necesario vehiculizar los plásmidos mediante otros sistemas, como la anteriormente citada electroporación[65]. La inyección cutánea parece que ofrece buenos resultados con las vacunas basadas en ADN, ya que la gran cantidad de células de Langerhans presentes en la piel ofrecen una eficaz presentación de los antígenos expresados por las células que han capturado el plásmido[66].

Este tipo de vacunas se utilizan actualmente sobre todo en veterinaria contra el virus del West Nile[67] y contra el virus de la gripe A(H5N1) en pollos[58]. Sin embargo, estamos aún lejos de disponer de una vacuna de ADN frente a la gripe humana que sea útil y que produzca inmunidad de amplio espectro y a largo plazo, aunque los avances logrados en otras vacunas ayudan a enfocar los desarrollos futuros necesarios para las vacunas de ADN frente a la gripe.

17.6.9 Vacunas basadas en péptidos

Las vacunas que utilizan péptidos se basan en la administración de secuencias aminoacídicas cortas que se corresponden con los epítopos antigénicos de un determinado antígeno. Estos epítopos deben ser los más conservados e inmunógenos posibles. Los péptidos utilizados para este tipo de vacunas son de aproximadamente 8-10 aminoácidos para activar las células T (respuesta celular), y de no más de 20 aminoácidos para activar las células B (respuesta humoral)[68]. Estas vacunas ya se han probado para prevenir algunas enfermedades infecciosas, como la malaria[69], la hepatitis B[70] y la infección por el virus de la inmunodeficiencia humana[71], pero presentan algunas limitaciones, como la menor inmunogenicidad de los péptidos que de los antígenos completos, y la dificultad de los métodos para analizar las respuesta de células T.

La principal ventaja de este tipo de vacunas es su fácil producción, ya que los péptidos pueden producirse químicamente en el laboratorio, o incluso pueden producirse mediante soportes biológicos que expresen el péptido requerido, lo que daría flexibilidad en situaciones de demanda aumentada, como en las pandemias.

El diseño de estas vacunas busca respuestas de amplio espectro y duraderas, capaces de reconocer a la mayor parte de los virus de la gripe. Para ello, se generan péptidos de las regiones más conservadas y más inmunógenas de los antígenos de los virus de la gripe. Así, algunas aproximaciones a este tipo de vacunas buscan epítopos presentes en el tallo de la HA o en el ectodominio M2e de la M2[68].

17.6.10 Tecnología COBRA

La tecnología de diseño de vacunas COBRA es un método de vacunología reversa que utiliza el análisis bioinformático de secuencias de los genes de interés, con el fin de diseñar un antígeno representativo de un determinado grupo genético que pueda inducir respuestas heterotípicas frente a varios virus de la gripe[72]. Mediante estos análisis computacionales se crean secuencias consenso de varios subgrupos o subclados de virus de la gripe, y finalmente se diseña una secuencia consenso que represente a un conjunto de virus. Esta secuencia consenso servirá para diseñar una proteína que guardará una relación antigénica y genética entre varios virus de la gripe, pudiendo producir respuestas cruzadas frente a virus antiguos y también futuros[73] (Figura 17.7). La tecnología COBRA se centra en la modificación de los epítopos antigénicos de la cabeza de la HA, buscando las regiones antigénicas que mejor representen los cambios sufridos por deriva genética durante varios años.

Uno de los ejemplos más recientes de la posible utilidad de este diseño se ilustra con la gran diversidad mostrada por el subtipo A(H3N2) desde finales de la década de 2010. En la temporada 2018-2019, la OMS se vio obligada a retrasar la decisión sobre qué cepa del subtipo A(H3N2) debía incluirse en la vacuna estacional de la temporada siguiente debido a la gran variabilidad de este subtipo[75]. En el año 2019 circularon cuatro subclados distintos del subtipo A(H3N2) en diferentes proporciones por todo el mundo (3C.2a1b, 3C.2a2, 3C.2a3 y 3a), los cuales eran antigénicamente distinguibles. En esa

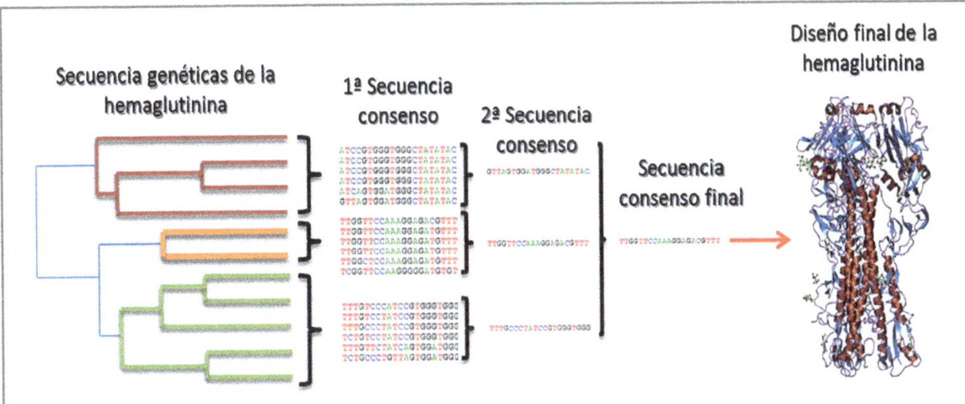

Figura 17.7 Aproximación basada en el análisis computacional optimizado mediante tecnología COBRA de las secuencias genéticas de la hemaglutinina representativas de un subtipo. (Modificada de ref. 74).

temporada, la elección de una cepa representativa de todos estos subclados fue muy compleja debido a este motivo. Finalmente, la OMS eligió la cepa A/Kansas/14/2017, perteneciente al subclado 3C.3a[75], sin conocer con mayor precisión la predominancia futura de los subclados A(H3N2) para la temporada 2019-2020.

La circulación conjunta de varias cepas de un mismo subtipo ha estado detrás de algunos fracasos de la vacuna antigripal debido a la discordancia antigénica de la cepa vacunal y de la cepa que finalmente circuló de forma mayoritaria. Un ejemplo es lo que sucedió en la temporada 2014-2015, en la cual la vacuna estacional contenía la cepa A/Texas/50/2012 perteneciente al subclado 3C.1 de la HA del subtipo A(H3), mientras que los virus que circularon fueron de los subclados 3C.2a y 3C.3a[76]. La tecnología COBRA permite diseñar antígenos mediante secuencias consenso que representen varios subclados al mismo tiempo; generando así vacunas capaces de minimizar con respuestas de amplio espectro el efecto de la discordancia antigénica entre virus vacunales y virus salvajes circulantes[77].

Otro aspecto interesante de este tipo de diseños vacunales es la capacidad de proteger frente a múltiples cepas y clados del subtipo A(H1N1), que han sido resultado de su evolución en el tiempo y de su emergencia y re-emergencia en 1918, 1977 y 2009. Utilizando la metodología COBRA se crearon secuencias consenso de varios grupos de virus A(H1N1) que circularon consecutivamente desde 1918 hasta 2009, y finalmente una secuencia consenso que representa a todos los virus del subtipo A(H1N1) durante los últimos 100 años[73]. Se inmunizaron ratones con las distintas proteínas diseñadas, incluyendo la que representaba prácticamente todos los virus A(H1N1) que circularon desde 1931, la cual fue denominada P1. Los ensayos realizados en animales *naïve* mostraron que el antígeno P1 inducía una respuesta de creación de anticuerpos hemaglutinantes frente a 17 cepas A(H1N1) pandémicas y estacionales, reduciendo la pérdida de peso y haciendo prácticamente indetectable al virus en las muestras recogidas del animal. Otros de los antígenos creados que representaban virus A(H1N1) circulantes entre 1918 y 2012 (antígeno X1), 1978 y 2008 (antígeno X3), y 1999 y 2012 (antígeno X6), mostraron también buenos resultados, pero no tan relevantes como el antígeno P1.

Para mejorar estas respuestas a los diseños COBRA se propuso una pauta vacunal secuencial que consistía en un *priming* y varios refuerzos posteriores *(boosters)* utilizando la misma o diferentes proteínas creadas mediante esta tecnología. Este diseño mostró que cualquier combinación entre los antígenos X1, X3 y X6 inducía una respuesta de producción de anticuerpos de amplio espectro frente a cepas A(H1N1) estacionales, pero no frente a cepas pandémicas ni porcinas de este subtipo. Sin embargo, cuando esta combinación de antígenos se usó junto con P1, la protección se extendió también a los virus pandémicos. Estos ensayos demostraron que el *priming* de los animales utilizados para estos experimentos era un factor determinante para estas respuestas heterotípicas, y el uso combinado de varios de estos antígenos en la vacunación aumenta la respuesta de anticuerpos de amplio espectro respecto al uso individualizado de estos antígenos. Este tipo de tecnología ya ha sido probada también frente a virus aviares con potencial pandémico, como A(H5N1), y se ha observado protección frente a 11 clados o subclados diferentes de este subtipo en modelos animales, incluidos en primates no humanos[78].

Los antígenos generados mediante tecnología COBRA pueden ser después vehiculizados por diferentes métodos, como por ejemplo en VLP[79] o en vacunas de subunidades de antígenos, e incluso ser utilizados junto con adyuvantes para potenciar la respuesta inmunitaria[80]. Actualmente se está evaluando su uso utilizando otras proteínas del virus que tienen menor deriva antigénica que la HA, como la NA[81].

La posibilidad de que en un futuro dispongamos de varias aproximaciones a una vacuna más universal, tendrá que considerar también pautas e indicaciones diferentes de las que se han descrito en otros capítulos de este libro. Otras tecnologías más novedosas y de muy reciente descubrimiento pueden ayudar a producir vacunas universales. Pese a la limitación de la tecnología CRISPR/Cas9 para la edición y corte del ARN, una aproximación interesante es la edición genética para crear vectores y vacunas recombinantes, o en un futuro no tan cercano, la edición genética humana para prevenir este tipo de infecciones.

Bibliografía

1. Nobusawa E, Sato K. Comparison of the mutation rates of human influenza A and B viruses. J Virol. 2006;80:3675-8.

2. Lauring AS, Andino R. Quasispecies theory and the behavior of RNA viruses. PLoS Pathog. 2010;6:e1001005.

3. Ortiz JR, Hickling J, Jones R, Donabedian A, Engelhardt OG, Katz JM, et al. Report on eighth WHO meeting on development of influenza vaccines that induce broadly protective and long-lasting immune responses: Chicago, USA, 23-24 August 2016. Vaccine. 2018;36:932-8.

4. Soema PC, Kompier R, Amorij JP, Kersten GF. Current and next generation influenza vaccines: formulation and production strategies. Eur J Pharm Biopharm. 2015;94:251-63.

5. Sanz I, Rojo S, Tamames S, Eiros JM, Ortiz de Lejarazu R. Heterologous humoral response against H5N1, H7N3, and H9N2 avian influenza viruses after seasonal vaccination in a European elderly population. Vaccines. 2017;5:E17.

6. Sanz I, Rello SR, Ortiz de Lejarazu R. Prevalence of antibodies and humoral response after seasonal trivalent vaccination against influenza B lineages in an elderly population of Spain. Enferm Infecc Microbiol Clin. 2018;36:572-5.

7. Sanz I, Rojo S, Tamames S, Eiros J, Ortiz de Lejarazu R. Antibodies against 1940s era A/H1N1 influenza strains A/Weiss/43 and A/FM/1/47 and heterotypic responses after seasonal vaccination of an elderly Spanish population. Immun Ageing. 2018;15:9.

8. Perdue ML, Arnold F, Li S, Donabedian A, Cioce V, Warf T, et al. The future of cell culture-based influenza vaccine production. Expert Rev Vaccines. 2011;10:1183-94.

9. Kilbourne ED. Influenza pandemics of the 20th century. Emerg Infect Dis. 2006;12:9-14.

10. Ortiz de Lejarazu R, Tamames S. Vacunación antigripal. Efectividad de las vacunas actuales y retos de futuro. Enferm Infecc Microbiol Clin. 2015;33:480-90.

11. Lindahl JF, Grace D. The consequences of human actions on risks for infectious diseases: a review. Infect Ecol Epidemiol. 2015;5:30048.

12. Neiderud C-J. How urbanization affects the epidemiology of emerging infectious diseases. Infect Ecol Epidemiol. 2015;5:27060.

13. Soto SM. Human migration and infectious diseases. Clin Microbiol Infect. 2009;15:26-8.

14. CDC. Prevention and control of influenza with vaccines: recommendations of the Advisory Committee on Immunization Practices, United States, 2015-16 influenza season. [Internet] [Accedido el 11 de octubre de 2018]. Disponible en: http://www.cdc.gov/mmwr/preview/mmwrhtml/mm6430a3.htm

15. Public Health Agency of Canada. An Advisory Committee Statement (ACS) National Advisory Committee on Immunization (NACI) - Statement on seasonal influenza vaccine for 2014-2015. [Internet] [Accedido el 10 de octubre de 2018]. Disponible en: http://www.phac-aspc.gc.ca/naci-ccni/assets/pdf/flu-grippe-eng.pdf

16. Dorrington MG, Bowdish DME. Immunosenescence and novel vaccination strategies for the elderly. Front Immunol. 2013;4:171.

17. Haralambieva IH, Painter SD, Kennedy RB, Ovsyannikova IG, Lambert ND, Goergen KM, et al. The impact of immunosenescence on humoral immune response variation after influenza A/H1N1 vaccination in older subjects. PloS One. 2015;10:e0122282.

18. Harder TC, Buda S, Hengel H, Beer M, Mettenleiter TC. Poultry food products — a source of avian influenza virus transmission to humans? Clin Microbiol Infect. 2016;22:141-6.

19. Corti D, Voss J, Gamblin SJ, Codoni G, Macagno A, Jarrossay D, et al. A neutralizing antibody selected from plasma cells that binds to group 1 and group 2 influenza A hemagglutinins. Science. 2011;333:850-6.

20. Wang TT, Tan GS, Hai R, Pica N, Ngai L, Ekiert DC, et al. Vaccination with a synthetic peptide from the influenza virus hemagglutinin provides protection against distinct viral subtypes. PNAS. 2010;107:18979-84.

21. Plant EP, Fredell LJ, Hatcher BA, Li X, Chiang M-J, Kosikova M, et al. Different repeat annual influenza vaccinations improve the antibody response to drifted influenza strains. Sci Rep. 2017;7:5258.

22. Martínez-Baz I, Casado I, Navascués A, Díaz-González J, Aguinaga A, Barrado L, et al. Effect of repeated vaccination with the same vaccine component against 2009 pandemic influenza A(H1N1) virus. J Infect Dis. 2017;215:847-55.

23. Rotrosen ET, Neuzil KM. Influenza: a global perspective. Pediatr Clin North Am. 2017;64:911-36.

24. Tsai TF. Fluad®-MF59®-adjuvanted influenza vaccine in older adults. Infect Chemother. 2013;45:159-74.

25. WHO. Tables on clinical evaluation of influenza vaccines. Immunization, vaccines and biologicals. [Internet] [Accedido el 26 de octubre de 2018]. Disponible en: http://www.who.int/immunization/diseases/influenza/clinical_evaluation_tables/en/

26. Epstein SL. Universal influenza vaccines: progress in achieving broad cross-protection in vivo. Am J Epidemiol. 2018;187:2603-14.

27. Rouphael NG, Paine M, Mosley R, Henry S, McAllister DV, Kalluri H, et al. The safety, immunogenicity, and acceptability of inactivated influenza vaccine delivered by microneedle patch (TIV-MNP 2015): a randomised, partly

blinded, placebo-controlled, phase 1 trial. Lancet. 2017;390:649-58.

28. Vemula SV, Sayedahmed EE, Sambhara S, Mittal SK. Vaccine approaches conferring cross-protection against influenza viruses. Expert Rev Vaccines. 2017;16:1141-54.

29. Wiley DC, Wilson IA, Skehel JJ. Structural identification of the antibody-binding sites of Hong Kong influenza haemagglutinin and their involvement in antigenic variation. Nature. 1981;289:373-8.

30. Nabel GJ, Fauci AS. Induction of unnatural immunity: prospects for a broadly protective universal influenza vaccine. Nat Med. 2010;16:1389-91.

31. Graves PN, Schulman JL, Young JF, Palese P. Preparation of influenza virus subviral particles lacking the HA1 subunit of hemagglutinin: unmasking of cross-reactive HA2 determinants. Virology. 1983;126:106-16.

32. Okuno Y, Isegawa Y, Sasao F, Ueda S. A common neutralizing epitope conserved between the hemagglutinins of influenza A virus H1 and H2 strains. J Virol. 1993;67:2552-8.

33. Ekiert DC, Bhabha G, Elsliger M-A, Friesen RHE, Jongeneelen M, Throsby M, et al. Antibody recognition of a highly conserved influenza virus epitope. Science. 2009;324:246-51.

34. Ekiert DC, Friesen RHE, Bhabha G, Kwaks T, Jongeneelen M, Yu W, et al. A highly conserved neutralizing epitope on group 2 influenza a viruses. Science. 2011;333:843-50.

35. Lang S, Xie J, Zhu X, Wu NC, Lerner RA, Wilson IA. Antibody 27F3 broadly targets influenza A group 1 and 2 hemagglutinins through a further variation in VH1-69 antibody orientation on the HA stem. Cell Rep. 2017;20:2935-43.

36. Dreyfus C, Laursen NS, Kwaks T, Zuijdgeest D, Khayat R, Ekiert DC, et al. Highly conserved protective epitopes on influenza B viruses. Science. 2012;337:1343-8.

37. Krammer F, Palese P. Advances in the development of influenza virus vaccines. Nat Rev Drug Discov. 2015;14:167-82.

38. Wohlbold TJ, Nachbagauer R, Margine I, Tan GS, Hirsh A, Krammer F. Vaccination with soluble headless hemagglutinin protects mice from challenge with divergent influenza viruses. Vaccine. 2015;33:3314-21.

39. Ortiz de Lejarazu R, Rodríguez-Torres A. Gripe. En: Tratado SEIMC de enfermedades infecciosas y microbiología clínica. Madrid: Médica Panamericana; 2006. Páginas 855-871.

40. Bakkouri K El, Descamps F, De Filette M, Smet A, Festjens E, Birkett A, et al. Universal vaccine based on ectodomain of matrix protein 2 of influenza A: Fc receptors and alveolar macrophages mediate protection. J Immunol. 2011;186:1022-31.

41. Lamere MW, Moquin A, Lee FE-H, Misra RS, Blair PJ, Haynes L, et al. Regulation of antinucleoprotein IgG by systemic vaccination and its effect on influenza virus clearance. J Virol. 2011;85:5027-35.

42. Altmüller A, Fitch WM, Scholtissek C. Biological and genetic evolution of the nucleoprotein gene of human influenza A viruses. J Gen Virol. 1989;70:2111-9.

43. Terajima M, Babon JAB, Co MDT, Ennis FA. Cross-reactive human B cell and T cell epitopes between influenza A and B viruses. Virol J. 2013;10:244.

44. Antrobus RD, Berthoud TK, Mullarkey CE, Hoschler K, Coughlan L, Zambon M, et al. Coadministration of seasonal influenza vaccine and MVA-NP+M1 simultaneously achieves potent humoral and cell-mediated responses. Mol Ther J Am Soc Gene Ther. 2014;22:233-8.

45. Epstein SL, Kong W, Misplon JA, Lo C-Y, Tumpey TM, Xu L, et al. Protection against multiple influenza A subtypes by vaccination with highly conserved nucleoprotein. Vaccine. 2005;23:5404-10.

46. Vemula SV, Ahi YS, Swaim A-M, Katz JM, Donis R, Sambhara S, et al. Broadly protective adenovirus-based multivalent vaccines against highly pathogenic avian influenza viruses for pandemic preparedness. PLoS One. 2013;8:e62496.

47. Kang S-M, Kim M-C, Compans RW. Virus-like particles as universal influenza vaccines. Expert Rev Vaccines. 2012;11:995-1007.

48. Song H, Wittman V, Byers A, Tapia T, Zhou B, Warren W, et al. In vitro stimulation of human influenza-specific CD8+ T cells by dendritic cells pulsed with an influenza virus-like particle (VLP) vaccine. Vaccine. 2010;28:5524-32.

49. Sailaja G, Skountzou I, Quan F-S, Compans RW, Kang S-M. Human immunodeficiency virus-like particles activate multiple types of immune cells. Virology. 2007;362:331-41.

50. Pushko P, Pearce MB, Ahmad A, Tretyakova I, Smith G, Belser JA, et al. Influenza virus-like particle can accommodate multiple subtypes of hemagglutinin and protect from multiple influenza types and subtypes. Vaccine. 2011;29:5911-8.

51. Song J-M, Van Rooijen N, Bozja J, Compans RW, Kang S-M. Vaccination inducing broad and improved cross protection against multiple subtypes of influenza A virus. PNAS. 2011;108:757-61.

52. Low JGH, Lee LS, Ooi EE, Ethirajulu K, Yeo P, Matter A, et al. Safety and immunogenicity of a virus-like particle pandemic influenza A (H1N1) 2009 vaccine: results from a double-blinded, randomized phase I clinical trial in healthy Asian volunteers. Vaccine. 2014;32:5041-8.

53. Fries LF, Smith GE, Glenn GM. A recombinant viruslike particle influenza A (H7N9) vaccine. N Engl J Med. 2013;369:2564-6.

54. Iwasaki A, Pillai PS. Innate immunity to influenza virus infection. Nat Rev Immunol. 2014;14:315-28.

55. Garçon, N, Leroux-Roels, G, Cheng, WF. Vaccine adjuvants. En: Understanding Modern Vaccines Perspectives in Vaccinology. Philadelphia: Elsevier; 2011. p. 89-113.

56. Durando P, Iudici R, Alicino C, Alberti M, de Florentis D, Ansaldi F, et al. Adjuvants and alternative routes of administration towards the development of the ideal influenza vaccine. Hum Vaccin. 2011;7:29-40.

57. Hashem AM. Prospects of HA-based universal influenza vaccine. BioMed Res Int. 2015;2015:414637.

58. Lee LYY, Izzard L, Hurt AC. A review of DNA vaccines against influenza. Front Immunol. 2018;9:1568.

59. Williams JA. Vector design for improved DNA vaccine efficacy, safety and production. Vaccines. 2013;1:225-49.

60. Leitner WW, Ying H, Restifo NP. DNA and RNA-based vaccines: principles, progress and prospects. Vaccine. 1999;18:765-77.

61. Grodeland G, Fredriksen AB, Løset GÅ, Vikse E, Fugger L, Bogen B. Antigen targeting to human HLA class II molecules increases efficacy of DNA vaccination. J Immunol Baltim Md 1950. 2016;197:3575-85.

62. Rush C, Mitchell T, Garside P. Efficient priming of CD4+ and CD8+ T cells by DNA vaccination depends on appropriate targeting of sufficient levels of immunologically relevant antigen to appropriate processing pathways. J Immunol Baltim Md 1950. 2002;169:4951-60.

63. Steel J, Lowen AC, Wang TT, Yondola M, Gao Q, Haye K, et al. Influenza virus vaccine based on the conserved hemagglutinin stalk domain. mBio. 2010;1. pii: e00018-10.

64. Wolff JA, Malone RW, Williams P, Chong W, Acsadi G, Jani A, et al. Direct gene transfer into mouse muscle in vivo. Science. 1990;247:1465-8.

65. Widera G, Austin M, Rabussay D, Goldbeck C, Barnett SW, Chen M, et al. Increased DNA vaccine delivery and immunogenicity by electroporation in vivo. J Immunol Baltim Md 1950. 2000;164:4635-40.

66. Combadiere B, Liard C. Transcutaneous and intradermal vaccination. Hum Vaccin. 2011;7:811-27.

67. Myhr AI. DNA vaccines: regulatory considerations and safety aspects. Curr Issues Mol Biol. 2017;22:79-88.

68. Gottlieb T, Ben-Yedidia T. Epitope-based approaches to a universal influenza vaccine. J Autoimmun. 2014;54:15-20.

69. Kashala O, Amador R, Valero MV, Moreno A, Barbosa A, Nickel B, et al. Safety, tolerability and immunogenicity of new formulations of the Plasmodium falciparum malaria peptide vaccine SPf66 combined with the immunological adjuvant QS-21. Vaccine. 2002;20:2263-77.

70. Engler OB, Dai WJ, Sette A, Hunziker IP, Reichen J, Pichler WJ, et al. Peptide vaccines against hepatitis B virus: from animal model to human studies. Mol Immunol. 2001;38:457-65.

71. Gahery H, Daniel N, Charmeteau B, Ourth L, Jackson A, Andrieu M, et al. New CD4+ and CD8+ T cell responses induced in chronically HIV type-1-infected patients after immunizations with an HIV type 1 lipopeptide vaccine. AIDS Res Hum Retroviruses. 2006;22:684-94.

72. Wong TM, Ross TM. Use of computational and recombinant technologies for developing novel influenza vaccines. Expert Rev Vaccines. 2016;15:41-51.

73. Carter DM, Darby CA, Lefoley BC, Crevar CJ, Alefantis T, Oomen R, et al. Design and characterization of a computationally optimized broadly reactive hemagglutinin vaccine for H1N1 influenza viruses. J Virol. 2016;90:4720-34.

74. Sautto GA, Kirchenbaum GA, Ross TM. Towards a universal influenza vaccine: different approaches for one goal. Virol J. 2018;15:17.

75. OMS. Addendum to the recommended composition of influenza virus vaccines for use in the 2019-2020 Northern hemisphere influenza season. [Internet] [Accedido el 26 de marzo de 2019]. Disponible en: https://www.who.int/influenza/vaccines/virus/recommendations/201902_recommendation_addendum.pdf?ua=1

76. Zost SJ, Parkhouse K, Gumina ME, Kim K, Perez SD, Wilson PC, et al. Contemporary H3N2 influenza viruses have a glycosylation site that alters binding of antibodies elicited by egg-adapted vaccine strains. PNAS. 2017;114:12578-83.

77. Wong TM, Allen JD, Bebin-Blackwell A-G, Carter DM, Alefantis T, DiNapoli J, et al. Computationally optimized broadly reactive hemagglutinin elicits hemagglutination inhibition antibodies against a panel of H3N2 influenza virus cocirculating variants. J Virol. 2017;91. pii: e01581-17.

78. Crevar CJ, Carter DM, Lee KYJ, Ross TM. Cocktail of H5N1 COBRA HA vaccines elicit protective antibodies against H5N1 viruses from multiple clades. Hum Vaccines Immunother. 2015;11:572-83.

79. Arevalo MT, Wong TM, Ross TM. Expression and purification of virus-like particles for vaccination. J Vis Exp. 2016;1:e54041.

80. Khurana S, Chearwae W, Castellino F, Manischewitz J, King LR, Honorkiewicz A, et al. Vaccines with MF59 adjuvant expand the antibody repertoire to target protective sites of pandemic avian H5N1 influenza virus. Sci Transl Med. 2010;2:15ra5.

Capítulo 18

ESTRATEGIAS E INDICACIONES DE LA VACUNACIÓN ANTIGRIPAL

Sonia Tamames Gómez, José Javier Castrodeza Sanz

Capítulo 18

ESTRATEGIAS E INDICACIONES DE LA VACUNACIÓN ANTIGRIPAL

Sonia Tamames Gómez, José Javier Castrodeza Sanz

Las diferentes estrategias de vacunación antigripal pretenden dar respuesta a diferentes objetivos. Las indicaciones de las vacunas antigripales dentro de dichas estrategias vendrán determinadas en función de los objetivos a perseguir. En este capítulo se desarrollará el análisis de las diferentes estrategias y programas de salud pública para la prevención de la gripe y sus consecuencias tomando como única herramienta la vacunación antigripal, como medida más eficaz para este fin. No obstante, varios de los objetivos enunciados pueden y deben beneficiarse de otras herramientas clásicas para la prevención y control de enfermedades, incluidas herramientas farmacológicas en prevención primaria y secundaria y herramientas no farmacológicas como la higiene de manos, el uso de mascarillas y el aislamiento o incluso la cuarentena.

18.1 Introducción

Los primeros ensayos en humanos con vacunas antigripales fueron desarrollados a mitad de la década de 1930: Wilson Smith, Christopher Andrewes y Stuart-Harris llevaron a cabo en 1937 la vacunación de militares ingleses con un preparado de virus obtenido de pulmón de ratón e inactivado con formalina. A pesar de que los primeros resultados no pudieron demostrar un efecto protector de la vacunación, en 1942 fue la Comisión de la Gripe de la Junta de las Fuerzas Armadas de los Estados Unidos para la Investigación y Control de la Gripe y otras Enfermedades Epidémicas en el Ejército la que inició grandes estudios con vacunas inactivadas bivalentes. La mera existencia de esta Comisión de la Gripe pone de manifiesto la conciencia del ser humano sobre lo disruptivas que pueden llegar a ser las epidemias gripales, especialmente con el recuerdo reciente del impacto de la gripe del 1918 en la I Guerra Mundial. Fue en 1945 cuando la vacuna antigripal estuvo disponible por primera vez para población general y arrojó unos resultados de efectividad vacunal (EV) que oscilaron entre el 53% y 96% en seis comunidades diferentes[1]. En los 70 años posteriores, las diferentes vacunas frente a la gripe han formado parte de diversas políticas de prevención.

En el caso de la vacunación como intervención sanitaria en términos generales, la herramienta está predefinida y profundamente imbricada con los aspectos regulatorios, por lo que se suele emplear un marco de programación que incluye todos los niveles de planificación: programación operativa (actividad, cobertura e impacto), incluyendo aspectos de planificación estratégica (ámbito, logística y herramientas) y normativa (necesidades, objetivos y población diana)[2]. Atendiendo a todos los niveles de planificación y más adaptada a la elaboración de programas de vacunación, está la estructura de evaluación de carga de enfermedad, efectividad y seguridad de la vacunación, repercusiones previstas del programa, aspectos éticos relacionados y evaluación económica[3]. Salvo puntuales excepciones, año tras año la planificación para la prevención del impacto negativo que tiene sobre la salud la infección gripal mediante vacunación se desarrolla fundamentalmente en el nivel de programación o planificación operativa. Sin embargo, entre países sí existen estrategias de vacunación que difieren sustancialmente en el marco normativo (objetivos – población diana) y que serán analizadas a continuación.

18.2 Estrategias de protección individual en población especialmente vulnerable

Las estrategias basadas en la protección individual no toman en consideración las particularidades de las enfermedades infecciosas. Su fundamento consiste en seleccionar grupos de población más vulnerables a la infección gripal e indicar la vacunación antigripal en ellos como forma de optimización de recursos. Los grupos de población más vulnerable pueden serlo por presentar más riesgo de infección o más riesgo de que la infección en ellos sea grave o letal.

18.2.1 Personas con mayor riesgo de gripe grave o patologías susceptibles de agravarse por gripe

La propia Organización Mundial de la Salud (OMS) establece que son personas con mayor riesgo de enfermedad grave por gripe en términos de riesgo elevado de hospitaliza-

ción y muerte: las mujeres embarazadas, los niños menores de 5 años, los mayores y los individuos con enfermedades previas como el VIH/SIDA, asma y enfermedades crónicas cardíacas o pulmonares[4]. En particular, al grupo de personas con enfermedades previas se les viene prestando desde hace más de 40 años una especial atención en países occidentales, como por supuesto en España[5], pero también otros países de nuestro entorno como Francia[6], Alemania[7], Inglaterra[8] o los más lejanos Australia[9] y Canadá[10]. Los listados de patologías y otras situaciones médicas pueden ser más exhaustivos y detallados como es el caso español o más genéricos, pero el fundamento es idéntico en todos los casos: disminuir el impacto sobre la salud evitando la infección en aquellos que pueden presentar consecuencias más graves.

Esta aproximación a menudo se basa en la asunción de que las vacunas antigripales tienen una efectividad equiparable a la de sujetos sanos en los grupos de población a los que van dirigidos. En adultos VIH positivos, mientras la EV para prevenir gripe confirmada por laboratorio fue del 85% (IC95% 22–97%), para prevenir síndrome gripal es del 60%[11], comparable a la de adultos sanos y sin diferencias en la aparición de efectos adversos. En niños VIH positivos la evidencia sobre el uso de vacunas inactivadas es escasa, con EV bajas: del 11% para prevenir gripe confirmada por laboratorio. Ocurre algo similar con respecto a pacientes oncológicos inmunodeprimidos: mientras en adultos se observa protección frente a síndrome gripal y frente a mortalidad (de hasta el 58% según estudios)[12], en niños se carece de estudios de EV clínica, aunque se ha visto que sí son capaces de desarrollar marcadores analíticos de respuesta inmune[13]. Si bien la evidencia aún es escasa, los programas de vacunación en estos grupos se fundamentan en la seguridad, que sí se ha demostrado, y en las graves consecuencias de la infección gripal, por lo que la evaluación del riesgo beneficio es favorable a la vacuna.

Otras evidencias que apoyan este tipo de estrategias son por ejemplo la constatación que emplear la vacunación antigripal como herramienta de prevención secundaria en enfermos cardiovasculares, además de prevenir la gripe, es capaz de disminuir la mortalidad cardiovascular con una EV del 55% (IC95% 24-74%)[14]. También se ha constatado un menor riesgo de muerte en esplenectomizados vacunados frente a gripe (EV 54%, IC95% 38-67%)[15].

A pesar de la larga experiencia de aplicación en este tipo de políticas, según un informe del Centro Europeo para la Prevención y Control de Enfermedades (ECDC) solo nueve de los 31 Estados Miembros notificaron las coberturas de vacunación antigripal en personas con enfermedades crónicas. En la temporada 2014-15 dichas coberturas oscilaron entre el 25 y 72%, y solo Reino Unido y Holanda superaron el 50%[16]. Más allá de si la EV en estos grupos de población es equiparable a la de la población sana, las escasas coberturas comprometen el potencial impacto de la vacunación, por lo que la mayoría de los países las acompañan de estrategias complementarias como las llamadas estrategias de «nido seguro» o de protección indirecta de población especialmente vulnerable[4-10].

18.2.2 Mujeres embarazadas

La vacunación de la mujer embarazada es un caso especial, ya que responde a dos objetivos: la protección de la propia mujer y la del futuro recién nacido. El embarazo, si bien es una condición fisiológica, se ha constatado como factor de riesgo para presentar un cuadro clínico de mayor gravedad y peor pronóstico. Así por ejemplo, la probabilidad de hospitalización por gripe se ha cifrado 2,4 veces superior en mujeres embarazadas y se ha identificado una mayor letalidad de la infección gripal en ellas, aunque de forma menos consistente[17]. En España se ha constatado una probabilidad de hospitalización con criterios de gravedad

7,8 veces superior en mujeres embarazadas[18]. Adicionalmente, existe también un riesgo elevado de complicaciones por gripe cuando la infección se produce en niños menores de 5 años, como establece la OMS[4], especialmente en los menores de 2 años en los que se ha constatado 2,5 veces más probabilidad de hospitalización por gripe[19].

La vacunación antigripal con vacunas inactivadas es una medida segura en cualquier momento de la gestación. El perfil de seguridad se ha contrastado en numerosos estudios en los últimos años[20-22]. Ninguno de los potenciales efectos adversos analizados (aborto o muerte fetal tardía, prematuridad o bajo peso al nacer, anormalidades congénitas, complicaciones de la gestación, etc.) han resultado asociados con la vacunación antigripal durante el embarazo, salvo para efectos discretos favorables a la vacunación en prematuridad y bajo peso al nacer[20]. Tampoco se han encontrado defectos estructurales mayores en nacidos de madres vacunadas durante el primer trimestre de la gestación[22]. Debido a su buen perfil de seguridad y a la constatación de la mayor gravedad de la gripe durante el embarazo, tanto la OMS como las autoridades sanitarias de la mayoría de los países recomiendan la vacunación antigripal en cualquier trimestre del embarazo.

En síntesis, los estudios disponibles indican que la EV para prevenir síndrome gripal en embarazadas es modesta pero significativa, del 24% (IC 95%: 11-36)[25]. La EV para prevenir gripe confirmada en los recién nacidos de madres vacunadas es del 41% (IC 95%: 6-63) y su riesgo de hospitalización por síndrome gripal se redujo en un 39% (IC 95%:16-55)[26]. Lejos de suponer un riesgo para la gestación, los abortos y las muertes fetales se observaron con menor frecuencia en mujeres vacunadas, con una EV de 40 y 45%, respectivamente[25].

Como en cualquier otra política sanitaria dirigida a la protección del individuo, en este caso particular, de dos individuos, el impacto se correlaciona de forma lineal con la cobertura. En el caso de la vacunación antigripal las coberturas alcanzadas en España se sitúan según datos oficiales en el 27,6%, con una variabilidad por regiones entre el 7,3 y el 43,7%[26]. En países de nuestro entorno las coberturas estuvieron en valores entre 0,3 y el 56,1% en la temporada 2014-15[16].

Entre los motivos para las menores coberturas de vacunación antigripal frente a las de otra vacunación imprescindible durante la gestación como es la tosferina, teniendo la vacuna antigripal una mayor experiencia de uso, se apuntan motivos de percepción de riesgo. No obstante, es importante señalar que desde un punto de vista programático, la vacunación antigripal en el embarazo no se administra a una edad gestacional concreta, como el resto de actuaciones preventivas en este periodo, sino en el marco de las campañas estacionales. Podría darse la situación de que durante el transcurso de un mismo embarazo se produjesen dos epidemias de gripe estacional, estando indicada la vacunación para cada una de ellas. Por este motivo es necesario enfatizar las particularidades de la vacunación antigripal en los programas de seguimiento del embarazo y adoptar indicadores de evaluación acordes a los objetivos perseguidos.

Los indicadores más ampliamente utilizados son ratios de número de embarazadas vacunadas en una determinada campaña dividido entre número de nacidos en un periodo concreto. Sin embargo, con los sistemas de información cada vez más versátiles, deberían explorarse otros indicadores más informativos sobre la protección esperable en los dos individuos diana:

- Mujeres embarazadas:

  - Número de embarazadas durante la temporada gripal vacunadas entre el número total de embarazadas durante la tempo-

rada gripal, entendiendo por temporada gripal el periodo entre la 40ª semana de un año y la 20ª semana del siguiente.

  - Número de embarazadas durante la epidemia estacional vacunadas entre el número total de embarazadas durante la epidemia estacional, entendiendo por epidemia estacional el periodo establecido por la vigilancia epidemiológica.

- Recién nacidos, de forma análoga:

  - Número de recién nacidos vivos durante la temporada gripal de madres vacunadas entre el número total de recién nacidos vivos durante la temporada gripal.

  - Número de recién nacidos vivos durante la epidemia estacional de madres vacunadas entre el número total de recién nacidos vivos durante la epidemia estacional.

18.2.3 Vacunación de población por edad

La edad es un factor de riesgo en sí misma para el padecimiento de una infección gripal grave, pudiéndose multiplicar por más de 4,5 el riesgo de hospitalización y por casi 3 el riesgo muerte por todas las causas en los mayores de 65 años respecto a adultos más jóvenes[26]. Además, las patologías susceptibles de agravarse por la infección gripal o aquellas que conllevan más probabilidad de que dicha infección sea grave son mucho más frecuentes a medida que avanza la edad del individuo. Según datos de la Encuesta de Salud[27] a partir de los 65 años 3 de cada 4 personas en España padecen al menos una enfermedad crónica. El porcentaje de personas que han padecido infarto agudo de miocardio diagnosticado por un médico en los últimos 12 meses asciende del 0,4% en las personas de 45-54 años a 1,3% en los de 55-64 años, 1,5% entre los 65-74 años, 2,1% entre 75-84 años y 2,7% en los de 85 y más años. En el caso de la diabetes ocurre una progresión similar: desde un 11,1%, 21,3%, 25,6%, hasta un 21,6%. La conjugación de ambos hechos hace que la recomendación de vacunar a partir de los 65 años sea una constante en la mayoría de los países. Más controvertida desde la perspectiva de la coste-efectividad es la recomendación en estratos entre 50-64 años[28].

El problema principal que se presenta en este grupo de población es que, al igual que aumenta el riesgo por gripe, disminuye la efectividad de las vacunas respecto a población adulta más joven debido al fenómeno de inmunosenescencia. En base a ensayos clínicos aleatorizados, los mayores podrían ver disminuido su riesgo anual de gripe en vacunados al 2,4% en comparación con 6,0% en el grupo placebo (RR 0,42, IC95% 0,27-0.66). El riesgo de síndrome gripal caería del 6,0% al 3,5% (RR 0,59, IC95% 0,47-0,73)[29]. Unas herramientas que intentan paliar la menor EV en los mayores son las vacunas de inmunogenicidad reforzada, a través de diversos mecanismos, como la adición de adyuvantes o la composición de alta carga antigénica. Estas vacunas de inmunogenicidad reforzada se han mostrado superiores en estudios observacionales frente a vacunas antigripales inactivadas, tanto en términos de EV frente a gripe y síndrome gripal como en términos de prevención de enfermedad grave (hospitalización y muerte)[30-31].

infecciones por virus de la gripe A son zoonosis, es decir, tienen la capacidad de transmitirse de los animales a los hombres, pero también ocurre al contrario. Uno de los potenciales riesgos de gripe pandémica es el reordenamiento de virus gripales animales y humanos que pudiera derivar en nuevo virus eficiente en su transmisión dentro de raza humana y a la vez totalmente novedoso para nuestro sistema inmune. Con la vacunación frente a la gripe estacional en los trabajadores expuestos a gripe zoonótica se pretende evitar que dichos trabajadores sean el huésped para ese reordenamiento, o que lo sean por ejemplo los cerdos, infectados simultáneamente de gripe porcina y gripe humana transmitida por sus cuidadores. Se ha teorizado además sobre el mayor tiempo que tardaría una cepa gripal recombinante en difundirse ampliamente en una comunidad de trabajadores vacunados frente a gripe estacional, facilitando su detección y control.

A pesar de que se trata de una estrategia cuya eficacia es fundamentalmente teórica, países como España[5] o Alemania[7] incluyen a estos trabajadores en sus recomendaciones y otros, como EEUU[33] y Canadá[34], cuya recomendación de vacunación es prácticamente universal, enfatizan la necesidad de vacunar a este colectivo frente a la gripe estacional. Mientras España y EEUU recomiendan la vacunación a trabajadores expuestos a virus tanto aviares como porcinos, Alemania y Canadá la recomiendan solo en los expuestos a virus aviares.

18.2.4 Vacunación de población con potencial riesgo de gripe zoonótica

Algunos autores ya proponían la vacunación frente a la gripe estacional en los trabajadores de granjas de aves y cerdos así como a otros trabajadores en contacto con estos animales [32]. El motivo principal para fundamentar esta recomendación se basa en que las

18.3 Estrategias de «nido seguro» o protección indirecta de población especialmente vulnerable

Las llamadas estrategias de «nido seguro» son estrategias complementarias que se basan en la protección indirecta de población especialmente vulnerable a través de la inmunización de sus contactos, de forma que estos no puedan ser una fuente de infección.

Como ya se ha mencionado, tanto la OMS como la mayoría de los países de nuestro entorno contemplan la necesidad de complementar así las estrategias de protección directa[4-10]. Estas estrategias son las primeras de las analizadas hasta ahora que incluyen el concepto de la cadena epidemiológica en su construcción.

La vacunación del personal sanitario es un tipo especial de estrategia de protección indirecta de población especialmente vulnerable. Recientemente se ha puesto en duda la efectividad de esta medida para proteger frente a la gripe y sus complicaciones a mayores institucionalizados, comparando centros donde se ofrecía la vacunación a los trabajadores y donde no, si bien los propios autores de la revisión reconocen importantes debilidades en los análisis, incluida una baja cobertura vacunal en los centros donde se ofrecía la vacunación [35]. Las coberturas en profesionales sanitarios en España están en promedio en el 31,3% y oscilan ampliamente por regiones entre el 10,3 y el 49,9%[25]. Estas coberturas son manifiestamente ineficientes para lograr el objetivo propuesto, ya que en este caso la relación entre la cobertura y la protección no es lineal. Lo que se pretende es evitar la infección de un individuo evitando a su vez que entre en contacto con un infectado (fuente de infección) en un periodo que se alarga hasta las 33 semanas, por lo que la protección indirecta por inmunidad de grupo requerirá cifras de cobertura en los propios sujetos vulnerables del 90% y en sus contactos del 80%, de forma similar a lo establecido para poblaciones completas[36].

18.4 Estrategias de mitigación de impacto y control de epidemias

El control de epidemias es el objetivo más ambicioso que se puede plantear y consiste en conseguir que el número de casos secundarios por cada infectado sea menor de uno (número reproductivo efectivo $R_t < 1$), agotándose así el número de infectados y la propia epidemia. La consecución de este objetivo depende de numerosos factores, entre los que destaca el número reproductivo básico (R_0) que es el número de casos secundarios que produce un infectado en un entorno totalmente susceptible. Si estuviéramos hablando de medidas clásicas de control de epidemias, como aislamiento de casos y cuarentena de contactos, sería también determinante la transmisibilidad en periodo asintomático, que en el caso de la gripe puede ser del 30-50% y hace que estas herramientas no sean capaces de controlar la epidemia por sí mismas. Adicionalmente, es fundamental la adherencia a las medidas de control, es decir, en el caso de la vacunación, la cobertura[37].

La gripe es una infección que a la que se adecúan generalmente los modelos SIR que responden a las siglas de susceptible, infectado-infeccioso y recuperado-inmune (Figura 18.1). La mayoría de los métodos de evaluación en epidemiología clínica requieren de la asunción de independencia entre lo que les sucede a diferentes sujetos en un grupo, es decir, que entre los participantes de un estudio la probabilidad de que se infecte el sujeto A y la probabilidad de que se infecte el sujeto son independientes entre sí y dependientes a su vez de los factores de estudio, por ejemplo, de que A esté vacunado y B no lo esté. Sin embargo, si A y B viven en la misma ciudad y A se infecta, puede suponer a su vez una fuente de infección para B, incumpliéndose la asunción de eventos independientes. Esta asunción de independencia está especialmente comprometida en enfermedades infecciosas con altas tasas de ataque.

Los modelos SIR modelizan la enfermedad asignando a cada grupo de población en uno de los tres compartimentos en un momento inicial t_0 y los sujetos van cambiando

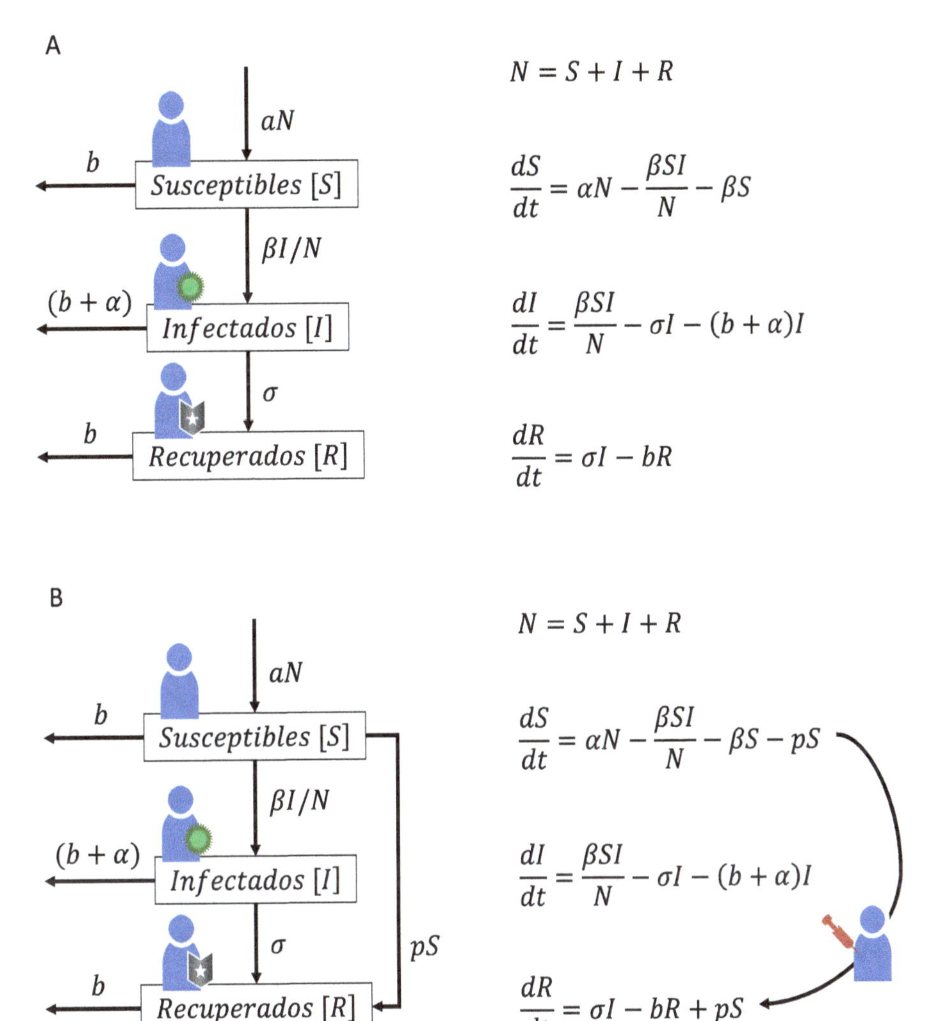

Figura 18.1 Formulación de modelos dinámicos tipo SIR, de aplicación a la infección por virus de la gripe, en ausencia de medidas preventivas (A) y en presencia de vacunación (B).

de compartimento a lo largo del tiempo t_{x+1}. Lo más ilustrativo de estos modelos es que el número de personas que se infectan en cada paso de del tiempo t_{x+1} depende del número de susceptibles (S), pero también de la proporción de infectados-infecciosos (I/N) y del coeficiente β, que es la fuerza de infección y depende a su vez de R_0. La vacunación es una herramienta capaz de trasladar individuos del compartimento de susceptibles (S) al de recuperados-inmunes (R) sin pasar por el compartimento de infectados-infecciosos (I), por lo que contribuye a minimizar el elemento βSI/N de la ecuación (Figura 18.1B).

Otro factor a tener muy en cuenta es la heterogeneidad de R_0 en subgrupos de una misma población. En la Figura 18.2 se muestra la progresión de una epidemia en tres tiempos de generación. A la derecha de Figura 18.2A se representa un valor homogéneo de R_0=2 y a la izquierda Figura 18.2B una situación más próxima a la realidad [38], con un R_0(adulto)=0,5 y un R_0(infantil)=3, lo que supone un R_0 promedio de 2,3. Estos diagramas muestran de forma gráfica el mayor impacto que tendrá la inmunización infantil, hasta llegar a proponerse que la estrategia de vacunación óptima consistiría en la vacunación de niños en edad escolar y de los adultos entre 30 y 39 años, ya que los niños son los principales responsables de la transmisión y sus padres sirven de puente el resto de la sociedad[39]. Evidentemente, estas recomendaciones son también dependientes del patrón de contactos. Los análisis realizados en varios países europeos indican una mayor intensidad de contactos de los individuos con los de su misma edad y con otros separados aproximadamente 30 años de edad, lo que respaldaría la recomendación anterior. En algunos países se observa cierta intensidad de contacto de los más pequeños (<5 años) con personas aproximadamente 60 años mayores, lo cual debería tenerse en cuenta a la hora de diseñar políticas concretas de vacunación[40].

18.4.1 La vacunación infantil

La vacunación infantil es la estrategia de elección si se persigue modificar el curso de la epidemia, pero también aporta beneficios individuales para los vacunados. Las vacunas atenuadas podrían reducir el riesgo de gripe del 18 al 4% en niños de 3 a 16 años (EV=78% IC95% 59-89%) lo que supondría un caso prevenido por cada 7 vacunados. Los estudios con vacunas inactivadas muestran reducciones de riesgo de gripe del 30 al 11% en niños de 2 a 16 años (EV=64%, IC95% 52-72%), por lo que se prevendría un caso por cada 5 vacunados[41].

Una de las experiencias en este sentido mejor documentadas hasta la fecha es la de Inglaterra, donde se comenzó la vacunación infantil de forma parcial en la temporada 2013-14[42]. En la temporada 2014-15 las coberturas alcanzadas fueron del 57% y del 50% en primaria y secundaria respectivamente. En las áreas donde se inició como piloto la vacunación infantil se constató un impacto beneficioso global e indirecto en la población infantil. En las áreas donde había vacunado en primaria se constató una reducción significativa de consultas médicas por síndrome gripal, urgencias respiratorias, positividad en frotis, hospitalizaciones y mortalidad por causas respiratorias; la disminución de la mortalidad por todas las causas no fue significativa. En las áreas donde se vacunó en secundaria el impacto fue pequeño. Estos resultados correspondieron a una temporada en la que se produjo una importante discordancia entre la vacuna y los virus circulantes.

18.5 Vacunación universal

Por último, países como EEUU[43] y más recientemente Canadá[10] han dado el salto a la recomendación universal de vacunación antigripal. Esta estrategia puede ser adecuada

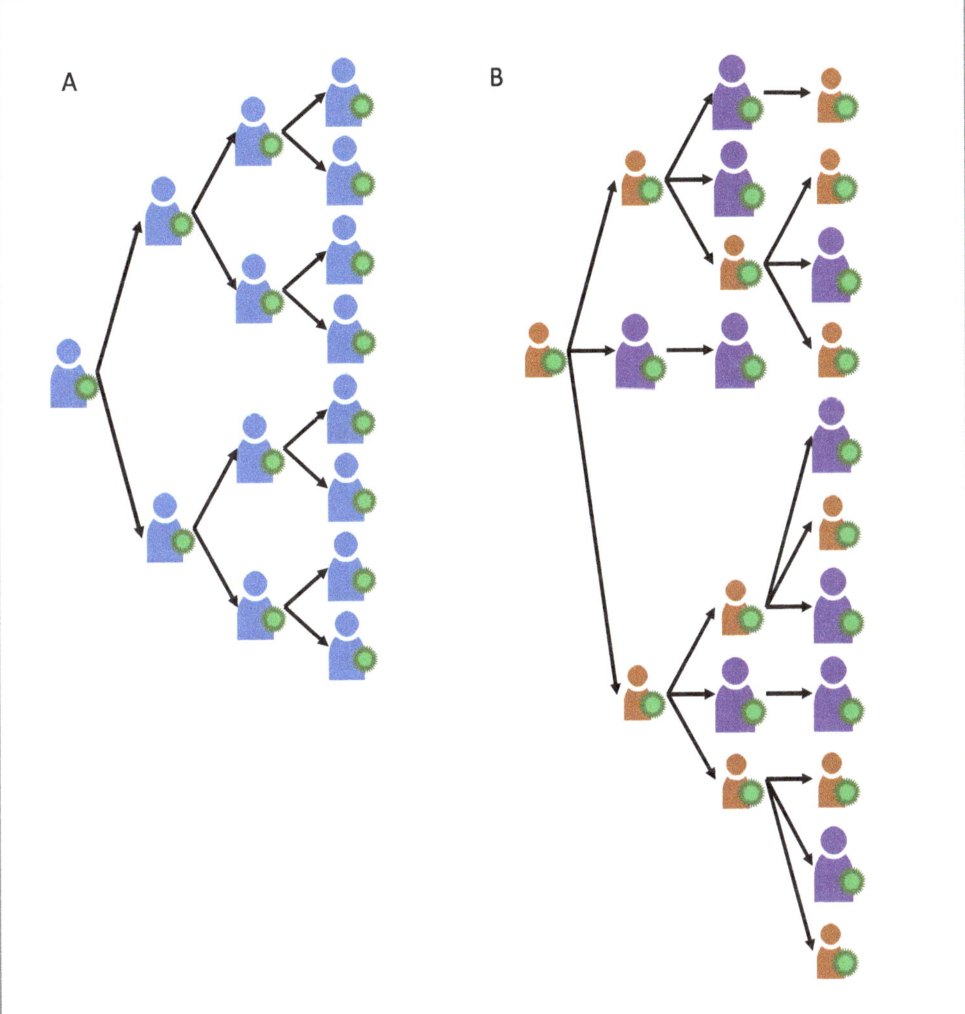

Figura 18.2 Diagramas de transmisión de la infección gripal bajo la asunción de R_0=2 homogéneo para toda la población (A) y bajo la asunción de heterogeneidad de R_0 en función de la edad: R_0(adulto)=0,5 y R_0(infantil)=3 (B).

en un escenario de disponibilidad ilimitada de vacunas, ya que de otra forma sería más adecuado priorizar la vacunación bien en población vulnerable o bien en las personas que amplificarían la epidemia[44]. La estrategia de la vacunación universal podría ser coste-efectiva según algunos modelos siempre que se tome en consideración el papel de la inmunidad de grupo para el análisis. Con coberturas de vacunación entre el 45% y el 63%, según los diferentes valores de R_0 manejados, se estima que evitar una complicación por gripe podría tener un coste inferior a los 1.200 dólares estadounidenses (US$) y evitar una muerte tendría un coste de poco más de 800 US$[45].

Al igual que sucede en el caso de las estrategias de «nido seguro», la consecución de los objetivos de disminución de la morbi-mortalidad por gripe con vacunación universal depende de la cobertura alcanzada. En EEUU desde la pandemia de 2009 las coberturas globales de vacunación antigripal estacional oscilan entre el 37 y el 44%, insuficientes para controlar las epidemias estacionales bajo casi cualquier valor de R_0[36].

Bibliografía

1. Francis T. Vaccination against influenza. Bull World Health Organ. 1953;8(5-6):725-41.

2. García Barbero M, Aibar Remón C, Aranaz Andrés JM, Hernández Aguado I. Planificación y programación en atención a la salud. Diseños de Programas de Salud. En: Piédrola Gil. Medicina preventiva y salud pública. 12.a ed. Barcelona: Elsevier; 2016. p. 899-908.

3. Grupo de Trabajo Criterios 2011 de la Ponencia de Programa y Registro de Vacunaciones. Criterios de evaluación para fundamentar modificaciones en el Programa de Vacunación en España. Madrid: Ministerio de Sanidad, Política Social e Igualdad; 2011.

4. Strategic Advisory Group of Experts (SAGE) on Immunization. Vaccines against influenza WHO position paper – November 2012. Wkly Epidemiol Rec. 2012 Nov 23;87(47):461-76.

5. Comisión de Salud Pública del Consejo Interterritorial del Sistema Nacional de Salud. Recomendaciones de vacunación frente a la gripe, temporada 2018-2019. [Internet]. 2018 [citado 14 de noviembre de 2018]. Disponible en: http://www.mscbs.gob.es/profesionales/saludPublica/prevPromocion/vacunaciones/docs/Recomendaciones_vacunacion_gripe.pdf

6. Calendrier des vaccinations et recommandations vaccinales 2018 [Internet]. 2018 [citado 14 de noviembre de 2018]. Disponible en: https://solidarites-sante.gouv.fr/IMG/pdf/calendrier_vaccinations_2018.pdf

7. German Standing Committee on Vaccination at the Robert Koch Institute. Recommendations of the Standing Committee on Vaccination (STIKO) at the Robert Koch Institute – 2017/2018 [Internet]. 2018 [citado 14 de noviembre de 2018]. Disponible en: https://www.rki.de/EN/Content/infections/Vaccination/recommandations/34_2017_engl.pdf?__blob=publicationFile

8. Public Health England – NHS England. The national flu immunisation programme 2018/19 [Internet]. 2018 [citado 14 de noviembre de 2018]. Disponible en: https://assets.publishing.service.gov.uk/government/uploads/system/uploads/attachment_data/file/694779/Annual_national_flu_programme_2018-2019.pdf

9. ATAGI statement on the administration of seasonal influenza vaccines in 2018 [Internet]. 2018 [citado 14 de noviembre de 2018]. Disponible en: https://www2.health.vic.gov.au/about/publications/researchandreports/ATAGI-statement-administration-seasonal-influenza-vaccines-2018

10. National Advisory Committee on Immunization (NACI). Canadian Immunization Guide Chapter on Influenza and Statement on Seasonal Influenza Vaccine for 2018–2019 [Internet]. 2018 [citado 14 de noviembre de 2018]. Disponible en: https://www.canada.ca/content/dam/phac-aspc/documents/services/publications/healthy-living/canadian-immunization-guide-statement-se-

asonal-influenza-vaccine-2018-2019/canadian-immunization-guide-statement-seasonal-influenza-vaccine-2018-2019.pdf

11. Remschmidt C, Wichmann O, Harder T. Influenza vaccination in HIV-infected individuals: Systematic review and assessment of quality of evidence related to vaccine efficacy, effectiveness and safety. Vaccine. 2014;32:5585–92.54.

12. Eliakim-Raz N, Vinograd I, Zalmanovici Trestioreanu A, Leibovici L, Paul M. Influenza vaccines in immunosuppressed adults with cancer. Cochrane Database Syst Rev. 2013;10:CD008983.55.

13. Goossen GM, Kremer LC, van de Wetering MD. Influenza vaccination in children being treated with chemotherapy for cancer. Cochrane Database Syst Rev.2013;8:CD006484.56

14. Clar C, Oseni Z, Flowers N, Keshtkar-Jahromi M, Rees K. Influenza vaccines for preventing cardiovascular disease. Cochrane Database Syst Rev. 2015 May 5;(5):CD005050.

15. Langley JM, Dodds L, Fell D, Langley GR. Pneumococcal and influenza immunization in asplenic persons: a retrospective population-based cohort study 1990-2002. BMC Infect Dis. 2010 Jul 22;10:219. doi: 10.1186/1471-2334-10-219.

16. European Centre for Disease Prevention and Control. Seasonal influenza vaccination in Europe. Vaccination recommendations and coverage rates in the EU Member States for eight influenza seasons: 2007–2008 to 2014–2015 [Internet]. 2017 [citado 14 de noviembre de 2018]. Disponible en: https://ecdc.europa.eu/en/publications-data/seasonal-influenza-vaccination-europe-vaccination-recommendations-and-coverage-2007-2015

17. Mertz D, Geraci J, Winkup J, Gessner BD, Ortiz JR, Loeb M. Pregnancy as a risk factor for severe outcomes from influenza virus infection: A systematic review and meta-analysis of observational studies. Vaccine. 2017;35(4):521–8. pmid:28024955; PubMed Central PMCID: PMCPMC5359513.

18. Mazagatos C, Delgado-Sanz C, Oliva J, Gherasim A, Larrauri A; Spanish Influenza Surveillance System. Exploring the risk of severe outcomes and the role of seasonal influenza vaccination in pregnant women hospitalized with confirmed influenza, Spain, 2010/11-2015/16. PLoS One. 2018 Aug 8;13(8):e0200934.

19. Gill PJ, Ashdown HF, Wang K, Heneghan C, Roberts NW, Harnden A, Mallett S. Identification of children at risk of influenza-related complications in primary and ambulatory care: a systematic review and meta-analysis. Lancet Respir Med. 2015 Feb;3(2):139-149.

20. Giles ML, Krishnaswamy S, Macartney K, Cheng A. The safety of inactivated influenza vaccines in pregnancy for birth outcomes: a systematic review. Hum Vaccin Immunother. 2018 Oct 31:1-13.

21. Moro P, Baumblatt J, Lewis P, Cragan J, Tepper N, Cano M. Surveillance of Adverse Events After Seasonal Influenza Vaccination in Pregnant Women and Their Infants in the Vaccine Adverse Event Reporting System, July 2010-May 2016. Drug Saf. 2017 Feb;40(2):145-152.

22. Kharbanda EO et al. First Trimester Influenza Vaccination and Risks for Major

Structural Birth Defects in Offspring. J Pediatr. 2017 Aug;187:234-239.e4.

23. Demicheli V, Jefferson T, Ferroni E, Rivetti A, Di Pietrantonj C. Vaccines for preventing influenza in healthy adults. Cochrane Database Syst Rev. 2018 Feb 1;2:CD001269.

24. Eick AA, Uyeki TM, Klimov A, Hall H, Reid R, Santosham M, et al. Maternal influenza vaccination and effect on influenza virus infection in young infants. Arch Pediatr Adolesc Med. 2011;165:104–11.

25. Ministerio de Sanidad, Consumo y Bienestar Social. Coberturas de Vacunación 2017. TABLA 12. Coberturas de vacunación frente a gripe en ≥65 años, personas de 60-64 años, embarazadas y personal sanitario. Comunidades autónomas. Campaña 2017-2018 [Internet]. 2018 [citado 14 de noviembre de 2018]. Disponible en: http://www.mscbs.gob.es/profesionales/saludPublica/prevPromocion/vacunaciones/docs/CoberturasVacunacion/Tabla12.pdf

26. Mertz D, Kim TH, Johnstone J, Lam PP, Science M, Kuster SP, Fadel SA, Tran D, Fernandez E, Bhatnagar N, Loeb M. Populations at risk for severe or complicated influenza illness: systematic review and meta-analysis. BMJ. 2013; 347: f5061.

27. Ministerio de Sanidad, Servicios Sociales e Igualdad. Encuesta Nacional de Salud en España 2017 [Internet]. 2017 [citado 14 de noviembre de 2018]. Disponible en: http://www.mscbs.gob.es/estadEstudios/estadisticas/encuestaNacional/home.htm

28. Newall AT, Kelly H, Harsley S, Scuffham PA. Cost effectiveness of influenza vaccination in older adults: a critical review of economic evaluations for the 50- to 64-year age group. Pharmacoeconomics. 2009;27(6):439-50.

29. Demicheli V, Jefferson T, Di Pietrantonj C, Ferroni E, Thorning S, Thomas RE, Rivetti A.. Vaccines for preventing influenza in the elderly. Cochrane Database Syst Rev. 2018;2:CD004876.

30. Domnich A, Arata L, Amicizia D, Puig-Barberà J, Gasparini R, Panatto D. Effectiveness of MF59-adjuvanted seasonal influenza vaccine in the elderly: A systematic review and meta-analysis. Vaccine. 2017 Jan 23;35(4):513-520.

31. Efficacy and effectiveness of high-dose versus standard-dose influenza vaccination for older adults: a systematic review and meta-analysis. Lee JKH, Lam GKL, Shin T, Kim J, Krishnan A, Greenberg DP, Chit A. Expert Rev Vaccines. 2018 May;17(5):435-443.

32. Gray GC, Baker WS. The importance of including swine and poultry workers in influenza vaccination programs. Clin Pharmacol Ther. 2007 Dec;82(6):638-41.

33. CDC. CDC Interim Guidance for Workers who are Employed at Commercial Swine Farms: Preventing the Spread of Influenza A Viruses [Internet]. 2018 [citado 19 de noviembre de 2018]. Disponible en: https://www.cdc.gov/flu/swineflu/guidance-commercial-pigs.htm

34. National Advisory Committee on Immunization (NACI). Statement on Seasonal Influenza Vaccine for 2013-2014. APPENDIX 1: Evidence Review on Occupational Exposure of Swine and Poultry Workers. CCDR Volume 39 ACS-4, October 2013 [Internet]. 2013 [citado 19 de noviembre de 2018]. Disponible en:

(https://www.canada.ca/content/dam/phac-aspc/migration/phac-aspc/publi-cat/ccdr-rmtc/13vol39/acs-dcc-4/assets/pdf/13vol39-acs-dcc4_appendix-an-nexe-eng.pdf)

35. Thomas RE, Jefferson T, Lasserson TJ. Influenza vaccination for healthcare workers who care for people aged 60 or older living in long-term care institutions. Cochrane Database Syst Rev. 2016 Jun 2;(6):CD005187.

36. Plans-Rubió P. The vaccination coverage required to establish herd immunity against influenza viruses. Prev Med. 2012 Jul;55(1):72-7.

37. Fraser C, Riley S, Anderson RM, Ferguson NM. Factors that make an infectious disease outbreak controllable. Proc Natl Acad Sci U S A. 2004 Apr 20;101(16):6146-51.

38. Moser CB, White LF. Estimating age-specific reproductive numbers-A comparison of methods. Stat Methods Med Res. 2018 Jul;27(7):2050-2059.

39. Medlock J, Galvani AP. Optimizing influenza vaccine distribution. Science. 2009 Sep 25;325(5948):1705-8.

40. Mossong J, Hens N, Jit M, Beutels P, Auranen K, Mikolajczyk R, Massari M, Salmaso S, Tomba GS, Wallinga J, Heijne J, Sadkowska-Todys M, Rosinska M, Edmunds WJ. Social contacts and mixing patterns relevant to the spread of infectious diseases. PLoS Med. 2008 Mar 25;5(3):e74.

41. Jefferson T, Rivetti A, Di Pietrantonj C, Demicheli V. Vaccines for preventing influenza in healthy children. Cochrane Database Syst Rev. 2018 Feb 1;2:CD004879.

42. Pebody RG, Green HK, Andrews N, Boddington NL, Zhao H, Yonova I, Ellis J, Steinberger S, Donati M, Elliot AJ, Hughes HE, Pathirannehelage S, Mullett D, Smith GE, de Lusignan S, Zambon M. Uptake and impact of vaccinating school age children against influenza during a season with circulation of drifted influenza A and B strains, England, 2014/15. Euro Surveill. 2015;20(39). doi: 10.2807/1560-7917. ES.2015.20.39.30029.

43. Grohskopf LA, Sokolow LZ, Broder KR, Walter EB, Fry AM, Jernigan DB. Prevention and Control of Seasonal Influenza with Vaccines: Recommendations of the Advisory Committee on Immunization Practices-United States, 2018-19 Influenza Season. MMWR Recomm Rep. 2018 Aug 24;67(3):1-20.

44. Lipsitch M, Smith D. Applications of quantitative modeling to influenza virus transmission dynamics, antigenic and genetic evolution and molecular structure. En: Webster RG, Monto AS, Braciale TJ, Lamb RA Editores. Textbook of influenza. 2.a ed. Barcelona: Elsevier; 2016. p. 899-908.

45. Yang KC, Hung HF, Chen MK, Chen SL, Fann JC, Chiu SY, Yen AM, Huang KC, Chen HH, Wang ST. Cost-effectiveness analysis of universal influenza vaccination: Application of the susceptible-infectious-complication-recovery model. Int J Infect Dis. 2018 Aug;73:102-108.

EFECTIVIDAD Y EFICACIA DE LAS VACUNAS ANTIGRIPALES

Ángela Domínguez García, Diana Toledo Zavaleta,
Itziar Casado Buesa, Jesús Castilla Catalán

Capítulo 19

EFECTIVIDAD Y EFICACIA
DE LAS VACUNAS ANTIGRIPALES

Ángela Domínguez García, Diana Toledo Zavaleta,
Itziar Casado Buesa, Jesús Castilla Catalán

19.1 Conceptos de inmunogenicidad, eficacia, efectividad e impacto

El efecto de las vacunas puede evaluarse en términos de inmunogenicidad, eficacia, efectividad e impacto, para lo cual se requieren diferentes tipos de estudios y metodologías.

La inmunogenicidad de una vacuna es la capacidad que tiene para estimular el sistema inmunitario del sujeto vacunado y producir una respuesta específica que le proteja frente al patógeno cuya infección se pretende evitar. El virus de la gripe entra por las mucosas y se propaga por el torrente sanguíneo, por lo que tienen interés tanto la respuesta inmunitaria general como la respuesta local en la mucosa nasofaríngea (anticuerpos inmunoglobulina A)[1,2].

La eficacia se refiere a los efectos sanitarios realmente alcanzados por la vacuna en los individuos cuando esta se aplica en condiciones óptimas e ideales, que pueden diferir de las condiciones que se dan en la vida real[3].

La efectividad evalúa los efectos sanitarios de la vacunación en las personas vacunadas en condiciones de la vida real; se refiere a los beneficios que proporciona la vacunación en la población a la que se aplica el programa[3,4].

El impacto hace referencia a la reducción del número de casos de enfermedad en una población que es atribuible al programa de vacunación. Clásicamente se ha evaluado mediante programas de vigilancia activa, que comparan la incidencia de la enfermedad antes y después de la introducción del programa[5]. También puede estimarse mediante la fracción prevenida en la población, que es la proporción de la enfermedad que se ha prevenido con el programa de vacunación en el conjunto de la población, y la fracción prevenible en la población, que es la proporción de la enfermedad que podría haberse prevenido si todos los individuos de la población hubieran recibido la vacuna (Figura 19.1)[6]. El impacto de un programa de vacunación es el resultado del efecto directo de la vacunación en los vacunados y del efecto indirecto que se observa en toda la población debido a la inmunidad colectiva[7]. Paul[8] propone distinguir entre inmunidad colectiva *(herd immunity)*, que sería la inmunidad conferida a los no vacunados por la diseminación secundaria de virus o bacterias atenuadas contenidas en las vacunas, de la protección colectiva *(herd protection)*, que sería la protección debida a la reducción de la probabilidad de que un individuo susceptible entre en contacto con una persona infectada. Los métodos para evaluar la eficacia, la efectividad y el impacto se muestran en la Tabla 19.1.

$$\text{Fracción prevenida} = \frac{\text{Incidencia en no vacunados} - \text{Incidencia en la población}}{\text{Incidencia en no vacunados}}$$

$$\text{Fracción prevenible} = \frac{\text{Incidencia en la población} - \text{Incidencia en vacunados}}{\text{Incidencia en la población}}$$

Figura 19.1 Fórmulas para estimar la fracción prevenida y la fracción prevenible en la población.

Tabla 19.1 Eficacia protectora de las vacunas y efectividad e impacto de los programas de vacunación.

	Definición	Método de evaluación	Efectos evaluados
Eficacia protectora de la vacuna	Valor protector conferido por la vacuna aplicada en condiciones ideales	- Ensayos clínicos aleatorizados (aleatorización por individuos)	Protección de los individuos vacunados
Efectividad del programa de vacunación	Valor protector conferido por la vacunación en condiciones habituales de aplicación	- Ensayos comunitarios aleatorizados (aleatorización por *clusters*) - Estudios de cohortes - Estudios de casos y controles - Estudios de casos y controles con resultado de test negativo - Método de cribado	Protección directa de los individuos vacunados o protección directa de los individuos vacunados + protección indirecta de los no vacunados
Impacto del programa de vacunación	Resultado de salud en el conjunto de la población en la que se ha implementado el programa	- Estudios de incidencia antes y después del programa - Fracción prevenida - Fracción prevenible	Protección directa de los vacunados + protección indirecta de los no vacunados

19.2 Particularidades de la evaluación del efecto de la vacuna antigripal

Los métodos utilizados en la evaluación de la vacuna antigripal son comunes a los que se usan en la evaluación de otras vacunas, si bien determinadas situaciones presentan ciertas particularidades. La vacuna de la gripe se introdujo en el siglo xx y sus beneficios están ampliamente asumidos, lo que hace que la realización de nuevos ensayos clínicos aleatorizados esté muy restringida por razones éticas, ya que supondría dejar sin protección al grupo que recibiera placebo. En la actualidad, estos estudios se utilizan principalmente para comparar nuevas vacunas o nuevas estrategias vacunales con las que ya están en uso[5].

La gripe se produce por varios tipos y subtipos de virus gripales, lo que ha llevado a la elaboración de vacunas trivalentes y tetravalentes con el fin de aportar a la vez protección frente a varios de estos tipos y subtipos. Además, cada tipo y subtipo de virus de la gripe sufre continuas mutaciones que dan lugar a las derivas antigénicas, lo que hace que sea prácticamente imposible conseguir una correspondencia perfecta entre la composición de la vacuna y los virus circulantes.

Aunque se habla de la vacuna de la gripe como un único producto, su composición cambia de una temporada a otra. También cambian los virus circulantes, lo que hace que en cada temporada, e incluso en distintos lugares en una misma temporada, la distancia antigénica entre las cepas vacunales y las circulantes varíe. Como resultado de ello, la efectividad de la vacunación puede cambiar considerablemente de una temporada a otra, y también según los lugares, por lo que es recomendable su evaluación todos los años y en diferentes sitios. En esta misión cobran protagonismo los estudios observacionales[5].

19.3 Inmunogenicidad de la vacuna antigripal

La inmunogenicidad de una vacuna es la capacidad que tiene para estimular el sistema inmunitario del sujeto vacunado y producir una respuesta de anticuerpos protectores específicos frente a la infección. La inmunogenicidad se evalúa en los ensayos clínicos de fases I y II, que son el primer paso en la evaluación de una nueva vacuna, previo a la realización de los ensayos clínicos de eficacia[9].

Para las vacunas antigripales ya autorizadas, dentro de la dinámica de actualización anual de la composición antigénica, la Agencia Europea de Medicamentos (EMA) requería hasta la temporada 2014-2015 evaluar cada año las vacunas mediante estudios serológicos en unos 200 individuos. En los adultos de 18 a 59 años requería alcanzar una tasa de seroprotección superior al 70% y una tasa de seroconversión superior al 40%, considerando seroprotección un título de inhibición de la hemaglutinación >1:40, y seroconversión el pasar de un título previo negativo de inhibición de la hemaglutinación a un título >1:40 o un aumento del título de al menos cuatro veces. En las personas de 65 años y más la tasa de seroprotección requerida era >60%, y la tasa de seroconversión era >30%. Estos criterios no eran válidos para las vacunas vivas atenuadas de administración intranasal, porque generan más respuesta inmunitaria en las mucosas y menos respuesta sistémica[10].

Desde 2016, la EMA ya no exige la realización de estudios anuales de inmunogenicidad para las vacunas autorizadas en temporadas anteriores, y en su lugar requiere la realización de estudios de efectividad observacionales específicos para cada producto, además de mejorar la vigilancia de la seguridad[10]. Los estudios de inmunogenicidad siguen siendo un requisito para la autorización de nuevas vacunas de la gripe estacional, pandémica y zoonótica[10].

19.4 Eficacia de la vacuna antigripal

La eficacia de la vacuna antigripal se evalúa en ensayos clínicos aleatorizados (fase III). En estos ensayos, cada uno de los individuos que aceptan participar se asigna aleatoriamente a uno de los dos grupos que se van a comparar: en un grupo, los sujetos recibirán la vacuna en estudio (grupo de intervención), y en el otro grupo (grupo control) los sujetos no recibirán la vacuna, sino que se les administrará un placebo u otra vacuna distinta de la antigripal. Con la asignación aleatoria de la intervención a los sujetos que participan en el estudio se garantiza que los otros factores que puedan influir en la aparición o no de la gripe estén distribuidos también aleatoriamente en los grupos de intervención y control, y que la comparabilidad de los grupos sea óptima. Ambos grupos son seguidos en el tiempo y se contabiliza el número de casos de gripe en cada uno (Figura 19.2). Una vez que se conoce la incidencia de gripe en el grupo de intervención y en el grupo control, puede estimarse el riesgo relativo (RR) como una medida que relaciona ambas tasas de incidencia (incidencia en vacunados / incidencia en no vacunados). A partir del RR se calcula la eficacia de la vacuna, expresada en porcentaje, mediante la fórmula[11]: eficacia = (1 − RR) × 100. La eficacia vacunal es el porcentaje de reducción de la incidencia de la enfermedad en los vacunados respecto a los no vacunados en condiciones ideales de aplicación de la vacuna[12].

La eficacia de las vacunas antigripales se ha evaluado en ensayos clínicos realizados en poblaciones seleccionadas. Como era de esperar, se observa cierta variabilidad en los resultados de los distintos ensayos, ya que la composición de las vacunas y los virus circulantes también varían según la temporada de estudio. Tres metaanálisis recientes realizados por la Colaboración Cochrane han analizado exclusivamente los ensayos clínicos aleatorizados que habían comparado la vacunación antigripal en una sola temporada con un placebo o con la no vacunación. Cada uno de estos metaanálisis ha aportado estimaciones promedio de la eficacia de la vacuna antigripal en un grupo de población particular: niños sanos, adultos jóvenes sanos y adultos de 65 años y más (Tabla 19.2).

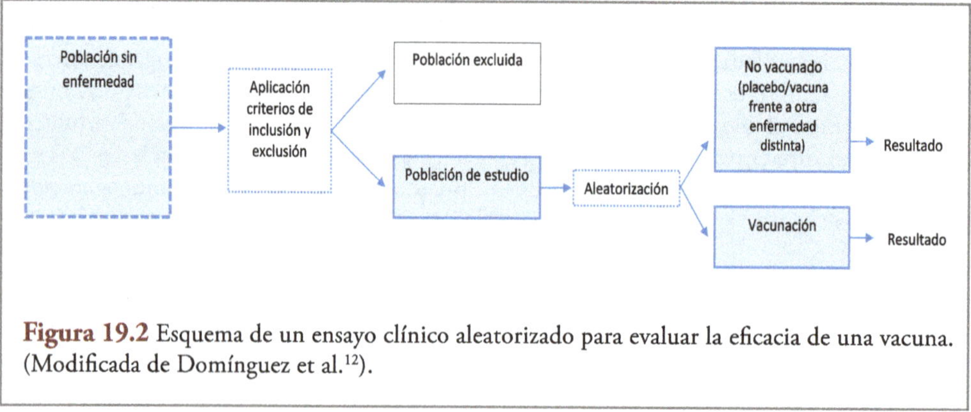

Figura 19.2 Esquema de un ensayo clínico aleatorizado para evaluar la eficacia de una vacuna. (Modificada de Domínguez et al.[12]).

Tabla 19.2 Estimaciones de la eficacia de la vacuna antigripal obtenida en metaanálisis de ensayos clínicos aleatorizados.

Referencia	Población	Tipo de vacuna	Eficacia para prevenir gripe confirmada (IC95%)	Eficacia para prevenir síndromes gripales (IC95%)
Jefferson et al.[15]	<16 años sanos	Inactivada	64% (52-72%)	28% (21-35%)
Jefferson et al.[15]	<16 años sanos	Viva atenuada	78% (59-89%)	31% (20-40%)
Demicheli et al.[14]	Adultos sanos	Inactivada	59% (53-63%)	16% (5-25%)
Demicheli et al.[13]	≥65 años	Inactivada	58% (34-73%)	41% (27-53%)

IC95%: intervalo de confianza del 95%.

El metaanálisis de estudios realizados en personas de 65 años y más incluyó ocho ensayos clínicos que evaluaron la vacuna antigripal inactivada en más de 5000 participantes de Europa y los Estados Unidos entre 1965 y 2000. Se incluyeron estudios independientemente de la dosis administrada y del tipo de vacuna. Las personas de 65 años y más que habían recibido la vacuna presentaron un riesgo menor de gripe que los que habían recibido el placebo [eficacia del 58%; intervalo de confianza del 95% (IC95%): 34-73%]. En el mismo metaanálisis se obtuvo una eficacia del 41% (IC95%: 27-53%) para prevenir síndromes gripales, y no se encontraron resultados concluyentes de efectividad para la prevención de defunciones ni de ingresos por complicaciones de la gripe[13].

El segundo metaanálisis analizó estudios realizados en adultos sanos. Incluyó 25 ensayos clínicos realizados en América y Europa entre 1969 y 2009. La eficacia de la vacuna para prevenir casos confirmados de gripe fue del 59% (IC95%: 53-63%), y frente a síndromes gripales fue del 16% (IC95%: 5-25%)[14].

Un tercer metaanálisis incluyó 41 ensayos clínicos aleatorizados que habían comparado la vacuna antigripal con un placebo o con la no vacunación en niños sanos menores de 16 años. Todos los estudios habían analizado la vacunación en una única temporada y se habían realizado entre 1984 y 2013. En total incluyeron más de 200.000 niños. La vacuna viva atenuada presentó una eficacia para prevenir la gripe confirmada por laboratorio del 78% (IC95%: 59-89%) y para prevenir los síndromes gripales del 31% (IC95%: 20-40%). La vacuna inactivada de la gripe mostró una eficacia del 64% (IC95%: 52-72%) para prevenir casos de gripe confirmada y del 28% (IC95%: 21-35%) para prevenir síndromes gripales[15].

19.5 Métodos para investigar la efectividad de los programas de vacunación

El efecto de la vacuna en condiciones de vida real en personas de diferentes características puede diferir del estimado en los ensayos clínicos de eficacia. La efectividad de un programa de vacunación puede estimarse mediante diversos métodos, como son los ensayos comunitarios aleatorizados, los estudios de cohortes, los estudios de casos y controles, los estudios de casos y controles con resultado de test negativo, y el método de cribado.

Los ensayos comunitarios aleatorizados son estudios experimentales en los que la unidad de aleatorización es un grupo (p. ej., una comunidad o una escuela) y se decide por métodos aleatorios en qué grupo se va a aplicar el programa de vacunación que se quiere evaluar y en qué grupo se va a administrar un placebo o se va a vacunar frente a una enfermedad distinta de la gripe[16]. Mediante este diseño se evalúa la protección total que ha conferido el programa de vacunación, es decir, la suma de la protección directa en los vacunados y de la protección indirecta en los no vacunados. Dividiendo la incidencia de la enfermedad en el grupo que ha recibido la vacuna entre la incidencia en el grupo que no la ha recibido se estima el RR, y la efectividad del programa de vacunación (EV), expresada en porcentaje, se obtiene mediante la fórmula: EV = (1 – RR) × 100. La efectividad de la vacunación es el porcentaje de reducción de la incidencia de la enfermedad en la población en la que se ha aplicado el programa respecto a la población en la que no se ha aplicado.

Los estudios de cohortes son estudios observacionales en los que los participantes se clasifican en dos cohortes, una formada por los sujetos que han recibido la vacuna y otra que la componen los sujetos que no la han recibido. Son estudios prospectivos, si se inician cuando todavía no han aparecido los casos, o históricos, cuando han aparecido algunos o todos los casos (Figura 19.3). El cociente de la incidencia de la enfermedad en las dos cohortes estima el RR, y la EV, expresada en porcentaje, se calcula con la fórmula: EV = (1 − RR) × 100. Hay que tener en cuenta qué factores pueden tener distinta frecuencia en la cohorte vacunada y en la cohorte no vacunada, porque si no se consideran y no se ajusta por ellos pueden producirse estimaciones sesgadas de la efectividad. Los estudios de cohortes solo miden la protección directa conferida por la vacuna, porque los vacunados y los no vacunados tienen la misma posibilidad de beneficiarse de la protección colectiva.

Los estudios de casos y controles son estudios observacionales en los que los sujetos se seleccionan en función de la presencia (casos) o ausencia (controles) de la enfermedad. En estos estudios se busca el antecedente de haber recibido la vacuna tanto en el grupo de los casos como en el de los controles

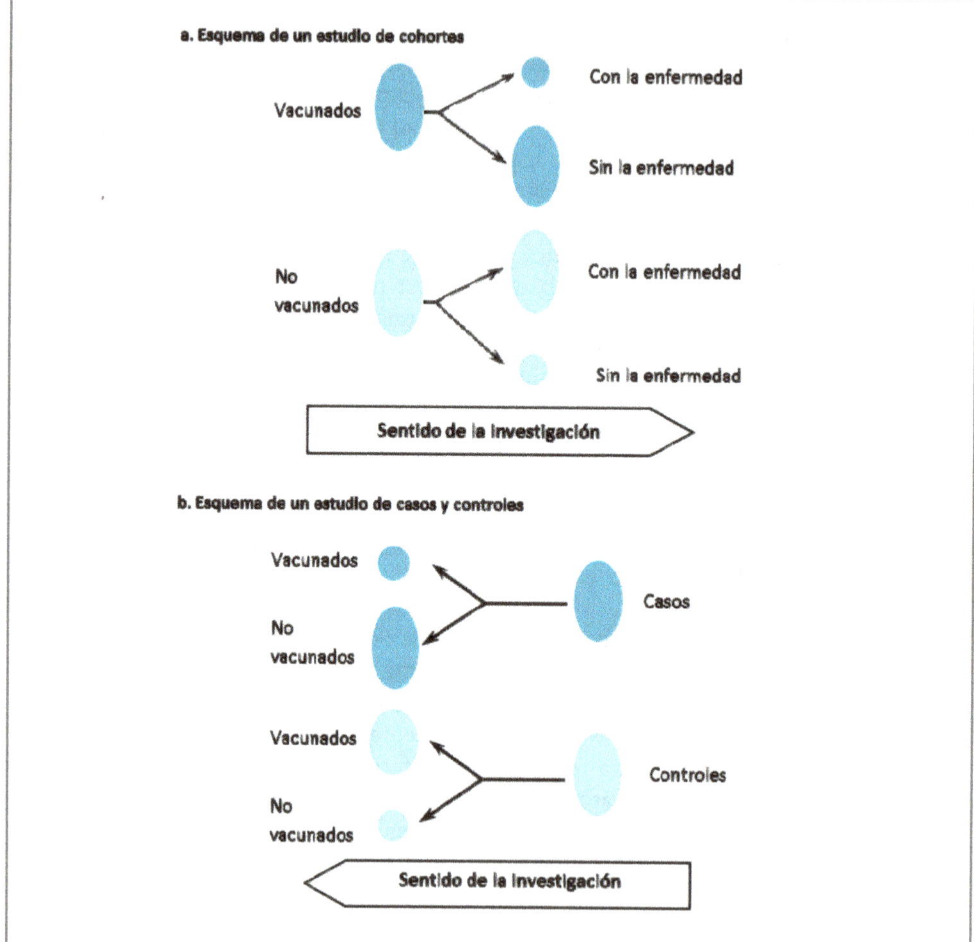

Figura 19.3 Esquema de los estudios observacionales para evaluar la efectividad de la vacunación. (Modificada de Domínguez et al.[12]).

(Figura 19.3). Con esta información puede calcularse la *odds ratio* (OR), que es el cociente entre la *odds* de exposición en los casos (la probabilidad de ser caso y estar vacunado respecto a la probabilidad de ser caso y no estar vacunado) y la *odds* de exposición en los controles (la probabilidad de ser control y estar vacunado respecto a la probabilidad de ser control y no estar vacunado). La EV, expresada en porcentaje, se estima mediante la fórmula: EV = (1 − OR) × 100. La elección de un grupo de controles apropiado es el desafío más importante en estos estudios. Los controles pueden seleccionarse del mismo nivel asistencial que los casos (ambulatorio, hospital) o de una muestra de la población general, pero es fundamental que procedan de la misma población en la que se han generado los casos[5]. Con el objetivo de que posibles variables confusoras (edad, sexo, etc.) tengan el mismo peso en los casos que en los controles, un procedimiento frecuente es la selección de controles apareados con los casos en función de estas variables. Como en los estudios de cohortes, los estudios de casos y controles solo miden la protección directa.

Los estudios de casos y controles con resultado de test negativo son una variedad de estudios de casos y controles en los que los casos tienen gripe confirmada por laboratorio y los controles son pacientes que reúnen criterios para ser considerados como posibles casos de gripe, por lo que se les tomó la misma muestra clínica que a los casos, pero se descartó la gripe al ser el resultado de laboratorio negativo (Figura 19.4)[17]. Este diseño presenta las ventajas de que tanto los casos como los controles han consultado con servicios de salud por los mismos síntomas, lo cual reduce las posibilidades de confusión por diferencias en la utilización de servicios sanitarios, y que el antecedente de vacunación se recoge de idéntica manera en los casos y en los controles antes de que el paciente y el médico conozcan si será caso o control, lo cual reduce las posibilidades de sesgo de información[18,19]. Este diseño se considera el más eficiente para la investigación de la efectividad de la vacunación[17,20,21]. Su principal asunción es que la vacuna antigripal no tenga efecto frente a otras causas de síndrome gripal diferentes de la gripe[18], lo cual ha sido validado sobre bases de datos de un ensayo clínico[21]. También se ha demostrado que incluso utilizando una prueba de baja sensibilidad los resultados apenas se ven afectados[20].

El método de cribado es un método pseudoecológico que permite estimar la efectividad de la vacunación requiriendo solo la proporción de casos que están vacunados y la cobertura de vacunación en la población en la que se han producido los

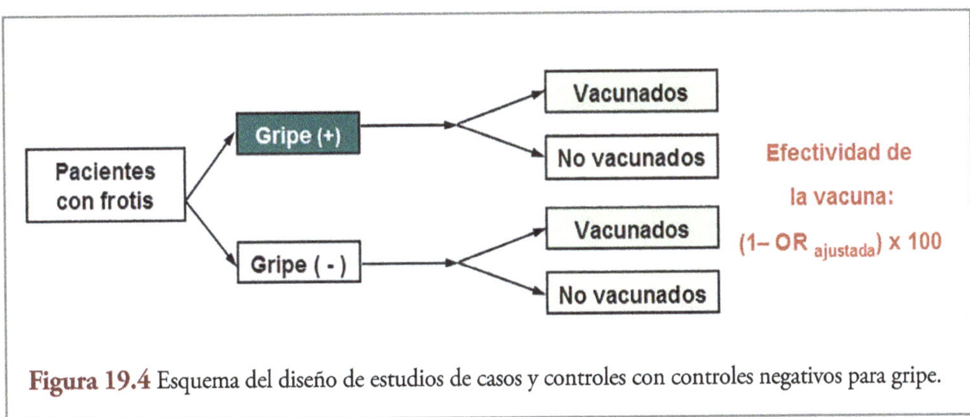

Figura 19.4 Esquema del diseño de estudios de casos y controles con controles negativos para gripe.

casos[22]. La principal ventaja de este método es que no se necesita información de los no casos, por lo que podría aplicarse con información proveniente de la vigilancia epidemiológica de la gripe. Sus limitaciones son que la validez de sus resultados depende de la exactitud del dato de la cobertura de vacunación en la población en la que se han originado los casos, que puede no coincidir con la población general, que asume que la población de estudio es homogénea en cobertura vacunal y en incidencia de enfermedad, y que resulta difícil o imposible ajustar por posibles variables confusoras. Por todo ello, la validez de este método suele ser inferior a la de los otros, y la Organización Mundial de la Salud no recomienda su uso[5].

19.6 Efectividad de la vacunación antigripal

Como ya hemos visto, la vacuna antigripal inactivada tiene una eficacia promedio en torno al 60% para prevenir casos confirmados de gripe, y la vacuna viva atenuada tiene una eficacia algo mayor. Los estudios en la vida real que evaluaron la efectividad de la vacuna antigripal inactivada encontraron efectos algo más modestos. Un metaanálisis que recopiló estudios de casos confirmados y controles negativos para gripe publicados hasta 2015 encontró una efectividad de la vacunación del 33% frente a la gripe A(H3N2), del 54% frente a la gripe B, del 61% frente al virus A(H1N1)pdm09 y del 67% frente al virus A(H1N1). Frente al virus A(H3N2) la efectividad fue del 33% en temporadas con buena correspondencia antigénica de los virus vacunales y circulantes, y del 23% cuando la correspondencia no fue buena[23].

En un metaanálisis que analizó datos individualizados de cerca de 5000 pacientes de 60 años y más procedentes de 23 estudios de casos positivos y controles negativos para gripe, la efectividad en las temporadas con buena correspondencia entre los virus vacunales y los circulantes fue del 44%, y en las temporadas con mala correspondencia fue del 20%. La efectividad fue del 53% frente al virus A(H1N1)pdm09 y del 22% frente al virus A(H3N2)[24].

La efectividad de la vacunación antigripal en condiciones de la vida real puede variar en función de la diferencia entre las cepas circulantes y las vacunales, la edad, la comorbilidad o la inmunosupresión que presentan las personas estudiadas, el tipo de vacuna que se administra, la variable de resultado que se evalúa, el tiempo transcurrido desde la vacunación y las vacunas recibidas en temporadas previas (Tabla 19.3).

Tabla 19.3 Factores que influyen en la eficacia y la efectividad de la vacuna antigripal.

• Similitud entre cepas circulantes y cepas vacunales
• Edad
• Comorbilidad
• Inmunocompetencia
• Tipo de vacuna
• Especificidad del diagnóstico evaluado
• Gravedad de la gripe
• Tiempo transcurrido desde la vacunación
• Vacunaciones previas

19.6.1 Diferencias entre las cepas circulantes y las cepas vacunales

En las temporadas gripales en que circulan cepas que son antigénicamente distintas de las contenidas en la vacuna (fenómeno conocido como *mismatching*), la efectividad de la vacunación suele ser menor que en aquellas temporadas en las que las cepas que circulan y las contenidas en las vacunas no difieren o difieren muy poco antigénicamente. Las vacunas son mucho más efectivas cuando los virus de las vacunas son indistinguibles de los circulantes, si bien las consecuencias son distintas según procedan de los cambios continuos en los virus circulantes, de la adaptación de los virus vacunales a los huevos en los que deben crecer[25] o de la aparición de una variante de virus que es distinta de las cepas contenidas en la vacuna. Sin embargo, incluso en años en que la divergencia entre los virus circulantes y los virus contenidos en las vacunas es importante, se observa cierto beneficio con la vacunación[26], porque circulan más cepas aparte de la predominante y porque puede haber cierta inmunidad cruzada[27]. Las diferencias entre los virus circulantes y los contenidos en las vacunas complican la interpretación de los resultados sobre efectividad cuando se hacen estudios que abarcan diversas temporadas[28].

La diferencia entre las cepas vacunales y las circulantes puede producirse independientemente de que circulen el virus A(H1N1) pdm09, el A(H3N2) o el virus B. No obstante, el virus A(H3N2) tiene mayor tendencia a mutar y su circulación suele coincidir con efectividades vacunales más bajas[23]. El virus A(H1N1)pdm09 se ha mostrado más estable, lo que propicia una mejor correspondencia entre las cepas vacunales y las circulantes, y una mayor efectividad. Con los virus de tipo B el principal problema de correspondencia entre las cepas vacunales y las circulantes se produce por discordancia en el linaje, y esto se está tratando de evitar con las vacunas tetravalentes[29].

19.6.2 Edad

La edad de las personas que reciben la vacuna puede influir también en la efectividad de la vacunación. Los niños menores de 9 años, cuando se vacunan por primera vez requieren una segunda dosis, separada un mínimo de 4 semanas de la primera, para tener una buena respuesta a la vacunación[30]. Las personas de edad avanzada pueden presentar cambios en su inmunidad innata o inespecífica (constituida por las barreras físicas, químicas o microbiológicas, y por la inflamación en la fase aguda) que pueden afectar la respuesta inmunitaria a la vacuna a lo largo del tiempo. Además, las infecciones que hayan podido tener durante su vida pueden afectar la susceptibilidad de estas personas a la infección[31]. En pacientes con edad avanzada y gran fragilidad, la gripe puede originar un deterioro mayor de su estado de salud y funcional, llegando incluso al fallecimiento, por lo que en estos pacientes la vacunación es especialmente importante[32].

19.6.3 Comorbilidad

Las personas que presentan enfermedades concomitantes tienen un riesgo mayor de presentar complicaciones en caso de contraer la gripe. Las complicaciones pueden ser respiratorias, como la bronquitis aguda, la neumonía primaria o secundaria, y no respiratorias como la miocarditis, la miositis y otras poco frecuentes como el síndrome de Guillain-Barré, la insuficiencia renal y el síndrome de Reye. La gravedad de estas complicaciones es variable, e incluso puede llevar a la muerte en algunos pacientes. La vacunación antigripal en estas personas previene la gripe y, por ende, las complicaciones que pudieran aparecer.

Los pacientes con enfermedad pulmonar obstructiva crónica están en riesgo de sufrir descompensaciones que comprometan la función respiratoria y requieran ingresos hospitalarios. Un metaanálisis de 11 ensayos clínicos encontró que los pacientes vacunados presentaron menor frecuencia de exacerbaciones que los no vacunados[33]. Una revisión sistemática de estudios de eficacia y efectividad destacó los beneficios de la vacunación antigripal en este grupo de pacientes, en los que redujo el número de exacerbaciones, de hospitalizaciones y de consultas, así como la mortalidad por causas respiratorias y por todas las causas[34].

La gripe se ha asociado también a un incremento en el riesgo de sufrir eventos cardiovasculares, como infarto agudo de miocardio e ictus[35,36]. Un estudio de pacientes que habían sufrido un síndrome coronario agudo detectó que la vacunación se asoció con una disminución del riesgo de hospitalización por fallo cardiaco[37]. En una cohorte de pacientes en estadios avanzados de enfermedad renal en tratamiento con hemodiálisis, la vacunación antigripal redujo el riesgo de hospitalización, de eventos cardiacos y de ingreso en la unidad de cuidados intensivos, así como la mortalidad[38]. En los pacientes con diabetes tipo 2, la vacunación antigripal demostró prevenir la hospitalización por gripe, neumonía o eventos cardiovasculares (fallo cardiaco e ictus), y la mortalidad por todas las causas[39].

19.6.4 Inmunocompetencia

Los pacientes con disminución de la respuesta inmunitaria debido a enfermedades de base, infecciones, embarazo o tratamientos inmunosupresores tienen un riesgo mayor de presentar complicaciones asociadas a la gripe. La respuesta inmunitaria a la vacuna puede estar reducida en estos pacientes, aunque se puede alcanzar una protección clínica aceptable.

Los estudios llevados a cabo en pacientes con infección por el virus de la inmunodeficiencia humana han encontrado una efectividad de la vacuna antigripal que varía entre el 30% y el 100%[40].

Un estudio para evaluar el efecto de la vacunación antigripal administrada en pacientes receptores de trasplante de progenitores hematopoyéticos a los 6 meses de la intervención encontró una protección del 80%[41].

Un ensayo clínico evaluó la vacuna antigripal en embarazadas frente al virus pandémico A(H1N1)pdm09 y encontró una eficacia del 50% (IC95%: 14-71%) en las mujeres y del 49% (IC95%: 12-70%) en sus hijos hasta la semana 24 de vida. No obstante, la eficacia de la vacuna en las embarazadas y en los recién nacidos fue menor que la observada en adultos sanos en la misma temporada[14].

19.6.5 Tipo de vacuna

Hay dos grandes grupos de vacunas antigripales: las inactivadas y las atenuadas. Las primeras se administran mediante inyección intramuscular, subcutánea o intradérmica, y son las utilizadas habitualmente en España. Las vacunas atenuadas se administran por vía intranasal, tienen limitada su indicación a personas inmunocompetentes de 2 a 17 años, y se han ido introduciendo en programas de vacunación infantil en los Estados Unidos, Finlandia y el Reino Unido con el fin de generar inmunidad colectiva en la población. Varios ensayos clínicos que compararon ambos tipos de vacunas encontraron una eficacia similar o mayor en las vacunas de virus vivos atenuados[42,43]. En las temporadas 2013-2014 y 2015-2016 se observó en los Estados Unidos una protección baja de la vacuna atenuada frente al virus A(H1N1)pdm09[44], lo que llevó a desaconsejar cautelarmente esta vacuna, pero para la temporada 2018-2019 el Advisory Committee on Immunization Practices ha vuelto a recomendar indistintamente el uso de cualquiera de las dos vacunas[45,46].

Las vacunas inactivadas pueden contener virus enteros, virus fraccionados o antígenos de superficie. Algunos autores han señalado que estas últimas vacunas podrían conferir una menor protección[47].

Para aumentar la inmunogenicidad de las vacunas inactivadas en personas de 65 años y más, y en pacientes inmunodeprimidos, algunos fabricantes ofrecen formulaciones con adyuvantes[48] o con dosis mayores[49], y otros ofrecen presentaciones para administración intradérmica[50], con lo que se consigue una mayor respuesta inmunitaria. Todas estas presentaciones han demostrado más inmunogenicidad y eficacia en los ensayos clínicos frente a la vacuna estándar, aunque en términos de efectividad e impacto en la vida real no suelen encontrarse diferencias importantes.

Hasta la temporada 2017-2018, las vacunas utilizadas mayoritariamente en España han sido las trivalentes, que contienen una cepa de virus A subtipo H1N1, una cepa de virus A subtipo H3N2 y una cepa de virus B. En las próximas temporadas se espera la progresiva introducción de las vacunas tetravalentes, que incorporan otra cepa de virus B, quedando así incluidos en la composición los dos linajes de virus B (Victoria y Yamagata). Con la vacuna tetravalente cabe esperar un aumento de la efectividad cuando haya circulación del linaje del virus B no contenido en la trivalente, y una efectividad similar a la de la trivalente en el resto de las situaciones. Sin embargo, algunos estudios han puesto de manifiesto que existe protección cruzada en temporadas con circulación de virus B discordante con el linaje contenido en la vacuna[51,52].

19.6.6 La especificidad del diagnóstico

La especificidad del criterio de definición de caso que se utiliza en la evaluación también influye en la estimación de la eficacia y de la efectividad, que serán menores cuando se considere un criterio inespecífico, como el diagnóstico clínico de síndrome gripal, de infección respiratoria aguda o de hospitalización por neumonía, que cuando se considere un resultado específico, como es el caso ambulatorio u hospitalizado con confirmación de gripe por el laboratorio. Esto se explica porque otros agentes infecciosos distintos del virus de la gripe pueden ocasionar cuadros clínicos similares, pero la vacuna antigripal no tiene efecto frente a ellos[53]. El resultado que se considera más específico para los estudios de efectividad es el de caso compatible confirmado por reacción en cadena de la polimerasa previa transcripción inversa (RT-PCR)[28]. Los estudios que han evaluado la efectividad con casos confirmados por cultivo han obtenido estimaciones mejores que los realizados con RT-PCR[29], lo que podría deberse a que la vacuna redujera la cantidad de virus en los casos en que no previene la infección, permitiendo la confirmación de algunos casos por RT-PCR, pero no por cultivo.

19.6.7 Efecto de la vacunación sobre la gravedad de la gripe

El virus de la gripe produce cuadros muy diferentes en su gravedad clínica, que incluyen infecciones asintomáticas, infecciones sintomáticas que no generan consulta médica, las que son atendidas en primaria, las que requieren ingreso hospitalario, las que por su gravedad requieren ingreso en la unidad de cuidados intensivos y las que ocasionan la muerte del paciente[54]. La mayoría de los estudios han evaluado el efecto de la vacunación para prevenir casos ambulatorios, y en menor medida para prevenir hospitalizaciones, y son escasos los que han analizado el efecto frente a las formas graves y las defunciones, a pesar de ser estos últimos los objetivos principales de los programas de vacunación.

Un estudio reciente sugiere que la vacunación antigripal podría tener un efecto de reducción de la gravedad cuando no se evita la infección (Figura 19.5)[55]. El efecto protector de la vacunación antigripal puede alcanzarse por dos tipos de actuación de la vacuna. En primer lugar, la vacuna induce una respuesta inmunitaria que previene la infección por el virus de la gripe en la población vacunada. Y además, en aquellos pacientes en que la vacuna falla para prevenir la infección puede contribuir a reducir la gravedad y la duración de la enfermedad, disminuyendo la probabilidad de complicaciones y el riesgo de muerte[55,56].

19.6.8 Tiempo transcurrido desde la vacunación

La vacuna inactivada induce una respuesta sistémica a las 2 semanas de la vacunación, y el máximo título de anticuerpos séricos se alcanza a las 4-6 semanas. En las personas de edad avanzada la respuesta puede retrasarse, pero la relevancia de este hecho es incierta[57]. La duración de la protección tras una dosis de vacuna es variable: en escolares se ha observado una efectividad del 67% a los 3 años, y en estudiantes de secundaria del 68% a los 2 años[58].

En temporadas con baja efectividad vacunal por mala correspondencia entre las cepas vacunales y las circulantes, el descenso en la protección vacunal podría hacerse patente conforme avanza la temporada gripal, en especial en temporadas tardías y en personas de edad avanzada o con peor respuesta inmunitaria[59]. Los resultados de un metaanálisis sobre el tema muestran una disminución de la efectividad vacunal en los primeros 180 días tras la vacunación, siendo el descenso más marcado para el subtipo A(H3N2) y el tipo B que para el subtipo A(H1N1)[60].

Aunque puede mantenerse cierto grado de protección durante más de 1 año, los títulos de anticuerpos séricos descienden progresivamente a medida que transcurre el tiempo

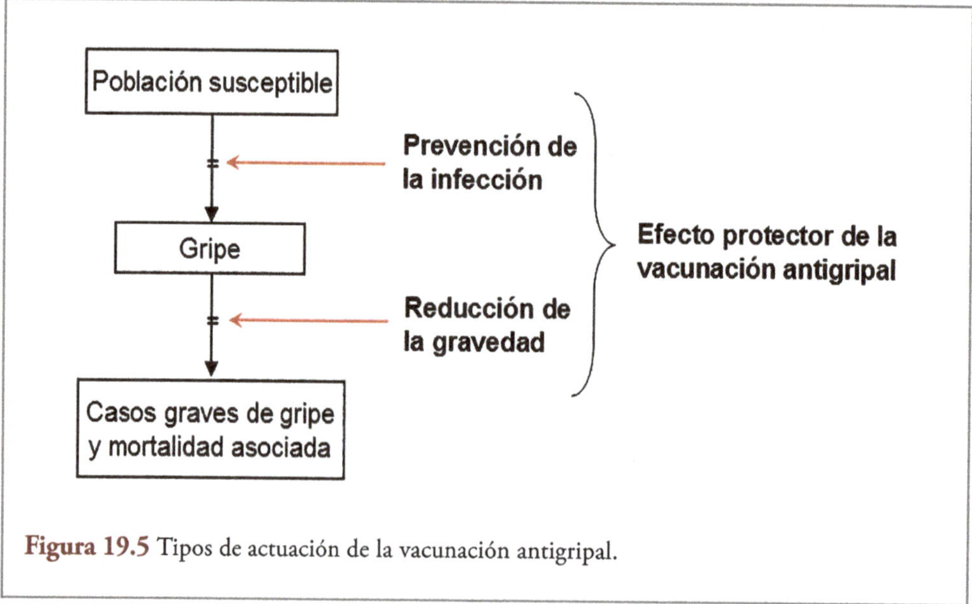

Figura 19.5 Tipos de actuación de la vacunación antigripal.

desde la vacunación[28]. Esto, y los posibles cambios en la composición de la vacuna, hacen recomendable la vacunación anual.

La vacuna atenuada genera un título más alto de anticuerpos locales y séricos, y de mayor duración, en comparación con la vacuna inactivada[61]; en estudios comunitarios se ha observado que la respuesta inmunitaria en niños vacunados persistía por lo menos 1 año[62].

19.6.9 Vacunaciones previas

Las personas con indicación de vacunación pueden acumular diversas dosis de vacuna antigripal a lo largo de la vida. Las vacunas recibidas mantienen parte de su efecto protector en las siguientes temporadas[63,64]. Cuando la composición de la vacuna se mantiene, las dosis de vacuna sucesivas refuerzan la respuesta generada por la vacunación previa[64], y en caso de cambio de composición de la vacuna, se amplía la protección frente a nuevos antígenos. Sin embargo, también se han descrito efectos negativos de la acumulación de dosis de vacuna[63]. Cuando cambia un componente de la vacuna, pero la distancia antigénica entre la cepa nueva y la previa es pequeña, se ha sugerido la posibilidad de interferencia negativa entre las dos vacunas, que haría que las personas vacunadas en temporadas sucesivas pudieran tener menor protección que las vacunadas por primera vez[63]. La vacunación repetida con la misma cepa fue evaluada durante siete temporadas en las que el componente A(H1N1) pdm09 permaneció constante, y se encontró que, en las personas jóvenes, hasta tres dosis aumentaba la protección, pero con más de tres dosis disminuía[64].

La mayoría de las personas que se vacunan han recibido dosis de vacunación antigripal en temporadas previas, y resulta fundamental tener en cuenta este antecedente para evaluar el efecto protector que les ha aportado el conjunto de las vacunas que han recibido. La mayor parte de los estudios de efectividad publicados han evaluado solo el efecto de la vacunación en la temporada en curso, algunos contemplan la vacunación en la temporada inmediatamente precedente, y muy pocos tienen en cuenta el antecedente vacunal de varias temporadas[52,65,66]. Estos últimos encuentran estimaciones más altas de la efectividad, que además varían en función de la vacunación o no en temporadas previas, y señalan que la vacunación en temporadas previas puede ser un modificador del efecto y un factor de confusión en la evaluación de la efectividad de la vacuna antigripal de la temporada en curso[53]. Por todo ello, las estimaciones de la efectividad deberían tener en cuenta tanto la vacunación en la temporada en curso como en las temporadas previas.

Por otra parte, las vacunas recibidas en temporadas previas también parecen contribuir a la reducción de la gravedad de los casos de gripe. Los pacientes de 65 años y más vacunados en la temporada actual que tenían también dosis previas alcanzaron una protección más alta para prevenir ingresos en la unidad de cuidados intensivos o el fallecimiento que para prevenir casos hospitalizados de gripe con menor gravedad[55].

19.7 Evaluación del impacto de la vacunación antigripal

Desde el punto de vista de salud pública, la eficacia y la efectividad son indicadores intermedios, y el indicador final es el impacto poblacional del programa de vacunación antigripal. El impacto poblacional se mide en términos de número, porcentaje o tasa de eventos prevenidos en la población, que pueden ser consultas médicas, bajas laborales, ingresos hospitalarios, ingresos en unidades de cuidados intensivos, fallecimientos, etcétera.

El impacto poblacional depende de la efectividad de la vacuna y también de la cobertura alcanzada en los grupos con indicación de vacunación. El margen de mejora de la efectividad se limita a la elección de la vacuna y de las fechas de la campaña para que se ajusten mejor a la epidemiología de la gripe en cada lugar. Sin embargo, el margen de mejora del impacto es grande si se aumenta la cobertura de vacunación antigripal en los distintos grupos de riesgo, con especial énfasis en la captación de personas que, a pesar de pertenecer a algún grupo de riesgo, nunca se han vacunado contra la gripe.

El impacto del programa de vacunación resulta de la suma del efecto directo de la vacuna en las personas vacunadas y del efecto indirecto de la vacuna que beneficia tanto a los vacunados como a los no vacunados. Para la vacuna inactivada de la gripe, el único efecto indirecto que cabe esperar es el de la protección colectiva. La vacunación amplia de poblaciones sanas puede interrumpir la transmisión de la gripe e indirectamente puede proteger a poblaciones de alto riesgo. Así, la vacunación de los trabajadores sanitarios reduce la morbilidad y la mortalidad de la gripe en las personas mayores institucionalizadas[65]. La vacunación con elevadas coberturas de la población infantil se ha propuesto como una medida para reducir la carga de la enfermedad, porque los niños son importantes transmisores del virus de la gripe. Con una cobertura de vacunación en niños del 86%, en Michigan (EE.UU.), se redujo claramente la tasa de incidencia de la enfermedad respecto a una comunidad vecina en la que no se vacunó[66]. En Japón, la vacunación de los escolares fue obligatoria entre 1977 y 1987, año a partir del cual los padres podían decidir si los niños se vacunaban o no. Comparando la mortalidad por todas las causas y por gripe en Japón y en los Estados Unidos entre 1949 y 1998, se observó que las tasas de mortalidad, fundamentalmente en personas de edad avanzada, se habían reducido significativamente en Japón cuando se inició el programa de vacunación en escolares[67].

La vacuna atenuada puede conseguir un beneficio indirecto, tanto por la protección colectiva que proporciona al disminuir la circulación de virus en la comunidad como por la inmunidad colectiva que proporcionan los virus atenuados contenidos en la vacuna a las personas no vacunadas. Un estudio realizado en Rusia en la década de 1990 encontró que la vacunación de escolares con vacuna atenuada proporcionaba protección al personal y a los niños no vacunados, mientras que en las escuelas en las que los niños habían recibido vacuna inactivada no se observó dicho efecto[68]. Otro estudio realizado en Canadá encontró que la vacunación de niños y adolescentes con vacuna atenuada no proporcionaba mejor protección colectiva que la vacunación con la vacuna inactivada[69].

En los Estados Unidos y el Reino Unido se ha introducido la vacunación de los escolares en los programas de vacunación antigripal como estrategia para reforzar la protección colectiva. Los estudios realizados con modelos matemáticos indican que esta estrategia podría tener un impacto considerable en el conjunto de la población, pero todavía no hay datos sobre el posible impacto de la intervención a lo largo de varias temporadas.

Bibliografía

1. Salleras L. Bases inmunitarias de las vacunaciones. En: Salleras L, editor. Vacunaciones preventivas. Principios y aplicaciones. 2.ª ed. Barcelona: Masson: 2003. p. 39-78.

2. Nash AA, Dalziel RG, Fitzgerald JR. The immune response to infection. En: Nash AA, Dalziel RG, Fitzgerald JR, editores.

Mim's Pathogenesis of infectious diseases. 6th ed. Amsterdam: Elsevier; 2016. p. 119-44.

3. Giesecke J. Modern infectious disease epidemiology. 3rd ed. Boca Raton, FL: CRC Press Book; 2017.

4. Fletcher RW, Fletcher SW, Fletcher GS. Clinical epidemiology. 5th ed. Philadelphia: Lippincott Williams & Wilkins; 2014.

5. World Health Organization. Evaluation of influenza vaccine effectiveness: a guide to the design and interpretation of observational studies. Geneva: WHO; 2017.

6. Spasoff RA. Epidemiologic methods for health policy. Oxford: Oxford University Press; 1999.

7. Halloran ME, Haber M, Longini IM, Struchiner CJ. Direct and indirect effects in vaccine efficacy and effectiveness. Am J Epidemiol. 1991;133:323-31.

8. Paul Y. Herd immunity and herd protection. Vaccine. 2004;22:301-2.

9. Ohmit SE, Petrie JG, Cross RT, Johnson E, Monto AS. Influenza hemagglutination-inhibition antibody titer as a correlate of vaccine-induced protection. J Infect Dis. 2011;204:1879-85.

10. European Medicines Agency. Guideline on influenza vaccines. Non-clinical and clinical module. London; 2016. EMA/CHMP/VWP/457259/2014. [Internet] Disponible en: http://www.ema.europa.eu/docs/en_GB/document_library/Scientific_guideline/2016/07/WC500211324.pdf

11. Orenstein WA, Bernier RH, Dondero TJ, Hinman AR, Marks JS, Bart KJ, et al. Field evaluation of vaccine efficacy. Bull World Health Organ. 1985;63:1055-68.

12. Domínguez A, Borrás E, Saltó E, Salleras L. Evaluación de la eficacia, efectividad y eficiencia de las medidas preventivas y de los programas de salud. En: Fernández-Crehuet J, Delgado M, Bolumar F, Herruzo R, Serra L, Rodríguez F, editores. Medicina preventiva y salud pública. 12.ª ed. Barcelona: Elsevier; 2016. p. 908-1020.

13. Demicheli V, Jefferson T, Di Pietrantonj C, Ferroni E, Thorning S, Thomas RE, et al. Vaccines for preventing influenza in the elderly. Cochrane Database Syst Rev. 2018;(2):CD004876.

14. Demicheli V, Jefferson T, Ferroni E, Rivetti A, Di Pietrantonj C. Vaccines for preventing influenza in healthy adults. Cochrane Database Syst Rev. 2018;(2):CD001269.

15. Jefferson T, Rivetti A, Di Pietrantonj C, Demicheli V. Vaccines for preventing influenza in healthy children. Cochrane Database Syst Rev. 2018;(2):CD004879.

16. Clemens J, Shin S, Ali M. New approaches to the assessment of vaccine herd protection in clinical trials. Lancet Infect Dis. 2011;11:482-7.

17. Sullivan SG, Feng S, Cowling BJ. Influenza vaccine effectiveness: potential of the test-negative design. A systematic review. Exp Rev Vacccines. 2014;13:1571-91.

18. Foppa IM, Haber M, Ferdinands JM, Shay DK. The case test-negative design for studies of the effectiveness of influenza vaccine. Vaccine. 2013;31:3104-9.

19. Jackson ML, Nelson JC. The test-negative design for estimating influenza vaccine effectiveness. Vaccine. 2013;31:2165-8.

20. Jackson ML, Rothman KF. Effects of imperfect test sensitivity and specificity on observational studies of influenza vaccine effectiveness. Vaccine. 2015;33:1313-6.

21. De Serres G, Skowronski DM, Wu XW, Ambrose CS. The test-negative design: validity, accuracy and precision of vaccine efficacy estimates compared to the gold standard of randomised placebo-controlled clinical trials. Euro Surveill. 2013;18:pii=20585.

22. Farrington CP. Estimation of vaccine effectiveness using the screening method. Int J Epidemiol. 1993;22:742-6.

23. Belongia EA, Simpson MD, King JP, Sundaram ME, Kelley NS, Osterholm MT, et al. Variable influenza vaccine effectiveness by subtype: a systematic review and meta-analysis of test-negative design studies. Lancet Infect Dis. 2016;16:942-51.

24. Darvishian M, van den Heuvel ER, Bissielo A, Castilla J, Cohen C, Englund H, et al. Effectiveness of seasonal influenza vaccination in community-dwelling elderly people: an individual participant data meta-analysis of test-negative design case-control studies. Lancet Respir Med. 2017;5:200-11.

25. Cobbey S, Gouma S, Parkhouese K, Chambers B, Ertl HC, Scmader KE, et al. Poor immunogenicity, not vaccine strain egg adaptation, may explain the low H3N2 influenza vaccine effectiveness in 2012-2013. Clin Infect Dis. 2018;67:327-33.

26. Tricco AC, Chit A, Soobiah C, Hallett D, Meier G, Chen MH, et al. Comparing influenza vaccine efficacy against mismatched and matched strains: a systematic review and meta-analysis. BMC Med. 2013;11:153.

27. Laurie KL, Horman W, Carolan LA, Chan KF, Layton D, Bean A, et al. Evidence for viral interference and cross-reactive protective immunity between influenza B lineages. J Infect Dis. 2018;217:548-59.

28. Bresee JS, Fry AM, Sambhara S, Cox N. Inactivated influenza vaccines. En: Plotkin SA, Orenstein WA, Offit PA, Edwards KM, editores. Vaccines. 7th ed. Philadelphia: Elsevier: 2018. p. 456-88.

29. Díaz Granados CA, Denis M, Plotkin S. Seasonal influenza vaccine efficacy and its determinants in children and non-elderly adults: a systematic review with meta-analyses of controlled trials. Vaccine. 2012;31:49-57.

30. Neuzil KM, Jackson LA, Nelson J, Klimov A, Cox N, Bridges CB, et al. Immunogenicity and reactogenicity of 1 versus 2 doses of trivalent inactivated vaccine in vaccine-naïve 5-8 years-old children. J Infect Dis. 2006;194:1032-9.

31. Dorrington MG, Bowdish DM. Immunosenescence and novel vaccination strategies for the elderly. Front Immunol. 2013;4:171.

32. Barker WH, Borisute H, Cox C. A study of the impact of influenza on the functional status of frail older people. Arch Intern Med. 1998;158:645-50.

33. Kopsaftis Z, Wood-Baker R, Poole P. Influenza vaccine for chronic obstructive

pulmonary disease (COPD). Cochrane Database Syst Rev. 2018;(6):CD002733.

34. Bekkat-Berkani R, Wilkinson T, Buchy P, Dos Santos G, Stefanidis D, Devaster JM, et al. Seasonal influenza vaccination in patients with COPD: a systematic literature review. BMC Pulm Med. 2017;17:79.

35. Kwong JC, Schwartz KL, Campitelli MA. Acute myocardial infarction after laboratory-confirmed influenza infection. N Engl J Med. 2018;378:2540-1.

36. Warren-Gash C, Blackburn R, Whitaker H, McMenamin J, Hayward AC. Laboratory-confirmed respiratory infections as triggers for acute myocardial infarction and stroke: a self-controlled case series analysis of national linked datasets from Scotland. Eur Respir J. 2018;51:pii: 1701794.

37. Sribhutorn A, Phrommintikul A, Wongcharoen W, Chaikledkaew U, Eakanunkul S, Sukonthasarn A. The modification effect of influenza vaccine on prognostic indicators for cardiovascular events after acute coronary syndrome: observations from an influenza vaccination trial. Cardiol Res Pract. 2016;4097471.

38. Wang IK, Lin CL, Lin PC, Liang CC, Liu YL, Chang CT, et al. Effectiveness of influenza vaccination in patients with end-stage renal disease receiving hemodialysis: a population-based study. PLoS One. 2013;8:e58317.

39. Vamos EP, Pape UJ, Curcin V, Harris MJ, Valabhji J, Majeed A, et al. Effectiveness of the influenza vaccine in preventing admission to hospital and death in people with type 2 diabetes. CMAJ. 2016;188:E342-51.

40. Zbinden D, Manuel O. Influenza vaccination in immunocompromised patients: efficacy and safety. Immunotherapy. 2014;6:131-9.

41. Machado CM. Reimmunization after hematopoietic stem cell transplantation. Expert Rev Vaccines. 2005;4:219-28.

42. Belshe RB, Edwards KM, Vesikari T, Black SV, Walker RE, Hultquist M, et al. CAIV-T Comparative Efficacy Study Group. Live attenuated versus inactivated influenza vaccine in infants and young children. N Engl J Med. 2007;356:685-96. Erratum in: N Engl J Med. 2007;356:1283.

43. Ashkenazi S, Vertruyen A, Arístegui J, Esposito S, McKeith DD, Klemola T, et al. Superior relative efficacy of live attenuated influenza vaccine compared with inactivated influenza vaccine in young children with recurrent respiratory tract infections. Pediatr Infect Dis J. 2006;25:870-9.

44. Grohskopf LA, Sokolow LZ, Broder KR, Walter EB, Bresee JS, Fry AM, et al. Prevention and control of seasonal influenza with vaccines: recommendations of the Advisory Committee on Immunization Practices — United States, 2017-18 influenza season. MMWR Recomm Rep. 2017;66:1-20.

45. Centers for Disease Control and Prevention. Review of effectiveness of live attenuated influenza vaccine. Presented to the Advisory Committee on Immunization Practices, February 21, 2018. Atlanta, GA: US Department of Health and Human Services, CDC; 2018.

46. Grohskopf LA, Sokolow LZ, Fry AM, Walter EB, Jernigan DB. Update: ACIP

recommendations for the use of quadrivalent live attenuated influenza vaccine (LAIV4) — United States, 2018-19 influenza season. MMWR Morb Mortal Wkly Rep. 2018;67:643-5.

47. Talbot HK, Nian H, Zhu Y, Chen Q, Williams JV, Griffin MR. Clinical effectiveness of split-virion versus subunit trivalent influenza vaccines in older adults. Clin Infect Dis. 2015;60:1170-5.

48. Domnich A, Arata L, Amicizia D, Puig-Barberà J, Gasparini R, Panatto D. Effectiveness of MF59-adjuvanted seasonal influenza vaccine in the elderly: a systematic review and meta-analysis. Vaccine. 2017;35:513-20.

49. Izurieta HS, Thadani N, Shay DK, Lu Y, Maurer A, Foppa IM, et al. Comparative effectiveness of high-dose versus standard-dose influenza vaccines in US residents aged 65 years and older from 2012 to 2013 using Medicare data: a retrospective cohort analysis. Lancet Infect Dis. 2015;15:293-300.

50. Puig-Barberà J, Natividad-Sancho A, Calabuig-Pérez J, Lluch-Rodrigo JA, Pastor-Villalba E, Martínez-Úbeda S, et al. Intradermal and virosomal influenza vaccines for preventing influenza hospitalization in the elderly during the 2011-2012 influenza season: a comparative effectiveness study using the Valencia health care information system. Vaccine. 2014;32:5447-54.

51. Skowronski DM, Janjua NZ, Sabaiduc S, De Serres G, Winter AL, Gubbay JB, et al. Influenza A/subtype and B/lineage effectiveness estimates for the 2011-2012 trivalent vaccine: cross-season and cross-lineage protection with unchanged vaccine. J Infect Dis. 2014;210:126-37.

52. Castilla J, Navascués A, Casado I, Pérez-García A, Aguinaga A, Ezpeleta G, et al. Interim effectiveness of trivalent influenza vaccine in a season dominated by lineage mismatched influenza B, Northern Spain, 2017/18. Euro Surveill. 2018;23(7).

53. Ferdinands JM, Gargiullo P, Haber M, Moore M, Belongia EA, Shay DK. Inactivated influenza vaccines for prevention of community-acquired pneumonia: the limits of using nonspecific outcomes in vaccine effectiveness studies. Epidemiology. 2013;24:530-7.

54. Hayward AC, Fragaszy EB, Bermingham A, Wang L, Copas A, Edmunds WJ, et al. Comparative community burden and severity of seasonal and pandemic influenza: results of the Flu Watch cohort study. Lancet Respir Med. 2014;2:445-54.

55. Casado I, Domínguez A, Toledo D, Chamorro J, Astray J, Egurrola M, et al. Repeated influenza vaccination for preventing severe and fatal influenza infection in older adults: a multicentre case-control study. CMAJ. 2018;190:E3-12.

56. Arriola C, Garg S, Anderson EJ, Ryan PA, George A, Zansky SM, et al. Influenza vaccination modifies disease severity among community-dwelling adults hospitalized with influenza. Clin Infect Dis. 2017;65:1289-97.

57. Skowronski DM, Tweed SA, De Serres G. Rapid decline of influenza vaccine induced antibody in the elderly: is it real, or is it relevant? J Infect Dis. 2008;197:490-502.

58. Foy HM, Cooney MK, McMahan R. A Hong Kong influenza immunity three years after immunization. JAMA. 1973;226:758-61.

59. Castilla J, Martínez-Baz I, Martínez-Artola V, Reina G, Pozo F, García Cenoz M, et al. Decline in influenza vaccine effectiveness with time after vaccination, Navarre, Spain, season 2011/12. Euro Surveill. 2013;18:pii=20388.

60. Young B, Saradangani S, Jiang L, Wiler-Smith A, Chen MIC. Duration of influenza vaccine effectiveness: a systematic review, meta-analysis and meta-regression of test-negative design case-control studies. J Infect Dis. 2018;217:731-41.

61. Johnson PR, Feldman S, Thomson JM, Mahoney JD, Wright PF. Comparison of long-term systemic and secretory antibody responses in children given live, attenuated, or inactivated influenza A vaccine. J Med Virol. 1985;17:325-35.

62. Ambrose CS, Yi T, Walker RE, Connor EM. Duration of protection provided by live attenuated influenza vaccine in children. Pediatr Infect Dis. 2008;27:744-8.

63. McLean HQ, Thompson MG, Sundaram ME, Meece JK, McClure DL, Friedrich TC, et al. Impact of repeated vaccination on vaccine effectiveness against influenza A(H3N2) and B during 8 seasons. Clin Infect Dis. 2014;59:1375-85.

64. Martínez-Baz I, Casado I, Navascués A, Díaz-González J, Aguinaga A, Barrado L, et al. Effect of repeated vaccination with the same vaccine component against 2009 pandemic influenza A(H1N1) virus. J Infect Dis. 2017;215:847-55.

65. Carman WF, Elder AG, Wallace LA, McAulay K, Walker A, Murray GD, et al. Effects of influenza on vaccination of healthcare workers on mortality of elderly people in long-term care: a randomised controlled trial. Lancet. 2000;355:93-7.

66. Monto AS, Davenport FM, Napier JA. Modification of an outbreak of influenza in Tecumseh, Michigan, by vaccination of schoolchildren. J Infect Dis. 1970;2122:16-25.

67. Reichert TA, Sugaya N, Fedson DS, Glezen WP, Simonsen L, Tashiro M. The Japanese experience with vaccinating schoolchildren against influenza. N Engl J Med. 2001;344:889-96.

68. Rudenko LG, Slepushkin AN, Monto AS, Kendal AP, Grigorieva EP, Burtseva EP, et al. Efficacy of live attenuated and inactivated influenza vaccines in schoolchildren and their vaccinated contacts in Novgorod, Russia. J Infect Dis. 1993;168:881-7.

69. Loeb M, Russell ML, Manning V, Fonseca K, Earn DJ, Horsman G, et al. Live attenuated versus inactivated influenza vaccine in Hutterite children: a cluster randomized blinded trial. Ann Intern Med. 2016;165:617-24.

FÁRMACOS ANTIVIRALES Y ESTRATEGIAS TERAPÉUTICAS FRENTE A LA GRIPE

Jordi Reina Prieto

FÁRMACOS ANTIVIRALES Y ESTRATEGIAS TERAPÉUTICAS FRENTE A LA GRIPE

Jordi Reina Prieto

20.1 Introducción

La gripe es una enfermedad de etiología viral que se presenta como epidemias anuales en los meses invernales y de forma pandémica solo de manera ocasional. Aunque es una enfermedad leve y autolimitada, cuando afecta a la población de edad avanzada o a personas con enfermedades crónicas de base puede tener una elevada morbilidad e incluso mortalidad[1].

La mejor estrategia para hacer frente a las epidemias anuales de gripe es la prevención mediante la aplicación de la adecuada vacuna antigripal. Sin embargo, la eficacia y la efectividad de la vacunación no siempre son las deseadas, de modo que en las presentaciones graves debemos utilizar algún tratamiento antiviral[1,2].

Los fármacos antivirales antigripales son escasos y pueden agruparse en dos tipos de acción diferente. Los más antiguos, o clásicos (antes de 1999), son los inhibidores de la proteína de la matriz 2 (M2) o del canal iónico (amantadina y rimantadina), cuya eficacia ha disminuido mucho en los últimos años por la aparición de resistencias[3]. El segundo grupo (a partir de 2000) lo constituyen los inhibidores de la neuraminidasa (NA) (zanamivir, oseltamivir y peramivir), cuya eficacia ha sido ampliamente cuestionada, en especial en los pacientes con neumonías gripales graves ingresados[3,4]. Su capacidad para reducir la carga viral, si son administrados en las primeras 48 horas, no parece suficiente en este tipo de pacientes y quizá solo serían de utilidad en pacientes con gripe leve o moderada que no precisen ingreso hospitalario.

De estos cinco fármacos frente a la gripe, la Food and Drug Administration de los Estados Unidos solo recomienda tres para su uso clínico habitual: oseltamivir por vía oral, zanamivir por vía inhalatoria y peramivir por vía intravenosa (los tres son inhibidores de la NA)[5,6]. Los inhibidores del canal iónico (inhibidores de la M2), amantadina y rimantadina, ya no se recomiendan debido a que la mayoría de los virus de la gripe de tipo A circulantes presentan unas elevadas tasas de resistencia a estos fármacos, que además no son efectivos frente a los virus de la gripe B y C[5,6]. A pesar de ello, deben ser revisados desde el punto de vista histórico. En la Tabla 20.1 se exponen los principales fármacos con actividad demostrada frente a los virus de la gripe y su mecanismo de acción, y en la Figura 20.1 se muestran las dianas virales sobre las que actúan.

20.2 Inhibidores de la proteína de la matriz 2 (M2) o del canal iónico

La amantadina (clorhidrato de L-adamantanamina) es una amina primaria con un anillo alicíclico en la posición C-10, y la rimantadina

Tabla 20.1 Clasificación de los principales fármacos con actividad antigripal y su principal mecanismo de acción.

Inhibidores del canal iónico M2
Amantadina Rimantadina
Inhibidores de la neuraminidasa
Zanamivir Oseltamivir Peramivir
Inhibidores de la ARN polimerasa
Favipiravir
Inhibidores de la endonucleasa
Baloxavir

Inhibidores del anclaje y la fusión
DAS181 Aprotinina
Inhibidores de la proteína básica 2
VX-787 Arbidol (umifenovir)
Inhibidores de la nucleoproteína
Nucleozina Naproxeno
Bloqueadores de la hemaglutinina
Anticuerpos monoclonales CR6261, CR8020, MED18852

(clorhidrato de a-metil-L-adamantina metilamina) es un análogo de ella[7] (Figura 20.2). La eficacia clínica de la amantadina fue comunicada y aceptada para su uso terapéutico hace ya más de 30 años. En la actualidad ya no se realiza un uso general de este fármaco para el tratamiento de las infecciones causadas por el virus de la gripe A debido a la emergencia rápida de resistencias y por los frecuentes efectos adversos en el sistema nervioso central[7,8].

Ambos fármacos tienen como diana la proteína viral M2, que actúa en el virus como una proteína transmembrana formadora de canales en la envoltura lipídica. Los canales formados permiten la entrada de iones al virus durante el proceso de descapsidación, desestabilizando las uniones proteína-proteína y permitiendo el transporte de ARN viral al interior del núcleo de la célula. Además, los canales M2 modulan los flujos iónicos que determinan el pH intracelular de ciertos compartimientos celulares, como el aparato de Golgi[9]. Así pues, tanto la amantadina como la rimantadina interfieren en el correcto funcionamiento de los canales proteicos M2[7,9].

Estos fármacos eran altamente eficaces *in vitro* e *in vivo* frente a los distintos tipos y subtipos del virus de la gripe A, pero son ineficaces frente a los virus de la gripe B y C[7,9]. Los diferentes estudios realizados en animales demostraron la eficacia de la amantadina no solo en administración por vía oral, sino también por vía peritoneal y sobre todo en forma de aerosol[8,9].

El principal mecanismo de resistencia viral a ambos fármacos lo constituyen las mutaciones producidas en el dominio transmembrana de la proteína M2. De este modo, se ha visto que las cepas humanas del virus de la gripe A con resistencia a estos fármacos presentan sustituciones puntuales de aminoácidos en una de las cinco posiciones esenciales (aminoácidos 26, 27, 30, 31 y 34) de la proteína[10]. Los

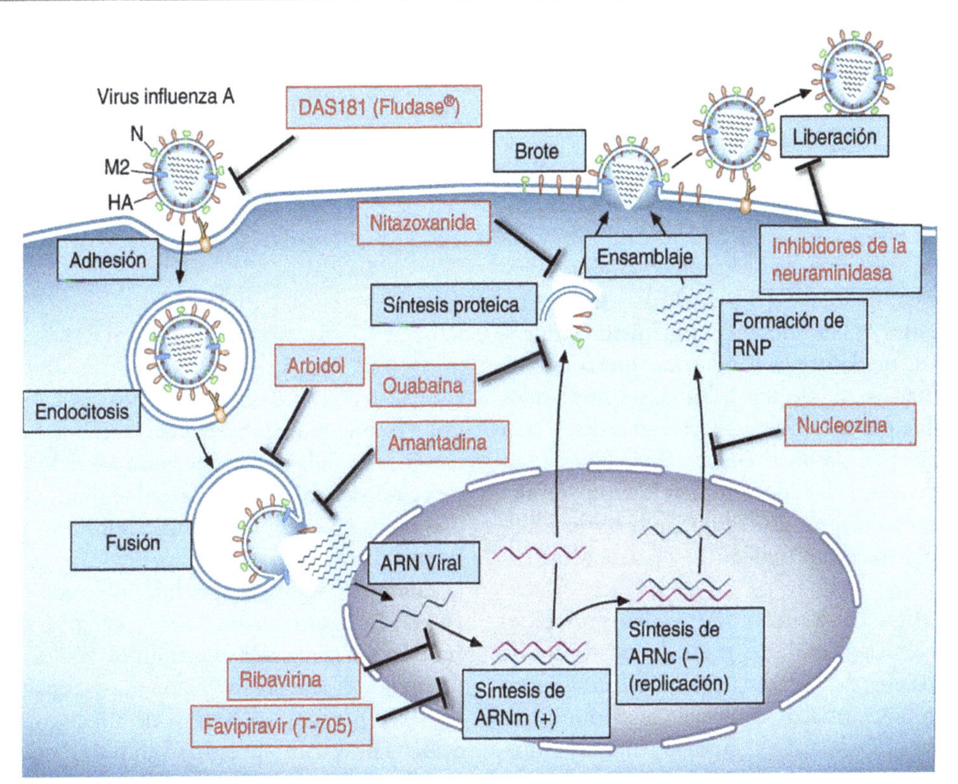

Figura 20.1 Esquema del ciclo replicativo del virus de la gripe A y de los sitios de acción de los diferentes fármacos antivirales utilizados. (Reproducida de Amarelle et al.[35]).

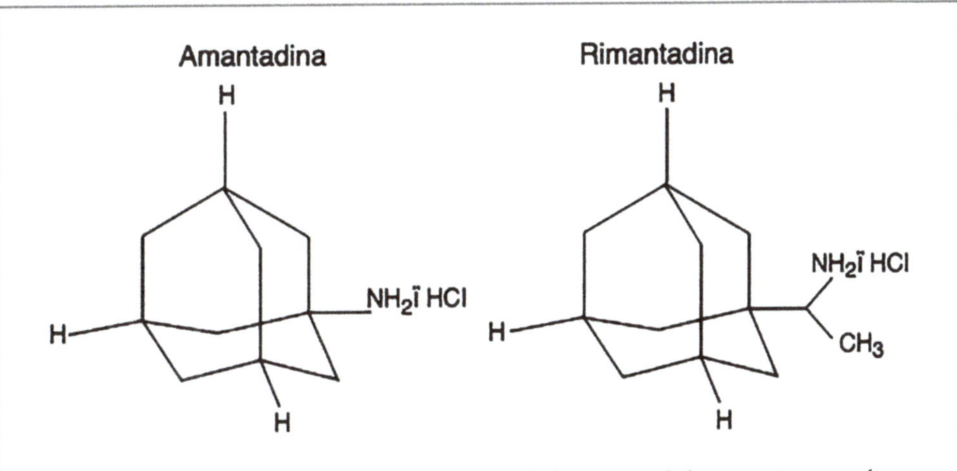

Figura 20.2 Estructura química de los inhibidores de la proteína de la matriz 2 amantadina y rimantadina.

mecanismos de resistencia frente a la rimantadina han sido poco estudiados, pero parecen ser similares a los descritos. Por ello, la resistencia a uno de estos fármacos determina resistencia cruzada al otro fármaco[7,10].

Se ha observado que la frecuencia de fracasos profilácticos con amantadina debidos a cepas resistentes, en brotes en comunidades cerradas, puede ser del 0,5-2,4%[7,10]. Las cepas resistentes se han mostrado totalmente virulentas, de modo que las mutaciones que confieren resistencia no afectan a los genes implicados en los procesos patogénicos esenciales, y son capaces de producir enfermedad clínica en el paciente que las adquiere. Por lo tanto, resulta obligado realizar un seguimiento epidemiológico de las cepas epidémicas y pandémicas[6,7].

Algunos estudios de vigilancia epidemiológica han demostrado la existencia de un 0,8% de cepas naturalmente resistentes a ambos fármacos en poblaciones nunca expuestas a ellos[8]. Los estudios clínicos en humanos también han demostrado que la aparición de resistencia es un proceso rápido, de modo que a los 3-5 días de iniciada la terapia

cerca del 70% de los niños y adultos tratados excretaban cepas resistentes[7-10]. Por ello, en la actualidad, estos fármacos ya no deben utilizarse de forma habitual en el tratamiento ni la profilaxis de la gripe.

20.3 Inhibidores de la neuraminidasa

20.3.1 Oseltamivir y zanamivir

La neuraminidasa (NA) de los virus de la gripe es una glucoproteína con actividad enzimática (sialidasa) que hidroliza los radicales de ácido siálico (ácido N-acetilneuramínico) existentes en diferentes glucoconjugados celulares. Esta actividad enzimática determina la salida del virus de la célula infectada, favorece la diseminación viral y evita la formación de agregados o acúmulos virales no infectivos[1,4]. La cristalización de la enzima en 1990 permitió la síntesis de análogos del ácido siálico como potentes inhibidores de la actividad de la NA[11,12] (Figura 20.3). Uno de estos, el zanamivir, ha mostrado una elevada capacidad para inhibir la replicación del virus

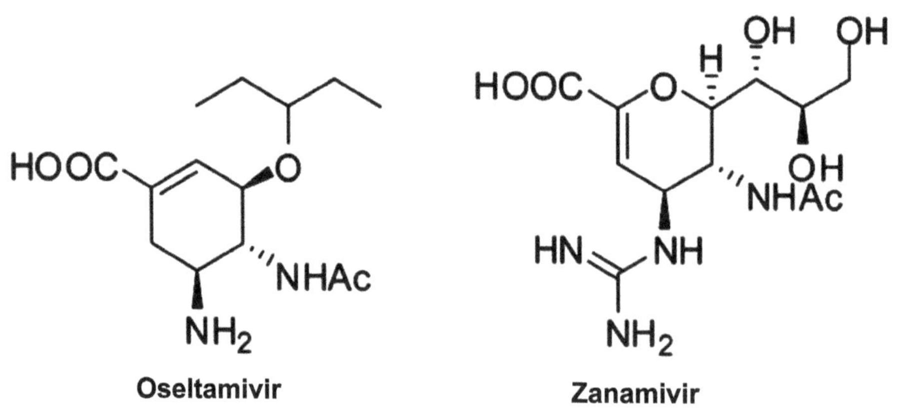

Figura 20.3 Estructuras químicas de los inhibidores de la neuraminidasa oseltamivir y zanamivir.

de la gripe A tanto *in vitro* como en modelos animales y en epitelios humanos infectados. Uno de los principales problemas de este tipo de inhibidores es la importante variabilidad de cada cepa frente a ellos. A pesar de haberse demostrado su eficacia contra todos los subtipos conocidos del virus de la gripe A, la variabilidad en la capacidad inhibitoria, difícil de predecir *a priori* en una cepa clínica, y su administración exclusivamente por vía inhalatoria, dificultan en estos momentos su aplicación clínica sistemática[11-13].

El segundo de ellos, el oseltamivir fosfato, es el profármaco oral del carboxil-oseltamivir (forma activa), y a su vez es un inhibidor específico y potente de todas las NA de los virus de la gripe tipo A conocidos, tanto aviares como humanos. La principal ventaja terapéutica del oseltamivir es su administración por vía oral, que facilita enormemente su posible administración a grandes poblaciones[12-14]. El oseltamivir administrado por vía oral es absorbido por la mucosa gástrica y transformado en carboxil-oseltamivir por las esterasas hepáticas. La administración de más de dos dosis consecutivas determina una concentración plasmática estable que excede la concentración mínima inhibitoria de todas las cepas de virus de la gripe A estudiadas *in vitro*. Este fármaco es eliminado básicamente en su forma carboxilada en la orina[13,14].

Los inhibidores de la NA están indicados para el tratamiento de los pacientes con sospecha de infección por los virus de la gripe A y B con síntomas típicos de gripe, siempre y cuando haga menos de 48 horas que hayan aparecido y se tenga constancia confirmada de la circulación local del virus de la gripe. Las dosis aprobadas de oseltamivir son 75 mg dos veces al día durante 5 días para los adultos y la dosis ajustada al peso en los niños mayores de un año: 30 mg dos veces al día para los que pesen 15 kg o menos, 45 mg para los que pesen entre 15 y 23 kg, 60 mg si pesan entre 23 y 40 kg, y 75 mg si pesan más de 40 kg[15-17].

En algunos estudios se ha ensayado la posibilidad de utilizar dosis más altas de oseltamivir (150 mg dos veces al día). Estas dosis elevadas parecen reducir con mayor rapidez e intensidad la carga viral en las secreciones respiratorias, y además acortar el tiempo de la sintomatología gripal. Es posible que la terapia con dosis altas deba aplicarse en los pacientes con enfermedad respiratoria grave y muy especialmente en aquellos que presenten diarrea (lo que dificulta la absorción del fármaco) y en pacientes inmunodeprimidos (incluyendo los niños más pequeños y los mayores de 80 años), que se caracterizan por presentar cargas virales mucho más altas[17-22].

A partir de 2006 se empezó a comunicar la detección de cepas A(H1N1) con un incremento en el número de cepas resistentes al oseltamivir. Así, en la epidemia estacional 2007-2008, el 11-15% de todas estas cepas eran resistentes y procedían de personas no tratadas previamente. En la temporada siguiente, cerca del 98% de las cepas ya mostraban ese tipo de resistencia, que se debía a la mutación H275Y del gen que codifica la NA. Esta mutación convierte a la cepa en resistente al oseltamivir, pero la mantiene sensible al zanamivir y además no afecta a la gripe B[13,23-25]. La aparición de la pandemia gripal de 2009 causada por la cepa A(H1N1)pdm09 comportó la eliminación y la sustitución de la previa, con lo que se dio fin a la pérdida de eficacia terapéutica de este fármaco. Las cepas pandémicas no presentaban esta mutación y eran inicialmente sensibles al oseltamivir[24-27].

Se han descrito dos mecanismos de resistencia a los inhibidores de la NA, y sus determinantes genéticos se han localizado no solo en el gen de la NA, sino también en el gen de la hemaglutinina (HA)[28,29]. Las mutaciones de la NA que confieren resistencia a los inhibidores de la NA determinan una reducción de la actividad sialidasa y de la estabilidad de la enzima. Las mutaciones que determinan resistencia a los inhibidores de la NA se han identificado tanto en la zona catalítica como en la estructura conformacional de la enzima. Las mutaciones en la zona catalítica (R292K y R152K) determinan una resistencia cruzada frente al zanamivir, al oseltamivir carboxilato y al nuevo RWJ-270201, mientras que las mutaciones en la estructura de la enzima (H274Y y E119G/A/D) determinan resistencia solo al oseltamivir carboxilato y sensibilidad al zanamivir[28].

Las consecuencias de todas estas mutaciones son una disminución de la actividad enzimática de la NA y un desequilibrio entre la NA y la HA que afecta al proceso de replicación y difusión de las cepas gripales[24-26]. En algunos estudios se ha observado que las mutaciones en diferentes residuos conservados de la NA da lugar a diferentes grados de disfunción de esta enzima; así, las mutaciones en los residuos de la zona catalítica (R292K) determinan una gran perdida de la actividad enzimática y de la termoestabilidad, mientras que en la zona estructural (E119V) las modificaciones y pérdidas son mucho menores. La mayoría de las cepas de virus de la gripe con resistencia a los inhibidores de la NA han mostrado una disminución de su capacidad infectiva y de transmisibilidad en los modelos animales[27-29].

La profilaxis con oseltamivir se ha considerado de gran utilidad en la protección humana frente a la infección gripal por cepas tanto humanas como aviares. La mayoría de los estudios sobre profilaxis realizados en seres humanos demuestran la casi ausencia de reacciones adversas importantes tras una pauta de 75 mg/día durante 8 semanas. De acuerdo con los datos experimentales sobre la duración de la excreción viral en los individuos infectados por una cepa pandémica, la duración normal de una profilaxis posexposición debería ser de 7-10 días, siendo este el período mínimo de protección necesario en un proceso pandémico masivo. En las personas con alto riesgo de infección o con contacto íntimo con personas o animales infectados (personal sanitario y veterinarios), la profilaxis debería mantenerse durante todo el tiempo que dure el brote pandémico o la situación de riesgo de contagio. Así mismo, debería aplicarse profilaxis a todas las personas que hayan estado en contacto íntimo con un caso confirmado[20-27,30,31].

La experiencia con el empleo de oseltamivir en el control de brotes gripales producidos en residencias cerradas ha mostrado la efectividad de la estrategia que combina tratamiento en las personas con sintomatología y profilaxis en los contactos íntimos o de cercanía. En términos generales, el oseltamivir es bien tolerado por los pacientes, mayoritariamente de edad avanzada, y se observa una disminución significativa tanto de las infecciones como de la gravedad de la enfermedad (complicaciones), así como un menor uso de antibióticos empíricos. La mayoría de estos datos derivan de estudios sobre epidemias de gripe producidas en poblaciones con un cierto grado de inmunidad, ya sea por vacunaciones anuales repetidas como por infecciones gripales previas. Por lo tanto, no es posible predecir la evolución de estos mismos grupos frente a una cepa pandémica no humana con ausencia total de memoria inmunitaria. En este punto, los modelos matemáticos predictivos parecen coincidir en que la combinación de tratamiento y profilaxis es el mejor abordaje para el control eficaz de un brote de gripe, muy superior a la estrategia basada en el tratamiento exclusivo de los casos sintomáticos[32-34].

En los últimos años han aparecido varios metaanálisis que cuestionan la eficacia real del oseltamivir en el tratamiento y la profilaxis de la gripe. La autorización para su comercialización se consiguió con estudios observacionales que demostraban que administrado antes de las primeras 48 horas de la aparición de los síntomas se reducía la duración de la enfermedad en 1 día para los adultos y 1,5 días para los niños[12,13,31-33]. La Cochrane ha realizado un minucioso y extenso metaanálisis sobre la efectividad de este fármaco en el tratamiento de la gripe comunitaria no complicada, en el que se confirma que en la población con intención de tratar (adultos y niños sin comorbilidad), y con diagnóstico de laboratorio, es capaz de reducir significativamente los síntomas y la carga viral en 24 horas. Este beneficio solo se produce en este grupo de pacientes, mientras que en los que no existe intención de tratar y no se dispone de confirmación de laboratorio no aporta ninguna ventaja terapéutica[34]. Además, en los pacientes de edad avanzada y de alto riesgo (con enfermedades respiratorias o cardiacas crónicas) no se observa esa reducción significativa en los síntomas, aunque porcentualmente el tratamiento con oseltamivir beneficia en parte a este grupo[32-34].

Esta misma conclusión es confirmada por una revisión realizada por el Centro Europeo para la Prevención y el Control de Enfermedades, que evidencia la necesidad de un inicio muy precoz del tratamiento, que no siempre es posible, y de un diagnóstico de laboratorio que no siempre está disponible, en cuyo caso no debería iniciarse este tratamiento antiviral[21]. Por lo tanto, lo que sí parece comprobado es que el oseltamivir no produce ningún efecto sobre los procesos respiratorios agudos no causados por el virus de la gripe, que son la mayoría durante la estación invernal[21-34].

Los análisis realizados sobre gripe grave o pacientes con importantes enfermedades de base demuestran que el tratamiento con oseltamivir disminuye el riesgo de hospitalización en un 63% en comparación con un placebo. Así mismo, comporta una disminución del 44% en la utilización de antibióticos para las infecciones respiratorias en general[22]. De nuevo, el momento de inicio del tratamiento es un elemento clave, ya que en un estudio con una población tratada desde el inicio frente a otra con variaciones en el momento de empezar se pudo comprobar que, a partir de las primeras 48 horas, se producía un aumento de 2,2 veces en el riesgo de fallecimiento por gripe grave[22-24]. En un metaanálisis que incluyó 29.000 pacientes hospitalizados durante la pandemia de 2009 y tratados con oseltamivir se observó una reducción en el riesgo global de mortalidad del 25%, y del 62% en los que iniciaron el tratamiento 48 horas antes del inicio de la enfermedad[30,31]. Además, en los grupos de alto riesgo, como los pacientes ingresados en unidades de cuidados intensivos, las embarazadas, los neonatos y las personas con obesidad mórbida, que recibieron precozmente este fármaco (menos de 48 horas), la reducción de la mortalidad fue sustancialmente mayor. La mortalidad en estos grupos no disminuía si la terapia se iniciaba a partir del tercer día, y tampoco lo hacía en la población pediátrica[32,33].

Es posible que los beneficios que aporta el oseltamivir a los pacientes con gripe grave puedan estar relacionados con una disminución de la carga y de la duración del proceso de excreción viral. En los pacientes infectados por virus de la gripe A(H1N1)pdm09 y A(H5N1) se ha observado que presentan una importante respuesta inmunitaria, denominada «tormenta de citocinas», que agrava la afectación parenquimatosa pulmonar[32,33]. Se ha comunicado que adultos sanos infectados por la cepa pandémica y tratados de forma inmediata con oseltamivir presentaban una disminución importante en la producción de interleucina 6, interferón gamma y factor de necrosis tumoral, en comparación con el grupo que recibió placebo; sin embargo, estos datos no aclaran si el descenso de la respuesta de citocinas es el resultado del efecto directo del fármaco sobre el virus de la gripe o si el oseltamivir posee además un importante efecto inmunomodulador. En los modelos animales se ha observado que este fármaco reduce los picos febriles y favorece la recuperación física precoz sin que pueda detectarse un significativo descenso de la carga gripal. Por lo tanto, si se acepta que, además del efecto antiviral, en los pacientes graves actúa disminuyendo la respuesta inmunitaria, es totalmente lógico que su eficacia global sea superior en estos pacientes que en los sujetos sanos en la comunidad[20,22,32].

Las guías de práctica clínica recomiendan el inicio precoz del tratamiento con oseltamivir en los pacientes con gripe grave confirmada que precisen hospitalización y en aquellos con riesgo de complicaciones graves, como los menores de 2 años y los mayores de 65 años, los pacientes con enfermedad pulmonar crónica, los inmunodeprimidos, los obesos mórbidos y las embarazadas o puérperas de menos de 2 semanas[35,36].

Por otro lado, la eficacia del oseltamivir como profilaxis frente a la gripe es superior que como tratamiento de la enfermedad. Existen datos significativos que apoyan las diferentes pautas de profilaxis con este fármaco tanto para las epidemias estacionales como para las pandemias y zoonosis causadas por cepas sensibles al oseltamivir. En cuanto a la eficacia del oseltamivir en la disminución global de las infecciones de vías respiratorias bajas en adultos sanos y de las otitis medias en los niños, los datos aún son contradictorios. La quimioprofilaxis posexposición puede considerarse en personas con alto riesgo de complicaciones y en no vacunados, y siempre debe iniciarse las primeras 48 posexposición[35,36].

20.3.2 Peramivir

El centro activo de la NA se caracteriza por presentar cuatro bolsillos de fijación: uno de tipo acídico, en el cual tres restos de arginina forman puentes de hidrógeno con los ácidos carboxílicos; uno de tipo hidrófobo, formado por la cadena lateral del glicerol; otro de tipo hidrófobo, ocupado por el grupo acetamídico del ácido neuramínico; y otro cargado negativamente y ocupado por el grupo C4-hidroxil del ácido neuramínico[37,38]. Con estos datos estructurales se diseñaron, a partir del año 2000, unos compuestos químicos derivados ciclopentano. Dentro de este nuevo grupo se incluyen en la actualidad el peramivir (BCX-1812) y sus derivados BCX-1827, BCX-1898 y BCX-1923[37-40] (Figura 20.4). Estos compuestos mostraron una gran capacidad para inhibir de forma selectiva la actividad NA de varias cepas del virus de la gripe A (subtipos H1N1, H3N2 y H5N1)[39,40]. En los estudios *in vitro*, el peramivir se ha mostrado en general igual de potente que el oseltamivir frente a la mayoría de las cepas de la gripe humana, excepto el subtipo H1N1. Por otro lado, este antiviral ha resultado más potente que el zanamivir frente a los subtipos H3N2 y H2N2, y equivalente frente al subtipo H1N1[22,23]. En cuanto a las cepas del

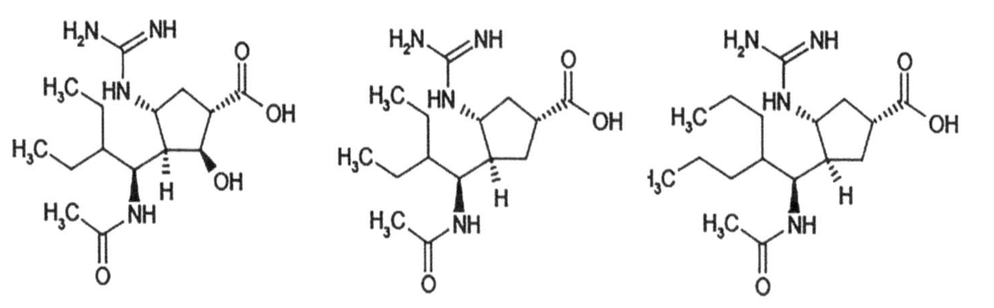

Figura 20.4 Estructuras químicas del ciclopentano peramivir (BCX1812) y sus análogos BCX-1827 y BCX-1923.

virus de la gripe B, la potencia del peramivir ha sido similar a la del zanamivir y superior a la del oseltamivir[41,42].

En ratones infectados por virus de la gripe A o B, el tratamiento oral con peramivir ha demostrado ser altamente efectivo para la prevención de la mortalidad, la disminución de la sintomatología y la reducción de la carga viral en los tejidos pulmonares y las vías respiratorias. Los estudios farmacocinéticos realizados en ratones infectados han mostrado que la eficacia es igual con la administración de la dosis total repartida en dos o tres veces al día o en dosis única, y como consecuencia de ello se ha recomendado, para los ensayos clínicos de terapia, la utilización de una dosis única diaria[40-42]. Un estudio demostró el efecto sinérgico del tratamiento combinado con peramivir y ribavirina, tanto *in vitro* como *in vivo,* frente al virus de la gripe A(H1N1). Esta asociación no incrementa la toxicidad ni los efectos adversos, y podría utilizarse en pacientes graves o inmunodeprimidos[40,41].

Smee et al.[43] han estudiado la eficacia *in vitro* del peramivir frente a cepas de virus de la gripe A aviares de los subtipos de alta patogenicidad H5N1 y H9N2. Los estudios realizados con cepas aviares de todos los subtipos de NA conocidos (N1- N9) han mostrado la elevada potencia del peramivir, comparable a la de los otros inhibidores de la NA (zanamivir y oseltamivir), y sobre todo menos variable[41,42]. Se ha calculado que el peramivir es unas 15 veces más eficaz que el zanamivir y unas 35 veces más que el oseltamivir frente a las NA aviares[44].

Los resultados de estos estudios previos indican la posibilidad de utilizar este nuevo inhibidor de la NA para el tratamiento de los pacientes infectados por los virus de la gripe. La eficacia profiláctica y terapéutica del peramivir ha mostrado ser máxima cuando, al igual que ocurre con los otros in-

hibidores de la NA, se administra durante las primeras 48 horas del inicio de la sintomatología de la gripe[40-42].

Todavía no hay suficiente información clínica sobre la utilidad y la eficacia del peramivir en los seres humanos[40-45]. En los escasos estudios de fase I realizados en humanos para el análisis de la seguridad y la farmacocinética, se ha comprobado que el peramivir es bien tolerado tras la administración de una o varias dosis orales hasta 800 mg/kg al día. Tras su administración oral, el peramivir se absorbe rápidamente y alcanza su pico máximo plasmático transcurridas 2-4 horas. La vida media de eliminación plasmática es de 12-25 horas, y el fármaco absorbido se elimina exclusivamente por excreción renal[20,29]. Los efectos adversos observados en humanos voluntarios son similares a los detectados en los sujetos que recibieron placebo, siendo los más frecuentes la cefalea (15%) y la faringitis (9%)[45].

En los ensayos de fase II en humanos infectados previamente por los virus de la gripe A y B, destinados a conocer su seguridad, tolerabilidad y eficacia clínica, el peramivir ha reducido significativamente los títulos virales detectables en lavado nasal, sin que se hayan observado efectos adversos locales ni sistémicos. Los ensayos de fase III todavía están inconclusos, pero parece que los resultados van a ser muy alentadores[44,45].

20.4 Inhibidores de la polimerasa de los virus de la gripe

20.4.1 Favipiravir

El favipiravir (T-705) y los compuestos relacionados T-1105 y T-1106 fueron sintetizados por primera vez en Japón en 2002[46,47]. El mecanismo de acción del favipiravir es la inhibición directa de la replicación y la transcripción del genoma viral ARN, mediante el bloqueo de la actividad de la ARN-polimerasa dependiente del ARN presente en los virus de la gripe (Figura 20.5). Su índice de selectividad es superior a 6000 en relación con la ribavirina, otro antiviral inhibidor de las ARN-polimerasas[48-50].

El favipiravir puede inhibir *in vitro* la replicación de todos los subtipos y cepas de los virus de la gripe conocidos, de tipo A, B o C, incluso de aquellos con resistencia genética demostrada frente a los inhibidores de la NA[49,50]. Los estudios experimentales parecen indicar que el favipiravir actúa en las primeras fases de la replicación viral, y que no participa en el proceso de adsorción ni de liberación viral, es decir, que provoca una reducción drástica de la actividad replicativa y por ello se reduce la carga viral de la progenie en cada célula infectada[48-50]. A diferencia de la ribavirina, el favipiravir apenas inhibe la enzima inosina-monofosfato-deshidrogenasa, por lo que presenta muy pocos efectos citotóxicos[48-51].

Este fármaco puede administrarse por vía oral en forma de profármaco (ribofu-ranosa), siendo rápidamente adsorbido en el intestino y convertido en la forma activa inicial por las nucleosidasas celulares[46,47]. La dosis óptima todavía no se ha establecido de forma definitiva, pero podría ser de 1200-1400 mg el primer día y 400 mg al día durante 5-7 días[46-49]. Así mismo, se ha observado su eficacia antiviral frente a la mayoría de los subtipos del virus de la gripe A que afectan a los humanos, tales como A(H1N1)pdm09 y A(H3N2), los virus porcinos A(H1N1) y A(H1N2), y los virus aviares A(H5N1) y A(H7N2), entre otros. Además, su eficacia es igual en las cepas de estos virus que presentan resistencia fenotípica y genotípica a la amantadina, la rimantadina, el oseltamivir y el zanamivir[49-51].

También se ha observado una importante reducción de la carga viral en los pulmones, por debajo de los valores considerados letales, a los 2-3 días de iniciada la terapia con las dosis mencionadas. Esta actividad inhibitoria es mayor que la observada con oseltamivir o zanamivir frente a las cepas de virus de la gripe A(H1N1)pdm09 y A(H7N9)[46-48]. Este es uno de los principales objetivos tanto de la preven-

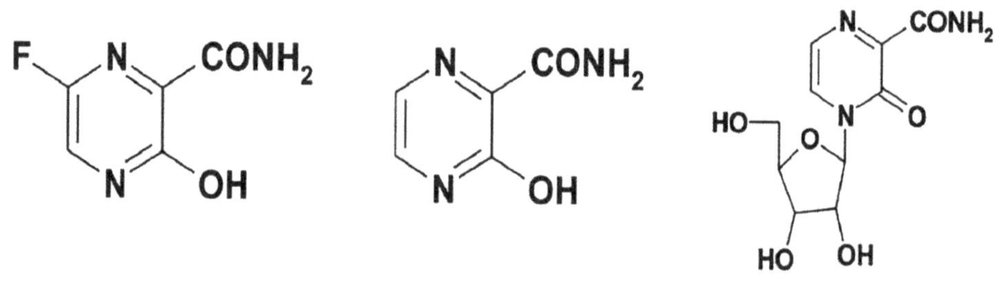

Figura 20.5 Estructuras químicas de los inhibidores de la replicación viral de los virus de la gripe (derivados pirazinacarboxamida) favipiravir y sus análogos.

ción como del tratamiento frente a la gripe, ya que la reducción de la carga pulmonar y respiratoria disminuye la capacidad infectiva y transmisiva del paciente con gripe. Además, hay estudios en la gripe aviar A(H5N1) que indican que la reducción drástica de la carga viral pulmonar es el mejor marcador de buen pronóstico para el paciente. Esta reducción es significativamente mayor con favipiravir que con oseltamivir y zanamivir[47,48].

Se ha estudiado el posible efecto sinérgico entre el favipiravir y el oseltamivir en ratones inmunodeprimidos. La combinación de 25 mg/kg de cada uno de ellos determinó una protección total frente a una dosis letal de las cepas A(H3N2) y A(H1N1)pdm09. Todos estos resultados demuestran el valor y la eficacia de la combinación de favipiravir e inhibidores de la NA[50,51].

Uno de los objetivos de la terapia antigripal combinada es evitar la aparición de resistencias. Durante la pandemia gripal de 2009 se comprobó que hasta el 5% de las cepas de virus de la gripe A(H1N1)pdm09 podían considerarse moderadamente resistentes a los inhibidores de la NA, en especial en Japón[28,29]. Por ello, los estudios de sinergia entre favipiravir y oseltamivir son esenciales para su posterior utilización en humanos. En algunos estudios[43,52,53] se ha observado que esta combinación, además de ser sinérgica, es mucho más efectiva en el tratamiento de las infecciones múridas y humanas por la cepa gripal pandémica. Se ha analizado la sinergia con cepas sensibles y resistentes al oseltamivir, y se ha comprobado que no hay diferencias en la eficacia final del tratamiento[52,53]. Por ello, se recomienda la utilización, en pacientes graves, de la combinación de estos dos antivirales, ya que al inicio del tratamiento siempre se desconoce la sensibilidad de la cepa al oseltamivir[52,53].

El favipiravir fue aprobado en Japón en 2014 para la prevención y el tratamiento de la gripe pandémica A(H1N1)pdm09, y desde entonces se ha venido utilizando, de una forma no siempre protocolizada y algo errática, frente a cualquier tipo de gripe. En estos momentos ya han concluido un estudio de fase III en Japón (sin datos publicados) y dos estudios de fase II en los Estados Unidos[35,53].

Conceptualmente, el favipiravir abre una nueva línea de fármacos antivirales basados en la inhibición de la replicación viral (ARN polimerasa), y por ello con mayor eficacia terapéutica. Los inhibidores de la NA solo actúan dificultando o disminuyendo la salida y la difusión de nuevas partículas gripales que surgen de la célula infectada, pero apenas tienen efecto directo sobre la carga viral. El favipiravir actúa directamente sobre la génesis del virus y reduce significativamente la carga viral, con lo que disminuye la infecciosidad del paciente. La combinación sinérgica de dos antivirales como el favipiravir y el oseltamivir, que actúan en localizaciones distintas del ciclo replicativo del virus, podría ser una buena estrategia en los pacientes con gripe grave ingresados. Para el tratamiento de pacientes con gripe leve en la comunidad, el favipiravir podría ser una alternativa, aunque hay que esperar a los resultados definitivos de los ensayos clínicos que están en marcha[51-53].

20.4.2 Baloxavir

La replicación del virus de la gripe en las células infectadas precisa una endonucleasa dependiente de Cap que se encarga de producir un fragmento de 9-13 bases del extremo 3'-Cap que actúa como iniciador de la ARN polimerasa viral. Este proceso es esencial para el inicio de la replicación viral, y por ello es una posible diana farmacológica[54].

De los diferentes inhibidores químicos de la endonucleasa dependiente de Cap, solo el ácido 5-hidroxi-4-piridona-3-carboxilo (S-

033447 o baloxavir marboxil) (Figura 20.6) ha mostrado eficacia *in vitro* frente a los virus de la gripe A y B[54-56]. Una sola dosis de este fármaco es capaz de reducir la carga viral en dos logaritmos, disminuyendo la mortalidad de los ratones en más de un 80% en comparación con el oseltamivir[56].

En un estudio de fase II se compararon frente a placebo tres dosis distintas de baloxavir (10, 20 y 40 mg) en 400 adultos con gripe no complicada. Las tres dosis redujeron significativamente el tiempo de duración de la fiebre y del malestar general, además de disminuir ostensiblemente la carga viral en la orofaringe tanto a las 24 como a las 48 horas de tratamiento[35,55,56].

En 2017 se inició un ensayo clínico de fase III para investigar la eficacia de una sola dosis (20 mg en niños y 40 mg en adultos) de baloxavir en comparación con el régimen clásico de oseltamivir (75 mg dos veces al día). Los primeros datos parecen indicar que una sola dosis administrada lo antes posible, a las 24-48 horas del inicio de los síntomas, sería suficiente para obtener resultados clínicos iguales o mejores que con los fármacos clásicos[35,55].

20.5 Otros fármacos antigripales

20.5.1 Inhibidores del anclaje y de la fusión viral

El compuesto DAS181 es una proteína sialidásica recombinante obtenida mediante fusión del dominio catalítico de la NA con una secuencia de anclaje a la superficie de las células del epitelio respiratorio. Este fármaco elimina o bloquea los receptores de ácido siálico de la superficie epitelial del tracto respiratorio, dificultando la unión a ellos de la HA de los virus de la gripe[55,57].

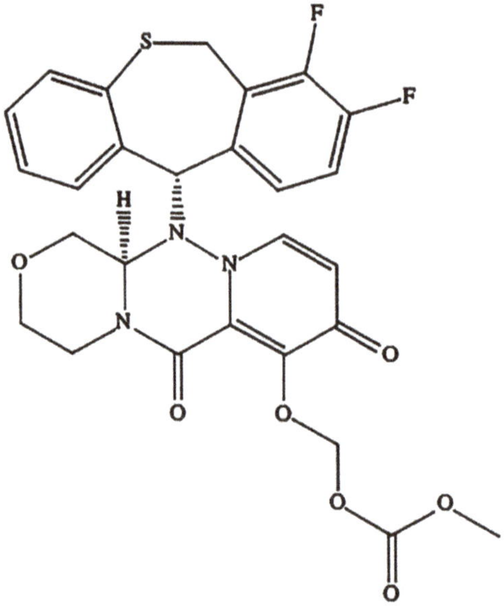

Figura 20.6 Estructura química del baloxavir, un inhibidor de la endonucleasa dependiente de Cap de los virus de la gripe.

El DAS181 se administra en forma de polvo inhalado que permite el acceso directo del fármaco a las vías respiratorias altas y centrales, pero no a las bajas. Los estudios *in vitro* han demostrado su actividad frente al virus de la gripe A (H1N1pdm09, H3N2, H7N9 y H5N1), así como frente al virus tipo B. Está en marcha un ensayo clínico en humanos para comprobar la eficacia de este fármaco a dosis de 10 mg durante 3 días, pero sus resultados no estarán disponibles hasta dentro de 2 años[35,57].

La aprotinina es un polipéptido que inhibe las proteasas del huésped que se encargan de escindir la HA de los virus de la gripe; de este modo interfiere en el proceso de unión y fusión del virus a la célula, determinando con ello una intensa actividad antigripal tanto *in vivo* como *in vitro*[35,58].

20.5.2 Nitazoxanida

La nitazoxanida es un compuesto de la clase de los tiazólidos, derivado sintético de la sialicilamida, usado como agente antiparasitario de amplio espectro con efectividad comprobada en infecciones por protozoos (Figura 20.7). Su aplicación antiviral se inició en el tratamiento de la hepatitis C[55]. Frente a los virus de la gripe, se ha demostrado que ejerce su efecto antiviral dificultando el ensamblado de la HA viral, y que reduce la replicación bloqueando el transporte activo de esta proteína al citoplasma. También actúa inhibiendo el proceso de maduración de esta proteína, ya que interfiere en la glucosilación de los puntos de reconocimiento[35,55,59].

Los estudios *in vitro* han demostrado una aceptable actividad frente a diferentes cepas de virus de la gripe A (H1,H3,H5 y H7) y B. La combinación de nitazoxanida y oseltamivir se ha mostrado sinérgica frente a la mayoría de las cepas humanas y aviares. No hay datos sobre la efectividad de la nitazoxanida en modelos animales. Los resultados obtenidos en ensayos clínicos de fase IIB/III indican que la administración de nitazoxanida (600 mg dos veces al día) reduce la duración de los síntomas unas 36 horas. Así mismo, se observa una disminución significativa de la carga viral. Todavía hay ensayos clínicos en marcha para confirmar la eficacia de la nitazoxanida en la gripe humana grave y no grave[35,55,59].

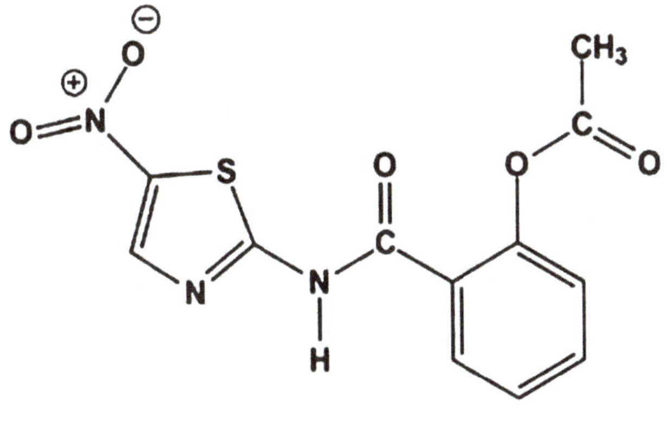

Figura 20.7 Estructura química del compuesto tiazólido nitazoxanida.

20.5.3 Inhibidores de la proteína básica 2 (PB2)

VX-787

El VX-787 (JNJ63623872) es un compuesto que inhibe la síntesis y el procesado de la PB2 (complejo transcripcional) del virus de la gripe tipo A. De este modo se une al dominio *cap-binding* del gen que la codifica e impide que se transcriba y forme su ARN mensajero, lo que determina una disminución de la cinética replicativa y de la carga viral[55,60] (Figura 20.8).

Este fármaco tiene una intensa actividad *in vitro* frente a la mayoría de los subtipos de virus de la gripe humanos y aviares, incluyendo las cepas resistentes al oseltamivir, pero es absolutamente ineficaz frente a todas las cepas del tipo B debido a las diferencias estructurales inherentes a cada tipo de virus de la gripe[35,55].

El VX-787 ha demostrado su efectividad en la profilaxis y el tratamiento de la gripe en modelos múridos. Con su administración hasta pasadas 96 horas del inicio de la infección sobrevivieron el 100% de estos animales, siendo superior al oseltamivir, que perdía eficacia si se administraba mas allá de 24 horas[35]. Un inconveniente de este fármaco es que se ha mostrado mucho menos eficaz en las cepas del subtipo A(H3N2) que en las del A(H1N1)pdm09, lo cual supone un importante problema para su administración profiláctica[35,55,60].

Arbidol (umifenovir)

El arbidol (umifenovir) es un fármaco aprobado solo en Rusia y China para el tratamiento de la gripe no grave. Es una molécula hidrófoba que penetra en la membrana lipídica del virus de la gripe e interacciona con ella, alterando su estructura y dificultando la penetración del virus en la célula huésped. Un estudio multicéntrico mostró, en pacientes con gripe confirmada, un acortamiento de los días de duración de la enfermedad con reducción de la gravedad y de la carga viral[35,61].

Se han descrito cepas de virus de la gripe resistentes al arbidol debido a mutaciones en la subunidad HA2, que inhiben el efecto de este fármaco. A partir de este dato se ha

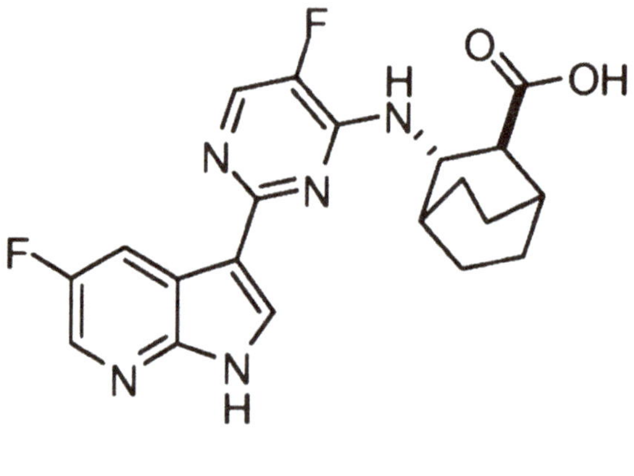

Figura 20.8 Estructura química del compuesto VX-787, un inhibidor de la proteína básica 2 de los virus de la gripe.

iniciado la síntesis de compuestos análogos, como los indoles sintéticos, que parecen poseer una eficacia antigripal muy superior a la del arbidol[35,61].

También se han estudiado algunos inhibidores de la síntesis de la nucleoproteína del virus de la gripe y de su unión al ARN para formar la ribonucleoproteína, como la nucleozina y el naproxeno, pero no hay suficientes datos[35,55].

20.6 Anticuerpos monoclonales

Desde hace unos años se vienen desarrollado una serie de anticuerpos monoclonales para el tratamiento de la gripe grave. La mayoría de ellos van dirigidos contra las regiones más conservadas de la HA y de la M2 en un intento de bloquear la capacidad infectiva de los virus de la gripe.

El CR6261 es un anticuerpo monoclonal que se une a la región helicoidal de la HA1/HA2, bloqueando la capacidad del virus para unirse al receptor celular. Solo se ha estudiado en modelos animales y se ha mostrado eficaz en la profilaxis y el tratamiento de la gripe aviar A(H5N1)[55,62].

El CR8020 se une a diferentes epítopos de las HA del grupo 2, y afecta especialmente a los subtipos A(H3N2) y A(H7N7). Se han iniciado varios ensayos clínicos en humanos con gripe grave causada por el subtipo A(H3N2), que es el que tiene una mayor tasa de letalidad en la población de edad avanzada. Sin embargo, existe la preocupación de que el virus mute en los residuos de aminoácidos a los que se une el anticuerpo monoclonal en un proceso de evasión antigénica; si este proceso se produjera, la utilidad del fármaco sería mucho menor[55,63].

El anticuerpo monoclonal MED18852 se caracteriza por unirse al tallo de la HA.

Muestra un intenso efecto inhibidor frente a 16 subtipos de virus de la gripe tipo A. Además, se ha observado que es mejor que el oseltamivir en la prevención de la muerte de animales con gripe si se administra hasta 3 días después de la infección[64]. Se han iniciado dos ensayos clínicos en humanos para conocer la tolerabilidad y la reactogenicidad de este nuevo anticuerpo monoclonal[55,64].

El TCN032 difiere de los otros anticuerpos monoclonales en que va dirigido contra la proteína M2. Al unirse a ella inhibe la mayoría de los subtipos de virus de la gripe tipo A, tanto humanos como aviares. En el primer estudio en humanos, este compuesto ha mostrado ser bien tolerado[55,65].

Existen otros muchos anticuerpos monoclonales en estudio y en fases preclínicas, sin que se haya podido demostrar aún su verdadera eficacia en la disminución de la mortalidad o de complicaciones de la gripe grave[35,55].

20.7 Gripe aviar

La eficacia del oseltamivir frente a las cepas aviares H5N1 y H9N2 se ha demostrado tanto *in vitro* como *in vivo* en un modelo animal de gripe. Cuando se administra a dosis de 1-10 mg/kg al día, el oseltamivir previene la muerte de ratones infectados con estas cepas. También reduce significativamente la carga viral en los pulmones y disminuye la difusión de los virus al cerebro del ratón[13,21].

Los datos experimentales obtenidos en modelos animales sugieren que las tasas de replicación viral de las cepas de virus de la gripe aviares potencialmente pandémicas (H5 y H7) muestran el mismo patrón patogénico que las mismas cepas epidémicas en las mismas especies. En general, la carga viral de las cepas aviares es baja al inicio de la infección, pero alcanza títulos elevados tras la fase inicial. Estos datos parecen indicar que el periodo ventana entre el inicio de los síntomas y el tratamiento debe ser el menor posible (menos de 48 horas) para poder alcanzar la máxima eficacia terapéutica. La virulencia (manifestaciones clínicas) de las cepas aviares H5N1 es mucho más elevada que la de las cepas epidémicas conocidas, y su presencia se detecta no solo en el tracto respiratorio, sino también en otros tejidos (intestino, sistema nervioso central). Por este motivo, frente a la sospecha de una pandemia aviar se recomienda el empleo de oseltamivir, que se administra por vía oral y se distribuye por todo el organismo, más que el de zanamivir inhalado, que solo se distribuye por el tejido del tracto respiratorio[13,15,66].

Algunos estudios han demostrado un prolongado periodo de excreción viral en las cepas H5N1 aviares, y por ello podría ser necesario un tiempo de tratamiento más largo para controlar el proceso infectivo y evitar las recidivas[12,13]. Es posible que frente a una cepa pandémica se necesiten dosis más altas que las utilizadas para las cepas humanas epidémicas, aunque no hay datos suficientes. En las primeras fases de una pandemia será muy importante monitorizar la eficacia clínica de las pautas terapéuticas actualmente recomendadas y adaptarlas según los resultados obtenidos[12,13,28].

Bibliografía

1. Paules C, Subbarao K. Influenza. Lancet. 2017;390:697-708.

2. Saladino R, Barontini M, Crucianelli M, Nencioni L, Sgarbanti R, Palamara AT. Current advances in anti-Influenza therapy. Curr Med Chem. 2010;17:2101-40.

3. Monto AS, Iacuzio DA, LaMontagne JR. Pandemic influenza. Confronting a reemergent threat. J Infect Dis. 1997;176:1-3.

4. Nguyen-Van-Tam JS, Venkatesan S, Muthuri SG, Myles PR. Neuraminidase inhibitors: who, when, where? Clin Microbiol Infect. 2015;21:222-5.

5. US Food and Drug Administration. Drugs. Disponible en: http://fda.gob/drugs

6. Centers for Disease Control and Prevention. Influenza. Disponible en: http://www.cdc.gov/flu

7. Reina J. Profilaxis y tratamiento de las infecciones respiratorias causadas por los virus influenza A y B. Rev Esp Quimioterap. 1999;12:23-9.

8. Wu Y, Canturk B, Jo H, Ma C, Gianti E, Klein ML, et al. Discovery of dual inhibitors that bind in different orientation to the wild-type versus the amantadine-resistant S31N mutant of the influenza A virus M2 proton channel. J Am Chem Soc. 2014;136:17987-95.

9. Pinto LH, Holsinger LJ, Lamb RA. Influenza virus M2 protein has ion cannel activity. Cell. 1992;69:517-28.

10. Belshe RB, Smith MH, Hall CB, Betts R, Hay J. Genetic basis of resistance to amantadine emerging during treatment of influenza virus infection. J Virol. 1988;62:1508-12.

11. Oxford JS, Bossuyt S, Balasingam S, Mann A, Novelli P, Lambkin R. Treatment of epidemic and pandemic influenza with neuraminidase and M2 proton channel inhibitors. Clin Microbiol Infect. 2003;9:1-14.

12. Oxford J. Oseltamvir. Drugs in Context. 2004;1:313-56.

13. Reina J. Inhibidores de la neuraminidasa y su potencial utilización en la pan-

demia de gripe aviar. Med Clin (Barc). 2006;125:780-3.

14. Gubareva LV, Kaiser L, Hayden FG. Influenza virus neuraminidase inhibitors. Lancet. 2000;355:827-35.

15. Wathen MW, Barro M, Bright RA. Antivirals in seasonal and pandemic influenza — future perspectives. Influenza Other Respir Viruses. 2012;7:76-80.

16. Beigel J, Bray M. Current and future antiviral therapy of severe seasonal and avian influenza. Antiviral Res. 2008;78:91-102.

17. Jefferson T, Jones M, Doshi P, Spencer EA, Onakpoya I, Heneghan CJ. Oseltamivir for influenza in adults and children: systematic review of clinical study reports and summary of regulatory comments. BMJ. 2014;348:g2545.

18. McQuade B, Blair M. Influenza treatment with oseltamivir outside of labeled recommendations. Am J Health-Syst-Pharm. 2015;72:112-6.

19. Michiels B, Van Puyenbroeck K, Verhoeven V, Vermeire E, Coenen S. The value of neuraminidase inhibitors for the prevention and treatment of seasonal influenza: a systematic review of systematic reviews. PLoS One. 2013;8:e60348.

20. Okoli GN, Otete HE, Beck CR, Nguyen-Van-Tam S. Use of neuraminidase inhibitors for rapid containment of influenza: a systematic review and meta-analysis of individual and household transmission studies. PLos One. 2014;9:e113633.

21. European Centre for Disease Prevention and Control (ECDC). Expert opinion on neuraminidase inhibitors for prevention and treatment of influenza. Review of recent systematic reviews and meta-analyses. ECDC; 2016. Disponible en: https://ecdc.europa.eu/en/publications-data/expert-opinion-neuraminidase-inhibitors-prevention-and-treatment-influenza-review

22. Dobson J, Whitley RJ, Monto AS. Oseltamivir treatment for influenza in adults: a meta-analysis of randomised controlled trials. Lancet. 2015;385:1729-37.

23. Stilianakis NL, Perelson AS, Hayden FG. Drug resistance and influenza pandemics. Lancet. 2002;359:1862-3.

24. McKimm-Breschkin J, Trivedi T, Hampson A, Hay A, Klimov M, Tashiro M, et al. Neuraminidase sequence analysis and susceptibilities of influenza virus clinical isolates to zanamivir and oseltamivir. Antimicrob Agents Chemother. 2003;47:2264-72.

25. Carr J, Ives J, Kelly L, Lambkin R, Oxford J, Mendel D, et al. Influenza virus carrying neuraminidase with reduced sensitivity to oseltamivir carboxylate has altered properties in vitro and is compromised for infectivity and replicative ability in vivo. Antiviral Res. 2002;54:79-88.

26. Ives J, Carr J, Mendel D, Tai CY, Lambkin R, Kelly L, et al. The H274Y mutation in the influenza A/H1N1 neuraminidase active site following oseltamivir phosphate treatment leave virus severely compromised both in vitro and in vivo. Antiviral Res. 2002;55:307-17.

27. Ledesma J, Vicente D, Pozo F, Cilla G, Pérez Castro S, Suárez Fernández J, et al. Oseltamivir-resistant pandemic influenza A (H1N1) 2009 viruses in Spain. J Clin Virol. 2011;51:205-8.

28. Gubareva LV, Kaiser L, Hayden FG. Influenza virus neuraminidase inhibitors. Lancet. 2000;355:827-35.

29. McKimm-Breschkin J. Resistance of influenza viruses to neuraminidase inhibitors: a review. Antiviral Res. 2000;47:1-17.

30. Lehnert R, Pletz M, Reuss A, Schaberg T. Antiviral medications in seasonal and pandemic influenza. Dtsch Arztebl Int. 2016;113:799-807.

31. Jackson RJ, Cooper KL, Tappenden P. Oseltamivir, zanamivir and amantadine in the prevention of influenza: a systematic review. J Infect. 2011;62:14-25.

32. Freemantle N, Shallcross LJ, Kye D, Rader T, Calvert MJ. Oseltamivir: the real world data. BMJ. 2014;348:g2371.

33. Hurt AC, Kelly H. Debate regarding oseltamivir use for seasonal and pandemic influenza. Emerg Infect Dis J. 2016;22:949-55.

34. Jefferson T, Jones M, Doshi P, del Mar C, Dooley L, Foxlee R. Neuraminidase inhibitors for preventing and treating influenza in healthy adults. Cochrane Database Syst Rev. 2010;(4):CD001265.

35. Amarelle L, Lecuona E, Sznajder JI. Tratamiento antigripal: fármacos actualmente utilizados y nuevos agentes en desarrollo. Arch Bronconeumol. 2017;53:19-26.

36. World Health Organization. WHO guidelines for pharmacological management of pandemic influenza A (H1N1) 2009 and other influenza viruses. Geneva: WHO; 2010.

37. Babu YS, Chand P, Bantia S. BCX-1812 (RWJ-270201): discovery of a novel, highly potent, orally active, and selective influenza neuraminidase inhibitor through structure-based drug design. J Med Chem. 2000;43:3482-6.

38. Calfee DP, Hayden FG. New approaches to influenza chemotherapy: neuraminidase inhibitors. Drugs. 1998;56:537-53.

39. Sidwell RW, Smee DF. Peramivir (BCX-1812, RWJ-270201): potential new therapy for influenza. Expert Opin Investig Drugs. 2002;11:859-69.

40. Reina J. Peramivir. Un nuevo y potente inhibidor de la neuraminidasa para el tratamiento de las infecciones gripales. Rev Esp Quimioterap. 2006;19:317-22.

41. Bantia S, Parker CD, Ananth SL, Horn LL, Andries K, Chand P, et al. Comparison of the anti-influenza virus activity of RWJ-270201 with those of oseltamivir and zanamivir. Antimicrob Agents Chemother. 2001;45:1162-7.

42. Sidwell RW, Smee DF, Huffman JH, Barnard DL, Bailey KW, Morrey JD, et al. In vivo influenza virus-inhibitory effects of the cyclopentane neuraminidase inhibitor RWJ-270201. Antimicrob Agents Chemother. 2001;45:749-57.

43. Smee DF, Huffman JH, Morrison AC, Barnard DL, Sidwell RW. Cyclopentane neuraminidase inhibitors with potent in vitro anti-influenza virus activities. Antimicrob Agents Chemother. 2001;45:743-8.

44. Govorkova EA, Leneva IA, Goloubeva OG, Bush K, Webster RG. Comparison of efficacies of RWJ-70201, zanamivir and oseltamivir against H5N1, H9N2 and other avian influenza viruses. Antimicrob Agents Chemother. 2001;45:2723-32.

45. Iyer GR, Liao S, Massarella J. Population analysis of the pharmacokinetics and pharmacodynamics of RWJ-270201 (BCX-1812) in treating experimental influenza A and B virus in healthy volunteers. Pharm Sci. 2002;4:e22.

46. Furuta Y, Takahashi K, Fukuda Y, Kuno M, Kamiyama T, Kozaki K, et al. In vitro and in vivo activities of anti-influenza virus compound T-705. Antimicrob Agents Chemother. 2002;46:977-81.

47. Takahashi K, Furuta Y, Fukuda Y, Kuno M, Kamiyama T, Kozaki K, et al. In vitro and in vivo activities of T-705 and oseltamivir against influenza virus. Antivir Chem Chemother. 2003;14:235-41.

48. Furuta Y, Gowen BB, Takahasi K, Shiraki K, Smee DF, Barnard DL. Favipiravir (T-705), a novel viral RNA polymerase inhibitor. Antiviral Res. 2013;100:446-54.

49. Furuta Y, Takahashi K, Kuno M, Sangawa H, Uehara S, Kozaki K, et al. Mechanism of action of T-705 against influenza virus. Antimicrob Agents Chemother. 2005;49:981-6.

50. Furuta Y, Takahashi K, Shiraki K, Sakamoto K, Smee DF, Barnard DL, et al. T-705 (favipiravir) and related compounds: novel broad-spectrum inhibitors of RNA viral infections. Antiviral Res. 2009;82:95-102.

51. Reina J, Reina N. Favipiravir, un nuevo concepto de fármaco antiviral frente a los virus gripales. Rev Esp Quimioterap. 2017;30:79-83.

52. Smee DF, Tarbet EB, Furuta Y, Morrey JD, Barnard DL. Synergistic combi-nations of favipiravir and oseltamivir against wild-type pandemic and oseltamivir-resistant influenza A virus infections in mice. Future Virol. 2013;8:1085-94.

53. Takahashi E, Ejima M, Ogawa R, Fujisaki S, Neumann G, Furuta Y, et al. Antiviral susceptibility of influenza viruses isolated from patients pre- and post-administration of favipiravir. Antiviral Res. 2016;16:170-7.

54. Miyagawa M, Akiyama T, Mikamiyama-Iwata M, Hattori K, Kurihara N, Taoda Y, et al. Discovery of novel 5-hydroxy-4-pyridone-3-carboxy acids as potent inhibitors of influenza Cap-dependent endonuclease. Bioorg Med Chem Lett. 2016;26:4739-42.

55. Koszalka P, Tilmanis D, Hurt AC. Influenza antivirals currently in late-phase clinical trials. Influenza Other Respir Viruses. 2017;11:240-6.

56. Heo YA. Baloxavir: first global approval. Drugs. 2018;78:693-7.

57. Malakhov MP, Aschenbrenner LM, Smee DF. Sialidase fusion protein as a novel broad-spectrum inhibitor of influenza virus infection. Antimicrob Agents Chemother. 2006;50:1470-9.

58. Zhirnov OP, Matrosovich TY, Matrosovich MN, Klenk HD. Aprotinin, a protease inhibitor, suppresses proteolytic activation of pandemic H1N1v influenza virus. Antivir Chem Chemother. 2011;21:169-74.

59. Rossignol JF, LaFrasia S, Chiappa L, Ciucci A, Santoro MG. Thiazolides, a new class of anti-influenza molecules targeting viral mammalian cells. A site specific study. J Biol Chem. 1997;272:4027-36.

60. Clark MP, Ledeboer MW, Davies I. Discovery of a novel, first-in-class, orally bioavailable azaindole inhibitor (VX-787) of influenza PB2. J Med Chem. 2014;57:6668-78.

61. Kiselev OI, Maleev VV, Deeva EG, Leneva IA, Selkova EP, Osipova EA, et al. Clinical efficacy of arbidol (umifenovir) in the therapy of influenza in adults; preliminary results of the multicenter double-blind randomized placebo-controlled study. Russian Ter Arkh. 2015;87:88-96.

62. Friesen RH, Koudstaal W, Koldjik MH. New class of monoclonal antibodies against severe influenza: prophylactic and therapeutic efficacy in ferrets. PLoS One. 2010;5:e9106.

63. Tharakaraman K, Subramanian V, Cain D, Sasisekharan V, Sasisekharan R. Broadly neutralizing influenza hemagglutinin stem-specific antibody CR8020 targets residues that are prone to escape due to host selection pressure. Cell Host Microbe. 2014;15:644-51.

64. Ali O. Phase 1 study to evaluate the safety and pharmacokinetics of MED18852 in healthy adults. ID Week 2016; IDSA, USA.

65. Ramos EL, Mitcham JL, Koller TD. Efficacy and safety of treatment with anti-M2e monoclonal antibody in experimental human influenza. J Infect Dis. 2014;211:1038-44.

66. Govorkova E, Leneva IA, Goloubeva OG, Bush K, Webster RG. Comparison of efficacies of RWJ-270201, zanamivir and oseltamivir against H5N1, H9N2 and other avian influenza viruses. Antimicrob Agents Chemother. 2001;45:2723-32.

Capítulo 21

PREPARACIÓN Y RESPUESTA FRENTE A FUTURAS PANDEMIAS DE GRIPE

Ángel Gil de Miguel, Magda Campins Martí,
Blanca Borras Bermejo

Capítulo 21

PREPARACIÓN Y RESPUESTA FRENTE A FUTURAS PANDEMIAS DE GRIPE

Ángel Gil de Miguel, Magda Campins Martí,
Blanca Borras Bermejo

21.1 Preparación para la situación de emergencia y marco para un plan de pandemia

La gripe es una enfermedad importante en salud pública, con una alta morbilidad y unos elevados costes sanitarios. En los últimos años ha aumentado su interés debido a la gran letalidad observada en las infecciones por el virus aviar A(H5N1) y por la reciente eclosión de la primera pandemia del presente siglo producida por el virus A(H1N1) de origen porcino. Desde principios del siglo XX se han producido cuatro pandemias de gripe: la de 1918 o gripe española, causada por el virus de la gripe A(H1N1), que ocasionó la muerte de unos 50 millones de personas (260.000 en España); la de 1957 o gripe asiática, por el virus A(H2N2), que causó la muerte de 4-5 millones de personas; la de 1968 o gripe de Hong Kong, por el subtipo A(H3N2), que produjo la muerte de un millón de personas; y la de 2009, causada por el virus A(H1N1), que se estima que generó 284.500 muertes[1,2].

La emergencia de otros virus de la gripe, como el A(H7N9) en China en 2013, que continúa ocasionando brotes periódicos, y virus aviares altamente patógenos como el A(H5N8) detectado en aves en los Estados Unidos y Asia, obligan a una vigilancia continuada y a la actualización de los planes de preparación ante una pandemia[3,4].

La pandemia de gripe por virus A(H1N1) de 2009 aportó experiencia e información de gran utilidad para la mejora de los planes pandémicos tanto nacionales como internacionales. En este sentido cabe destacar la adopción, en 2011, por la 64ª Asamblea Mundial de la Salud, del «Marco para el intercambio de virus gripales y el acceso a las vacunas y otros beneficios»[5]. Este Marco propicia que los Estados miembros, el sector industrial, otros organismos y la Organización Mundial de la Salud (OMS) se dediquen de forma conjunta a poner en práctica una estrategia mundial de preparación y respuesta ante una pandemia de gripe, teniendo como objetivos prioritarios:

- Mejorar y fortalecer el intercambio de virus gripales con potencial pandémico para el ser humano.

- Lograr que los países que necesitan vacunas y medicinas tengan un acceso más adecuado, eficiente y equitativo en futuras pandemias.

Una pandemia de gripe se produce cuando aparece un nuevo virus gripal frente al cual la población tiene escasa o nula inmunidad, y se disemina por todo el mundo. Los virus que han causado pandemias en el pasado proceden en general de virus de origen animal que han mutado a formas con capacidad de transmisión a humanos y entre humanos. Para prevenir o retrasar una potencial pandemia de gripe es importante que exista una estrecha coordinación entre los responsables de salud humana y animal, con el objetivo de detectar de forma precoz y controlar los nuevos virus de origen animal con potencial pandémico.

Una pandemia de gripe constituye una emergencia de salud pública mundial y, por lo tanto, de importancia internacional, que requiere la toma de decisiones que exigen un compromiso de todas las autoridades. El hecho de que la población tenga escasa o nula inmunidad frente al nuevo virus comporta la afectación de una gran proporción de la población, y por consiguiente tiene un gran impacto en el sistema sanitario. Además, también pueden afectarse otros servicios esenciales de la comunidad, con importantes consecuencias sociales y económicas. Los países deben disponer de planes multidisciplinarios de preparación y respuesta frente a una pandemia de gripe.

En 2005, la OMS elaboró el documento *Preparación y respuesta ante una pandemia de gripe,* que se actualiza cada año y constituye una guía o protocolo de trabajo excelente; en él se recogen la información y las recomendaciones de todos los organismos internacionales implicados en este tema[6]. En el documento se analizan los principales aspectos relacionados con los virus pandémicos, la preparación y la respuesta que se debe dar desde el marco internacional, y la integración de la preparación y la respuesta contra una pandemia en los preparativos generales para situaciones de emergencia. Con la aplicación de cada uno de estos aspectos, los gobiernos cuentan con el apoyo internacional para poder fortalecer los preparativos necesarios para afrontar la próxima pandemia de gripe y aumentar su capacidad para responder a cualquier situación de emergencia que pueda presentarse.

En España, al igual que en otros países, en el año 2005 el Ministerio de Sanidad presentó el «Plan nacional de preparación y respuesta ante una pandemia de gripe», y se ha seguido trabajando para tener un plan actualizado que permita su puesta en marcha en cualquier momento que surja la alerta o la alarma[7,8]. Este plan se centró en el virus de la gripe A(H5N1), pero continúa siendo de utilidad para cualquier situación de emergencia que pueda ocurrir. El objetivo general es disponer de un plan que, como base fundamental, se centra en la coordinación entre las diferentes instituciones implicadas.

Los ejes centrales del plan de acción son los siguientes:

- «Reducir la exposición humana al nuevo virus de la gripe para reducir las oportunidades de infección en humanos, con la consiguiente reducción de la posibilidad de iniciarse una pandemia.»

- «Reforzar los sistemas de alerta precoz para asegurar que el país es capaz de detectar los casos rápidamente para que puedan ser tratados y notificarlos a los organismos internacionales, para realizar una adecuada evaluación del riesgo. Se debe asegurar igualmente que las muestras son compartidas con los laboratorios de la OMS.»

- «Intensificar las operaciones de contención precoz, que aseguren la rápida investigación de casos, y el manejo y la adopción de medidas de control para prevenir la transmisión del virus.»

- «Desarrollar las capacidades para manejar una pandemia y asegurar que a nivel nacional y autonómico están elaborados y aprobados los planes de preparación y respuesta frente a la pandemia.»

21.1.1 Valoración del riesgo y fases de la pandemia

El primer paso en la valoración del riesgo es establecer si el virus circulante supone un motivo de preocupación para la salud humana.

Según las autoridades sanitarias, debe considerarse si el virus ha cruzado la barrera de especie para infectar a seres humanos, y determinar si hay transmisión de persona a persona de manera eficiente como para poder desencadenar una pandemia de gripe. Estos dos criterios fueron los establecidos para la pandemia de gripe aviar de 2005, y siguen estando vigentes en la actualidad.

Las fases mundiales (interpandémica, de alerta, pandémica y de transición) describen la propagación por el mundo de un nuevo subtipo de virus gripal en función de los casos de enfermedad que produce (Figura 21.1)[9]. Se recomienda que los países lleven a cabo sus propias evaluaciones de riesgo nacionales, teniendo en cuenta la información proporcionada por las evaluaciones mundiales de la OMS. Las decisiones relativas a la gestión de riesgos deben tomarse en el ámbito local, pero influidas por las evaluaciones de riesgo mundiales.

Las definiciones de las distintas fases son:

- Fase interpandémica: es el periodo entre pandemias de gripe.

- Fase de alerta: fase en la que se ha detectado un nuevo subtipo de virus de la gripe en humanos.

- Fase pandémica: periodo en que la gripe causada por el nuevo subtipo se ha propagado por todo el mundo. La transición entre las fases interpandémicas, de alerta y pandémica puede ser acelerada o gradual.

- Fase de transición: periodo en que el riesgo mundial se reduce y es posible atenuar las medidas de respuesta iniciales.

Las fases y los niveles de alerta deberán ser establecidos por la OMS para todo el mundo, y fueron incluidos ya en el documento de

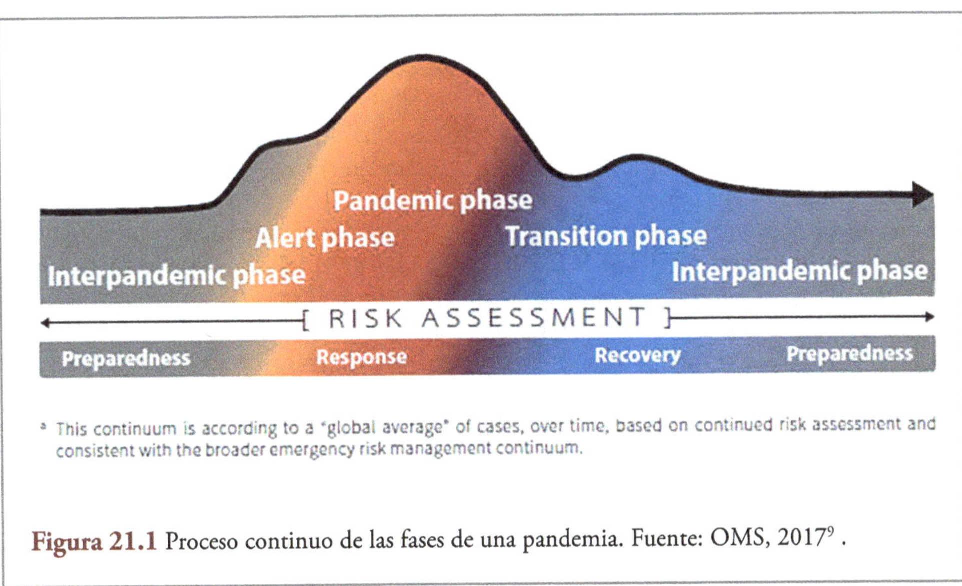

Figura 21.1 Proceso continuo de las fases de una pandemia. Fuente: OMS, 2017[9] .

noviembre de 2005 de la Comisión Europea creado a raíz de la pandemia de virus de la gripe A(H5N1)[8]:

- Fase 1: está dentro del periodo interpandémico, no se han detectado nuevos subtipos del virus de la gripe en humanos. En animales puede detectarse algún subtipo del virus que ha causado infección previamente o casos esporádicos de enfermedad en humanos. El riesgo de infección o enfermedad para las personas se considera bajo. Las medidas de salud pública recomendadas son reforzar la preparación ante la pandemia de gripe con medidas mundiales, regionales, nacionales y subnacionales.

- Fase 2: también se enmarca en el periodo interpandémico y no se han detectado nuevos subtipos del virus de la gripe en humanos. Sin embargo, un subtipo de virus circulante en animales representa un riesgo 2 considerable de enfermedad para las personas. En esta fase, los objetivos fundamentales en salud pública son reducir al mínimo el riesgo de transmisión a personas, y detectar y notificar dicha transmisión rápidamente si ocurre.

- Las siguientes fases (3, 4 y 5) se enmarcan en el periodo de alerta pandémica.

- Fase 3: infección en humanos por un subtipo nuevo del virus de la gripe, pero sin transmisión de persona a persona, o de forma excepcional casos de transmisión a un contacto próximo. En esta fase, los objetivos de salud pública son asegurar la rápida caracterización del nuevo subtipo del virus, y la detección y la notificación temprana de casos adicionales.

- Fase 4: se producen pequeñas agrupaciones de casos con limitada transmisión de persona a persona. La transmisión está muy localizada, lo que sugiere que el virus no está bien adaptado a los humanos. Deben implementarse estrategias para contener la transmisión del nuevo virus dentro de focos localizados o retrasar su difusión con el fin de ganar tiempo para poder aplicar las medidas de respuesta.

- Fase 5: se producen agrupaciones mayores de casos, pero la transmisión de persona a persona sigue siendo localizada, lo que sugiere que el virus está aumentando su capacidad de adaptación a los humanos, aunque todavía no ha llegado a ser totalmente transmisible. En esta fase deben maximizarse los esfuerzos para contener o retrasar la difusión, impedir la pandemia y ganar tiempo para aplicar las medidas de respuesta ante la pandemia.

A partir de esta fase ya se considera periodo pandémico.

- Fase 6: la transmisión del virus es alta y mantenida entre la población general, y las estrategias de control deben dirigirse a reducir al mínimo el impacto de la pandemia. Esta fase tiene cuatro niveles:

  - Nivel 1: no hay ningún caso humano confirmado de infección por el virus pandémico en ningún Estado miembro.

  - Nivel 2: hay uno o varios casos humanos confirmados de infección por el virus pandémico en algún Estado miembro. Incluye dos subniveles: nivel 2A (uno o varios casos confirmados fuera de España) y nivel 2B (uno o varios casos confirmados en España).

  - Nivel 3: brote confirmado de infección por el virus pandémico en algún Estado miembro. Incluye dos subniveles: nivel 2A (brote fuera de España) y nivel 2B (brote en España).

  - Nivel 4: transmisión extensa en los Estados miembros.

También se ha establecido un periodo pospandémico cuando finaliza el pandémico, que posteriormente da paso a un nuevo periodo interpandémico.

21.1.2 Coordinación de la respuesta, cooperación internacional y comunicación del riesgo

La OMS, en calidad de autoridad directora y coordinadora de temas relacionados con la salud dentro de las Naciones Unidas, tiene el mandato de ocuparse de la gestión mundial de los riesgos derivados de las pandemias de gripe. Los Estados miembros y la OMS tienen como objetivo lograr que a los países se les proporcione más acceso a los beneficios derivados del intercambio de materiales biológicos, en función del riesgo para la salud pública y de las necesidades existentes[5].

La parte fundamental para dar una buena respuesta es la coordinación y la definición de las funciones de cada una de las instituciones y de los grupos que forman parte de la estructura organizativa y de coordinación del Plan, que en nuestro país compete al Ministerio de Sanidad y al Consejo Interterritorial. A su vez, está establecido que la responsabilidad debe ser liderada por el Ministerio de Presidencia y la Secretaría de Estado de Comunicación, y tiene que implicar a todos los ministerios, aunque la parte operativa se centre en el de sanidad[7].

Hay que crear un Comité Ejecutivo Nacional para la prevención, el control y el seguimiento de la evolución de la pandemia, en el que deberá estar implicada la Comisión de Salud Pública. También se creará un Grupo Técnico de Coordinación que deberá coordinar la participación de las sociedades científicas y de la sociedad en general, aunque la contribución de esta última no está muy bien definida en el Plan Nacional.

Se contempla así mismo la creación de un Comité Científico para que los mensajes y las recomendaciones que se emitan sean los mismos, y que tanto los profesionales como la población reciban una información consensuada y homogénea. Una comunicación eficaz y eficiente a lo largo de la pandemia es imprescindible, con diseminación de la información dentro del sector sanitario, entre el sector sanitario y otros sectores, y lo que es muy importante, al conjunto de la población. Las autoridades sanitarias deberán proporcionar información a la población de manera comprensible, puntual, transparente y coordinada[10].

La complejidad organizativa, así como la implicación de muchas entidades e instituciones, requiere la creación de subcomisiones que permitan hacer una vigilancia más estrecha de la pandemia[7]. Dentro de las subcomisiones que contempla el Plan son especialmente relevantes las siguientes:

- Subcomisión de vigilancia, responsable de la vigilancia epidemiológica de la gripe en sus distintas fases.

- Subcomisión de vacunas y antivirales, encargada de asesorar sobre todos los aspectos técnicos relacionados con las vacunas y los antivirales, es decir, su suministro y condiciones de administración.

- Subcomité de respuesta a la emergencia en los servicios sanitarios, que deberá organizar los recursos necesarios para tener una capacidad de respuesta rápida ante la posible propagación de los casos, elaborar guías y protocolos relacionados con la respuesta en los servicios sanitarios, medidas de control, protocolos de actuación, guías de manejo de los pacientes, bases legales para la puesta en marcha de medidas en materia de salud pública y guías de clasificación de pacientes.

- Subcomité de comunicación, que deberá elaborar el plan de comunicación con el fin de que la información que se difunda durante toda la pandemia sea siempre consensuada y homogénea, y tenga la mayor credibilidad posible.

El Plan deberá estar en estrecha conexión y en colaboración con los centros de ámbito internacional, como el Centro Europeo para la Prevención y el Control de Enfermedades (ECDC) (https://ecdc.europa.eu/en/seasonal-influenza), la Dirección General de Salud Pública Europea (https://ec.europa.eu/health/preparedness_response/overview_es) y la OMS (http://www.who.int/influenza/en/).

21.1.3 Aspectos éticos-legales y recursos necesarios

Para el buen funcionamiento del Plan es necesario asegurar que están elaborados y probados los planes de preparación y respuesta frente a la pandemia, tanto el nacional como los autonómicos, así como garantizar el adecuado seguimiento de la evaluación del riesgo en Europa y en el mundo. Para ello es necesaria la aplicación del Reglamento Sanitario Internacional, exigiendo a todos los países un esfuerzo en su capacidad de vigilancia y respuesta ante una situación de este tipo[11]. En la 59ª Asamblea de la OMS se aprobó una resolución que exige a los Estados que designen o establezcan centro nacionales de enlace para el reglamento sanitario internacional, y que encarguen a dichos centros que proporcionen el apoyo a la evaluación de riesgos en colaboración con la OMS. En España, este centro de enlace sería la Dirección General de Salud Pública del Ministerio de Sanidad, que proporcionaría toda la información a la OMS y al Sistema de Alerta Precoz y Respuesta de la Comisión Europea. Entre sus competencias está desarrollar un protocolo de vigilancia para la fase 3 de alerta

pandémica, llevar a cabo la vigilancia de los casos, proporcionar información a viajeros con destino o procedentes de áreas de riesgo, crear protocolos de actuación ante casos sospechosos en aviones o barcos, llevando a cabo el control necesario del pasaje y de la tripulación ante la detección de casos sospechosos a bordo, etc., todo ello en coordinación con Aeropuertos Españoles y Navegación Aérea. A su vez, hay que ampliar la Red de Laboratorios de Diagnóstico de Gripe y Transferencia de Tecnología, y reforzar la coordinación entre la vigilancia de la gripe animal y humana.

Por lo tanto, la regulación de los aspectos éticos y legales pasa por refrendar y adoptar las medidas internacionales que se establezcan. Por supuesto, para la puesta en marcha del Plan es necesario la implicación de los gobiernos y que estos pongan a disposición del Plan todos los recursos materiales y humanos para que pueda ponerse en marcha y no tenga ninguna limitación en su implementación. El manejo de una pandemia debe tener un enfoque ético y hay que aplicar los principios de equidad, utilidad y eficiencia, así como la libertad, la reciprocidad y la solidaridad a la luz del contexto y los valores culturales de cada país, región, comarca, pueblo o comunidad, respetando siempre los derechos humanos y las necesidades particulares de los grupos más vulnerables y minoritarios que deben tenerse en cuenta en la planificación y la respuesta contra la gripe pandémica.

La gestión de una pandemia de gripe, como la de cualquier emergencia sanitaria, comporta la toma de ciertas decisiones que exigen equilibrar intereses individuales y comunitarios que pueden ser incompatibles. Por ejemplo, durante la pandemia de gripe A(H1N1) de 2009, la sobrecarga de los servicios asistenciales obligó a priorizar la atención de los casos graves, lo cual generó consecuencias de carácter individual; así mismo, se plantearon dudas acerca de medidas de distanciamiento social, aislamiento y cuarentena, y debates sobre la obligatoriedad de la vacunación del personal sanitario. Es necesario, por tanto, que toda medida de emergencia que limite los derechos individuales sea necesaria, razonable, proporcionada, equitativa, no discriminatoria y compatible con las leyes nacionales e internacionales.

21.2 Sistemas de vigilancia

Es fundamental, para llevar a cabo una buena vigilancia y control de la gripe, disponer de buenos sistemas de vigilancia. La OMS creó hace más de 50 años una Red Mundial de Vigilancia de la Gripe que ha desempeñado una función fundamental para abordar la gripe en todas sus formas y ha demostrado ser un modelo ejemplar de cooperación internacional[12]. Todos los países que se han adherido a este sistema han establecido normas y patrones técnicos para la vigilancia y el diagnóstico de la gripe, y han permitido que se produjeran y administraran millones de dosis de las vacunas. Su finalidad, por tanto, es seguir protegiendo a la población del mundo frente a las epidemias de gripe humana estacional, y en la actualidad también ayudar a los países de todo el mundo a responder a la amenaza de los posibles virus con potencial pandémico.

21.2.1 Vigilancia de la gripe estacional

Año tras año los sistemas de vigilancia epidemiológica recogen de forma sistemática todos los casos de las enfermedades de declaración obligatoria, que incluyen la gripe. Hasta hace pocos años solo se registraban los casos de gripe de forma global, pero desde la alerta en 2005 de una posible pandemia por el virus aviar A(H5N1) y la pandemia de gripe A(H1N1) de 2009 se realiza una vigilancia más específica de los virus A(H1N1), A(H3N2) y B, y como es lógico, con una vigilancia activa del A(H5N1)[13]. La vigilancia activa de los subtipos de virus circulantes se hace a través de las redes de médicos centinelas de las comunidades autónomas (CC.AA.), que reportan la información a los servicios de vigilancia epidemiológica de las comunidades y estas a su vez al ministerio[14]. Esta vigilancia se mantiene durante todo el año, pero es más intensa en invierno, comenzando en la semana 50 de cada año y finalizando en la semana 16 del año siguiente. Se controlan las notificaciones de los casos de gripe y se comparan con los casos de la misma semana de las tres temporadas anteriores. Simultáneamente, la red de médicos centinelas proporciona información detallada de los casos que ellos notifican, desagregados por edad, sexo y comunidad autónoma, además de datos sobre variables clínicas, gravedad, estado vacunal, aspectos virológicos del subtipo de virus y linajes. Esta información está disponible semana a semana y permite seguir la intensidad global y la evolución de la epidemia gripal. Por tanto, es posible actuar ante cualquier emergencia con la rapidez necesaria para controlar la situación que pueda generarse.

21.2.2 Vigilancia de la gripe pandémica

La vigilancia de la gripe en situación de pandemia debe realizarse según los criterios establecidos por consenso internacional, para que durante las fases pandémicas los sistemas de vigilancia recojan la misma información y permitan la detección precoz de los casos humanos producidos por la nueva cepa de gripe, así como identificar las agregaciones de casos y brotes iniciales, y vigilar el patrón de difusión y el impacto[6]. Es importante detectar cualquier posible cambio en el virus pandémico, aportar información para el desarrollo de vacunas, estimar la posible curva pandémica y servir de soporte a la toma de decisiones relacionadas con la distribución de las vacunas, el tratamiento con antivirales y otras medidas de salud pública encaminadas a la reducción de la transmisión.

21.2.3 Red de laboratorios

La Red de Laboratorios Españoles de Gripe (ReLEG) incluye todos los laboratorios de referencia autonómicos de 15 comunidades autónomas, y el Centro Nacional de Microbiología del Instituto de Salud Carlos III es el laboratorio de referencia nacional y el coordinador. Hay tres centros en España que forman parte del *Global Influenza Program* de la OMS (http://www.who.int/influenza/about/en/): el Centro Nacional de Microbiología, el del Hospital Clínic de Barcelona y el de la Facultad de Medicina de la Universidad de Valladolid.

Desde el Centro Nacional de Microbiología se ha venido realizando un análisis minucioso de la situación de los laboratorios de la ReLEG, permitiendo un desarrollo rápido de estos en los últimos años, garantizando un buen nivel y capacidad técnica, y dotándolos de todos los recursos necesarios con los avances técnicos precisos. Por otro lado, su distribución geográfica en el territorio nacional permite que en menos de 48 horas pueda disponerse de un diagnóstico confirmado, y en caso de detección o sospecha de un nuevo subtipo, las muestras pueden enviarse a los laboratorios de la OMS.

21.2.4 Monitorización del riesgo y modelos de predicción de gravedad

A pesar de que todos los años, cuando se produce la epidemia gripal, debemos es-

tar preparados para que la atención sanitaria sea eficiente, adecuada a la gravedad del proceso y de calidad, no siempre la población tiene esta percepción, por lo que es de vital importancia lanzar el mensaje correcto para que la población sepa que cada comunidad autónoma tiene previsto un dispositivo asistencial que permite dar esa respuesta eficiente, adecuada y de calidad. Este dispositivo cuenta con hospitales, con la gestión adecuada de camas, con refuerzo de personal y de recursos sanitarios, e incluso con una respuesta sanitaria en el domicilio de los pacientes. Y por supuesto, hay una atención primaria que tiene que priorizar la atención de este tipo de pacientes, que también deberá contar con refuerzos de personal y de los servicios de urgencias extrahospitalarias. Durante toda la temporada gripal estos dispositivos deben estar disponibles, y se procederá a la monitorización del riesgo para evaluar en qué momento o fase estamos de la epidemia estacional o de la pandemia si la hubiese. Por ello, es fundamental que a través de los servicios de vigilancia epidemiológica de cada comunidad autónoma, y de la vigilancia nacional, se realice la vigilancia semanal de la situación. El Centro Nacional de Epidemiología es el encargado de la evaluación final del riesgo según la evolución de la actividad gripal de cada temporada, que está basada en la información que suministra el Sistema de Vigilancia de Gripe de España y que recoge datos de los diversos sistemas y fuentes de información dentro de la atención primaria y hospitalaria del Sistema Nacional de Salud, de los laboratorios de gripe, de los servicios de salud pública de las comunidades autónomas y de las fuentes secundarias de información[14].

Es obvio que el objetivo primordial de esta monitorización es tener información al día y al momento de la situación de la actividad gripal de España y su posible impacto sobre la población, sobre todo en las personas más vulnerables que pertenecen a los grupos de mayor riesgo, es decir, aquellos en quienes la gripe puede complicarse y tener una evolución grave o incluso fatal. Y como es lógico, también lleva implícito el apoyo a las autoridades sanitarias, sobre todo de salud pública, para la adopción de las medidas necesarias para el control de la epidemia estacional año a año, o de una pandemia si la hubiese.

Esto debe hacerse de forma coordinada en todo el mundo, y por eso todos los países de la Unión Europea y todos los países pertenecientes a la OMS tienen la obligación de notificar y monitorizar los casos de gripe; en el caso de Europa, se centraliza a través del ECDC (http://flunewseurope.org).

Para determinar la gravedad de una pandemia de gripe es necesario disponer de información precoz sobre[15,16]:

- Rapidez con que se están acumulando los nuevos casos.

- Manifestaciones clínicas y complicaciones.

- Grupos de personas con mayor riesgo de enfermar y morir.

- Sensibilidad del virus a los antivirales.

- Estimación del número de personas que enfermarán.

- Consecuencias para el sector sanitario, en relación con el uso de servicios asistenciales y efectos sobre el personal.

En función de los sistemas de vigilancia de cada país pueden requerirse entre 4 y 8 semanas para disponer de la información necesaria para hacer una estimación de la gravedad de la pandemia.

En las Tablas 21.1 y 21.2 se muestran los indicadores de gravedad esenciales y la escalas de valoración del riesgo según la transmisibilidad y la gravedad clínica.

21.3 Servicios asistenciales y manejo clínico

Los servicios asistenciales deben seguir funcionando al máximo nivel para minimizar los casos y las muertes causados por la pandemia, así como el grado de estrés de la población. Se debe garantizar, además, la continuidad de la atención al resto de los pacientes afectos con otras enfermedades, en especial de los grupos más vulnerables: niños, embarazadas, personas con enfermedades crónicas y ancianos. Es necesario, por tanto, una adecuada planificación para priorizar y optimizar el uso adecuado de instalaciones, camas, medicamentos y equipos sanitarios[6,17-19].

21.3.1 Preparación de los dispositivos asistenciales

Los objetivos del plan de preparación para los centros sanitarios deben ser[6,20]:

- Identificar, aislar y notificar los primeros casos de enfermedad.

- Mantener el sistema sanitario funcionando.

- Reducir el riesgo de infección asociado a la asistencia sanitaria.

Los hospitales deben organizar un grupo multidisciplinario para la elaboración del plan ante el esperado incremento brusco de la demanda de asistencia sanitaria; también deberán formar a personal dedicado exclusivamente y monitorizar la puesta en marcha del plan para, si es necesario, actualizarlo. Este grupo será el encargado de fortalecer las relaciones con otros niveles asistenciales y con las autoridades de salud pública.

Tabla 21.1 Parámetros de los indicadores de gravedad de una pandemia de gripe.

Indicador	Parámetros
Transmisibilidad	Al inicio de la pandemia: • Número semanal de casos sintomáticos • Número de reproducción básico (Ro) • Tiempo de generación • Intervalo entre casos sucesivos • Tasa de ataque secundaria • Tasa de ataque clínica • Distribución geográfica de los casos Según datos de investigación posterior: • Tasa de ataque • Proporción de casos nuevos • Prevalencia • Modo de transmisión Información de sistemas centinela de la gripe: • Proporción de consultas semanales que son casos • Porcentaje semanal de muestras respiratorias positivas • Porcentaje semanal de casos confirmados en pacientes con síndrome gripal
Gravedad de la enfermedad	Al inicio de la pandemia: • Sensibilidad a los antivirales • Presencia de marcadores genéticos de gravedad • Inmunidad previa de la población Según datos de investigación posterior: • Tasa de letalidad • Pirámide de gravedad clínica Información de sistemas centinela de la gripe: • Razón acumulada de defunciones/hospitalizaciones • Razón acumulada de ingresos en UCI/hospitalizaciones
Impacto	Al inicio de la pandemia: • Proporción de ingresos diarios • Proporción de consultas a urgencias atribuibles a la gripe • Proporción de consultas a urgencias que requieren hospitalización • Proporción de casos hospitalizados que requieren ingreso en UCI o que necesitan ventilación mecánica • Proporción de camas del hospital ocupadas por enfermos con gripe pandémica • Porcentaje de la capacidad total del laboratorio destinada al diagnóstico de gripe Según datos de investigación posterior: • Número de defunciones atribuibles a la gripe • Tasa bruta de mortalidad asociada a la gripe Información de sistemas centinela de la gripe: • Exceso de mortalidad semanal por neumonía y gripe, o mortalidad semanal por cualquier causa (por edades) • Número semanal de pacientes con gripe que ingresan en la UCI Información de otros sectores (impacto social): • Absentismo laboral y escolar • Cierre de escuelas • Alteración de servicios esenciales • Producto interior bruto • Medidas adoptadas por los países en relación con fronteras, viajes y comercio internacional

UCI: unidad de cuidados intensivos. Fuente: OMS, 2017[9].

Tabla 21.2 Escala de valoración del riesgo según la transmisibilidad y la gravedad clínica[16].

	Escala						
	1	2	3	4	5	6	7
Transmisibilidad (escala 1-5):							
• Tasa ataque síndrome gripal (comunidad)	11-15%	16-20%	21-24%	≥25%	—	—	
• Tasa ataque síndrome gripal (escuela)	21-25%	26-30%	31-35%	≥36%	—	—	
• Tasa ataque síndrome gripal (laboral)	11-15%	16-20%	21-24%	≥25%	—	—	
• Tasa ataque secundaria familiar	6-10%	11-15%	16-20%	≥ 21%	—	—	
• Ro	1,2-1,3	1,4-1,5	1,6-1,7	≥1,8	—	—	
• Porcentaje visitas ambulatorias s. gripal	4-6%	7-9%	10-12%	≥13%	—	—	
Gravedad clínica (escala 1-7):							
• Tasa letalidad	0,02-0,05%	0,05-0,1%	0,1-0,25%	0,25-0,5%	0,5-1%	>1%	
• Tasa hospitalización	0,5-0,8%	0,8-1,5%	1,5-3%	3-5%	5-7%	>7%	
• Ratio muertes/ hospitalizaciones	4-6%	7-9%	10-12%	13-15%	16-18%	>18%	

El plan debe incluir los siguientes aspectos[21]:

• Vigilancia: medida prioritaria que debe establecerse en el proceso de atención sanitaria para la rápida detección de posibles casos de infección por el nuevo virus pandémico, y notificarlo a las autoridades de salud pública.

• Triaje: organización de los profesionales de primera línea del servicio de urgencias para establecer el flujo de pacientes con y sin síntomas respiratorios, y para la inmediata implementación de medidas de control de la infección.

• Capacidad de reacción: realizar una estimación del impacto previsto en la asistencia, identificando lugares y recursos necesarios para hacerle frente; proponer umbrales de capacidad y alternativas para cuando se rebasen.

• Accesibilidad: establecer restricciones de visitantes.

• Política de comunicación del riesgo: flujo de información dentro del hospital, con otros organismos públicos y con los medios de comunicación.

• Medidas de prevención y control de la infección: implicar al personal sanitario en la implementación y la priorización de las medidas; establecer previamente roles en un plan de emergencia, realizar un plan de formación y delimitar espacios físicos para los casos.

- Programa de salud laboral.

- Flujo de pacientes: aumentar la alerta ante la presentación clínica para la pronta detección de casos; establecer un flujo separado y seguro de pacientes no infectados para prevenir la transmisión del virus, en particular de aquellos con riesgo de presentar complicaciones por el nuevo virus gripal.

- Planificar el traslado de los fallecidos.

Es prioritario identificar y cuantificar los fármacos, los equipos y el material médico necesarios para mantener los servicios de salud en cada nivel asistencial. El listado debe incluir equipos de protección individual, antivirales, antibióticos para el tratamiento de las complicaciones, antipiréticos, fluidoterapia, oxígeno, soporte ventilatorio, etcétera.

La cuantificación de los recursos se realizará en función de diversos escenarios, considerando si los virus son de alta o baja virulencia y de alta o baja transmisibilidad[16].

Se deberá tener en cuenta el manejo de los stocks para mantener los servicios esenciales y los relacionados con la pandemia en cada nivel asistencial, considerando la posible interrupción de los transportes y suministros debido a la pandemia.

21.3.2 Manejo clínico del paciente

El personal sanitario debe haber recibido formación para poder identificar y tratar adecuadamente a los pacientes con sospecha de gripe pandémica. Así mismo, los profesionales deben ser conscientes de la necesidad de informar inmediatamente a los servicios de salud pública sobre los casos. Es necesario disponer de guías de manejo clínico de los casos y que los profesionales las conozcan y sepan aplicarlas[21-23]. Las guías deben contener los siguientes aspectos:

- Nivel asistencial de cada paciente en función de sus características clínicas y gravedad (atención primaria u hospital).

- Protocolo de triaje y criterios de ingreso hospitalario para priorizar el tratamiento de los grupos de mayor riesgo.

- Protocolos de tratamiento (antivirales, antibióticos, tratamiento de soporte, ventilación mecánica, tratamiento de infecciones secundarias…).

- Recogida de muestras para el laboratorio.

- Métodos diagnósticos y criterios para el diagnóstico de laboratorio.

- Protocolos de prevención y control de la transmisión nosocomial y ocupacional del personal sanitario.

- Protocolos de tratamiento y manejo de pacientes potencialmente infecciosos de la comunidad.

Se debe fomentar la participación del propio personal de cada centro asistencial en el desarrollo de los planes de respuesta que se vayan a desarrollar en su ámbito de trabajo, así como el trabajo interdisciplinario con participación tanto del personal médico como de enfermería de los servicios asistenciales (urgencias, cuidados intensivos, enfermedades infecciosas, neumología…) y de los servicios de microbiología, medicina preventiva y epidemiología.

Se pondrán en práctica los planes de contingencia periódicamente, incluyendo los protocolos o algoritmos de actuación. Los programas de información sobre la pandemia deben dirigirse a todos los estamentos y hay que repetirlos periódicamente.

Se deberá asegurar la formación de todo el personal sanitario sobre las medidas de control de la infección y el procedimiento de colocación y retirada de los equipos de protección individual.

21.3.3 Tratamiento: antivirales y otros medicamentos esenciales

El objetivo de la utilización de fármacos antivirales es interrumpir la transmisión desde la fuente de infección, retrasar la difusión de la infección, disminuir la gravedad de la enfermedad y minimizar la alteración social que la pandemia puede provocar en la población. Sin embargo, deben utilizarse de forma responsable para evitar la formación de cepas resistentes. Por ello, la distribución y la administración de los antivirales tiene que ser organizada y garantizada por las autoridades sanitarias nacionales y de las comunidades autónomas.

Los inhibidores de la neuraminidasa deben administrarse antes de 48 horas tras el inicio de los síntomas, puesto que la replicación del virus de la gripe en las vías respiratorias alcanza su pico entre 24 y 72 horas después del comienzo de la enfermedad.

Con el objetivo de optimizar la efectividad de los antivirales, y en especial si su disponibilidad es reducida en algún momento de la evolución de la pandemia, debe establecerse una relación de grupos prioritarios para su administración como tratamiento curativo precoz, que en orden descendiente de prioridad son[24,25]:

- Enfermos incluidos en los grupos de mayor riesgo de presentar complicaciones de la gripe.

- Enfermos que manifiestan desde el inicio la enfermedad con formas graves.

- Enfermos pertenecientes al colectivo de profesionales de la salud y de emergencia, así como de los servicios esenciales (policía, bomberos, protección civil, fuerzas armadas, personas clave en la toma de decisiones de la respuesta a la emergencia, servicios públicos, servicios funerarios, telecomunicaciones, transportes públicos y transportes de bienes básicos).

La definición de «grupo de riesgo» deberá revisarse y adaptarse cuando lo aconsejen las evidencias epidemiológicas.

Desde que se inicie la administración de antivirales, se vigilará la aparición de resistencias en las cepas de virus de la gripe circulantes.

La neumonía bacteriana secundaria a la gripe suele aparecer tras 7-10 días del inicio de la gripe. Los microorganismos causales más frecuentes son *Streptococcus pneumoniae, Staphylococcus aureus* y *Haemophilus influenzae*. Por ello, es necesario considerar su aparición si existen factores clínicos que lo sugieran. En los pacientes con neumonía grave adquirida en la comunidad, mientras no se disponga del diagnóstico etiológico, debe asociarse al tratamiento antiviral antibioticoterapia de amplio espectro. En la neumonía gripal primaria, la respuesta inflamatoria es la que desencadena la inflamación pulmonar y el posible síndrome de distrés respiratorio del adulto; los casos graves pueden requerir el uso concomitante de corticosteroides a dosis bajas.

Otras medidas generales incluyen, según el estado del paciente, soporte respiratorio con oxigenoterapia de alto flujo o ventilación asistida, no invasiva o invasiva, fluidoterapia, soporte hemodinámico y soporte nutricional.

21.3.4 Control de la infección hospitalaria

La OMS recomienda una serie de medidas (revisadas y adaptadas tras la pandemia del año 2009) que deben aplicarse en el entorno sanitario ante una nueva cepa de gripe pandémica[22,26,27]. Las medidas principales en la atención a los pacientes son:

- Rápida detección de los casos.

- Aplicación de las precauciones estándar a todos los pacientes.

- Aplicación de las precauciones de transmisión en los pacientes con gripe.

- Establecimiento de la infraestructura necesaria para facilitar las actividades de control de la infección.

Las medidas de prevención y control de la infección hospitalaria se dividen en tres categorías de acción: control administrativo, control ambiental/ingeniería y equipos de protección individual.

21.3.4.1 Control administrativo

Las medidas de control administrativo, que deben ser implementadas en el primer punto de encuentro con el paciente, son:

Desviar a los pacientes que demandan atención sanitaria, que están enfermos pero que no precisan ingreso hospitalario, a un área de atención especialmente dedicada a la gripe.

- Pronta detección de los casos con un buen sistema de triaje y acceso a pruebas rápidas de laboratorio.

- Evitar aglomeraciones en las salas de espera, habilitando salas destinadas a pacientes con síntomas.

- Promover la realización de higiene respiratoria y utilización de mascarilla en todas las personas con síntomas respiratorios.

- Declarar los casos para la vigilancia epidemiológica hospitalaria.

- Suministro regular de equipos de protección individual y políticas de uso racional; facilitar formación sobre su uso y monitorizar la adherencia.

- Adecuación de la ratio de pacientes por profesional (adecuación de la demanda), y facilitar la formación, la vacunación y la profilaxis al personal.

- El personal sanitario debe aplicar de forma precoz las precauciones estándar y de transmisión por gotas cuando se presta atención a casos sospechosos, probables y confirmados de gripe. Si se realizan procedimientos que generan aerosoles (aspiración de secreciones respiratorias, broncoscopia, intubación, resucitación, autopsia…) debe utilizarse una mascarilla de filtrado de partículas (FFP2) como medida de precaución de transmisión por aire. Si se sospecha que la nueva cepa de virus gripal pandémico puede transmitirse por contacto directo o indirecto con secreciones o fómites, o a través de las manos, se aplicaran además precauciones de transmisión por contacto.

- La duración del aislamiento de los pacientes bajo precauciones de transmisión por gotas será de un mínimo de 7 días desde la aparición de los síntomas; debe mantenerse hasta 24 horas tras la resolución de los síntomas, especialmente de la fiebre. Existen situaciones especiales en las que debe considerarse alargar el tiempo de aplicación de las precauciones de aislamiento por gotas debido a una excreción del virus más prolongada: niños, pacientes inmunodeprimidos, ancianos y pacientes en tratamiento con antipiréticos y corticosteroides[28,29].

- Establecer cohortes de enfermos para situar a los casos confirmados en la misma unidad o zona con personal dedicado exclusivamente a su atención[30].

- Restringir las visitas a los pacientes con gripe a las estrictamente necesarias: preguntar por la presencia de síntomas antes de entrar y facilitar formación sobre el uso de equipos de protección individual y sobre higiene respiratoria.

- Transporte de los pacientes: evitar los transportes innecesarios, notificar la llegada de un paciente en aislamiento, utilización de mascarilla e higiene respiratoria por parte del paciente, limpieza del material utilizado, usar equipos de protección individual y realizar higiene de manos por parte del personal encargado.

- Recogida de muestras con equipos de protección individual adecuados y colocarlas en un contenedor separado. El laboratorio debe estar informado y seguir las normas de bioseguridad.

- Vacunación antigripal del personal sanitario.

- Programa de salud laboral: informar a los trabajadores con especial susceptibilidad a poder padecer complicaciones de la gripe del riesgo de atender pacientes, y ofrecer alternativas. Monitorizar y detectar al personal enfermo y excluirlo de la atención a los pacientes en las unidades de alto riesgo. Realizar un estudio de contactos de los pacientes atendidos por un profesional enfermo.

- Manejo de cadáveres: hay que considerar y respetar los aspectos culturales de los familiares de los fallecidos, quienes deben aplicar las medidas de precaución estándar, así como el personal encargado del traslado y de la realización de la autopsia, que además deberá utilizar equipo de protección individual.

21.3.4.2 Control ambiental/ingeniería

Hay que disponer de infraestructuras con adecuada ventilación y limpieza para reducir la concentración de secreciones respiratorias en el aire y las superficies contaminadas[31]. Se diseñarán los espacios para una correcta separación de los pacientes, a más de un metro de distancia, tanto en salas de espera como en las de hospitalización.

21.3.4.3 Equipos de protección individual

Se utilizarán mascarillas, batas, guantes y protectores oculares. La higiene de manos es la medida más efectiva[27]. Los equipos de protección individual se emplearán según el tipo de aislamiento recomendado en cada caso para reducir la transmisión al personal sanitario y a otras personas que interaccionen con los pacientes[32]. Su efectividad depende de los adecuados suministros, de la adherencia y del uso apropiado por personal formado, así como de la adecuada higiene de manos.

21.4 Prevención y control de la transmisión en la comunidad

21.4.1 Vacunación frente a la gripe pandémica

A pesar de que los antivirales, en concreto los inhibidores de la neuraminidasa, pueden desempeñar un papel importante en la fase previa o inicial de la pandemia, es evidente que la vacunación es la única medida capaz de proteger a la población y reducir el exceso de morbilidad y mortalidad que inevitablemente acompaña a las pandemias de gripe[33]. La ausencia de experiencia antigénica de la población a la nueva cepa del virus pandémico ha obligado a modificar los sistemas clásicos de fabricación de vacunas antigripales, así como su composición. El desarrollo de vacunas pandémicas se inició en 2004, cuando la OMS puso en marcha la búsqueda de virus candidatos para vacunas frente al subtipo A(H5N1) y a otros subtipos con potencial pandémico. En 2007, la Food and Drug Administration de los Estados Unidos y la Agencia Europea de Medicamentos (EMA) autorizaron la producción de vacunas denominadas *mock-up* (vacunas prototipo o molde) basándose en los ensayos clínicos realizados con las cepas del virus de la gripe A(H5N1) y (H5N3)[34]. Estos estudios demostraron la inmunogenicidad, la seguridad y la calidad de dichas vacunas[35]. El objetivo de este sistema de producción es sustituir la cepa de la vacuna prototipo por la cepa que causa la pandemia, lo cual facilita la disponibilidad de vacunas en un corto tiempo. En la pandemia por el virus A(H1N1) de 2009, una parte de las vacunas utilizadas se desarrollaron a partir de vacunas molde ya autorizadas frente al virus H5N1. El mecanismo de aprobación basado en vacunas molde requiere tener aprobado el documento núcleo *(core pandemic dossier)* de la vacuna prototipo[36]. Ante la declaración de la OMS de epidemia en fase 6 (nivel pandémico), tan solo es necesario presentar un documento de variación pandémica *(pandemic variation dossier)* que detalla el tipo de antígeno, el mecanismo de sustitución de la cepa y el sistema de control de calidad de la vacuna final.

Las vacunas pandémicas pueden contener adyuvantes para mejorar la respuesta inmunitaria inducida por la vacuna y aumentar su efectividad. Los adyuvantes permiten reducir la cantidad de antígeno de la vacuna, fabricar un mayor número de dosis y vacunar a más personas. En los últimos años se han desarrollado tres nuevos adyuvantes basados en emulsiones de agua y aceite, el MF59, el AS03 y el AF03, que permiten reducir la cantidad de hemaglutinina en cada vacuna a la mitad o incluso a la cuarta parte (de 7,5 μg a 3,75 μg por dosis) en comparación con las vacunas antigripales estacionales (15 μg por dosis)[37].

Los planes de pandemia elaborados en 2005 se enfrentaban a retos importantes respecto a la capacidad de los países productores de vacunas pandémicas y prepandémicas, el almacenamiento de antivirales y la falta de otras medidas para mitigar la transmisión a la comunidad. Actualmente la situación es muy diferente, aunque siguen existiendo limitaciones importantes.

Son actividades esenciales de la OMS, ante una posible pandemia, la selección de la cepa del virus para la fabricación de la vacuna y determinar en qué momento conviene dejar de producir la vacuna frente a la gripe estacional para empezar a elaborar la vacuna pandémica[38].

En la fase interpandémica, los países deben valorar su capacidad de producción o de suministro de vacunas pandémicas de la gripe y tener planes que garanticen su disponibilidad en situación de pandemia. El proceso de producción de vacunas antigripales es largo (5-6 meses), y la capacidad de producción global puede ser limitada.

Es esencial crear un comité asesor que determine las políticas y las estrategias de uso, y la priorización de los grupos que hay que vacunar (población de alto riesgo, personal sanitario, grupos esenciales de la población...), garantizando los aspectos éticos.

Debe elaborarse un plan nacional de vacunación frente a la pandemia, basado en los dispositivos de inmunización sistemática ya existentes[39]. El plan tiene que incluir los grupos prioritarios que deben vacunarse en función de diferentes escenarios, estrategias y actividades de suministro y administración, información técnica para profesionales sanitarios, recursos humanos para su administración, comunicación a la población, aspectos logísticos de cadena de frío y suministro, manejo de residuos y sistemas de vigilancia de efectos adversos asociados a la vacunación.

Los Estados miembros y la EMA detectarán cualquier cambio en el perfil de seguridad de la vacuna teniendo en consideración las distintas fuentes de datos disponibles. La EMA emitirá un informe de seguridad semanal para cada vacuna basado en la información comunicada a través de su base de datos para efectos adversos (EudraVigilance), que será enviado a todos los Estados miembros.

21.4.2 Profilaxis con antivirales

Los antivirales inhiben la capacidad del virus de reproducirse y reducen el impacto de la infección. En determinadas circunstancias (grupos de alto riesgo y trabajadores esenciales de la comunidad), también pueden utilizarse para la prevención de la infección (profilaxis)[25].

Es importante que los países dispongan de los recursos económicos y logísticos necesarios para tener acceso a los antivirales en situación de pandemia. Se debe hacer una estimación de las necesidades de uso, tanto para tratamiento como para profilaxis.

Hay que elaborar un protocolo de uso profiláctico de antivirales en situación de pandemia que incluya los siguientes aspectos: grupos prioritarios (población de alto riesgo, trabajadores esenciales de la comunidad…), distribución y manejo, cambios en las estrategias o indicaciones de uso cuando

se disponga de vacunas frente al virus pandémico, y necesidad de revisión en función de nuevos datos científicos o de las recomendaciones de salud pública.

21.4.3 Otras medidas de contención no farmacológicas

El principal objetivo de las medidas no farmacológicas es reducir el impacto de la pandemia en la población, o al menos mitigarlo previniendo la transmisión[18,19,40]. Estas medidas son una parte fundamental de todos los planes de preparación frente a la pandemia gripal. Su finalidad es contener la difusión del virus en focos localizados y, en último término, retrasar todo lo posible la difusión del virus con el fin de ganar tiempo para activar los planes asistenciales previamente establecidos, preparar la distribución de los fármacos antivirales y producir una vacuna efectiva frente al virus pandémico detectado (Figura 21.2)[41].

Las medidas de contención no farmacológicas son[7,42]:

- Aislamiento de los casos y cuarentena de sus contactos: aislamiento de las personas que cumplan la definición de «caso posible», «caso probable» y «caso confirmado». Implica la separación y la restricción del movimiento y de las actividades sociales. Se realizará en el domicilio o en instalaciones preparadas para tal efecto, que tendrán que cumplir unas mínimas condiciones (electricidad, agua potable, comunicación, evacuación de basuras y aguas residuales). El tiempo de aislamiento será de 7 a 10 días como máximo.

- La cuarentena se aplicará sobre las personas que cumplan la definición de «contacto»:

  – Contactos íntimos o convivientes de un caso.

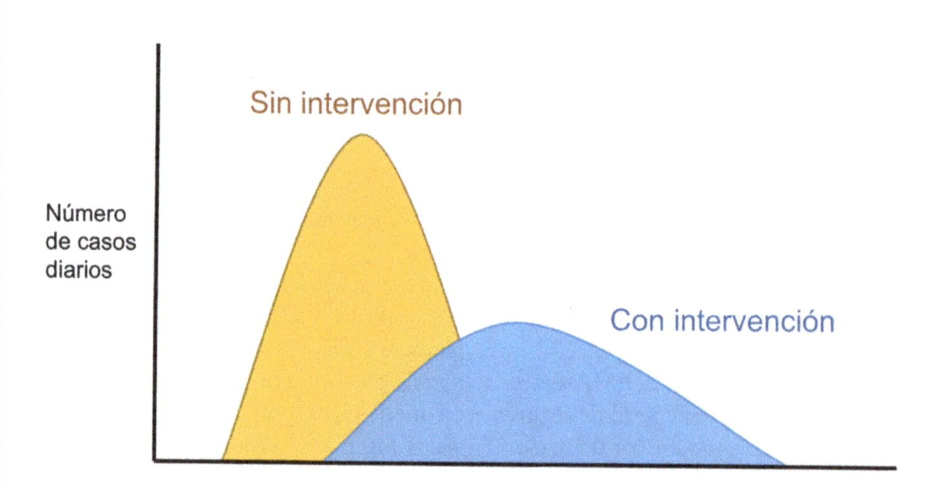

Figura 21.2 Objetivos de la implementación de intervenciones no farmacológicas ante una pandemia gripal: retraso y suavización del pico epidémico. Adaptada de: Guide to public health measures to reduce the impact of influenza pandemics in Europe: 'The ECDC Menu'[41].

— Contacto social estrecho a menos de un metro de distancia con un caso en la escuela, el trabajo o un espacio cerrado.

— Personal sanitario que haya mantenido contacto estrecho con un caso, haya manipulado sus muestras clínicas o haya realizado su autopsia sin las medidas adecuadas de protección individual.

La duración depende del periodo de incubación: hasta 3 días (máximo 7) a partir de la última exposición de riesgo; pasado este tiempo, si no han aparecido síntomas se retira la cuarentena.

Hay que planificar un sistema de seguimiento médico ambulatorio y de tramitación de baja laboral por razones de salud pública.

• Medidas de distanciamiento social: restricción de viajes internacionales y nacionales, cierre de escuelas y de centros educativos, y medidas en el entorno laboral (turnos escalonados, videoconferencias, trabajar desde el domicilio…) y comunitario (cancelación de reuniones masivas y eventos multitudinarios)[11,43-45].

• Medidas de protección personal: higiene respiratoria, higiene de manos y uso de mascarillas[30,46].

Mientras que el tratamiento con antivirales y el aislamiento de los casos sirve para reducir la duración de la infectividad de las personas infectadas, y la vacunación para reducir el tamaño de la población susceptible, las medidas de distanciamiento social y las de higiene personal sirven para reducir la probabilidad de contacto entre personas enfermas y sanas, y con ello reducir el riesgo individual de infección.

Para que las medidas no farmacológicas tengan éxito será imprescindible que los elementos clave del plan de preparación y respuesta estén funcionando correctamente. El momento elegido para iniciar las medidas no farmacológicas debe ser oportuno, es decir, tiene que ser lo suficientemente precoz para contener el número inicial de casos y lo bastante duradero para reducir la transmisión desde los primeros casos y retrasar todo lo posible su brusco aumento, pero evitando que la población pierda interés en el seguimiento de las medidas que se propongan. Es imprescindible, además, la elaboración de campañas de educación y comunicación del riesgo dentro de un plan de comunicación específico.

Así mismo, deberán diseñarse estrategias para minimizar los efectos negativos de las medidas de contención no farmacológicas:

- Garantizar la continuidad de los servicios esenciales.

- Programa de formación a distancia para los escolares.

- Plan de continuidad empresarial.

- Potenciar el desarrollo de redes de apoyo social en la comunidad.

Una vez que la OMS declare la fase 4 se constituirá un comité asesor para la aplicación de las medidas no farmacológicas, el cual se activará cuando las autoridades sanitarias consideren que existe riesgo de transmisión en nuestro país. Este comité tendrá carácter multidisciplinario, dependerá del comité ejecutivo nacional y contará siempre con representantes de las comunidades autónomas. Se dará participación a los responsables del plan de pandemia de gripe del territorio que se considere en riesgo en cada momento, junto a expertos en ética, jurisprudencia, virología, epidemiología, clínica y comunicación, entre otros. Este comité tendrá como funciones recomendar

en qué momento y qué tipo de medidas deben aplicarse, determinar el área de riesgo basándose en la población expuesta, indicar dónde deben aplicarse («territorio epidémico») y establecer cuánto tiempo hay que mantenerlas.

La evidencia científica acerca de la utilidad de estas medidas es limitada, ya que existen pocos ensayos clínicos realizados o trabajos de buena calidad metodológica que argumenten su eficacia[47]. No obstante, una vez conocido el mecanismo de transmisión del virus, y junto con la experiencia de previas pandemias, el argumento de su utilidad teórica y el sentido común son suficientes para su aplicación en el ámbito comunitario, siempre en conjunción con el resto de las estrategias[48].

El ECDC publicó en el año 2009 una guía de medidas de salud pública para mitigar el impacto de la pandemia gripal, en la que se recoge la evidencia científica disponible de cada una de las medidas no farmacológicas, que incluye además los costes, los efectos secundarios, la practicidad y la experiencia previa, con la intención de ayudar a las autoridades de salud pública en la toma de decisiones[41].

21.5 Mantenimiento de los servicios esenciales en la comunidad

La elevada proporción de la población que se estima que va a enfermar y el absentismo laboral (hasta un 40%) pueden repercutir en el correcto funcionamiento de las empresas de las que dependen las infraestructuras primordiales, por lo que deben existir planes específicos de continuidad[49] para minimizar el impacto económico de la pandemia gripal en el país.

Los elementos esenciales incluidos en Plan Nacional de Gripe son[7]:

- Identificar las actividades absolutamente esenciales para mantener una productividad aceptable.

- Designar un equipo responsable que planifique y determine la puesta en marcha de los procedimientos que habrá que seguir.

- Garantizar que el seguro cubre los posibles daños.

- Evaluar el impacto de las medidas no farmacológicas.

- Designar suficiente personal para acceder a todos los documentos necesarios, transferir conocimientos importantes a empleados clave.

- Establecer una red de comunicación dentro de la empresa.

- Simulacros.

- Establecer reglas para modificar la frecuencia y el tipo de contacto de persona a persona (distanciamiento entre empleados y con clientes).

- Brindar un servicio de salud adecuado a la demanda, identificando empleados vulnerables y ofreciendo la vacunación antigripal.

- Ofrecer flexibilidad en horarios y permisos.

- Establecer la reincorporación segura tras la enfermedad.

- Evitar viajes a zonas afectadas, incluso cierre operativo.

- Coordinar los esfuerzos con otras instituciones y con los organismos de salud pública.

Bibliografía

1. Kilbourne ED. Influenza pandemics of the 20th Century. Emerg Infect Dis. 2006;12:9-14.

2. Dawood FS, Iuliano D, Reed C, et al. Estimated global mortality associated with the first 12 months of 2009 pandemic influenza A H1N1 virus circulation: a modelling study. Lancet Infect Dis. 2012;12:687-95.

3. Liu J, Xu J, Liu L, Wei X, Song Y, Fang B, et al. Sudden emergence of human infections with H7N9 avian influenza A virus in Hubei province, central China. Sci Rep. 2018;8:2486.

4. Lee D-H, Torchetti MK, Winker K, Ip HS, Song C-S, Swayne DE. Intercontinental spread of Asian-origin H5N8 to North America through Beringia by migratory birds. J Virol. 2015;89:6521-4.

5. World Health Organization. 64th World Health Assembly, 2011. Pandemic influenza preparedness: sharing of influenza viruses and access to vaccines and other benefits: report by the open-ended working group of member states on pandemic influenza preparedness. WHO; 2011. [Internet]. [Accedido el 23 de agosto de 2018]. Disponible en: http://www.who.int/iris/handle/10665/3346

6. WHO global influenza preparedness plan. The role of WHO and recommendations for national measures before and during pandemics. Department of Communicable Disease. Surveillance and Response. Global Influenza Programme. WHO; 2005. [Internet]. [Accedido el 27 de agosto de 2018]. Disponible

en: http://www.who.int/csr/resources/publications/influenza/WHO_CDS_CSR_GIP_2005_5.pdf

7. Ministerio de Sanidad y Consumo. Plan nacional de preparación y respuesta ante una pandemia de gripe. [Internet]. [Accedido el 27 de agosto de 2018]. Disponible en: http://www.mscbs.gob.es/ciudadanos/enfLesiones/enfTransmisibles/docs/PlanGripeEspanol.pdf

8. Ministerio de Sanidad y Consumo. Actualización del Plan nacional de preparación y respuesta ante una pandemia de gripe. Diciembre de 2006. [Internet]. [Accedido el 27 de agosto de 2018]. Disponible en: http://www.mscbs.gob.es/ciudadanos/enfLesiones/enfTransmisibles/docs/ActualizacionPlan_diciembre2006.pdf

9. World Health Organization. Pandemic influenza risk management: a WHO guide to inform and harmonize national and international pandemic preparedness and response. WHO; 2017. [Internet]. [Accedido en julio de 2018]. Disponible en: http://www.who.int/influenza/preparedness/pandemic/influenza_risk_ management_update2017/en/

10. World Health Organization. Communicating risk in public health emergencies: a WHO guideline for emergency risk communication (ERC) policy and practice. WHO; 2017. [Internet]. [Accedido en julio de 2018]. Disponible en: http:// apps.who.int/iris/bitstream/10665/259807/2/9789241550208-eng.pdf?ua=1

11. Organización Mundial de la Salud. Reglamento sanitario internacional 2005. OMS, 2005. [Internet]. [Accedido el 27 de agosto de 2018]. Disponible en: http://www.who.int/ihr/publications/9789241580496/es/

12. World Health Organization. Virus sharing: Global Influenza Surveillance and Response System (GISRS). WHO; 2017. [Internet]. [Accedido en julio de 2018]. Disponible en: http://www.who.int/influenza/pip/virus_sharing/en/

13. World Health Organization. Manual for the laboratory diagnosis and virological surveillance of influenza. WHO; 2011. [Internet]. [Accedido en julio de 2018]. Disponible en: http://www.who.int/influenza/gisrs_laboratory/ manual_diagnosis_surveillance_influenza/en/

14. Instituto de Salud Calos III. Red Nacional de Vigilancia Epidemiológica. Sistema de vigilancia de la gripe en España. [Internet]. [Accedido el 23 de agosto de 2018]. Disponible en: http://vgripe.isciii.es/inicio.do

15. World Health Organization. WHO guidance for surveillance during an influenza pandemic: 2017 update. WHO; 2017. [Internet]. [Accedido en julio de 2018]. Disponible en: http://www.who.int/influenza/preparedness/pandemic/guidance_pandemic_influenza_surveillance_2017/en/

16. Reed C, Biggerstaff M, Finelli L, Koonin LM, Beauvais D, Uzicanin A, et al. Novel framework for assessing epidemiologic effects of influenza epidemics and pandemics. Emerg Infect Dis. 2013;19:85-91.

17. European Centre for Disease Prevention and Control. Guide to public health measures to reduce the impact of influenza pandemics in Europe — "The ECDC Menu". ECDC; 2009. [Internet]. [Accedido el 23 de agosto de 2018]. Disponible en: https://bit.ly/2PcpyrO

18. U.S. Department of Health and Human Services. Pandemic Influenza Plan 2017 Update. [Internet]. [Accedido el 23 de agosto de 2018]. Disponible en: https://www.cdc.gov/flu/pandemic-resources/pdf/pan-flu-report-2017v2.pdf

19. Public Health England. Pandemic Influenza Response Plan: 2014. [Internet]. [Accedido el 23 de agosto de 2018 Disponible en: https://assets.publishing.service.gov.uk/government/uploads/system/uploads/attachment_data/file/344695/PI_Response_Plan_13_Aug.pdf

20. World Health Organization. Global Influenza Programme. Pandemic influenza risk management. WHO; 2017. [Internet]. [Accedido el 23 de agosto de 2018]. Disponible en: https://www.who.int/influenza/preparedness/pandemic/influenza_risk_management_update2017/en/ http://apps.who.int/iris/bitstream/handle/10665/259893/WHO-WHE-IHM-GIP-2017.1-eng.pdf;jsessionid=F8E62168755DC9ABE1EDCC3C3C-8923DE?sequence=

21. World Health Organization. Infection prevention and control of epidemic- and pandemic-prone acute respiratory infections in health care WHO Guidelines WHO; 2014. [Internet]. [Accedido el 27 de agosto de 2018]. Disponible en: https://www.who.int/csr/bioriskreduction/infection_control/publication/en/ http://apps.who.int/iris/bitstream/handle/10665/112656/9789241507134_eng.pdf?sequence=1

22. World Health Organization. Infection prevention and control during health care for confirmed, probable, or suspected cases of pandemic (H1N1) 2009 virus infection and influenza-like illnesses updated guidance December 2009. WHO; 2009. [Internet]. [Accedido el 26 de agosto de 2018]. Disponible en: https://www.who.int/csr/resources/publications/cp150_2009_1612_ipc_interim_guidance_h1n1.pdf?ua=1

23. Ministerio de Sanidad y Consumo. Plan nacional de preparación y respuesta ante una pandemia de gripe. Subcomité de respuesta a la emergencia. Anexo – XII. Guía para la clasificación de pacientes que demandan asistencia ("triage"). [Internet]. [Accedido el 23 de agosto de 2018]. Disponible en: https://www.mscbs.gob.es/ciudadanos/enfLesiones/enfTransmisibles/docs/anexoXII_Septiembre_06.pdf

24. Ministerio de Sanidad y Consumo. Plan nacional de preparación y respuesta ante una pandemia de gripe. Subcomité de respuesta a la emergencia. Anexo – IV. Protocolo de definición de grupos prioritarios para el uso de antivirales. [Internet]. [Accedido el 23 de agosto de 2018]. Disponible en: https://www.mscbs.gob.es/ciudadanos/enfLesiones/enfTransmisibles/docs/anexoIV_junio2006.pdf

25. World Health Organization. WHO Guidelines for pharmacological management of pandemic (H1N1) 2009 influenza and other influenza viruses. Revised February 2010. [Internet]. [Accedido el 23 de agosto de 2018]. Disponible en: https://www.who.int/csr/resources/publications/swineflu/h1n1_guidelines_pharmaceutical_mngt.pdf

26. Centers for Disease Control and Prevention.P revention strategies for seasonal influenza in healthcare settings. Seasonal influenza (flu). CDC; 2018. [Internet]. [Accedido el 23 de agosto de 2018]. Disponible en: https://www.cdc.gov/flu/professionals/infectioncontrol/healthcare-set-tings.htm

27. World Health Organization. About save lives: clean your hands. WHO; 2013. [Internet]. [Accedido el 23 de agosto de 2018]. Disponible en: http://www.who.int/gpsc/5may/background/5moments/en/

28. van der Vries E, Stittelaar KJ, van Amerongen G, Veldhuis Kroeze EJB, de Waal L, Fraaij PLA, et al. Prolonged influenza virus shedding and emergence of antiviral resistance in immunocompromised patients and ferrets. PLoS Pathog. 2013;9:e1003343.

29. Canini L, Woolhouse MEJ, Maines TR, Carrat F. Heterogeneous shedding of influenza by human subjects and its implications for epidemiology and control. Sci Rep. 2016;6:38749.

30. Jefferson T, Del Mar CB, Dooley L, Ferroni E, Al-Ansary LA, Bawazeer GA, et al. Physical interventions to interrupt or reduce the spread of respiratory viruses. Cochrane Database Syst Rev. 2011;(7):CD006207.

31. Centers for Disease Control and Prevention. Guidelines for environmental infection control in health-care facilities recommendations of CDC and the Healthcare Infection Control Practices Advisory Committee (HICPAC). CDC. [Internet]. [Accedido el 23 de agosto de 2018]. Disponible en: https://www.cdc.gov/infectioncontrol/pdf/guidelines/environmental-guidelines.pdf

32. Saunders-Hastings P, Crispo JAG, Sikora L, Krewski D. Effectiveness of personal protective measures in reducing pandemic influenza transmission: a systematic review and meta-analysis. Epidemics. 2017;20:1-20.

33. Campins M, González R, Vaqué J. Grip A (H1N1) 2009: perspectiva final de la pandèmia. Pediatr Catalana. 2010;70:151-7.

34. Committee for Proprietary Medicinal Products (CPMP). Guideline on submission of marketing authorization applications for pandemic influenza vaccines through the centralized procedure. EMEA/CPMP/VEG/4986/03. https://www.ema.europa.eu/documents/scientific-guideline/guideline-submission-marketing-authorisation-applications-pandemic-influenza-vaccines-through_en.pdf

35. Bayas JM, Campins M. Estado actual de las vacunas frente a la gripe pandémica. Enferm Infecc Microbiol Clin. 2007;25:78-85.

36. European Medicines Agency. Dossier structure and content for pandemic-influenza-vaccine marketing-authorisa-tion application. London, 18 December 2008. EMEA/CPMP/VEG/4717/2003-Rev.1. [Internet]. [Accedido el 23 de agosto de 2018]. Disponible en: https://www.ema.europa.eu/documents/scientific-guideline/guideline-dossier-structure-content-pandemic-influenza-vaccine-marketing-authorisation-application_en.pdf

37. Pellegrini M, Nicolay U, Lindert K, Groth N, Cioppa GD. MF59-adjuvanted versus nonadjuvanted influenza vaccines: integrated analysis from a large safety database. Vaccine. 2009;27:6959-65.

38. World Health Organization. Checklist for assessing and updating national pandemic influenza vaccine deployment and vaccination plan. WHO; 2012. [Internet]. [Accedido en agosto de 2018]. Disponible en: World Health Organization. GAP Guidance on Development and Implementation of a National Deployment and Vaccination Plan for Pandemic Influen-

za Vaccines [Internet]. 2012 [cited 2019 Jan 22]. Available from: http://apps.who.int/iris/bitstream/handle/10665/75246/9789241503990_eng.pdf?sequence=1

39. Centers for Disease Control and Prevention. CDC Interim updated planning guidance on allocating and targeting pandemic influenza vaccine during an influenza pandemic. [Internet]. [Accedido el 23 de agosto de 2018]. Disponible en: https://www.cdc.gov/flu/pandemic-resources/national-strategy/planning-guidance/index.html

40. Office Fédéral de la Santé Publique (OFSP). Plan suisse de pandémie influenza. OFSP; 2018. [Internet]. [Accedido el 23 de agosto de 2018]. Disponible en: https://www.bag.admin.ch/bag/fr/home/das-bag/publikationen/broschueren/publikationen-uebertragbare-krankheiten/pandemieplan-2018.html

41. European Centre for Disease Prevention and Control. Guide to public health measures to reduce the impact of influenza pandemics in Europe: 'The ECDC Menu'. [Internet]. [Accedido el 23 de agosto de 2018]. Disponible en: https://ecdc.europa.eu/en/publications-data/guide-public-health-measures-reduce-impact-influenza-pandemics-europe-ecdc-menu

42. Qualls N, Levitt A, Kanade N, Wright-Jegede N, Dopson S, Biggerstaff M, et al. Community mitigation guidelines to prevent pandemic influenza — United States, 2017. MMWR Recomm Reports. 2017;66:1-34.

43. Jayasundara K, Soobiah C, Thommes E, Tricco AC, Chit A. Natural attack rate of influenza in unvaccinated children and adults: a meta-regression analysis. BMC Infect Dis. 2014;14:670.

44. 4Ahmed F, Zviedrite N, Uzicanin A. Effectiveness of workplace social distancing measures in reducing influenza transmission: a systematic review. BMC Public Health. 2018;18:518.

45. Department of Health PHE. Impact of mass gatherings on an influenza pandemic scientific evidence base review. 2014. [Internet]. [Accedido el 23 de agosto de 2018]. Disponible en: https://www.gov.uk/government/publications/review-of-the-evidence-base-underpinning-the-uk-influenza-pandemic-preparedness-strategy

46. https://assets.publishing.service.gov.uk/government/uploads/system/uploads/attachment_data/file/316200/Mass_Gatherings_evidence_Review.pdf

47. Warren-Gash C, Fragaszy E, Hayward AC. Hand hygiene to reduce community transmission of influenza and acute respiratory tract infection: a systematic review. Influenza Other Respi Viruses. 2013;7:738-49.

48. Smith SMS, Sonego S, Wallen GR, Waterer G, Cheng AC, Thompson P. Use of non-pharmaceutical interventions to reduce the transmission of influenza in adults: a systematic review. Respirology. 2015;20:896-903.

49. Lee VJ, Lye DC, Wilder-Smith A. Combination strategies for pandem-ic influenza response — a systematic review of mathematical modeling studies. BMC Med. 2009;7:76.

50. Ministerio de Sanidad y Consumo. Secretaría General de Sanidad. Dirección General de Salud Pública. Plan de continuidad de las empresas frente a emer-gencias. Pandemia de gripe. 2007. [Inter-net]. [Accedido el 27 de agosto de 2018]. Disponible en: https://www.mscbs.gob.es/ciudadanos/enfLesiones/enfTransmisi-bles/docs/EmpresasPlan2.pdf

Papel con
certificación PEFC

Compromiso de
reciclaje

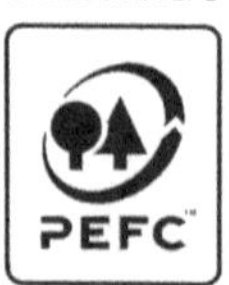